Medicina nuclear

FUNDAMENTOS

Medicina nuclear

FUNDAMENTOS

Hossein Jadvar, MD, PhD, MPH, MBA, FACNM, FSNMMI

Professor of Radiology, Urology, and Biomedical Engineering
Division of Nuclear Medicine and Molecular Imaging Center
Departments of Radiology, Urology, and Biomedical Engineering
Keck School of Medicine and Viterbi School of Engineering
USC Kenneth Norris Jr. Comprehensive Cancer Center
University of Southern California
Los Angeles, California, USA

Patrick M. Colletti, MD, FACNM, FSNMMI

Professor of Radiology
Division of Nuclear Medicine
Department of Radiology
Keck School of Medicine
University of Southern California
Los Angeles, California, USA

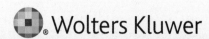

Philadelphia • Baltimore • New York • London
Buenos Aires • Hong Kong • Sydney • Tokyo

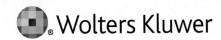

Av. Carrilet, 3, 9.ª planta, Edificio D - Ciutat de la Justícia
08902 L'Hospitalet de Llobregat, Barcelona (España)
Tel.: 93 344 47 18   Fax: 93 344 47 16   e-mail: consultas@wolterskluwer.com

Revisión científica
José Luis Maldonado García
Maestro en Ciencias. Laboratorio de Psicoinmunología, Instituto Nacional de Psiquiatría «Ramón de la Fuente Muñíz». Coordinación de Enseñanza y Evaluación de Inmunología, Departamento de bioquímica, Facultad de Medicina, Universidad Nacional Autónoma de México, México

Juan Soto Andonaegui
Medico Nuclear con Alta Especialidad en Tomografía por Emisión de Positrones
Medicina Nuclear Oncológica Molecular y Terapéutica
Jefe de la Sección de Imagen Molecular, Centro PET/CT en C.T. Scanner Lomas Altas
Médico Adscrito Servicio de Medicina Nuclear Hospital de Especialidades Centro Médico Nacional Siglo XXI., I.M.S.S, México

Traducción
Nancy Yasmin Sánchez Zelayeta
Médico cirujano por la Universidad Nacional Autónoma de México, México

Dirección editorial: Carlos Mendoza
Editora de desarrollo: María Teresa Zapata
Gerente de mercadotecnia: Simon Kears
Cuidado de la edición: Doctores de Palabras
Diseño de portada: Jesús Esteban Mendoza
Impresión: C&C Offset Printing Co. Ltd. / Impreso en China

Para Mojgan, Donya, Delara (y Pepper)... con amor

—**Hossein Jadvar**

Para Heather y Alexandra... con amor

—**Patrick M. Colletti**

COLABORADORES

Abass Alavi, MD (Hon), PhD (Hon), D.Sc. (Hon)
Professor of Radiology and Neurology
Director of Research Education
Department of Radiology
Perelman School of Medicine
University of Pennsylvania
Philadelphia, Pennsylvania

Kai Chen, PhD
Associate Professor of Research Radiology
Department of Radiology
Keck School of Medicine
University of Southern California
Los Angeles, California

Patrick M. Colletti, MD, FACNM, FSNMMI
Professor of Radiology
Division of Nuclear Medicine
Department of Radiology
Keck School of Medicine
University of Southern California
Los Angeles, California

James Connelly, FRCR, FEBNM, D.Phil
Consultant Nuclear Medicine Radiologist
Department of Nuclear Medicine
Oslo University Hospital
Oslo, Norway

Jan Fjeld, MD, MSc, PhD
Senior Consultant in Nuclear Medicine
Department of Nuclear Medicine
Oslo University Hospital
Oslo, Norway

Søren Hess, MD
Clinical Associate Professor in Nuclear Medicine
Department of Regional Health Research
University Hospital of Southern Denmark
and
Senior Consultant, Head of Section (Nuclear Medicine & PET), Head
    of Research (Imaging)
Department of Radiology of Nuclear Medicine
Hospital South West Jutland
Esbjerg, Denmark

Andrei H. Iagaru, MD
Professor of Radiology—Nuclear Medicine
Stanford University
Stanford, California

Hossein Jadvar, MD, PhD, MPH, MBA, FACNM, FSNMMI
Professor of Radiology, Urology, and Biomedical Engineering
Division of Nuclear Medicine and Molecular Imaging Center
Departments of Radiology, Urology, and Biomedical Engineering
Keck School of Medicine and Viterbi School of Engineering
USC Kenneth Norris Jr. Comprehensive Cancer Center
University of Southern California
Los Angeles, California

Hedieh Khalatbari, MD, MBA
Assistant Professor of Pediatric Radiology
Seattle Children's Hospital
University of Washington
Seattle, Washington

Kai Lee, PhD
Professor Emeritus
Division of Nuclear Medicine
Department of Radiology
University of Southern California
Los Angeles, California

Carina Mari Aparici, MD, FACNM
Clinical Professor of Radiology
Division of Nuclear Medicine and Molecular Imaging
Department of Radiology
Stanford University
Stanford, California

Erik S. Mittra, MD, PhD
Associate Professor of Diagnostic Radiology
Chief of Nuclear Medicine & Molecular Imaging
Oregon Health & Science University
Portland, Oregon

Farshad Moradi, MD, PhD
Clinical Assistant Professor, Radiology/Nuclear Medicine
Division of Nuclear Medicine and Molecular Imaging
Department of Radiology
Stanford University
Stanford, California

**Helen R. Nadel, MD FRCPC (Diag Rad) (Nuc Med),
ABR (Ped Rad), ABNM**
Director of Pediatric Nuclear Medicine
Lucile Packard Children's Hospital at Stanford
Clinical Professor of Radiology
Stanford University School of Medicine
Stanford, California

Hong Song, MD, PhD
Resident, PGY V
Dual Pathway Nuclear Medicine and Diagnostic Radiology Residency
   Program
Department of Radiology
Stanford University Medical Center
Stanford, California

Mona-Elisabeth Revheim, MD, PhD, MHA
Associate Professor
Institute of Clinical Medicine, Faculty of Medicine
University of Oslo
Chief Consultant
Department of Nuclear Medicine, Division of Radiology and Nuclear
   Medicine
Oslo University Hospital
Oslo, Norway

Barry L. Shulkin, MD, MBA
Adjunct Professor of Radiology
University of Tennessee Health Science Center
Member, Department of Diagnostic Imaging
Medicina nuclear
St. Jude Children's Research Hospital
Memphis, Tennessee

Marguerite T. Parisi, MD, MS
Professor, Radiology; Adjunct Professor, Pediatrics
University of Washington School of Medicine
Seattle, Washington
Attending Radiologist and Division Chief, Nuclear Medicine
Department of Radiology, Seattle Children's Hospital
Seattle, Washington

PRÓLOGO DE LA SERIE

La serie «Fundamentos» es una colección de libros de texto de radiología que sigue un formato estandarizado. Cada libro de la serie «Fundamentos» es una herramienta práctica para quienes desean adquirir rápidamente una amplia base de conocimientos en un área de especialidad. El contenido se limita a lo esencial de la especialidad para no abrumar al principiante, pero proporciona suficiente detalle para que pueda servir como repaso rápido para los residentes o los radiólogos durante la práctica clínica, como guía para aquellos que enseñan la especialidad y como referencia para los médicos especialistas y otros profesionales de la salud cuyos pacientes son remitidos para la adquisición de estudios de imagen en dicha área de especialidad. Lo que diferencia a los textos de «Fundamentos» de otros similares es que: a) son compactos y de tamaño práctico para que el residente los lea durante una rotación inicial de 4 semanas, b) incluyen objetivos de aprendizaje al principio de cada capítulo y c) proporcionan un ejercicio de autoevaluación. Cada libro incluye citas de la literatura médica más reciente que se mencionan en el texto.

La autoevaluación es un componente clave de los textos de «Fundamentos». Al final de cada capítulo se incluyen preguntas de opción múltiple y una autoevaluación. Esto debe ser especialmente beneficioso para quienes estudian para los nuevos exámenes electrónicos en los que se incluyen muchas imágenes y que son un componente de la certificación profesional y del mantenimiento de la certificación.

La serie no solo incluye textos relacionados con las especialidades clínicas en las que se utilizan muchas imágenes e ilustraciones radiológicas, sino también textos relacionados con temas no interpretativos como la física radiológica o la calidad y seguridad en imagenología. El objetivo de la serie «Fundamentos» es proporcionar una colección de referencias prácticas para brindar una formación completa en diagnóstico por imagen y en tratamientos guiados por imagen.

JANNETTE COLLINS, MD, MED, FCCP, FACR

PREFACIO

La medicina nuclear está evolucionando como uno de los campos más prometedores de la medicina clínica. La reciente aceleración en el desarrollo y la aprobación de radiofármacos, para la obtención de imágenes y para la terapia dirigida, ha contribuido de forma significativa a la atención de pacientes con diversas enfermedades en los ámbitos de la cardiología, la neurología, la oncología y las enfermedades inflamatorias e infecciosas. Las innovaciones en la tecnología de imagen, incluyendo la PET/TC digital y el tiempo de vuelo, la PET/TC de cuerpo completo, la PET/RM, la SPECT/TC, la radiología intervencionista y la investigación actual en la incorporación de sofisticados algoritmos de aprendizaje de radiómica e inteligencia artificial, han proporcionado una visión sin precedentes de la salud y la enfermedad, que es la base de la sanidad y la medicina de precisión.

El objetivo de este libro es proporcionar una visión general concisa, pero completa, de la medicina nuclear de una manera alineada con la intención de la serie «Fundamentos». Se abarcan todos los temas clínicos principales, incluyendo información adicional sobre los fundamentos de la física de la medicina nuclear, la tecnología de los equipos y la garantía de calidad, la radioquímica, la seguridad de la radiación, además de contenidos sobre temas especializados del embarazo, la lactancia, la pediatría y la infección por SARS-CoV-2 (covid-19). En cada capítulo se incluyen preguntas y respuestas de autoevaluación. Este libro será de interés para los profesionales de la medicina nuclear, incluidos los médicos, técnicos y científicos, tanto en formación, al principio de su carrera, como los experimentados que necesitan un repaso actualizado de la información. Agradecemos a todos los autores que han contribuido y al personal de publicaciones y editorial de Wolters Kluwer.

HOSSEIN JADVAR
PATRICK M. COLLETTI

CONTENIDO

Capítulo 3

Capítulo 4

| Capítulo 13 | Gammagrafía renal | 136 |

Fundamentos de física en medicina nuclear y de seguridad en radiología

1

Kai Lee

OBJETIVOS DE APRENDIZAJE

1. Analizar la estructura atómica.
2. Identificar los mecanismos de la radioactividad y la radiación.
3. Resumir los principios de seguridad radiológica conforme a la práctica de la medicina nuclear.

ESTRUCTURA ATÓMICA

El átomo está formado por un núcleo rodeado por capas de electrones (fig. 1-1). El núcleo se conforma por protones con carga positiva y neutrones eléctricamente neutros. Los electrones están cargados negativamente.

El *número atómico* (Z) es el número de protones. El *número de masa* (A) (número de nucleones) es la suma del número de protones y neutrones. Los isótopos de un elemento tienen átomos con la misma Z pero diferente A y propiedades químicas similares. La convención para la nomenclatura de los isótopos se muestra en la figura 1-1, donde la X representa el elemento químico.

El *número atómico* (Z) suele obviarse debido a que el símbolo del elemento implica el número de protones. El isótopo se designa por el símbolo del elemento precedido de su A (p. ej., ^{67}Ga).

Los elementos químicos pueden tener muchos isótopos. Un *núclido* es cualquier átomo con componentes nucleares específicos. El término isótopo hace referencia a los diferentes núclidos de un mismo elemento. Los núclidos pueden ser radioactivos (radionúclidos) o estables.

Desintegración radioactiva

Los radionúclidos inestables alcanzan la estabilidad por medio de la desintegración radioactiva, que puede ser a través de emisiones α, β o de positrones, así como por la captura de electrones.

La desintegración α ocurre en los radionúclidos con Z de 83 o superior. La partícula α es un ion de helio de alta energía cinética (5-8 MeV) con carga positiva que recorre una distancia corta (50-80 μm) con una transferencia lineal de alta energía de unos 80 keV/μm. El primer radionúclido emisor de partículas α aprobado para el tratamiento de las metástasis óseas en hombres con cáncer de próstata resistente a la castración es el dicloruro de ^{223}Ra. A través de la desintegración α el precursor ^{223}Ra se transforma en su derivado ^{219}Rn con la emisión de una partícula α con una semivida física de 11.4 días. La semivida de un radionúclido es el período durante el cual el 50% de los átomos del radionúclido precursor se desintegra hasta convertirse en un núclido hijo:

$$^{223}_{88}\text{Ra} \rightarrow {}^{219}_{86}\text{Rn} + {}^{4}_{2}\alpha$$

El ^{219}Rn tiene dos neutrones y dos protones menos que el ^{223}Ra (el A del ^{219}Rn tiene cuatro partículas menos que el del ^{223}Ra).

La emisión de partículas β suele producirse en radionúclidos con un elevado cociente neutrones/protones (N/P). Un ejemplo de desintegración β es la desintegración de ^{32}P a ^{32}S con la emisión de una partícula β y un antineutrino.

$$^{32}_{15}\text{P} \rightarrow {}^{32}_{16}\text{S} + {}_{-1}\beta + {}^{\sim}v$$

En la desintegración β, el A del radionúclido hijo sigue siendo el mismo, ya que el Z aumenta en 1 y el número de neutrones disminuye en 1. Cuando los radionúclidos padre e hijo tienen el mismo A, se denominan *isobáricos*, y por tanto las desintegraciones β son transiciones isobáricas. En el diagrama de desintegración de la figura 1-2 se muestra la desintegración de ^{32}P con más detalles que en una ecuación. El eje horizontal en un diagrama de desintegración representa el Z, el cual va aumentando de izquierda a derecha. El eje vertical representa el estado energético del núclido. Cada línea horizontal del diagrama representa un radionúclido único.

En la figura 1-2 se muestra el esquema de desintegración de ^{32}P cuando se convierte en ^{32}S con la emisión de la partícula β de máxima energía, 1.71 MeV, con una semivida física de 14.3 días. Debido a que el hijo ^{32}S tiene un protón más que el padre ^{32}P, la línea horizontal que representa al hijo está a la derecha de ^{32}P mientras que el Z del hijo ^{32}S se incrementa en 1. La línea con la que se representa ^{32}S está por debajo de la línea ^{32}P debido a la menor cantidad de energía del núcleo del hijo. La media aritmética de la energía β es aproximadamente un tercio de su energía máxima E_{max} ($E_{avg} = E_{max}/3$). Con la desintegración β, la partícula subatómica, el neutrino, que también se produce, capta unos dos tercios de la energía liberada y tiene una masa infinitesimalmente pequeña y ninguna carga eléctrica.

Algunos radionúclidos también producen radiación γ junto con la desintegración β (p. ej., ^{137}Cs). La ecuación de desintegración del ^{137}Cs es la siguiente:

$$^{137}_{55}\text{Cs} \rightarrow {}^{137}_{56}\text{Ba} + {}^{0}_{-1}\beta + {}^{\sim}v + \gamma$$

En la figura 1-3 se observa el diagrama de desintegración del ^{137}Cs. El ^{137}Cs se desintegra con una semivida de 30 años emitiendo una partícula β con una energía máxima (E_{max}) de 1.17 MeV en el 5% de las desintegraciones y una partícula β con E_{max} = 0.51 MeV en el 95% de las desintegraciones. El derivado inestable ^{137}Ba libera su excedente energético de 0.662 MeV en forma de emisión de fotones γ (línea

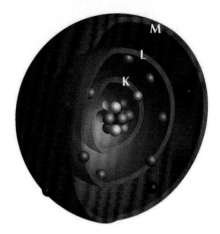

FIG. 1-1 ● El modelo simple del átomo tiene un núcleo de protones y neutrones rodeado por capas de electrones (reimpresa con autorización de Lee [5]).

vertical; sin cambios en Z, y A) y tiene un protón más que el ^{137}Cs (línea horizontal). Hay que señalar que no hay radionúclidos que se desintegren exclusivamente por emisión γ. Las emisiones γ están precedidas por la captura de electrones, la emisión de positrones y la emisión de partículas α o β.

Transición isométrica

En la figura 1-4 se muestra el esquema de desintegración del ^{99}Mo con el 12.5% de las desintegraciones realizadas por medio de la emisión β para así producir ^{99}Tc, y en el 87.5% restante de las desintegraciones, ambos derivados con el A y el Z, pero difieren en la cantidad de energía del núcleo. El ^{99m}Tc es un radionúclido metaestable (de ahí la letra *m* después del 99) que permanece en estado transitorio de alta energía con una semivida de 6 h emitiendo un fotón γ de 140 KeV para desintegrarse en ^{99}Tc. La *transición isométrica* es la transición de un núcleo metaestable de un estado de alta energía a uno de baja energía sin modificación en A o Z.

Desintegración de positrones

Los positrones (antimateria) son similares a los electrones (materia) excepto por su carga eléctrica positiva. Los radionúclidos con un bajo cociente N/P y un excedente energético suficiente (al menos 1.02 MeV) pueden desintegrarse por medio de la emisión de positrones al convertir un protón en neutrón y por medio de la producción de un neutrino como energía cinética.

$$^{+1}_1P \rightarrow {}^1_1N + {}^{+1}_0\beta + \nu$$

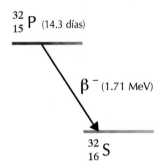

FIG. 1-2 ● El *diagrama de desintegración* es una representación gráfica de la serie de acontecimientos que ocurren durante la desintegración de un radionúclido. El Z aumenta de izquierda a derecha en el eje horizontal, la energía aumenta en el eje vertical. Cada *línea horizontal* representa un núclido (reimpresa con autorización de Lee [5]).

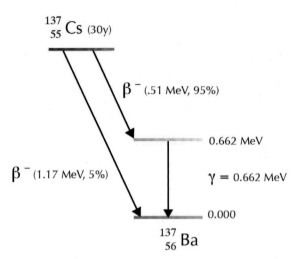

FIG. 1-3 ● Esquema de desintegración del ^{137}Cs (reimpresa con autorización de Lee [5]).

En el proceso de emisión de positrones, la Z del radionúclido padre disminuye en 1, los A tanto del padre como del hijo permanecen iguales, y el cociente N/P del núcleo del hijo aumenta. La desintegración del ^{18}F es un ejemplo de desintegración de positrones.

$$^{18}_9F \rightarrow {}^{18}_8O + {}^0_{+1}\beta + \nu$$

En el esquema de desintegración del ^{18}F, el positrón se emite con una $E_{max} = 633$ KeV y E_{avg} de unos 250 KeV; el neutrino representa la energía cinética restante (fig. 1-5).

Los positrones expulsados del núcleo pierden su energía cinética y chocan con los electrones del ambiente. La antimateria y la materia se aniquilan mutuamente convirtiendo sus masas en dos fotones de aniquilación de 511 KeV emitidos aproximadamente a 180° uno del otro (fig. 1-6). La *trayectoria media libre* es la distancia promedio que recorre el positrón desde su origen, antes de agotar su energía cinética, hasta que se encuentra con un electrón con el que se aniquila. La trayectoria libre media varía para diferentes radionúclidos emisores de positrones. La trayectoria media libre del ^{18}F es de aproximadamente 1 mm, que es el límite teórico de la resolución en los estudios de imagen.

Captura de electrones

La *captura de electrones* es el modo de desintegración de los radionúclidos con cocientes N/P reducidos que no tienen un excedente de energía cinética superior a 1.02 MeV. En la captura de electrones, se genera un neutrón cuando un protón captura un electrón de una órbita atómica.

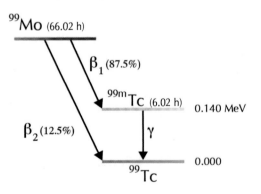

FIG. 1-4 ● El ^{99}Mo en el 87.5% de las desintegraciones β pasa al estado metaestable ^{99m}Tc. El ^{99m}Tc se desintegra en ^{99}Tc en 6.02 h con la emisión de un fotón de 140 KeV (reimpresa con autorización de Lee [5]).

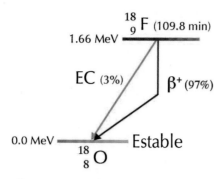

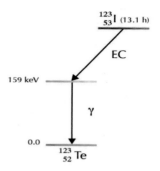

FIG. 1-5 ● El ^{18}F se desintegra por emisión de positrones o por captura de electrones, el 97% de las desintegraciones ocurren por emisión y el 3% restante por captura (reimpresa con autorización de Lee [5]).

FIG. 1-7 ● El diagrama de desintegración del ^{123}I. Obsérvese que la *flecha* apunta hacia la izquierda porque el derivado ^{123}Te tiene un protón menos que el ^{123}I (reimpresa con autorización de Lee [5]).

$$_{+1}^{1}P +\ _{-1}^{0}e\ \rightarrow\ _{0}^{1}n +\ ^{\sim}\nu$$

Un ejemplo de desintegración por captura de electrones es el yodo-123 (^{123}I), con el esquema de desintegración que se muestra en la figura 1-7. La desintegración del ^{123}I padre da lugar al hijo ^{123}Te con una liberación de excedente energético de 159 KeV.

Rayos X característicos

Un rayo X característico (rayo X fluorescente) se libera cuando un electrón de una órbita externa llena una vacante de electrones de una órbita interna durante la captura de electrones por el núcleo. Este exceso de energía liberado se debe a que las órbitas externas tienen más energía que las órbitas internas. Este rayo X emitido es único para un átomo determinado, por lo que se conoce como *rayo X característico*. Por ejemplo, la desintegración del ^{201}Tl por medio de la captura de electrones emite un espectro de rayo X característico del derivado ^{201}Hg, con un valor máximo amplio de energía de 60-85 KeV (fig. 1-8).

Radioactividad

La desintegración de un radionúclido es un proceso aleatorio y, por tanto, no puede predecirse en un momento determinado, pero una fracción constante de desintegración se producirá en una unidad de tiempo específica con una tasa de desintegración denominada *radioactividad*. La radioactividad es el producto de esta fracción constante que se desintegra por unidad de tiempo y el número de átomos presentes en la muestra:

$$A\ =\ \lambda N \qquad (1.1)$$

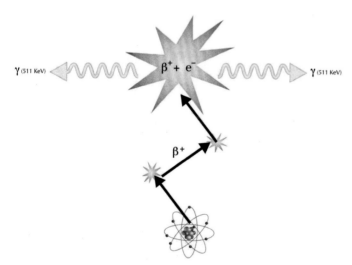

FIG. 1-6 ● El positrón pierde su energía cinética después de pasar por una serie de interacciones en una trayectoria zigzagueante y experimenta una reacción de aniquilación con un electrón (reimpresa con autorización de Lee [5]).

Donde A es el símbolo de la radioactividad, o la tasa de desintegración, λ es la constante de desintegración y N es el número de átomos en la muestra. La unidad fundamental de la radioactividad es el número de átomos que se desintegran por segundo (dps, *disintegrating per second*), que es lo mismo que para el bequerelio. La unidad de radioactividad, el curio (Ci), se define como:

$$1\,Ci\ =\ 3.700 \times 10^{10}\,dps\ =\ 3.7 \times 10^{10}\,Bq$$

El milicurio (mCi) y el microcurio (µCi) son la milésima y la millonésima parte del curio, respectivamente.

La constante de desintegración λ, característica de un determinado radionúclido, es la fracción de los átomos radioactivos en una muestra desintegrada por unidad de tiempo. La semivida de un radionúclido es el tiempo que tarda en desintegrarse el 50% de los átomos radioactivos de la muestra. El ^{99m}Tc tiene una semivida de 6.02 h, por lo que después de 12.04 h queda el 25%, después de 18.06 h el 12.5% y así, sucesivamente.

La relación entre la constante de desintegración λ y la semivida ($T_{1/2}$) puede derivarse de la ecuación que describe la cantidad de radioactividad que queda en la muestra en un momento determinado. La radioactividad A_t en el momento t de una muestra de radionúclido se comporta según la ecuación exponencial siguiente:

$$A_t\ =\ A_0 e^{-\lambda t} \qquad (1.2)$$

En la ecuación anterior, A_0 es la radioactividad inicial de la muestra. Después de una semivida $t = T_{1/2}$, obtenemos

$$A_t\ =\ 0.5 A_0$$

Sustituyendo la ecuación anterior en la ecuación (1.2) y resolviendo para λ, la relación entre λ y $T_{1/2}$ es:

$$\lambda\ =\ 0.693/T_{1/2} \qquad (1.3)$$

La semivida $T_{1/2}$ de los radionúclidos es mencionada en las referencias.

Tabla universal de desintegración

La tabla universal de desintegración es una tabla de las fracciones que permanecen, en intervalos de tiempo seleccionados, desde el momento de la calibración. La tabla se construye utilizando las ecuaciones de los cálculos de radioactividad:

$$A\ =\ A_0 e^{-\lambda t} \qquad (1.4)$$

$$\lambda\ =\ 0.693/t_{1/2} \qquad (1.5)$$

Sustituyendo la relación de la ecuación (1.5) entre λ y $t_{1/2}$ en la ecuación (1.4), obtenemos:

$$A\ =\ A_0 e^{-(0.693/t_{1/2})t}$$

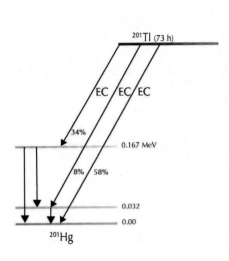

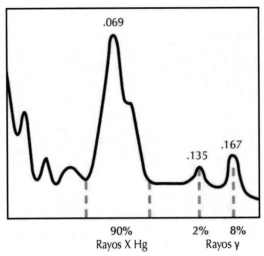

FIG. 1-8 ● El ^{201}Tl se desintegra por captura de electrones. El hijo es ^{201}Hg (*izquierda*). El valor máximo amplio entre 60 y 85 KeV son los rayos X característicos del ^{201}Hg. Los dos picos pequeños a 135 y 169 KeV son fotones γ (reimpresa con autorización de Lee [5]).

Reordenando la ecuación anterior, la expresión se convierte en:

$$A = A_0 \left[e^{-0.693} \right]^{t/t_{1/2}}$$
$$= A_0 \left[\tfrac{1}{2} \right]^{t/t_{1/2}}$$
$$A = A_0 \left[\tfrac{1}{2} \right]^{y} \tag{1.6}$$

donde

$$y = t/t_{1/2}$$

El exponente de la ecuación (1.6) representa la relación entre el tiempo transcurrido *t* y la semivida $t_{1/2}$ del radionúclido. La ecuación (1.6) se denomina *ecuación universal de desintegración* y se utiliza para construir tablas de desintegración en las radiofarmacias para extraer las dosis que se suministran a los hospitales de medicina nuclear.

EQUILIBRIO RADIOACTIVO

Se produce un equilibrio transitorio cuando la semivida del radionúclido padre es máximo unas 10 veces mayor que la semivida del hijo. El equilibrio transitorio se ejemplifica mejor en la relación de actividad de ^{99}Mo y ^{99m}Tc en el generador de ^{99}Mo/^{99m}Tc (fig. 1-9). El ^{99}Mo se desintegra a ^{99m}Tc, que posteriormente se desintegra a ^{99}Tc por transición isomérica. En una mezcla de ^{99}M y ^{99m}Tc, la actividad del ^{99m}Tc es un equilibrio entre la pérdida de átomos de ^{99m}Tc por su desintegración y la generación de nuevos átomos de ^{99m}Tc por la desintegración del ^{99}Mo.

La dinámica de la actividad del ^{99m}Tc en la mezcla puede describirse mediante un modelo de compartimento único.

En la figura 1-9 se muestra que la actividad del ^{99m}Tc parte de cero, se eleva hasta un máximo y posteriormente se desintegra en paralelo con la actividad del ^{99}Mo. La condición en la que se establece una relación constante entre las actividades de los radionúclidos padre e hijo se denomina *equilibrio transitorio de la radioactividad*; en el generador, el conjunto de ^{99m}Tc se desintegra con una semivida aparente igual a la del ^{99}Mo a las 66.7 h, pero aisladamente, la muestra de ^{99m}Tc se desintegra con una semivida de 6.02 h.

En el equilibrio radioactivo secular la actividad del hijo es igual a la actividad del padre (fig. 1-10). El generador de ^{82}Sr/^{82}Rb es un ejemplo de equilibrio radioactivo secular. El ^{82}Sr se desintegra con una semivida de 25 días mientras que el hijo ^{82}Rb lo hace con una semivida de 75 s. Con una muestra reciente de ^{82}Sr, el hijo ^{82}Rb alcanza el equilibrio radioactivo secular con el padre en cerca de 10 min.

Interacción de la radiación con la materia

La obtención de estudios de imagen con radionúclidos se consigue mediante la interacción de la radiación emitida con el material del detector para generar iones. Las partículas cargadas, como los positrones y las partículas β, interactúan con la materia mediante la ionización y la excitación. La ionización ocurre cuando una partícula cargada colisiona

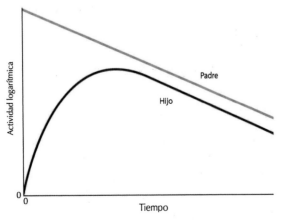

FIG. 1-9 ● Relación de actividad padre e hijo en el generador de ^{99}Mo/^{99}Tc una vez establecido el equilibrio (reimpresa con autorización de Lee [5]).

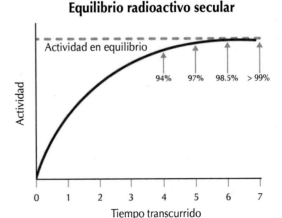

FIG. 1-10 ● Una vez alcanzado el equilibrio radioactivo secular, la actividad del hijo es igual a la actividad del padre (reimpresa con autorización de Lee [5]).

con un electrón a lo largo de su trayectoria y lo desprende del átomo. La colisión crea un átomo cargado positivamente y un electrón energizado libre expulsado al ambiente. El electrón energizado puede producir ionizaciones adicionales al colisionar y expulsar otros electrones en los átomos a lo largo de su trayectoria. Como el electrón pierde energía y es incapaz de producir ionizaciones adicionales, interactúa con otros electrones mediante la excitación. La excitación es el proceso en el que el electrón incidente desplaza un electrón en reposo a un estado de energía más alto sin eliminar al electrón del átomo.

Los rayos γ y los rayos X interactúan con la materia a través de los efectos fotoeléctricos y las interacciones Compton, predominantemente, que se describen mejor al tratar estos rayos emitidos como paquetes de fotones de energía en lugar de ondas. Durante el efecto fotoeléctrico, el fotón desaparece dejando atrás un electrón energizado y un ion cargado positivamente, mediante la liberación de un electrón de una órbita interna del átomo. La interacción Compton se produce entre el fotón que incide y un electrón de una órbita externa que está suelto; una parte de la energía del fotón se transmite al electrón orbital y el resto de la energía es arrastrada por un fotón de rebote denominado *fotón de dispersión*. En la figura 1-11 se ilustran las diferencias entre el efecto fotoeléctrico y la interacción Compton.

Seguridad en radiología

Por medio de una licencia, los usuarios autorizados (UA) pueden obtener la aprobación del gobierno para utilizar material radioactivo con fines de diagnóstico y tratamiento. La Nuclear Regulatory Commission (NRC) es la agencia federal de los Estados Unidos encargada de supervisar el uso seguro de los materiales radioactivos. La NRC establece la normativa en el Code of Federal Regulations 10 CFR 20 sobre el uso de materiales radioactivos y los límites de dosis para la exposición humana a la radiación. Los gobiernos estatales tienen departamentos de salud radiológica para hacer cumplir la normativa de la NRC. Los Agreement States han firmado acuerdos con la NRC para hacer cumplir la normativa.

Todas las actividades con materiales radioactivos requieren una licencia vigente para uso de materiales radioactivos. Los dos tipos de licencia para materiales radioactivos se denominan *licencias de amplio alcance* o *licencias específicas*. Algunas instituciones, como las universidades, pueden obtener una licencia de amplio alcance para gestionar los UA, los lugares de uso y los nuevos radionúclidos en investigación. Cada centro debe establecer un Radiation Safety Committee para la gestión de un programa de seguridad radiológica con un Radiation Safety Officer (RSO) y un presidente del comité de seguridad radiológica. Una licencia de amplio alcance permite al comité expedir permisos de uso al personal autorizado para la utilización de materiales radioactivos en lugares específicos. Se conceden licencias específicas a los médicos de consultas privadas y a los hospitales no universitarios. Si bien no es necesario un comité de seguridad radiológica para los consultorios privados, sí lo es para los hospitales no universitarios. Aún con la licencia se sigue designando a un RSO para que supervise el cumplimiento de las normas de seguridad. El uso humano de materiales radioactivos está autorizado únicamente a los médicos UA nombrados en la licencia para categorías de uso muy específicas, independientemente del tipo de licencia. Los médicos en formación pueden utilizar materiales radioactivos bajo la supervisión directa de un médico de un UA. Las diferentes categorías de uso humano de los materiales radioactivos se mencionan en el Code of Federal Regulations 10 CFR 35. Los grupos 10 CFR 35.100, 10 CFR 35.200 y 10 CFR 35.300 autorizan a los médicos a utilizar radiofármacos para la obtención de imágenes de diagnóstico, estudios *in vitro* y tratamientos terapéuticos con radionúclidos no blindados, respectivamente. Los UA son libres de emplear cualquier radiofármaco aprobado por la Food and Drug Administration (FDA) de los Estados Unidos. Los usuarios que participen en un ensayo clínico de un nuevo fármaco radioactivo deben presentar un Investigative New Drug (IND) ante la FDA.

Límites de exposición a la radiación

La NRC establece en el 10 CFR 20 los límites para que los trabajadores que laboran con materiales radioactivos no superen los 50 mSv (5 000 mrem) anuales en todo su cuerpo. Los usuarios de materiales radioactivos y dispositivos de rayos X deben garantizar que las radiaciones al público en general, derivadas de sus operaciones autorizadas, no superen 1 mSv (0.1 rem) anualmente. Las dosis máximas permitidas (DMP) son estos dos límites anuales de exposición a la radiación para los profesionales y las personas en general. La NRC define las DMP como la cantidad de radiación con beneficios que supera los posibles riesgos teóricos. La DMP se basa en el modelo «lineal sin umbral (LsU)», que postula que la exposición a la radiación, por pequeña que sea, siempre conlleva riesgos: a mayor dosis, mayor riesgo de daño somático o genético para el individuo expuesto. Por tanto, tenemos que hacer todos los esfuerzos razonables para reducir al mínimo posible la exposición a las radiaciones para nosotros mismos y para los demás, teniendo en cuenta las consideraciones técnicas, económicas y sociales, en un principio rector que se denomina «tan bajo como sea razonablemente posible» (ALARA, *As Low as Reasonably Achievable*). La NRC exige que todos los titulares de licencias para el uso de materiales radioactivos se apeguen al principio ALARA.

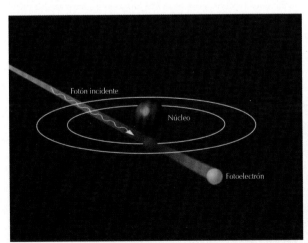
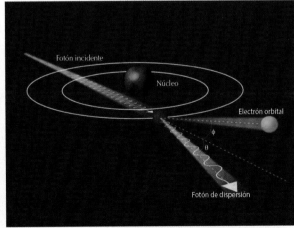

FIG. 1-11 ● En el efecto fotoeléctrico, el fotón que incide es absorbido por un electrón de una órbita interna. Una vez absorbida la energía del fotón, el electrón es expulsado con gran energía. En la interacción Compton, el fotón que incide colisiona con un electrón de una órbita externa. Después de la colisión, el fotón incidente rebota y tiene una energía menor mientras que el electrón adquiere la energía perdida por el fotón y se aleja de la interacción (reimpresa con autorización de Lee [5]).

Una consideración especial es la posible radiación para el feto humano en los procedimientos médicamente justificados que implican agentes radioactivos. La NRC fija el límite de exposición del feto en no más de 5 mSv (500 mrem) durante todo el período de gestación, con la excepción de la dosis fetal de 500 mSv que solo se aplica al personal ocupacional tras la declaración formal de embarazo por parte de una trabajadora sanitaria en radiología. El personal con embarazo puede, a su discreción, no declarar su embarazo en cualquier momento. Se ha propuesto reducir el límite de exposición fetal a 1 mSv (100 mrem) para alinearlo con la DMP de las personas en general. Cabe destacar que los defensores del modelo de la hormesis piensan que la exposición a pequeñas cantidades de radiación es en realidad beneficiosa. Aunque este ha sido un tema muy controvertido, la actual DMP para los trabajadores y las personas en general parece ser muy restringida y debería considerarse su flexibilización a dosis de exposición más altas.

Autorizaciones para pacientes tratados con [131]I

La NRC, en el 10 CFR 35.75, permite que un paciente sea dado de alta si el individuo tratado no emite más de 5 mSv (500 mrem) a las personas en contacto con él. Los criterios de liberación por defecto son: 1) si la dosis administrada es inferior a 33 mCi, o 2) si la tasa de exposición a 1 m del paciente es inferior a 7 mR/h. Se permite el tratamiento ambulatorio de pacientes con más de 33 mCi de ^{131}I si, a juicio del médico, se cumplen las siguientes condiciones durante al menos los primeros 2 días después de la terapia con [131]I:

- El paciente es capaz de cuidar de sí mismo.
- Puede mantenerse al menos a 1 m de los demás.
- No hay mujeres embarazadas ni niños en casa.
- No va a viajar en avión ni en transporte público.
- Es posible que duerma en una cama separada.
- Tiene el uso exclusivo de un baño.

El titular de la licencia puede utilizar la siguiente ecuación para garantizar que el paciente dado de alta no exponga a otras personas en contacto con más de 5 mSv.

$$D = 1.44\,T_{ef} \times R_0 \times OF$$

donde:

D = dosis acumulada para otras personas a 1 m del paciente.

T_{ef} = semivida efectiva del ^{131}I teniendo en consideración la bioexcreción.

R_0 = tasa de dosis medida a 1 m en el momento de considerar la descarga.

OF es el factor de ocupación. Use $OF = 0.25$ si se cumplen las condiciones mencionadas anteriormente durante los primeros 2 días después del alta. Utilice $OF = 0.75$ si no se cumple alguna de las condiciones.

El ^{131}I se elimina por medio de la orina, la saliva y la transpiración. Por tanto, se requiere proporcionar instrucciones por escrito al paciente sobre la minimización de la radiación a otras personas antes de recibir el alta. Sin embargo, hay algunos grupos de individuos que instan a la NRC a volver a las directrices tradicionales que exigen el confinamiento en el hospital para las dosis superiores a 33 mCi, debido a la comunicación de incidentes en los que los pacientes ignoraron deliberadamente las instrucciones de seguridad de la radiación y los médicos no actuaron con la debida diligencia para verificar plenamente las condiciones de los tratamientos ambulatorios. Sin embargo, se trata de un tema de debate que puede confinar a los pacientes en los hospitales, lo que puede ser innecesario y aumentar el costo global de la asistencia médica.

FUNDAMENTOS DE SEGURIDAD EN RADIOLOGÍA

Control de la radiación

Se debe utilizar un dosímetro personal para medir la radiación en todo trabajador que tiene el riesgo de recibir el 10% o más de la DMP en un trimestre. Se pueden registrar las lecturas de radiación del dosímetro individual, de la exposición de todo el cuerpo y de las regiones del cuerpo, en función del número de dosímetros que se utilicen. Los dosímetros de anillo son adecuados para controlar la radiación de las manos durante la inyección de radiofármacos. Las trabajadoras embarazadas que utilizan radiación pueden llevar un dosímetro a la altura del cinturón para medir la exposición del feto a la radiación. En caso de cambio de lugar de trabajo se debe proporcionar al nuevo empleador un resumen de la exposición a la radiación a lo largo de la vida del trabajador. Los dosímetros de placa suelen intercambiarse mensual o trimestralmente. La medición válida de la exposición a la radiación ocupacional de un trabajador de radiología depende del uso sistemático del dosímetro y de la confiabilidad del dosímetro para el registro de la radiación. El trabajador de radiología debe ser notificado por el RSO si las lecturas de su dosímetro exceden los niveles aceptados, a saber:

Nivel I: 1.25 mSv/trimestre

Nivel II: 3.75 mSv/trimestre

En el nivel I se notifica al trabajador sobre los métodos recomendados para la reducción a la exposición. En el nivel II se requiere que el trabajador responda por escrito con una explicación de la alta exposición a la radiación. A continuación, el trabajador y el RSO elaboran un plan de medidas correctoras para limitar la futura exposición a la radiación.

Exposición a la radiación del personal con embarazo

La trabajadora con embarazo confirmado tiene la opción de informar a su superior y al RSO y firmar una declaración escrita llamada «declaración de embarazo». La trabajadora embarazada asume todos los riesgos de la radiación mientras no firme una «declaración de embarazo». También puede anular su declaración de embarazo en cualquier momento. Las trabajadoras embarazadas que reciben radiaciones pueden firmar una declaración de embarazo y seguir trabajando, pero con un control adicional. Deben utilizar un dosímetro adicional para dosis fetal a la altura de la cintura. En caso de utilizar un delantal de plomo, el dosímetro adicional se coloca por abajo del plomo. En las instalaciones se debe garantizar que durante las actividades del personal con embarazo no se generen más de 5 mSv (500 mrem) en el medidor de dosis fetal entre la confirmación del embarazo y el final de este. Es ilegal que, debido al embarazo de la trabajadora, el director le asigne una actividad laboral diferente en la que la compensación monetaria sea inferior.

Designación de área y señalética

La ley exige que se coloquen señales de advertencia específicas para alertar a las personas a que tomen precauciones al entrar en una zona en la que pueda haber radiación. La señalización relacionada con la radiación y la radioactividad se muestra en la figura 1-12.

Área controlada

Un «área controlada» es cualquier zona cuyo acceso está limitado y supervisado por riesgos de radiación, seguridad, privacidad o robo.

Área restringida

Se requiere de la señalización «Área restringida» si en dicha zona una persona puede recibir continuamente 20 µSv/h (2 mrem/h), pero no más de 50 µSV/h (100 mrem/h). El acceso a un área restringida está supervisado y, en medicina nuclear, incluye los lugares en los que un

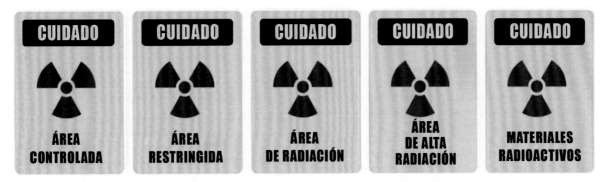

FIG. 1-12 ● Señales de precaución que pueden encontrarse en zonas donde se utilizan materiales radioactivos (reimpresa con autorización de Lee [5]).

individuo puede entrar en contacto con materiales radioactivos o los objetos podrían estar contaminados con radioactividad (p. ej., el laboratorio con sustancias radioactivas, las salas de diagnóstico por imagen, el almacén de residuos, los pasillos).

Área de radiación

Una «zona de radiación» es un área dentro de la cual un individuo puede recibir una dosis equivalente a 50 µSv/h (5 mrem/h), o una dosis equivalente superior a 1.0 mSv (100 mrem) en todo el cuerpo en 5 días consecutivos. Por lo general se coloca el letrero con la frase «Cuidado: área de radiación» o «Precaución: área de radiación», aunque la NRC no lo exige.

Área de alta radiación

Un sujeto en una «zona de alta radiación» podría recibir en todo el cuerpo una dosis equivalente superior a 1 mSv/h (100 mrem/h). Se requiere colocar el cartel «Cuidado: zona de alta radiación» que incluya una alerta acústica y una luz roja intermitente en la entrada (p. ej., la entrada a la cámara de un ciclotrón). Es improbable que algún área en un entorno clínico de medicina nuclear se califique como área de alta radiación.

Materiales radioactivos

En las salas o contenedores donde se utilicen o almacenen materiales radioactivos se debe colocar el cartel de «Cuidado: materiales radioactivos».

Solicitud, recepción y eliminación de materiales radioactivos

Los materiales radioactivos deben ser solicitados únicamente por los UA. Las radiofarmacias comerciales y otros proveedores deben revisar la licencia de materiales radioactivos para documentar que el UA solicitante puede recibir legalmente el tipo y la cantidad de radionúclidos solicitados. Los radiofármacos suelen ser solicitados por técnicos especializados en medicina nuclear autorizados y bajo la supervisión de un médico de los UA. Una vez recibido el material radioactivo, la caja se registra, se inspecciona y se abre oportunamente para descartar daños, contaminación o fugas del paquete. Se debe realizar una prueba de limpieza de la superficie del cartón para garantizar que los recuentos de la superficie no superen los recuentos de radiación de fondo. El envase se inspecciona para garantizar que la tasa de exposición sea inferior a 2 mSv/h (200 mR/h) en la superficie y de menos de 0.1 mSv/h (10 mR/h) a 1 m o al doble del índice de transporte indicado en el envase. En la figura 1-13 se muestra un ejemplo de etiqueta colocada en un paquete que contiene material radioactivo.

Estudios de seguridad radiológica

Los lugares en los que se utilizan materiales radioactivos tienen que ser inspeccionados cada día de uso, y se debe realizar una prueba de limpieza semanal para detectar la contaminación removible. La descontaminación será necesaria si las tasas de exposición en las zonas no restringidas son superiores a 0.5 µSv/h (cantidad de radiación de fondo) o mayores a 0.2 mSv/h (2.0 mR/h) en las zonas restringidas. El cuarto de baño utilizado por los pacientes muestra con toda probabilidad tasas de dosis superiores a la cantidad de fondo. El umbral para actuar en las pruebas de limpieza de área se establece en 2 000 dpm/100 cm^2 (200 dpm/100 cm^2 para el yodo). Se necesitan gammágrafos como medidores y contadores de pozo con relleno de yoduro de sodio.

Eliminación de desechos

En todos los contenedores que tengan residuos radioactivos debe colocarse el cartel «Materiales radioactivos». Deben usarse tanto la señalética de materiales radioactivos como la de peligro biológico para las jeringuillas y agujas utilizadas que contengan restos de sangre radioactiva.

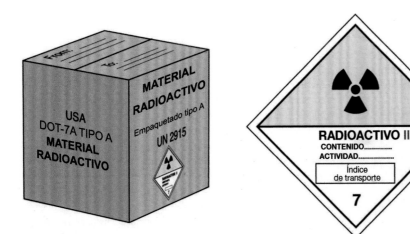

FIG. 1-13 ● Marcas en un envase que contiene materiales radioactivos. El símbolo del radionúclido se escribe en la línea denominada «contenido» (p. ej., ^{99m}Tc). La actividad del contenido se indica en unidades de radioactividad del sistema internacional de unidades (SI) o tradicionales (p. ej., MBq o mCi). El índice de transporte es la tasa de dosis a 1 m de la superficie del envase (reimpresa con autorización de Lee [5]).

Los residuos radioactivos adicionales pueden almacenarse para su desintegración o ser gestionados por un servicio autorizado de eliminación de residuos radioactivos. Aquellos con una semivida de hasta 120 días pueden almacenarse de forma segura hasta que la tasa de exposición de la superficie del contenedor se sitúe en el nivel de actividad de fondo. Una vez que los residuos radioactivos alcanzan el nivel de radiación de fondo, pueden ser tratados como basura ordinaria. Todas las etiquetas de radiación deben ser retiradas o destruidas antes de su eliminación. Esto se conoce como «eliminación por desintegración».

Es erróneo suponer que tras un almacenamiento de 10 semividas los residuos radioactivos pueden considerarse como basura ordinaria. Aunque después de 10 semividas los niveles de radiación se reducen en un factor de 1000, en algunos entornos puede detectarse fácilmente una radiación residual medible por encima del nivel de radiación de fondo. Considere que una muestra inicial de 1 mCi de ^{131}I daría lugar a un residuo medible de 1 µCi de actividad.

Aparte de los residuos humanos y los líquidos procedentes del lavado de aparatos de laboratorio contaminados, los residuos líquidos deben almacenarse para su desintegración o ser solidificados para su eliminación por un servicio de residuos radioactivos autorizado. La ropa contaminada de la cama de los pacientes después de la terapia con radionúclidos debe conservarse para que la radioactividad decaiga hasta el nivel de radiación de fondo.

Derrame de materiales radioactivos

Los derrames radioactivos pueden considerarse como derrames menores o mayores. Como cada derrame radioactivo es diferente, se recomienda un enfoque lógico. Algunas consideraciones iniciales son las siguientes:

- ¿Hay pacientes, visitantes o trabajadores en riesgo?
- ¿Qué cantidad de material radioactivo se ha derramado?
- ¿Qué extensión tiene el derrame?
- ¿Qué suministros están disponibles para contenerlo?
- ¿Qué tan fácil o difícil será la descontaminación?
- Decida si se trata de un derrame menor o de uno mayor.

Derrames menores

- La exposición a la radiación es mínima.
- La cantidad de derrame radioactivo es reducida y está en una zona contenida.
- Se dispone de personal calificado, con el equipo y los suministros de descontaminación adecuados, para contener y eliminar eficazmente la contaminación sin ayuda.

Derrames mayores

- Se derramaron grandes cantidades de material radioactivo.

- El derrame implica radionúclidos de alto riesgo (p. ej., ^{131}I, emisores α o gases radioactivos).
- Grandes áreas o un gran número de personas fueron contaminadas.
- La contaminación parece estar extendiéndose rápidamente a otras zonas.
- La descontaminación puede suponer un riesgo de alta exposición para los trabajadores o requerir equipos especiales.

Los derrames radioactivos de las instalaciones de medicina nuclear rara vez se asocian con una alta exposición a la radiación de los trabajadores o de las personas en las inmediaciones. Tranquilizar a todo el personal después de un derrame es tan importante como la descontaminación de la zona.

Incidentes médicos

Los criterios de la NRC* para un «incidente» en medicina nuclear son los siguientes:

1. La dosis de radiofármaco administrada al paciente dio lugar a una dosis en todo el cuerpo superior a 0.05 Sv (5 rem) o a una dosis en los órganos superior a 0.5 Sv (50 rem), y
2. También se produjeron uno o más de los siguientes acontecimientos:
   a) Se administró un radiofármaco equivocado.
   b) El radiofármaco se administró a un paciente equivocado.
   c) La dosis administrada al paciente fue un 20% superior o inferior a la prescrita.
   d) El radiofármaco se administró por una vía equivocada.

Cuando se produce un incidente médico, el usuario tiene que informar a la NRC o a su agencia reguladora local en un plazo de 24 h desde que se produce.

*https://www.nrc.gov/reading-rm/doc-collections/cfr/part035/part035-3045.html

La administración errónea de radiofármaco y la administración del radiofármaco a un paciente equivocado son dos de los incidentes más notificados en el campo de medicina nuclear. Actualmente, en estos casos solo se denomina *incidente médico* si el paciente recibió una dosis en todo el cuerpo superior a 0.05 Sv (5 rem) o una dosis en un órgano superior a 0.5 Sv (50 rem), suponiendo que se administró una dosis de medicina nuclear de diagnóstico. El médico remitente y el paciente deben ser informados del error. La capacitación dentro del propio servicio y la aplicación de políticas y procedimientos para el uso seguro de materiales radioactivos pueden limitar la aparición de incidentes médicos (1-16).

Referencias

1. Bailey DL, Humm JL, Todd-Pokropek A, van Aswegen A, (Eds.). *Nuclear medicine physics a handbook for teachers and students.* https://www-pub.iaea.org/MTCD/Publications/PDF/Pub1617web-1294055.pdf. Last accessed: May 20, 2020.
2. Chandra R, Rahmim A. *Nuclear medicine physics: the basics.* 8th ed. LWW; 2017.
3. Cherry SR, Sorenson JA, Phelps ME. *Physics in nuclear medicine.* 4th ed. Saunders; 2012.
4. Khalil MM (Ed). *Basic sciences of nuclear medicine.* Springer-Verlag; 2011.
5. Lee, KH. *Basic science of nuclear medicine: the bare bone essentials.* 1st ed. Society of Nuclear Medicine and Molecular Imaging; 2015.
6. Maher K, et al., Basic Physics of Nuclear Medicine. https://en.wikibooks.org/wiki/Basic_Physics_of_Nuclear_Medicine. Last accessed: May 20, 2020.

7. McCollough CH, Schueler BA, Atwell TD, et al. Radiation exposure and pregnancy when should we be concerned? *Radiographics.* 2007;27:909–918.
8. Mettler FA, Guiberteau M. *Essentials of nuclear medicine imaging.* 8th ed. Saunders; 2018.
9. NCRP Report No. 54. Medical Radiation Exposure of Pregnant and Potentially Pregnant Women. National Council on Radiation Protection and Measurements; 1977.
10. Noz M, Maguire GQ. *Radiation protection in the health sciences (with problem solutions manual).* 2nd ed. World Scientific Pub Co Inc; 2007.
11. Powsner RA, Palmer MR, Powsner ER. *Essentials of nuclear medicine physics and instrumentation.* 3rd ed. Wiley-Blackwell; 2013.
12. Saha GB. *Physics and radiobiology of nuclear medicine.* 4th ed. Springer-Verlag; 2013.

13. Shapiro J. *Radiation protection: A guide for scientists, regulators, and physicians.* 4th ed. Harvard University Press; 2002.

14. U.S. NRC Regulatory Guide. Release of patients administered radioactive materials. https://www.nrc.gov/docs/ML0833/ML083300045.pdf, 1997, Accessed June 26, 2020.

15. U.S. NRC, Part 20 – Standards for Protection Against Radiation, http://www.nrc.gov/reading-rm/doc-collections/cfr/part020/, Accessed June 26, 2020.

16. Waterstram-Rich KM, Gilmore D. *Nuclear medicine and PET/CT: Technology and techniques.* 8th ed. Mosby; 2016.

PREGUNTAS DE AUTOEVALUACIÓN DEL CAPÍTULO

1. Para la desintegración radioactiva del ^{99m}Tc, ¿qué fracción queda después de 19 h?

A. 6/19

B. $(6/19)^2$

C. $(0.5)^{6/19}$

D. $(0.5)^{19/6}$

2. ¿Qué cartel debe colocarse en la puerta de entrada de un servicio de medicina nuclear en funcionamiento?

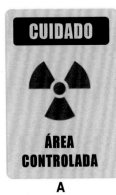
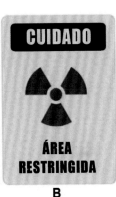
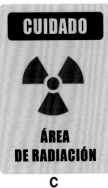
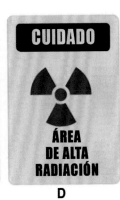
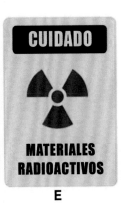

ÁREA CONTROLADA	ÁREA RESTRINGIDA	ÁREA DE RADIACIÓN	ÁREA DE ALTA RADIACIÓN	MATERIALES RADIOACTIVOS
A	B	C	D	E

Respuestas a las preguntas de autoevaluación del capítulo

1. Para responder a esta pregunta, primero hay que saber que la $T_{\frac{1}{2}}$ del ^{99m}Tc es de 6.03 h. Utilizaremos 6 h para nuestros cálculos. Como 18 h son 6 × 3 semividas, a las 18 h nos quedará el 100% × 0.5 × 0.5 × 0.5 = 12.5%. Como 19 h es más largo que 18 h, esperamos que la respuesta a la pregunta 1 sea inferior al 12.5%. Aunque es útil poder estimar fácilmente la respuesta, la contestación exacta es:

$$A(t) = A_0 e^{-(0.693/T_{\frac{1}{2}}) \, * \, tiempo}$$
$$A(t)/A_0 = e^{-(0.693/6) \, * \, 19}$$
$$A(t) = 0.111 \text{ o } 11.1\%$$

donde $A(t)$ es la actividad en un momento determinado y A_0 es la actividad inicial.

Alternativamente:

$$A(t)/A_0 = (0.5)^{tiempo/T_{\frac{1}{2}}}$$
$$A(t)/A_0 = (0.5)^{19/6}$$
$$A(t)/A_0 = 0.111 \text{ o } 11.1\%$$

En la mayoría de los navegadores de Internet se pueden resolver esto fácilmente si se escribe:

$.5^{(tiempo/T_{\frac{1}{2}})}$ como $.5^{(19/6)}$ dando como resultado «0.11136233976.»

Por tanto, la respuesta correcta a la pregunta 1 es la letra **D.** $(0.5)^{19/6}$.

2. ¿Qué cartel debe colocarse en la puerta de entrada de un servicio de medicina nuclear en funcionamiento?

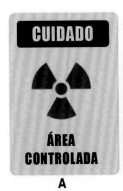
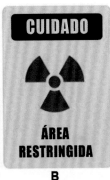
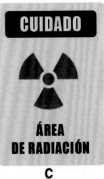
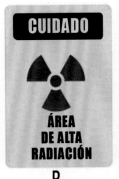
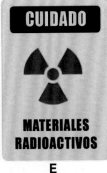

ÁREA CONTROLADA	ÁREA RESTRINGIDA	ÁREA DE RADIACIÓN	ÁREA DE ALTA RADIACIÓN	MATERIALES RADIOACTIVOS
A	B	C	D	E

Un «área controlada» (A) es cualquier zona cuyo acceso está limitado y supervisado, no necesariamente por seguridad radiológica.

Se requiere la colocación del letrero «Área restringida» (B) si una persona constantemente presente en esa zona puede recibir 20 μSv/h (2 mrem/h), pero no más de 50 μSv/h (5 mrem/h).

Una «zona de radiación» es un lugar dentro de la cual un individuo puede recibir una dosis equivalente de 50 μSv/h (5 mrem/h) o una dosis equivalente superior a 1.0 mSv (100 mrem) en todo el cuerpo en 5 días consecutivos. Aunque la NRC no lo exige, suele colocarse el cartel «Cuidado: área de radiación» (C) .

Un individuo en una «zona de alta radiación» podría recibir una dosis equivalente en todo el cuerpo superior a 1 mSv/h (100 mrem/h). Se requiere colocar el letrero «Cuidado: área de alta radiación» (D). También es necesario incluir una alerta acústica y una luz roja intermitente en la entrada de la zona de alta radiación. Esta señal se puede encontrar en la entrada de la cámara de un ciclotrón. Es poco probable que cualquier área en un entorno clínico de medicina nuclear se califique como área de alta radiación.

En las salas o contenedores en los que se utilicen o almacenen materiales radioactivos se debe colocar el cartel «Cuidado: materiales radioactivos» (E). Por tanto, la respuesta correcta es la letra (**E**).

Busque la leyenda «Cuidado: materiales radioactivos» en el servicio de medicina nuclear de su lugar de trabajo.

Fundamentos de radioquímica

2

Kai Chen

OBJETIVOS DE APRENDIZAJE

1. Describir la composición y el comportamiento del núcleo atómico.
2. Reseñar los diferentes tipos de radiación.
3. Enumerar los posibles métodos de producción de radionúclidos.
4. Detallar los diferentes métodos para hacer el radiomarcaje con radionúclidos en la tomografía por emisión de positrones.
5. Identificar la diferencia entre radioquímicos y radiofármacos.
6. Enumerar las pruebas más utilizadas para el control de calidad de los radiofármacos.

INTRODUCCIÓN

En este capítulo se analizan los conceptos básicos de los radionúclidos y la radioquímica, incluidas las fuerzas nucleares que actúan en el núcleo de los átomos, los tipos y la fuente de las radiaciones nucleares, las interacciones de los radionúclidos con la materia, las aplicaciones de los métodos radioquímicos para el uso de marcadores radioactivos en la tomografía por emisión de positrones (PET, *positron emission tomography*) y el desarrollo de radiofármacos. El papel fundamental de la radioquímica en la radiología nuclear es sintetizar radiofármacos para las aplicaciones diagnósticas y terapéuticas en la práctica clínica.

FUNDAMENTOS DE LOS RADIONÚCLIDOS

Núcleo atómico

El núcleo atómico fue descubierto por Ernest Rutherford, físico inglés, a partir de los experimentos de Geiger-Marsden (1). En sus experimentos, Marsden y Geiger estudiaron la retrodispersión de los rayos α cargados positivamente desde una placa de oro y observaron que porciones muy pequeñas (aproximadamente 1 de cada 100 000) de estas partículas se retrodispersaban en un ángulo de 180°. Dado que la retrodispersión de las partículas α está dirigida por fuerzas electrostáticas, esto solo es posible si una parte muy alta de la carga positiva del átomo se concentra en un volumen muy pequeño. Esta parte del átomo es el núcleo atómico. La parte retrodispersada de las partículas α indica que el radio del núcleo es unas 105 veces menor que el radio del átomo. Además de la carga positiva, la masa del átomo se concentra en el núcleo. La densidad de cualquier núcleo atómico es aproximadamente la misma, independientemente de la identidad de los átomos. La masa del núcleo está distribuida uniformemente. En los experimentos de retrodispersión de rayos α se demostró que los núcleos atómicos tienen masa, carga y un tamaño geométrico bien definido. Según los experimentos de retrodispersión α, en el modelo atómico de J.J. Thomson se concebía que los electrones debían estar presentes en el núcleo para neutralizar la carga positiva de los protones (2). Más tarde se demostró que los electrones no pueden estar presentes en el núcleo debido a su alta energía; si estuvieran confinados en el núcleo, deberían abandonarlo de inmediato. Después, en 1920, Rutherford mencionó que el núcleo contiene partículas neutras que explican la diferencia entre la carga y la masa del núcleo. Estas partículas, llamadas «neutrones», fueron confirmadas experimentalmente por James Chadwick en 1932 (3). El núcleo atómico está formado por protones y neutrones. El número de protones es el número atómico (Z) y la suma del número de protones (Z) y neutrones (N) es el número de masa (número de nucleones) (A). Las partículas que componen los núcleos se denominan «nucleones». Los núcleos se clasifican como isótopo, isóbaro, isótono o isodiáfero en función del número de nucleones (tabla 2-1).

Tabla 2-1 CLASIFICACIÓN DE LOS NÚCLEOS EN FUNCIÓN DEL NÚMERO DE NUCLEONES

Nombre	Número atómico (Z)	Número de neutrones (N)	Número de masa (nucleones) (A)	Número extra de neutrones (N-Z)
Isótopo	Mismo	Diferente	Diferente	
Isóbaro	Diferente	Diferente	Mismo	
Isótono	Diferente	Mismo	Diferente	
Isodiáfero				Mismo

Fuerzas en el núcleo

Las masas de los protones, neutrones y electrones libres se enumeran en la tabla 2-2. La suma de la masa de los nucleones libres es siempre mayor que la masa del núcleo correspondiente en el átomo. Esta diferencia será igual a la energía de enlace nuclear (ΔE). La estabilidad de un determinado núcleo puede caracterizarse por el valor de la ΔE por nucleón. La ΔE característica por nucleón para los núcleos más estables está en el rango de 7-9 megaelectronvoltios (MeV). La energía de enlace suele expresarse en MeV. Un *electronvoltio* es la cantidad de energía obtenida por un electrón cuando se acelera a través de un potencial eléctrico de 1 V. La energía de una unidad de masa atómica (931 MeV) es de aproximadamente 10^{13} *Joule* (J, julio, la unidad de energía en el sistema internacional de unidades [SI]). La energía de enlace por nucleón (7-9 MeV) es de cerca de 10^8 kilojulios (kJ) y la energía de enlace de los núcleos es de casi 10^8 kJ/mol. La energía de los enlaces iónicos y covalentes primarios es de cientos de kJ/mol (una cantidad de electronvoltios). Por tanto, la energía de enlace de los núcleos es aproximadamente un millón de veces mayor que la energía de los enlaces químicos.

Tabla 2-2 MASAS DE LAS PARTÍCULAS ATÓMICAS

Partículas	kg	Unidad de masa atómica (u.m.a.)	Megaelec-tronvoltios (MeV)
Protón	1.6726×10^{-27}	1.0078	938.2
Neutrón	1.6749×10^{-27}	1.0086	939.5
Electrón	9.1072×10^{-31}	5.48×10^{-4}	0.511

En 1935, Yukawa proporcionó una interpretación de la naturaleza de las fuerzas en los núcleos atómicos utilizando la mecánica cuántica (4). Yukawa construyó un modelo similar al de las fuerzas electrostáticas, donde dos partículas cargadas interactúan a través del campo electromagnético. La ΔE total puede calcularse de forma aproximada a partir de las fuerzas nucleares mediante la suma de las energías de interacción de los pares de nucleones a una determinada distancia. En general, los núcleos con el mismo número de protones y neutrones deberían ser estables. Para los núcleos más pesados, con el aumento de la repulsión electrostática de los protones cargados positivamente, se necesitan neutrones adicionales para lograr la estabilidad.

Isótopos y desintegración radioactiva

El término «isótopo» fue acuñado por la doctora y escritora escocesa Margaret Todd en 1913 en una sugerencia al químico Frederick Soddy, quien postuló que los elementos están formados por átomos con el mismo número de protones pero diferente número de neutrones (5). Si la relación de los neutrones y protones no es óptima como el estado estable de un átomo, el núcleo se descompone y emite radiación. A este proceso se le conoce como «desintegración radioactiva». La masa en reposo del núcleo padre es mayor que la masa total en reposo del núcleo hijo y de la(s) partícula(s) emitida(s). La diferencia de las masas se puede contabilizar como la energía de la radiación o de las partículas emitidas. La energía emitida no suele liberarse en forma de energía térmica, sino como energía de radiación y partículas de alta energía.

La *actividad absoluta* (A) se ha definido como el número de descomposiciones en una unidad de tiempo. La radioactividad es proporcional a la cantidad inicial de los núcleos radioactivos:

$$A = A_0 e^{-\lambda t}$$

La unidad de radioactividad es el bequerelio (Bq), que describe el número de descomposiciones o desintegraciones que ocurren en 1 s (1 Bq = dps [*disintegrating per second*] = desintegraciones por segundo). Una unidad anterior de radioactividad era el curio (Ci), número de descomposiciones en 1 g de radio en 1 s. La relación entre las dos unidades de actividad es 1 Ci = 3.7×10^{10} Bq. Para un gran número de átomos idénticos, la tasa global de desintegración puede expresarse como una constante de desintegración o semivida.

El mecanismo de desintegración radioactiva generalmente puede clasificarse en los siguientes grupos: i) desintegración α, ii) desintegración β, iii) desintegración γ, iv) emisión de neutrones, v) captura de electrones, vi) fisión espontánea y vii) desintegración exótica. La desintegración α ocurre cuando el núcleo expulsa una partícula α. Las partículas α están formadas por dos protones y dos neutrones. La energía de la radiación α está en el rango de 4-10 MeV. La desintegración β ocurre de dos maneras: i) desintegración β+ (*plus*), cuando el núcleo emite un positrón y un neutrino en un proceso que cambia un protón por un neutrón, o ii) desintegración beta− (*minus*), cuando el núcleo emite un electrón y un antineutrino en un proceso que cambia un neutrón por un protón. En la desintegración γ primero se desintegra un núcleo radioactivo por medio de la emisión de una partícula α o β. El núcleo derivado resultante suele quedar en un estado de excitación y puede desintegrarse a un estado de menor energía emitiendo un fotón de rayos γ.

Interacción de la radiación con la materia

La radiación puede transferir parcial o totalmente su energía a la materia. También puede ser absorbida y dispersada elástica o inelásticamente. Como consecuencia, la materia experimenta excitación o ionización. Se puede inducir la resonancia nuclear o las reacciones nucleares. Las interacciones entre la radiación y la materia pueden ser débiles o fuertes. Las posibilidades de interacción se resumen en la figura 2-1.

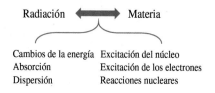

FIG. 2-1 ● Interacciones de la radiación con la materia.

La interacción de la radiación ionizante con la materia es la base de la detección y medición de la radiación. Las radiaciones son de partículas o electromagnéticas. La radiación de partículas incluye partículas cargadas, como las α, las β y las neutras. La radiación electromagnética incluye los rayos X y los rayos γ, que son fotones de alta energía que interactúan con la materia del mismo modo que las partículas. En medicina nuclear, los tipos más importantes de radiación ionizante son las partículas α, las partículas β, los rayos X y los rayos γ.

Las partículas α pueden interactuar con los electrones orbitales, provocando la ionización u otros cambios químicos. Pueden dispersarse con el campo nuclear o iniciar reacciones nucleares con el núcleo. Cuando la partícula β interactúa con la materia, los electrones de la materia pueden ser excitados o ionizados, y la dirección de la trayectoria de la partícula β puede modificarse debido a las colisiones elásticas e inelásticas. En la figura 2-2 se muestra un resumen de la interacción de las partículas β con la materia. Como la radiación γ no tiene masa ni carga, es muy diferente a las radiaciones α y β. El tipo principal de interacción de la radiación γ con la materia está fuertemente afectado por la energía de los fotones γ. Dependiendo de la energía, los fotones γ pueden interactuar con los electrones orbitales, con el campo nuclear y con el núcleo.

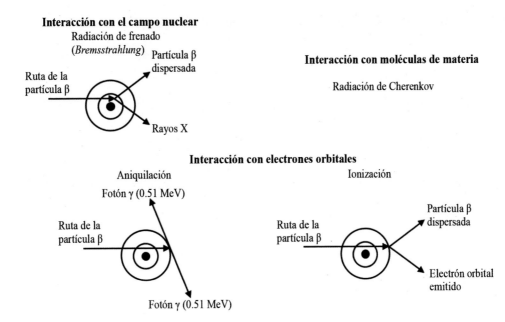

FIG. 2-2 ● Interacción de una partícula β con la materia.

Producción de radionúclidos

Los radionúclidos utilizados en medicina nuclear suelen producirse en un reactor nuclear o en un acelerador. Algunos radionúclidos están disponibles en los generadores para suministrar el radionúclido deseado cuando se necesite. La producción de radionúclidos de utilidad médica implica una reacción nuclear entre núcleos diana estables y el bombardeo de partículas de alta energía.

El reactor nuclear contiene barras de combustible de uranio-235 (^{235}U) fisionable enriquecido colocadas en el núcleo del reactor. Las barras de combustible están rodeadas por un moderador, como el agua pesada (D_2O). Cuando los átomos de uranio se fisionan, liberan más neutrones que mantienen una reacción en cadena. El proceso de fisión genera calor que es arrastrado por el agua u otros refrigerantes a través de intercambiadores de calor. Los reactores nucleares están diseñados con diferentes propósitos. Los reactores de producción de isótopos tienen puertos especializados en los que se puede introducir material diana en el flujo de neutrones, lo que ocasiona la activación de los neutrones de los núclidos estables en radionúclidos.

El *ciclotrón* es un tipo de acelerador de partículas que, desde el centro a lo largo con una trayectoria en espiral (6), apresura la salida de las partículas cargadas hacia el exterior. La construcción básica de un ciclotrón consiste en dos cámaras semicirculares huecas, llamadas *Dees*, colocadas en un campo magnético. Las Dees están acopladas a un sistema eléctrico de alta frecuencia que alterna el potencial eléctrico en cada Dee durante el funcionamiento del ciclotrón. Cuando el protón es acelerado hacia la Dee opuesta, el radio de la trayectoria circular del protón aumentará como resultado de su mayor energía cinética. Este proceso se repite hasta que el protón adquiere mucha energía. A continuación, el protón se desvía hacia un blanco donde se produce la reacción nuclear deseada. Los ciclotrones para producir radionúclidos de utilidad médica suelen funcionar entre 11 y 17 MeV.

Un *generador* consiste en un núclido padre de vida larga que se desintegra en un hijo de vida corta. El núclido hijo puede ser separado químicamente del núclido padre. Los generadores de radionúclidos son un medio conveniente para suministrar cantidades adecuadas de radionúclidos de vida corta para su uso en el hospital. Por ejemplo, se utiliza un generador ^{68}Ge/^{68}Ga para extraer el isótopo emisor de positrones ^{68}Ga de una fuente de desintegración ^{68}Ge con una semivida de 271 días.

Después de producirse en un ciclotrón mediante el bombardeo de protones de galio estable, el ^{68}Ge se adsorbe en varias columnas que contienen alúmina, óxido de titanio u óxido estánico. A continuación, la actividad acumulada de ^{68}Ga en el generador puede eluirse con 0.1-1.0 M de ácido clorhídrico, en cloruro de galio.

FUNDAMENTOS DE RADIOMARCAJE

Marcaje isotópico

El marcaje isotópico implica la sustitución de un átomo estable de un compuesto con su radioisótopo, produciendo un análogo radioactivo. El análogo radioactivo tiene propiedades químicas y biológicas similares a las del compuesto original, por lo que es un marcador fisiológico verdadero. En medicina nuclear, un buen ejemplo de ello es el yoduro radioactivo (^{131}I o ^{123}I) como análogo radioactivo del yoduro estable ^{127}I. Aunque el marcaje isotópico es un método adecuado para la preparación de análogos radioactivos, tiene limitaciones prácticas. Las moléculas biológicas de interés están compuestas principalmente por los elementos carbono, hidrógeno, oxígeno, nitrógeno, fósforo y azufre. Sus radioisótopos suelen tener propiedades radioactivas indeseables para el uso clínico, como una semivida y una energía fotónica insatisfactorias.

Marcaje no isotópico

El marcaje no isotópico implica la incorporación de un átomo radioactivo que no es nativo del compuesto que se está marcando. El marcaje no isotópico no es ideal porque la presencia de un átomo no isotópico en una molécula puede cambiar sus propiedades bioquímicas. Si el radionúclido se localiza en un lugar relacionado con la unión de la diana biológica, las propiedades biológicas de la molécula radiomarcada pueden alterarse.

Actividad específica

La *actividad específica* es la relación entre la radioactividad y la masa de un radionúclido o un compuesto radioactivo. Las unidades típicas pueden ser curios por milimol (Ci/mmol) o microcurios por microgramo (μCi/μg). La masa de un radionúclido en una cantidad dada de actividad puede determinarse a partir del número de átomos radioactivos presentes. Para la unión de receptores de pequeña capacidad y alta afinidad, se exige una actividad específica incrementada de los radioligandos, mientras que una actividad específica disminuida de los radiomarcadores puede ser aceptable para los sistemas biológicos de gran capacidad y baja afinidad.

Radioquímica para marcadores en la PET

La PET es una técnica no invasiva de imágenes funcionales que tiene buena resolución y alta sensibilidad. En la PET, el radionúclido se desintegra y los positrones resultantes posteriormente interactúan con los electrones cercanos después de recorrer una distancia corta (~1 mm) dentro del cuerpo. Cada transmutación positrón-electrón produce dos fotones γ de 511 KeV en trayectorias opuestas y estos pueden ser percibidos por los detectores que rodean al sujeto para localizar con precisión el origen de la desintegración. Posteriormente, los datos de los «acontecimientos de coincidencia» pueden ser procesados por sistemas informáticos para reconstruir la distribución espacial de los radiomarcadores (7).

Las imágenes PET pueden proporcionar información cuantitativa de los procesos fisiológicos, bioquímicos y farmacológicos en las personas vivas. Es posible sintetizar sondas para PET con la misma estructura química que las moléculas madre no marcadas sin alterar su actividad biológica. La PET se ha aplicado ampliamente no solo en el campo de la oncología, la cardiología y la neurología (8-10), sino también en el proceso de desarrollo de fármacos (11,12). El potencial de la PET en el ámbito clínico depende en gran medida de la disponibilidad de marcadores para la PET adecuados, y la radioquímica es un factor desafiante para las aplicaciones clínicas de la PET.

Selección de radionúclidos

Se pueden utilizar varios radionúclidos emisores de positrones en el desarrollo de un radiomarcador para la PET. Estos radionúclidos incluyen, pero no se limitan a: ^{18}F (E_{max} 635 KeV, $t_{1/2}$ 109.8 min), ^{11}C (E_{max} 970 KeV, $t_{1/2}$ 20.4 min), ^{15}O (E_{max} 1.73 MeV, $t_{1/2}$ 2.04 min), ^{13}N (E_{max} 1.30 MeV, $t_{1/2}$ 9.97 min), ^{64}Cu (E_{max} 657 KeV, $t_{1/2}$ 12.7 h), ^{68}Ga (E_{max} 1.90 MeV, $t_{1/2}$ 68.1 min) e ^{124}I (E_{max} 2.13 MeV; 1.53 MeV; 808 KeV, $t_{1/2}$ 4.2 días). La selección del radionúclido para la PET depende de sus características físicas y químicas, de su disponibilidad y del curso temporal estudiado del proceso biológico (7,13). La semivida del radionúclido para la PET determina si el procedimiento de radiomarcaje de incorporación del radionúclido en el compuesto objetivo es apropiado, factible, o ambas cosas. Por ejemplo, si se requiere un procedimiento de radiomarcaje relativamente prolongado, o si los marcadores deben ser transportados desde los lugares de radiomarcaje hasta los de obtención de imágenes, puede que no sea posible utilizar isótopos de vida corta como el ^{11}C. Debido a las semividas muy cortas del ^{15}O y del ^{13}N, los marcadores que contienen ^{15}O o ^{13}N suelen prepararse en las formas químicas directamente del ciclotrón diana, o sus derivados que pueden obtenerse por medio de reacciones en un rendimiento radioquímico muy alto. Otros factores para la selección del radionúclido incluyen las condiciones de radiomarcaje, la actividad específica del marcador y la producción del radionúclido. Además, la semivida física del radionúclido para la PET debe coincidir con la semivida biológica del marcador correspondiente para conseguir una buena relación diana-fondo, es decir, imágenes de alto contraste. Para las moléculas pequeñas y los péptidos que presentan una depuración rápida, el ^{18}F con una semivida corta puede ser una mejor opción. Para los anticuerpos que tienen el equilibrio de unión de varias horas o días en el cuerpo, posterior a la inyección intravenosa del marcador, los radionúclidos como ^{64}Cu u ^{89}Zr, con semividas relativamente más prolongadas, pueden ser óptimos.

Radioquímica con radionúclidos para la PET

El radiomarcaje es un proceso químico durante el cual se incorpora un radionúclido a una molécula deseada. Para la radioquímica de la PET, la seguridad de la radiación y la eficacia del marcaje radioactivo son esenciales cuando se trata de compuestos radioactivos de alta energía y vida corta. Los métodos tradicionales de síntesis orgánica de sobremesa pueden no ser aplicables en la radioquímica. Para reducir la exposición a la radiación de los radioquímicos, el radiomarcaje suele realizarse en módulos de radiosíntesis situados en celdas calientes protegidas con plomo. Además, el desarrollo de métodos radiosintéticos rápidos para introducir isótopos emisores de positrones de vida corta en la molécula de interés también es un reto para los radioquímicos. Los marcadores para la PET deben ser sintetizados, purificados, formulados y analizados dentro de unas pocas semividas de radionúclidos para garantizar que se pueden administrar suficientes dosis de radiación a un paciente al que se le van a realizar exploraciones con la PET. Los métodos radioquímicos son muy limitados en cuanto a las sondas para PET basadas en radionúclidos de vida extremadamente corta como el ^{15}O y el ^{13}N. El radiomarcaje con ^{18}F y ^{11}C se suele realizar con métodos de química orgánica. Aunque se prefiere una reacción de un solo paso con un alto rendimiento, en algunos casos es necesario proteger los grupos reactivos de la molécula diana o realizar el radiomarcaje utilizando agentes prostéticos. En el caso de los radiometales como el ^{64}Cu, el ^{89}Zr y el ^{68}Ga, la reacción de radiomarcaje suele realizarse mediante química de coordinación. Las biomoléculas a menudo se modifican con un grupo quelante de metales adecuado antes de la quelación del radiometal. Recientemente, una amplia gama de nuevas tecnologías, incluyendo la extracción en fase sólida (SPE, *solid-phase extraction*) y la microfluídica, se han adaptado al procedimiento de radiomarcaje para acelerar aún más el proceso, mejorar su eficiencia y facilitar la purificación del producto.

Radiomarcaje con ^{18}F

El flúor-18 (^{18}F) parece ser el radionúclido ideal para la obtención de imágenes de rutina con la PET debido a que sus propiedades químicas y nucleares son casi perfectas (7). En comparación con otros radionúclidos de vida corta, como el ^{11}C, el ^{18}F tiene una semivida de 109.8 min, que es lo suficientemente prolongada como para permitir que la radiosíntesis lenta de varios pasos, así como los procedimientos de obtención de imágenes, se prolonguen durante varias horas. Además, la baja energía β⁺ del ^{18}F, 635 KeV, pronostica un breve rango lineal de positrones en el tejido, lo que contribuye a obtener imágenes con la PET de alta resolución espacial. Existen diversos métodos químicos para incorporar el isótopo ^{18}F a las moléculas diana. Por lo general, las estrategias sintéticas se dividen en dos categorías: i) fluoración directa, que incluye reacciones nucleófilas y electrófilas donde el isótopo ^{18}F se incorpora directamente a la molécula diana de interés, (fig. 2-3) y ii) fluoración indirecta, donde el isótopo ^{18}F se introduce utilizando prostéticos que contienen ^{18}F; el abordaje sintético de varios pasos suele implicarse en el radiomarcaje (fig. 2-4).

Reacciones nucleófilas

Las reacciones nucleófilas de fluoración de ^{18}F se utilizan mucho para producir los marcadores para PET más importantes, como la ^{18}F-fluorodesoxiglucosa (^{18}F-FDG). En la fluoración nucleófila, el ion fluoruro F-18 ($^{18}F^-$) se obtiene como solución acuosa de la diana del ciclotrón. Después de atraparlo en una columna de intercambio iónico, el $^{18}F^-$ se eluye mediante carbonato de potasio en una solución de agua y acetonitrilo. Se añade un reactivo de transferencia de fase, kryptofix-222 (K222), para potenciar al nucleófilo de flúor, seguido de la eliminación del agua. El triflato de manosa es un precursor utilizado con frecuencia en la producción de ^{18}F-FDG (*véase* fig. 2-3). El ion fluoruro [^{18}F] es un nucleófilo que reacciona en el átomo de carbono

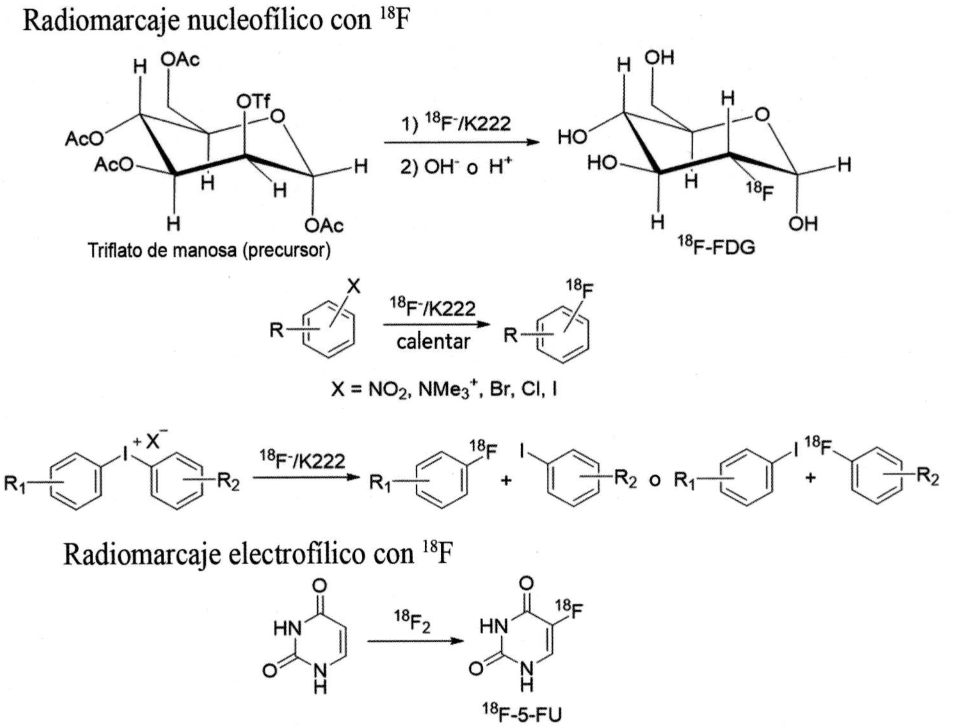
Radiomarcaje nucleofílico con ¹⁸F
1) $^{18}F^-$/K222
2) OH^- o H^+
Triflato de manosa (precursor)
^{18}F-FDG
$^{18}F^-$/K222
calentar
X = NO_2, NMe_3^+, Br, Cl, I
$^{18}F^-$/K222
Radiomarcaje electrofílico con ¹⁸F
$^{18}F_2$
^{18}F-5-FU

FIG. 2-3 • Radiomarcaje nucleófilo y electrófilo representativo del ^{18}F.

número 2 del triflato de manosa con «inversión de la estereoquímica», convirtiendo así el sustrato «manosa» en un producto «glucosa».

Las sustituciones nucleófilas alifáticas con $^{18}F^-$ son muy eficaces. El requisito para que ocurran las reacciones nucleófilas alifáticas del ^{18}F es la salida favorable del grupo en el precursor del radiomarcaje, como un sulfonato (p. ej., triflato, tosilato, mesilato o nosilato) u otros haluros (13). La reactividad del sustrato sigue un patrón de reacciones típicas de tipo SN2, con sustitución en el carbono primario favorecida

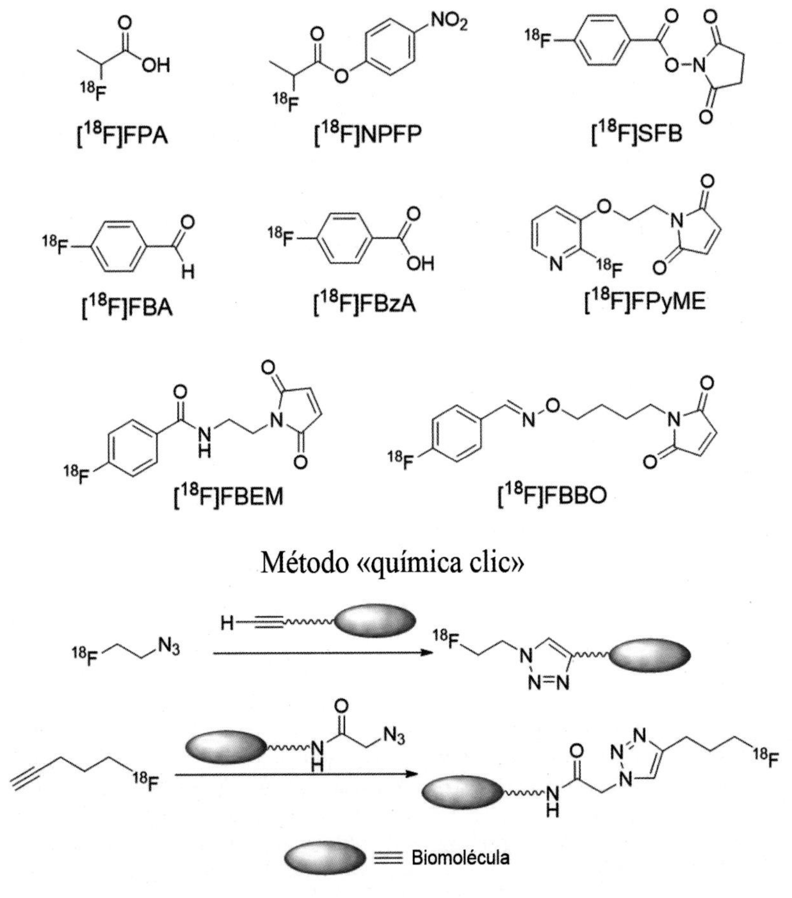
[^{18}F]FPA
[^{18}F]NPFP
[^{18}F]SFB
[^{18}F]FBA
[^{18}F]FBzA
[^{18}F]FPyME
[^{18}F]FBEM
[^{18}F]FBBO
Método «química clic»
Biomolécula

FIG. 2-4 • Agentes prostéticos representativos para el radiomarcaje con ^{18}F.

para un alto rendimiento. La sustitución en un carbono secundario puede venir acompañada de una cantidad significativa de eliminación del precursor como reacción secundaria. La desventaja de este método es la necesidad de proteger químicamente cualquier sitio de competencia de acción nucleófila en la molécula, como los grupos ácido, alcohol y amino, lo que daría lugar a un fracaso del radiomarcaje o a un bajo rendimiento sin la protección. Las sustituciones nucleófilas alifáticas con $^{18}F^-$ suelen realizarse en un disolvente polar aprótico, como el acetonitrilo, el dimetilsulfóxido, el tetrahidrofurano y la *N,N*-dimetilformamida. Entre estos disolventes, el acetonitrilo es el adecuado y eficaz para muchas reacciones nucleófilas alifáticas del ^{18}F y es fácil de eliminar de la reacción. Los disolventes próticos, como los alcoholes, no suelen ser adecuados para las reacciones de sustitución nucleófila debido a su capacidad para disolver el nucleófilo y reducir la reactividad del radiofluoruro.

Las sustituciones nucleófilas directas con ^{18}F también pueden aplicarse al radiomarcaje de los compuestos aromáticos. Las reacciones suelen requerir que el anillo de arilo haya sido activado por al menos un sustituyente que retire electrones en la posición *orto* o *para*. En general, las condiciones de reacción para la fluoración directa de compuestos aromáticos son complejas y tienen temperaturas elevadas (> 100 °C). Dado que los heteroarenos presentan una amplia gama de actividades biológicas, la radiosíntesis de compuestos heteroaromáticos marcados con ^{18}F está recibiendo mayor atención. Por ejemplo, el radiomarcaje con ^{18}F de la posición 2 de un anillo de piridinilo se ha utilizado en la producción de radiomarcadores para la PET, a fin de obtener imágenes de receptores nicotínicos y mGluR5 [14]. Para superar la limitación de las sustituciones nucleófilas aromáticas con ^{18}F en los arenos ricos en electrones, se introdujo una reacción que utiliza sales de diarilodonio como precursor del radiomarcaje [15,16]. Los rendimientos radioquímicos del ^{18}F-fluoroareno sustituido aumentan a medida que se presentan más sustituyentes en el anillo.

Reacciones electrófilas

Se ha llevado a cabo la fluoración electrófila directa de anillos aromáticos mediante una variedad de agentes fluorantes electrófilos marcados con ^{18}F. El reactivo más usual para la fluoración electrófila es el $^{18}F_2$. Como el $^{18}F_2$ es muy reactivo, las reacciones de fluoración deben controlarse a baja temperatura o utilizando soluciones muy diluidas en un disolvente inerte. Una alternativa es convertir el flúor en una forma ligeramente menos reactiva, como el acetil hipofluorito [17]. De hecho, en la primera síntesis de ^{18}F-FDG se usó el método de sustitución electrófila directa [18]. En general, los métodos de fluoración electrófila con ^{18}F, como el que emplea el reactivo $^{18}F_2$, son menos favorables debido a su limitada disponibilidad, al marcaje inespecífico y a la baja actividad específica de los productos marcados. La ausencia de regioespecificidad de marcaje ha dado lugar al uso de reacciones de desmetalización con $^{18}F_2$, en las que se producen intermediarios organometálicos y la posterior desmetalización forma el compuesto fluorante correspondiente. Un buen ejemplo es el radiomarcaje de L-^{18}F-FDOPA [19].

Radiomarcaje con agentes prostéticos

La incorporación directa del ^{18}F en algunas biomoléculas, como los péptidos y las proteínas, es muy difícil debido a la ausencia de grupos funcionales en las biomoléculas requeridas para una fluoración nucleófila del ^{18}F. Además, las condiciones complejas de la reacción de marcaje con ^{18}F, con temperaturas elevadas y bases fuertes, pueden causar la descomposición y desnaturalización de las biomoléculas. Para sortear este obstáculo, el marcaje de biomoléculas con ^{18}F debe realizarse con agentes prostéticos, que pueden acoplarse a grupos funcionales específicos dentro de péptidos y proteínas. En la figura 2-4 se observa un resumen de los prostéticos marcados con ^{18}F.

La reacción más frecuente para el etiquetado con ^{18}F de péptidos y proteínas es la formación de un enlace amida estable entre la biomolécula y el agente prostético. Se ha desarrollado un gran número de agentes prostéticos marcados con ^{18}F para su acoplamiento a péptidos y proteínas. Por ejemplo, el éster activado *N*-succinimidil 4-^{18}F-fluorobenzoato (^{18}F-SFB) [20-23] es uno de los agentes prostéticos más utilizados para el marcaje de proteínas mediante una reacción de acilación. Además del ^{18}F-SFB, otros ésteres activos marcados con ^{18}F que se usan con frecuencia son el ácido 2-^{18}F-fluoroacético [24], el 2-^{18}F-fluoropropionato de metilo [25], el 4-(^{18}F-fluorometil) benzoato de *N*-succinimidilo [26,27], el 3-^{18}F-fluoro-5-nitrobenzimidato y el bromuro de 4-^{18}F-fluorofenacilo (^{18}F-FPB) [28]. Una estrategia alternativa es la formación de amidas utilizando una amina marcada con ^{18}F y un grupo carboxílico activado en la molécula diana. Sin embargo, la molécula diana no debe tener grupos amino libres. De lo contrario, la reticulación inter- e intramolecular generaría productos no deseados.

El grupo tiol en las biomoléculas es otro grupo funcional ampliamente utilizado capaz de formar conjugados con agentes prostéticos. El grupo tiol libre solo está presente en los residuos de cisteína. Por tanto, los agentes reactivos tiólicos se han empleado para modificar péptidos y proteínas en sitios específicos, proporcionando un medio de conjugación con alta quimioselectividad. Se han informado dos maleimidas *N*-sustituidas para el acoplamiento de anticuerpos [29]: la maleimida *N*-(p-^{18}F-fluorofenil) y la m-maleimida *N*-(p-^{18}F-fluorobencil) benzamida. Como reactivo maleimídico basado en la ^{18}F-fluoropiridina, se desarrolló la 1-[3-(2-fluoropiridina-3-iloxi) propil]pirrol-2,5-diona) (^{18}F-FPyME) para el marcaje prostético de proteínas mediante la conjugación selectiva con un grupo tiol [30]. En comparación con los agentes carboxilatos y aminas no selectivos marcados con ^{18}F, la ^{18}F-FPyME ofrece una excelente quimioselectividad para el desarrollo de nuevos marcadores para la PET basados en péptidos y proteínas.

Los recientes avances en la química ofrecen nuevas estrategias para el radiomarcaje fuerte de compuestos con ^{18}F. Por ejemplo, las reacciones químicas biortogonales entre dos fracciones exógenas tienen importantes aplicaciones en el radiomarcaje con ^{18}F. A manera de ejemplo, recientemente se ha utilizado la rápida formación de anillos de triazol mediante la cicloadición Huisgen 1,3-dipolar de alquinos a acidas («química clic») [31] para la radiosíntesis de péptidos marcados con ^{18}F [32,33]. Por medio de la química clic, existen dos rutas para conjugar los agentes prostéticos de ^{18}F con los péptidos: los ^{18}F-fluoroalcanos reaccionando con las acidas peptídicas, y la inversa, el acoplamiento de las ^{18}F-acidas con los alcanos peptídicos (*véase* fig. 2-4). En general, la química clic proporciona a los químicos una plataforma para realizar transformaciones sintéticas generales, modulares y de alto rendimiento para construir moléculas muy diversas. Dado que la química clic es un abordaje modular, es posible afinar las sondas nuevas para la PET y mejorar sus perfiles farmacocinéticos y farmacodinámicos. La química clic ha demostrado ser superior para la satisfacción de muchos criterios, como la biocompatibilidad, la selectividad, el rendimiento y la estereoespecificidad; por tanto, se puede esperar que se convierta en una estrategia de rutina en un futuro próximo para una amplia gama de aplicaciones para el desarrollo de marcadores para PET [34].

Radiosíntesis automatizada

La veloz instauración de la PET en los estudios clínicos ha dado lugar a grandes exigencias en los módulos automatizados de síntesis para la preparación de marcadores para la PET de forma segura y reproducible. El diseño de los módulos automatizados de síntesis se basa en el principio de realizar todas las operaciones químicas necesarias con el radionúclido en una sola unidad. Este concepto funciona bien para las estrategias sintéticas de marcaje de un solo paso. En las síntesis complejas de varios pasos, es necesario utilizar dos o más reactores diferentes para llevar a cabo las etapas separadas del proceso, para eliminar el arrastre de impurezas y disolventes. El abordaje para proporcionar una solución completa a la síntesis multietapa es el concepto modular. Con este método se colocan módulos compactos idénticos dentro de la misma celda caliente y se conectan de manera que se pueda utilizar cada módulo para una etapa distinta con una transferencia automática de los intermedios radiomarcados resultantes de una etapa a otra. Todo el proceso está controlado por un programa informático. Este método permite una flexibilidad prácticamente ilimitada en el uso de los sistemas y la producción de una variedad de radiomarcadores utilizando equipos estandarizados de un solo uso. Recientemente se ha desarrollado un nuevo tipo de sintetizador automatizado mediante el intercambio de casetes desechables en una unidad base. Este sistema elimina la posibilidad de contaminación cruzada y facilita la limpieza posterior a la radiosíntesis. El desarrollo de aparatos automatizados flexibles y polivalentes es importante para satisfacer las necesidades de los procedimientos de radiomarcaje complejos y la estandarización de la producción de radiomarcadores.

Radiomarcaje con ^{11}C

El *carbono-11* (^{11}C) es un isótopo emisor de positrones atractivo e importante para marcar moléculas de interés biológico. Aunque la semivida del ^{11}C es corta (20.4 min) y las síntesis de múltiples pasos no suelen ser aplicables para la radiosíntesis de moléculas que contienen ^{11}C, se ha investigado y desarrollado una serie de reacciones para introducir el ^{11}C en las moléculas diana (35). Casi toda la radiosíntesis de ^{11}C utiliza CH_4 o CO_2 como material de partida. También se han desarrollado varios precursores que contienen ^{11}C, que se muestran en la figura 2-5.

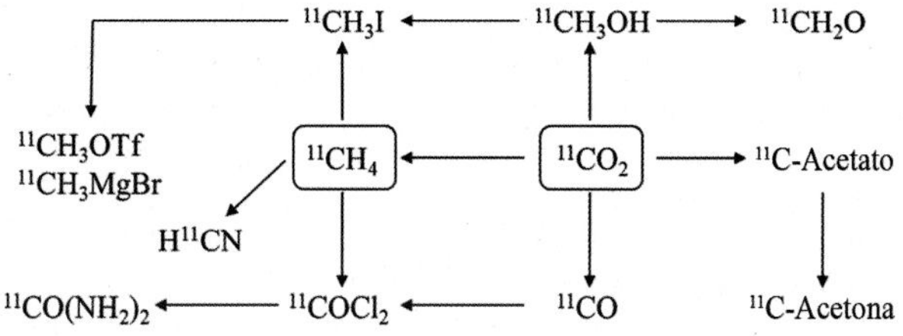

La alquilación con $^{11}CH_3I$ o $^{11}CH_3OTf$ es el método más utilizado para introducir el ^{11}C en las moléculas diana. Se han preparado varios compuestos mediante reacciones de metilación *N-*, *O-* y *S-*. Hay dos formas habituales de preparar el $^{11}CH_3I$: el método «húmedo» y el método «en fase gaseosa». En el método «húmedo», el $^{11}CO_2$ se reduce a ^{11}C-metanol mediante LiAlH4, seguido de un tratamiento con HI (36). En el método de «fase gaseosa», el $^{11}CH_3I$ se prepara directamente a partir del ^{11}C-metano en presencia de vapor de yodo (37-40). El uso de $^{11}CH_3OTf$ en las reacciones de metilación tiene varias ventajas sobre el uso de $^{11}CH_3I$. Dado que el $^{11}CH_3OTf$ es más reactivo que el $^{11}CH_3I$, las metilaciones pueden llevarse a cabo utilizando temperaturas de reacción más bajas, menores cantidades de precursor y tiempos de reacción más cortos. La síntesis de $^{11}CH_3OTf$ puede prepararse fácilmente como un proceso en cadena haciendo pasar el $^{11}CH_3I$ a través de una columna que contiene triflato de plata que se precalienta entre 200 y 300 °C.

Las reacciones de alquilación pueden llevarse a cabo en solución, en soporte de fase sólida o en microrreactores. Las metilaciones sobre un soporte sólido son muy convenientes para la automatización. El precursor se recubre en un soporte sólido, como un filtro de cromatografía líquida de alto rendimiento (HPLC) o un cartucho de SPE. Las ventajas de este método son la sencillez del procedimiento, la ausencia de pérdidas importantes de radioactividad y la rapidez del proceso. Según este método, se han desarrollado varios marcadores con ^{11}C, como la ^{11}C-colina (41), la ^{11}C-WAY100635(42) y la *L-*[*S*-metil-^{11}C] metionina (43).

Radiomarcaje con otros radionúclidos para la tomografía por emisión de positrones

Varios radionúclidos metálicos también son útiles para la preparación de marcadores para la PET. Estos isótopos metálicos para la PET incluyen, pero no se limitan a, ^{64}Cu, ^{68}Ga, ^{86}Y y ^{89}Zr. El ^{64}Cu puede producirse eficazmente mediante métodos basados tanto en reactores como en aceleradores. Durante la última década, ha habido un interés considerable en investigar el desarrollo de sondas para PET marcadas con ^{64}Cu para dirigirse a receptores específicos. El Cu^{64} se conjuga con las moléculas diana mediante un quelante que se une a través de un grupo funcional (44). Las estructuras químicas de los quelantes bifuncionales seleccionados se muestran en la figura 2-6. Estos quelantes son eficientes para reaccionar con los radiometales a través de la reacción de coordinación. Mientras que varios grupos carboxilato pueden participar en la formación del complejo, es posible que los restantes se activen *in situ* con clorhidrato de 1-etil-3-(3-dimetilaminopropil)

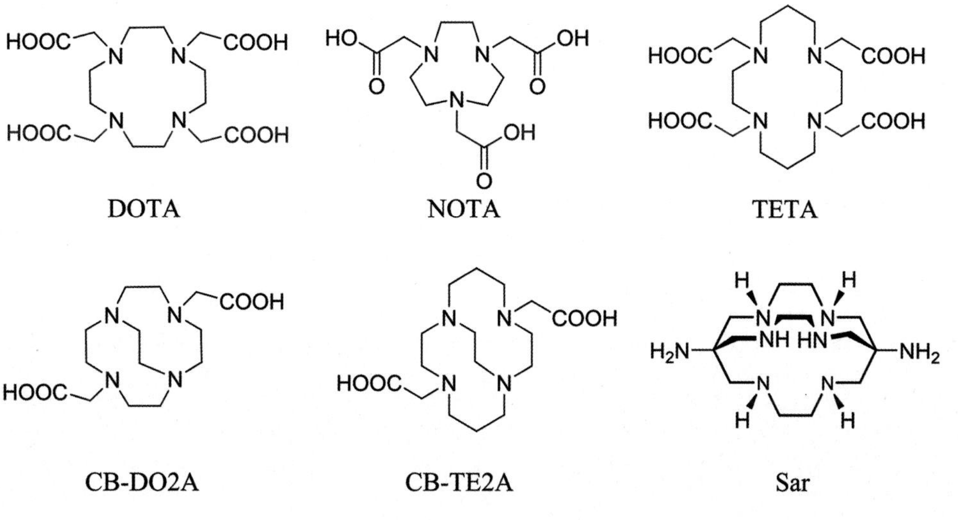

FIG. 2-5 ● Precursores marcados con ^{11}C representativos.

FIG. 2-6 ● Quelantes macrocíclicos representativos.

carbodiimida (EDC) y *N*-hidroxisuccinimida (NHS), dando lugar a un intermediario que es reactivo hacia la formación de un enlace amida con el grupo amino primario (45). En la actualidad se comercializan algunos quelantes que contienen la forma activa del grupo carboxilato, lo que facilita el acoplamiento en una reacción de un solo paso. Recientemente se ha desarrollado una nueva clase de quelantes bifuncionales basados en una estructura reticulada (*cage-like*) hexaazamacrobicíclica (Sar). El complejo Cu-Sar resultante es extraordinariamente estable en condiciones fisiológicas y resiste la transquelación del metal a biomoléculas de unión al cobre (46).

Recientemente, la aplicación de sondas para la PET marcadas con ^{68}Ga ha despertado un considerable interés debido a las características físicas del ^{68}Ga (47-52). El ^{68}Ga se desintegra en un 89% mediante la emisión de positrones de 1.92 MeV (energía máxima) y está disponible en un generador propio de ^{68}Ge/^{68}Ga. Con una semivida de 68 min, el ^{68}Ga también es adecuado para la farmacocinética de muchas biomoléculas. El ^{68}Ga se marca con biomoléculas mediante quelantes macrocíclicos. Tanto el DOTA como el NOTA (*véase* fig. 2-6) pueden utilizarse como quelantes bifuncionales para el marcaje con ^{68}Ga. Sin embargo, el DOTA tiene una cavidad más grande que el NOTA, lo que da lugar a una menor estabilidad del complejo ^{68}Ga. Además, el marcaje con ^{68}Ga del complejo NOTA puede realizarse en poco tiempo y a temperatura ambiente, mientras que el complejo DOTA necesita una temperatura más elevada. Se han construido varias sondas para PET marcadas con ^{68}Ga, incluyendo el ^{68}Ga-PSMA [LD1] (53).

RADIOFÁRMACOS

La Food and Drug Administration (FDA) de los Estados Unidos define *radiofármaco* como: «un fármaco que experimenta una desintegración espontánea de núcleos inestables con la emisión de partículas nucleares o fotones». Básicamente, el radiofármaco es un producto radioquímico al que se le han realizado una serie de pruebas tanto en animales como en seres humanos y que ha demostrado ser seguro y eficaz para una aplicación diagnóstica o terapéutica concreta.

A diferencia de los medicamentos tradicionales, los radiofármacos tienen algunas características únicas. El riesgo de toxicidad química es esencialmente nulo porque solo se administran cantidades mínimas. Por tanto, los radiofármacos no generan un efecto farmacológico en el organismo. Sin embargo, existe un riesgo de radiación inherente, lo que limita la cantidad de radioactividad que puede administrarse.

Los radiofármacos pueden ser preparados por un fabricante de medicamentos, en una farmacia nuclear o en el lugar de uso. Antes de que un radiomarcador pueda ser administrado a los seres humanos, se necesitan purificar las mezclas de reacción posterior al radiomarcaje para aislar el radiomarcador del precursor y de otros reactivos que no deben estar presentes en el producto final. El radiomarcador obtenido puede ser esterilizado por medio de la filtración con una membrana estéril y puede ser formulado para producir un compuesto farmacéutico de calidad. Las formas físico-químicas de los radiofármacos son diversas, incluyendo formas elementales radiomarcadas, iones simples, pequeñas moléculas, macromoléculas y partículas. Los radiofármacos se administran principalmente por inyección intravenosa, pero también por vía oral como cápsulas o soluciones, así como por inhalación como gases y aerosoles.

Los nuevos radiomarcadores que se consideran dignos de inversión comercial requieren una evaluación completa con la solicitud de investigación para un nuevo fármaco (IND, *investigational new drug*). Las solicitudes para IND contienen detalles que son revisados por la FDA antes de su aprobación. Las principales áreas descritas en la IND son la información de fabricación, los datos farmacológicos y toxicológicos, el protocolo clínico y la información del investigador. Se proporciona la información de fabricación relativa a la composición, la fabricación, la estabilidad y los controles para garantizar que el medicamento pueda producirse y suministrarse de forma constante. Los ensayos clínicos deben ser revisados y aprobados por la junta de revisión institucional local. Una vez completado con éxito un ensayo clínico fase 3, el interesado puede presentar una solicitud de nuevo fármaco (NDA, *new drug application*) a la FDA. Si los datos son suficientes para demostrar la seguridad y la eficacia, la FDA aprobará la NDA y entonces el interesado tendrá el derecho legal de comercializar el radiofármaco.

CONTROL DE CALIDAD DE LOS RADIOFÁRMACOS

Todos los radiofármacos deben ser probados para asegurar una calidad aceptable antes de su administración a seres humanos. En los Estados Unidos, la FDA regula el proceso de fabricación de medicamentos y desarrolla los requisitos necesarios para las buenas prácticas de fabricación (GMP, *good manufacturing practices*). Las prácticas de fabricación son los métodos, instalaciones y controles utilizados en la preparación, el procesamiento, el envasado o el almacenamiento de un medicamento. Las buenas prácticas de fabricación actuales (cGMP, *current good manufacturing practice*) son una norma mínima que garantiza que el medicamento cumple los requisitos de seguridad y tiene las características de resistencia, calidad y pureza que le son propias. En la FDA Modernization Act de 1997 (FDAMA) se ordena a la FDA que establezca los requisitos de cGMP para los radiofármacos.

La U.S. Pharmacopoeia (USP) describe las guías generales para la seguridad, la garantía de calidad y el control de calidad de los radiofármacos. Los requisitos de garantía de calidad para cualquier producto farmacéutico incluyen procedimientos de pruebas de control de calidad, criterios de aceptación y calendario de pruebas. Las pruebas de control de calidad se realizan en el proceso de fabricación de cada lote de un radiofármaco. Debido a la semivida relativamente corta de los radionúclidos, cada lote del radiofármaco puede ser liberado para su administración en seres humanos en función de las pruebas de control de calidad realizadas en la preparación del lote final. Las pruebas rutinarias de control de calidad de radiofármacos pueden dividirse en las siguientes categorías: pruebas de radiación, pruebas químicas, pruebas farmacéuticas y pruebas biológicas.

El uso seguro de los radiofármacos requiere que su radionúclido sea de la máxima pureza. La semivida es una propiedad única de cada radioisótopo, por lo que la identidad radionúclida puede determinarse midiendo la semivida de la radioactividad mediante un calibrador de dosis. La *pureza radionúclida* se define como la fracción de la radioactividad total que está presente como el radionúclido especificado en el producto farmacéutico final. La naturaleza y los grados de las impurezas radionúclidas dependen del tipo de reacción nuclear. La determinación de la naturaleza y la energía de la radiación electromagnética emitida suele realizarse mediante espectrometría y utilizando un analizador multicanal equipado con un detector de talio activado por yoduro de sodio [NaI(Tl)] o de germanio derivado del litio [Ge(Li)]. La concentración de radioactividad en cada lote del radiofármaco debe determinarse y expresarse como GBq/mL o mCi/mL al final de la síntesis. Además, la identidad del radiofármaco debe establecerse demostrando que el comportamiento cromatográfico del medicamento radiomarcado es similar al de un medicamento no radiomarcado. Los métodos analíticos incluyen la electroforesis, la cromatografía de gases (CG), la cromatografía líquida, la cromatografía en papel, la SPE y la cromatografía en capa fina. Durante el proceso de identificación radioquímica, se debe usar un estándar de referencia junto con la muestra de ensayo para identificar y diferenciar con precisión la radioquímica deseada de las impurezas radioquímicas. La *pureza radioquímica* de un radiofármaco se define como la relación, expresada en porcentaje, entre la radioactividad en la forma química deseada y la radioactividad total del preparado radiofarmacéutico. Debido a la indeseable distribución de las impurezas radioquímicas en los seres humanos, la cantidad de impurezas radioquímicas totales debe ser mínima en el producto farmacéutico final. En el caso de los radiofármacos dirigidos a receptores, la actividad particular es una especificación crítica, ya que la captación del radiofármaco en los receptores se ve afectada de forma significativa por la masa del radiomarcador inyectado. Así, la actividad específica puede incluirse en los criterios de aceptación del control de calidad.

La prueba de pureza química es una medición de la presencia de cualquier especie química indeseable en el producto farmacéutico final. Las impurezas químicas pueden ser el resultado de la descomposición de un precursor o de otras sustancias químicas en la mezcla de reacción posterior a esta. La masa de impurezas químicas puede causar efectos secundarios farmacológicos indeseables o interferir con el radiofármaco. De forma similar a la evaluación de la pureza química, se debe determinar cualquier disolvente residual presente en el producto farmacéutico final y que esté por debajo de los límites de la USP. El sistema de CG con detección de ionización en flama es el instrumento de elección para determinar la presencia de disolventes residuales.

En cuanto a los aspectos farmacéuticos del radiofármaco, las consideraciones básicas son el aspecto y el color, el pH, la osmolalidad y la estabilidad del producto farmacéutico final. El radiofármaco se inspecciona visualmente para comprobar el color y la presencia de cualquier partícula. La inspección visual debe realizarse a través de un blindaje de vidrio emplomado que no esté tintado ni empañado y bajo una luz adecuada para que el radiofármaco observado no quede oculto. Todos los radiofármacos tienen un rango de pH óptimo para su estabilidad y la mayoría de ellos están dentro de un rango de pH de 4-8. Dado que el pH del producto final puede variar de un lote a otro, es importante que el pH real del radiofármaco se compruebe utilizando papel de pH o un dispositivo de medición del pH correctamente calibrado. Además, el producto final de un radiofármaco debe ser isotónico, lo que significa

que la fuerza iónica de la formulación del fármaco es la misma o similar a la de la sangre. La mayoría de los preparados de los radiofármacos se formulan con solución salina fisiológica o solución salina amortiguada con fosfato. Puede que no sea necesario realizar una prueba de osmolalidad de rutina para cada lote del producto farmacéutico. Sin embargo, es conveniente hacer pruebas periódicas en el producto farmacéutico desintegrado. Mientras el radiofármaco se almacena para su administración, debe permanecer estable. Es importante que se evalúen los parámetros adecuados para determinar y documentar la estabilidad de un medicamento en las condiciones de almacenamiento propuestas. Con los datos respecto a la estabilidad se puede determinar la caducidad del radiofármaco.

Los radiofármacos deben prepararse mediante un proceso aséptico para garantizar que el producto farmacéutico esté libre de microorganismos y subproductos microbianos tóxicos. A los productos farmacéuticos con una semivida lo suficientemente prolongada se les deben realizar pruebas de esterilidad antes de su uso. La prueba de esterilidad utiliza un medio de tioglicolato fluido para comprobar la contaminación bacteriana y un medio de digestión de caseína de soja (soya) para comprobar la contaminación por hongos. Dado que la prueba de esterilidad se lleva a cabo de manera retrospectiva en la mayoría de los radiofármacos, la prueba de integridad del filtro (prueba del punto de burbujeo) puede considerarse como un indicador de la pureza microbiológica del medicamento. Todas las membranas empleadas para la esterilización del producto deben pasar una prueba de integridad antes de la liberación del producto. Los pirógenos son productos metabólicos de microorganismos que provocan una respuesta pirética posterior a la inyección. La endotoxina es el pirógeno más frecuente. Todos los radiofármacos deben estar libres de pirógenos o por debajo del límite de endotoxinas. Para los radiofármacos que no se administran por vía intratecal, el límite de endotoxinas se establece en 175 unidades de endotoxinas por V, siendo V la dosis máxima recomendada en mililitros.

Es muy importante destacar que la seguridad del paciente no debe comprometerse bajo ninguna circunstancia; por eso es que la calidad de un radiofármaco debe cumplir con todos los criterios de aceptación de control de calidad para garantizar la seguridad y la eficacia (tabla 2-3).

Tabla 2-3 GARANTÍA DE CALIDAD DE LOS RADIOFÁRMACOS

	Radionúclidos: progresión a ^{99}Mo	Química: progresión a Al_3^{+++}	Radioquímica: pertecnetato libre
Método	Atenuación diferencial 740-780 keV *vs.* 140 keV o analizador de espectro	*Ácido aurintricarboxílico* Prueba de acidez con papel tornasol	Cromatografía de capa fina
Límites	0.15/µCi ^{99}Mo/ mCi ^{99m}Tc en la administración	10 µgm Al/mCi ^{99}Tc (10 ppm)	5-10% (por lo regular <3%)
Efectos	Radiación β en el hígado	Formación de coloides, precipitación, aglutinación	Actividad tiroidea, estomacal y salival
¿Exigido por la Nuclear Regulatory Commission?	Sí	No	Por lo general
¿Es necesario para la dosis unitaria?	No	No	No

Referencias

1. Andrade ENdC. *Rutherford and the nature of the atom.* Garden City, NY: Peter Smith Pub Inc; 1964.

2. Thomson JJ. On the structure of the atom: an investigation of the stability and periods of oscillation of a number of corpuscles arranged at equal intervals around the circumference of a circle; with application of the results to the theory of atomic structure. *Philosophical Magazine Sixth.* 1904;7(39):237–265.

3. Chadwick J. Possible existence of a neutron. *Nature.* 1932;129(3252):312.

4. Yukawa H. On the interaction of elementary particles. *Proc Phys-Math Soc Jpn.* 1935;17(48[LD2]).

5. Freedman MI. Frederick soddy and the practical significance of radioactive matter. *Br J Hist Sci.* 2009;12(3):257–260.

6. Close F, Marten M, Sutton C. *The particle odyssey: a journey to the heart of matter.* New York City, NY: Oxford University Press Inc: 2002.

7. Chen K, Conti PS. Target-specific delivery of peptide-based probes for PET imaging. *Adv Drug Deliv Rev.* 2010;62(11):1005–1022.

8. Chen K, Chen X. Positron emission tomography imaging of cancer biology: current status and future prospects. *Semin Oncol.* 2011;38(1):70–86.

9. Anderson CJ, Bulte JW, Chen K, et al. Design of targeted cardiovascular molecular imaging probes. *J Nucl Med.* 2010;51 Suppl 1:3s–17s.

10. Xiong KL, Yang QW, Gong SG, Zhang WG. The role of positron emission tomography imaging of β-amyloid in patients with Alzheimer's disease. *Nucl Med Commun.* 2010;31(1):4–11.

11. Tsukada H. Application of pre-clinical PET imaging for drug development. *Nihon Shinkei Seishin Yakurigaku Zasshi.* 2011;31(5–6):231–237.

12. Murphy PS, McCarthy TJ, Dzik-Jurasz AS. The role of clinical imaging in oncological drug development. *Br J Radiol.* 2008;81(969): 685–692.

13. Li Z, Conti PS. Radiopharmaceutical chemistry for positron emission tomography. *Adv Drug Deliv Rev.* 2010;62(11):1031–1051.

14. Dolle F. Fluorine-18-labelled fluoropyridines: advances in radiopharmaceutical design. *Curr Pharm Des.* 2005;11(25):3221–3235.

15. Pike VW, Aigbirhio FI. Reactions of cyclotron-produced [18F]fluoride with diaryliodonium salts – a novel single-step route to no-carrier-added [18F]fluoroarenes. *J Chem Soc, Chem Commun.* 1995: 2215–2216.

16. Shah A, Pike VW, Widdowson DA. The synthesis of [18F]fluoroarenes from the reaction of cyclotron-produced [18F]fluoride ion with diaryliodonium salts. *J Chem Soc, Perkin Trans 1.* 1998:2043–2046.

17. Namavari M, Bishop A, Satyamurthy N, Bida G, Barrio JR. Regioselective radiofluorodestannylation with [18F]F2 and [18F]CH3COOF: a high yield synthesis of 6-[18F]fluoro-*L*-DOPA. *Int J Rad Appl Instrum A.* 1992;43(8):989–996.

18. Ehrenkaufer RE, Potocki JF, Jewett DM. Simple synthesis of F-18-labeled 2-fluoro-2-deoxy-*D*-glucose: concise communication. *J Nucl Med.* 1984;25(3):333–337.

19. Luxen A, Guillaume M, Melega WP, Pike VW, Solin O, Wagner R. Production of 6-[18F]fluoro-*L*-DOPA and its metabolism in vivo – a critical review. *Int J Rad Appl Instrum B.* 1992;19(2):149–158.

20. Wester HJ, Hamacher K, Stocklin G. A comparative study of N.C.A. fluorine-18 labeling of proteins via acylation and photochemical conjugation. *Nucl Med Biol.* 1996;23(3):365–372.

21. von Guggenberg E, Sader JA, Wilson JS, et al. Automated synthesis of an 18F-labelled pyridine-based alkylating agent for high yield oligonucleotide conjugation. *Appl Radiat Isot.* 2009;67(9):1670–1675.

22. Vaidyanathan G, Zalutsky MR. Improved synthesis of N-succinimidyl 4-[18F]fluorobenzoate and its application to the labeling of a monoclonal antibody fragment. *Bioconjug Chem.* 1994;5(4):352–356.

23. Vaidyanathan G, Zalutsky MR. Synthesis of N-succinimidyl 4-[18F]fluorobenzoate, an agent for labeling proteins and peptides with 18F. *Nat Protoc.* 2006;1(4):1655–1661.

24. Ponde DE, Dence CS, Oyama N, et al. 18F-Fluoroacetate: a potential acetate analog for prostate tumor imaging--in vivo evaluation of 18F-fluoroacetate versus 11C-acetate. *J Nucl Med.* 2007;48(3):420–428.

25. Block D, Coenen HH, Stöcklin G. N.C.A. 18F-fluoroacylation via fluorocarboxylic acid esters. *J Labelled Compd Radiopharm.* 1988(25):185–200.

26. Lang L, Eckelman WC. Labeling proteins at high specific activity using N-succinimidyl 4-[18F](fluoromethyl) benzoate. *Appl Radiat Isot.* 1997;48(2):169–173.

27. Aloj L, Lang L, Jagoda E, Neumann RD, Eckelman WC. Evaluation of human transferrin radiolabeled with N-succinimidyl 4-[fluorine-18](fluoromethyl) benzoate. *J Nucl Med.* 1996;37(8):1408–1412.

28. Kilbourn MR, Dence CS, Welch MJ, Mathias CJ. Fluorine-18 labeling of proteins. *J Nucl Med.* 1987;28(4):462–470.

29. Shiue CY, Wolf AP, Heinfeld JF. Synthesis of 18F-labelled N-(p-[18F]fluorophenyl)maleimide and its derivatives for labelling monoclonal antibody with 18F. *J Label Compd Radiopharm.* 1988;26:287–289.

30. de Bruin B, Kuhnast B, Hinnen F, et al. 1-[3-(2-[18F]Fluoropyridin-3-yloxy)propyl]pyrrole-2,5-dione: design, synthesis, and radiosynthesis of a new [18F]fluoropyridine-based maleimide reagent for the labeling of peptides and proteins. *Bioconjug Chem.* 2005;16(2):406–420.

31. Kolb HC, Finn MG, Sharpless KB. Click chemistry: diverse chemical function from a few good reactions. *Angew Chem Int Ed Engl.* 2001;40(11):2004–2021.

32. Hausner SH, Marik J, Gagnon MK, Sutcliffe JL. In vivo positron emission tomography (PET) imaging with an alphavbeta6 specific peptide radiolabeled using 18F-"click" chemistry: evaluation and comparison with the corresponding 4-[18F]fluorobenzoyl- and 2-[18F]fluoropropionyl-peptides. *J Med Chem.* 2008;51(19):5901–5904.

33. Li ZB, Wu Z, Chen K, Chin FT, Chen X. Click chemistry for 18F-labeling of RGD peptides and micropet imaging of tumor integrin $\alpha_v\beta_3$ expression. *Bioconjug Chem.* 2007;18(6):1987–1994.

34. Nwe K, Brechbiel MW. Growing applications of "click chemistry" for bioconjugation in contemporary biomedical research. *Cancer Biother Radiopharm.* 2009;24(3):289–302.

35. Miller PW, Long NJ, Vilar R, Gee AD. Synthesis of 11C, 18F, 15O, and 13N radiolabels for positron emission tomography. *Angew Chem Int Ed Engl.* 2008;47(47):8998–9033.

36. Conti PS, Alauddin MM, Fissekis JR, Schmall B, Watanabe KA. Synthesis of 2'-fluoro-5-[11C]-methyl-1-β-*D*-arabinofuranosyluracil ([11C]-FMAU): a potential nucleoside analog for in vivo study of cellular proliferation with PET. *Nucl Med Biol.* 1995;22(6):783–789.

37. Link JM, Krohn KA, Clark JC. Production of [11C]CH3I by single pass reaction of [11C]CH4 with I2. *Nucl Med Biol.* 1997;24(1):93–97.

38. Mock BH, Mulholland GK, Vavrek MT. Convenient gas phase bromination of [11C]methane and production of [11C]methyl triflate. *Nucl Med Biol.* 1999;26(4):467–471.

39. Kniess T, Rode K, Wuest F. Practical experiences with the synthesis of [11C]CH3I through gas phase iodination reaction using a tracerlabfxc synthesis module. *Appl Radiat Isot.* 2008;66(4):482–488.

40. Andersson J, Truong P, Halldin C. In-target produced [11C]methane: increased specific radioactivity. *Appl Radiat Isot.* 2009;67(1):106–110.

41. Pascali C, Bogni A, Itawa R, Cambiè M, Bombardieri E. [11C]methylation on a C18 sep-pak cartridge: a convenient way to produce [N-methyl-11C]choline,. *J Label Compds Radiopharm.* 2000;43: 195–203.

42. Wilson AA, DaSilva JN, Houle S. Solid-phase radiosynthesis of [11C]WAY100635. *J Label Compds Radiopharm.* 1996;38:149–154.

43. Pascali C, Bogni A, Iwata R, Decise D, Crippa F, Bombardieri E. High efficiency preparation of *L*-[S-methyl-11C]methionine by on-column [11C]methylation on C18 sep-pak. *J Label Compds Radiopharm.* 1999;42:715–724.

44. Sun X, Anderson CJ. Production and applications of copper-64 radiopharmaceuticals. *Methods Enzymol.* 2004;386:237–261.

45. Sosabowski JK, Mather SJ. Conjugation of dota-like chelating agents to peptides and radiolabeling with trivalent metallic isotopes. *Nat Protoc.* 2006;1(2):972–976.

46. Voss SD, Smith SV, DiBartolo N, et al. Positron emission tomography (PET) imaging of neuroblastoma and melanoma with 64Cu-SarAr immunoconjugates. *Proc Natl Acad Sci U S A.* 2007;104(44):17489–17493.

47. Banerjee SR, Pullambhatla M, Byun Y, et al. ^{68}Ga-Labeled inhibitors of prostate-specific membrane antigen (PSMA) for imaging prostate cancer. *J Med Chem.* 2010;53(14):5333–5341.

48. Dimitrakopoulou-Strauss A, Hohenberger P, Haberkorn U, Macke HR, Eisenhut M, Strauss LG. ^{68}Ga-Labeled bombesin studies in patients with gastrointestinal stromal tumors: comparison with 18F-FDG. *J Nucl Med.* 2007;48(8):1245–1250.

49. Sathekge M. The potential role of ^{68}Ga-labeled peptides in PET imaging of infection. *Nucl Med Commun.* 2008;29(8):663–665.

50. Schottelius M, Berger S, Poethko T, Schwaiger M, Wester HJ. Development of novel [68]Ga- and ^{18}F-labeled GnRH-I analogues with high GnRHR-targeting efficiency. *Bioconjug Chem.* 2008;19(6):1256–1268.

51. Ujula T, Salomaki S, Virsu P, et al. Synthesis, ^{68}Ga labeling and preliminary evaluation of dota peptide binding vascular adhesion protein-1: a potential PET imaging agent for diagnosing osteomyelitis. *Nucl Med Biol.* 2009;36(6):631–641.

52. Velikyan I, Beyer GJ, Bergstrom-Pettermann E, Johansen P, Bergstrom M, Langstrom B. The importance of high specific radioactivity in the performance of ^{68}Ga-labeled peptide. *Nucl Med Biol.* 2008;35(5):529–536.

53. Han S, Woo S, Kim YJ, Suh CH. Impact of ^{68}Ga-PSMA PET on the management of patients with prostate cancer: a systematic review and meta-analysis. *Eur Urol.* 2018;74(2):179–190.

PREGUNTAS DE AUTOEVALUACIÓN DEL CAPÍTULO

1. Durante la síntesis de ^{18}F-FDG, el ion ^{18}F-fluoruro reacciona con el precursor triflato de manosa mediante la reacción de sustitución nucleófila.

   A. Verdadero

   B. Falso

2. En el caso del marcaje radiometálico de biomoléculas, las reacciones químicas ocurren cuando un radiometal reacciona con un quelante en las biomoléculas. ¿Cómo se llama este tipo de reacción química?

   A. Sustitución

   B. Eliminación

   C. Coordinación

   D. Reorganización

Respuestas a las preguntas de autoevaluación del capítulo

1. B   El ion ^{18}F-fluoruro es un nucleófilo que reacciona en el átomo de carbono número 2 del precursor triflato de manosa durante la síntesis de ^{18}F-FDG. En la reacción de sustitución nucleófila, el grupo triflato se sustituye por un átomo de flúor radioactivo (^{18}F) con «inversión de la estereoquímica».

2. C   En el caso del marcaje radiometálico de biomoléculas, el quelante de las biomoléculas y el radiometal forman un complejo mediante la reacción de coordinación, en la que el quelante se une al radiometal por medio de enlaces bipolares también conocidos como *enlaces coordinados*.

Fundamentos de instrumentación

3

Kai Lee

OBJETIVOS DE APRENDIZAJE

1. Identificar y explicar el funcionamiento del detector de radiación de gas.
2. Reconocer y describir el funcionamiento de los centelleadores.
3. Describir cómo funcionan los componentes de la gammacámara.
4. Explicar cómo se adquiere la tomografía computarizada por emisión de fotón único.
5. Especificar cómo se obtiene la tomografía por emisión de positrones.

INTRODUCCIÓN

Los equipos más destacados en medicina nuclear son las grandes gammacámaras y la combinación de tomografía por emisión de positrones (PET, *positron emission tomography*) con tomografía computarizada (TC) para obtener imágenes de la distribución de radionúclidos en los pacientes. Los equipos menos sofisticados, pero indispensables, son los medidores de radiaciones, los calibradores de dosis y los contadores con pozo para el estudio de la seguridad radiológica y la determinación de la radioactividad. Aparte de las diversas finalidades y construcciones, todos los instrumentos de medicina nuclear se basan en los efectos fotoeléctricos y la interacción de Compton para detectar la presencia de radiación. Por tanto, comprender los mecanismos de interacción entre la radiación y la materia es fundamental para posteriormente poder seleccionar y utilizar plenamente los diversos equipos de medicina nuclear.

Los instrumentos de medicina nuclear pueden clasificarse a grandes rasgos en dos categorías: detectores de gas y detectores de centelleo. Los de gas miden la señal eléctrica producida por las interacciones entre iones con carga positiva (pares de iones), creados por la interacción de la radiación con los átomos del gas en un tubo, y los electrones. Los calibradores de dosis y los contadores Geiger, como se muestra en la figura 3-1, ejemplifican los detectores de gas. Estos pares de iones son atraídos por los electrodos, donde generan una pequeña corriente eléctrica y un impulso de tensión. La amplitud y la frecuencia de los impulsos de tensión representan la exposición a la radiación y la tasa de exposición a la radiación.

Los detectores de centelleo utilizan los cristales de centelleo acoplados a tubos fotomultiplicadores (TFM) en los que los fotones se convierten en impulsos eléctricos. Las gammacámaras suelen utilizar cristales de yoduro de sodio (NaI). Los tomógrafos de la PET usan otros cristales como el germanato de bismuto y el oxiortosilicato de lutecio. Los detectores de centelleo son incapaces de detectar las partículas β, ya que notablemente se atenúan en la cubierta de aluminio del cristal. Estos cristales se conocen como *centelleadores* porque generan un pulso de luz al interactuar fotoeléctricamente con la radiación. Estas amplitudes de impulso son proporcionales a la energía y al número de fotones incidentes producidos por unidad de tiempo. Cada pulso de luz se convierte en una señal eléctrica en los TFM y se envía para su procesamiento. En la figura 3-2 se muestran los centelleadores utilizados para el recuento de la captación tiroidea y la obtención de imágenes con gammacámaras.

Detectores de gases

El detector de gas utiliza una cámara llena de aire u otro gas. La sensibilidad del detector es proporcional al volumen de la cámara. Las cámaras más grandes tienen más moléculas de gas disponibles para interactuar con la radiación incidente, mejorando la sensibilidad del detector. Los detectores de gas de alta sensibilidad pueden presurizarse hasta 8 atmósferas (atm) para maximizar la densidad de las moléculas de gas en la cámara para obtener las máximas interacciones con los fotones. Las paredes interiores de la cámara están recubiertas con un conductor eléctrico, como el grafito, que se mantiene a una diferencia de potencial con un cable central, como se muestra en la figura 3-3.

La radiación dentro del detector provoca la formación de pares de iones de moléculas de gas. El ánodo del cable central, con carga positiva, atrae los electrones, y la pared de la cámara, con carga negativa, atrae los iones cargados positivamente. Esto crea una corriente eléctrica. Si la tensión entre el cable central y la pared de la cámara es baja, muchos de los electrones cargados negativamente y los iones cargados positivamente pueden recombinarse poco después de formarse, dando como resultado una señal poco detectable o nula. A medida que se incrementa la tensión entre los electrodos, la señal aumenta porque se separan más iones positivos y electrones antes de tener la oportunidad de recombinarse.

En la figura 3-4 se muestra el aumento de la corriente eléctrica de salida a medida que aumenta la tensión aplicada en el electrodo. Debido a la baja diferencia de potencial entre los electrodos en la región de recombinación (región 1), muchos de los iones positivos y los electrones se recombinan inmediatamente después de ser creados. Esto reduce la señal detectable. A medida que aumenta la tensión se producen más iones positivos y electrones antes de que puedan recombinarse. Por tanto, el incremento de la tensión aplicada por lo general aumenta la señal. La región 2 se conoce como *región de saturación* o *ionización*. En la región de saturación, los cambios de tensión aplicados provocan muy pocos cambios en la señal de salida. Esto ocurre porque el electrodo está lo suficientemente cargado como para que todos los pares de iones creados por la radiación se separen y se recojan antes de que puedan recombinarse. La salida de la señal alcanzó un estado estable porque el detector está limitado por la corriente debido a la incapacidad de la radiación incidente para crear más pares de iones.

Detectores de gas usados en medicina nuclear

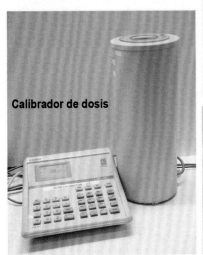

Calibrador de dosis

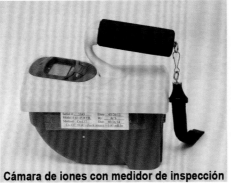

Cámara de iones con medidor de inspección

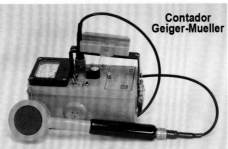

Contador Geiger-Mueller

FIG. 3-1 ● Típicos detectores de gas (Lee, K. *Basic science of Nuclear Medicine: The Bare Bones Essentials.* Reston, VA: Society of Nuclear Medicine and Molecular Imaging; 2015. Reimpresa con autorización).

Como se muestra en la figura 3-5, las cámaras de iones con medidores para inspección y los calibradores de dosis son ejemplos de instrumentos de gas que operan en la región de ionización o saturación. Las cámaras de iones con medidores para inspección miden el cociente de exposición a la radiación en µR/hora, mR/hora o R/hora (µSv/h, mSv/h o Sv/h en el sistema internacional de unidades [SI]). Las cámaras de iones son relativamente independientes de la energía de los fotones. Estos instrumentos producen la misma lectura para las mismas exposiciones de ^{99m}Tc e ^{131}I, aunque la energía de los fotones del ^{99m}Tc (140 keV) es mucho menor que la del ^{131}I (360 keV).

La señal eléctrica generada en una cámara de iones, como la de la figura 3-5, es baja debido al número limitado de pares de iones creados por la radiación incidente. Las cámaras de iones son las más apropiadas para las mediciones de radiación de alta actividad. Los

calibradores de dosis son ejemplos de cámaras de iones de baja sensibilidad diseñadas para medir altos niveles de radioactividad. Las escalas del calibrador de dosis se calibran en microcurios (µCi), milicurios (mCi) y curios (Ci).

Contador Geiger-Muller

Los contadores Geiger-Mueller (GM), o medidores para inspección, son detectores de gas de alta sensibilidad que se utilizan habitualmente para detectar radioactividad de bajo nivel. Al igual que las cámaras de iones, los contadores GM usan una mezcla de gases en lugar de aire. La tensión aplicada a los contadores GM es mucho mayor que la aplicada a las cámaras de iones. Los pares de iones producidos dentro de un tubo GM se aceleran hacia los electrodos con una energía mucho mayor, con la producción de muchas ionizaciones secundarias al interactuar con los

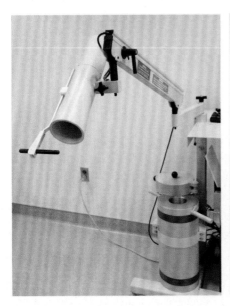

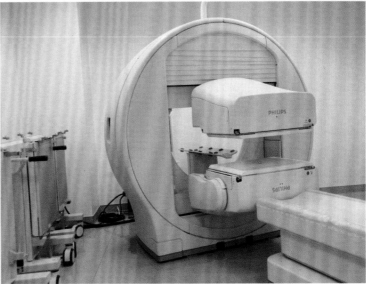

FIG. 3-2 ● Los detectores de centelleo se utilizan en sondas tiroideas de captación, contadores con pozo y gammacámaras (Lee, K. *Basic science of Nuclear Medicine: The Bare Bones Essentials.* Reston, VA: Society of Nuclear Medicine and Molecular Imaging; 2015. Reimpresa con autorización).

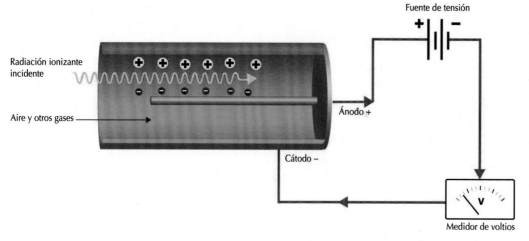

Fuente de tensión

Radiación ionizante incidente

Aire y otros gases

Ánodo +

Cátodo −

Medidor de voltios

FIG. 3-3 ● Diagrama simplificado de los componentes básicos del detector de gases (Lee, K. *Basic science of Nuclear Medicine: The Bare Bones Essentials*. Reston, VA: Society of Nuclear Medicine and Molecular Imaging; 2015. Reimpresa con autorización).

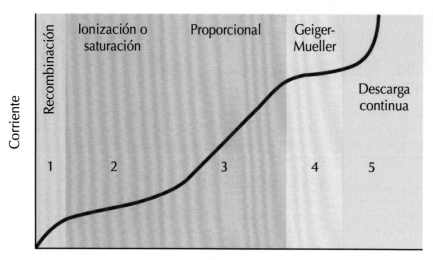

Recombinación

Ionización o saturación

Proporcional

Geiger-Mueller

Descarga continua

Corriente

1   2   3   4   5

Tensión aplicada

FIG. 3-4 ● La corriente eléctrica generada en función de la tensión aplicada entre los electrodos (Lee, K. *Basic science of Nuclear Medicine: The Bare Bones Essentials*. Reston, VA: Society of Nuclear Medicine and Molecular Imaging; 2015. Reimpresa con autorización).

átomos del gas. Estos pares de iones secundarios también se aceleran a alta energía hacia los electrodos cargados con la creación de más pares de iones. Así, un solo fotón o partícula β puede producir una avalancha de iones secundarios. Esta avalancha de iones crea una fuerte señal eléctrica adecuada para su visualización. Los contadores GM son la opción adecuada para detectar la contaminación por radioactividad de bajo nivel. Los contadores GM para inspección generalmente muestran la radiación en número (de ionizaciones) por segundo (cps, *counts per second*), por minuto (cpm, *counts per minute*) o mR/h.

Es importante tener en cuenta que los dispositivos GM pueden no detectar y medir con precisión niveles elevados de radioactividad. Por ejemplo, un contador GM subestimará las tasas reales para muestras con más de 10 000 desintegraciones por segundo o un contador GM de inspección presentará tasas de exposición falsamente bajas si la tasa de exposición real supera los 20 mR/h. La causa de este fallo en el tubo GM en situaciones de conteo elevado es la formación continua de un exceso de iones producidos como avalancha que deben ser detenidos o desactivados para que el GM esté preparado para reaccionar ante los siguientes pulsos de radiación. Tras un único evento de ionización, el tiempo necesario para que un contador GM vuelva al estado de reposo y se prepare para la detección del segundo pulso de radiación se conoce como *tiempo de resolución*. Los tiempos de resolución típicos de los tubos GM son de unos 100 μs. Así, el contador GM puede cuantificar como máximo una desintegración cada 100 μs, o 10 000 cps. No se contarán las desintegraciones que se produzcan en

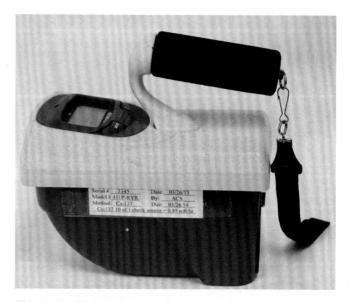

FIG. 3-5 ● Ejemplo de una cámara de iones con medidor para inspección que contiene aire presurizado para aumentar su sensibilidad (Lee, K. *Basic science of Nuclear Medicine: The Bare Bones Essentials*. Reston, VA: Society of Nuclear Medicine and Molecular Imaging; 2015. Reimpresa con autorización).

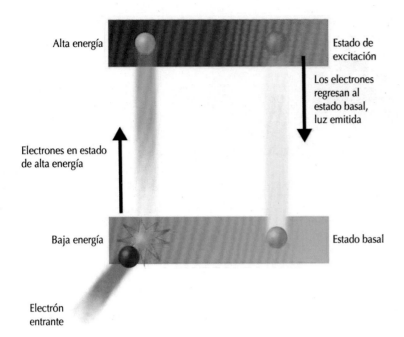

Alta energía

Estado de excitación

Los electrones regresan al estado basal, luz emitida

Electrones en estado de alta energía

Baja energía

Estado basal

Electrón entrante

FIG. 3-6 ● El electrón en estado basal se eleva a los estados de excitación al colisionar con un electrón energizado. Los electrones en estado de alta energía son inestables y vuelven al estado basal liberando su exceso de energía en forma de luz (Lee, K. *Basic science of Nuclear Medicine: The Bare Bones Essentials.* Reston, VA: Society of Nuclear Medicine and Molecular Imaging; 2015. Reimpresa con autorización).

< 100 μs después de la anterior. Por eso los contadores GM no son adecuados para las muestras con > 10 000 cps.

Debido al largo tiempo de recuperación del evento ionizante del contador GM, este es inapropiado para medir las tasas de exposición de los pacientes tratados con [131]I. Esto es especialmente cierto inmediatamente después de la administración de la dosis, cuando la exposición a la radiación es mayor. Los fotones no detectados en la cámara GM dan lugar a mediciones de radiación falsamente bajas. En los inicios de la industria nuclear, algunos accidentes por sobreexposición a la radiación se debieron a que los trabajadores confiaron indebidamente en los contadores GM de inspección para medir los niveles de radiación antes de entrar, incorrectamente, en zonas de alta radiación. Engañados por las bajas lecturas de los instrumentos, los trabajadores entraron en zonas de alta radiación creyendo que era seguro hacerlo.

Detectores de centelleo

Los detectores de centelleo funcionan aprovechando ciertos cristales que producen un destello de luz al absorber un fotón. El cristal de NaI, con una cantidad mínima de talio, es el centelleador más utilizado de los instrumentos de detección de radiaciones. Los fotones que interactúan con el cristal de NaI crean electrones energizados mediante interacciones fotoeléctricas y de Compton, tal y como se describe en el capítulo 1. Mediante ionizaciones y excitaciones, los electrones energizados distribuyen su energía a otros electrones en el cristal de NaI. En el momento

de excitación, la energía en el electrón de un átomo de NaI no es suficiente para expulsarlo, pero sí es suficiente para elevarlo a un estado de alta energía, como se ilustra en la figura 3-6.

Los electrones en estado de excitación son inestables y vuelven rápidamente al estado basal de menor energía con la liberación de energía luminosa. La amplitud de la luz emitida es característica para el cristal y es proporcional a la cantidad de energía depositada en el cristal por el fotón incidente. El NaI es higroscópico y debe cerrarse herméticamente para evitar que la humedad disuelva el cristal. Así, los detectores de centelleo solo pueden detectar fotones. Las partículas β y α no pueden atravesar la cubierta metálica para interactuar con el cristal y ser detectadas. El siguiente paso es convertir la luz emitida en una señal eléctrica mediante TFM como los que se muestran en la figura 3-7.

Los TFM son tubos vacíos de vidrio con un fotocátodo, varios dínodos y un ánodo, como en la figura 3-8. Los TFM tienen una ventana de vidrio con un fotocátodo y un recubrimiento semiconductor ópticamente transparente. Los electrones en el fotocátodo están débilmente enlazados. La luz transmitida desde el cristal de NaI provoca la emisión de electrones desde la superficie del fotocátodo. El primer dínodo se carga con varios cientos de voltios más positivos que el fotocátodo. Esto atrae los electrones emitidos por el fotocátodo hacia el dínodo. Los electrones del fotocátodo se aceleran hacia el dínodo con suficiente energía como para que cada electrón que golpea el dínodo libere de tres a cinco electrones adicionales que se emiten desde la primera superficie

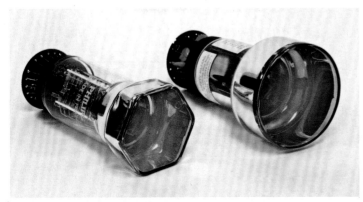

FIG. 3-7 ● Dos tipos de tubos fotomultiplicadores terminados en ventana utilizados para convertir los destellos de luz en impulsos eléctricos en una gammacámara (Lee, K. *Basic science of Nuclear Medicine: The Bare Bones Essentials.* Reston, VA: Society of Nuclear Medicine and Molecular Imaging; 2015. Reimpresa con autorización).

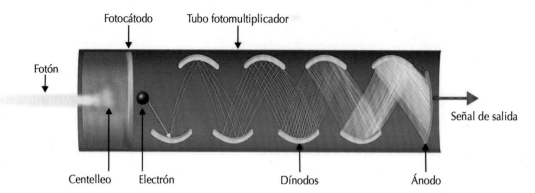

FIG. 3-8 ● Componentes básicos de un detector de centelleo. La luz que entra en el tubo fotomultiplicador hace que el fotocátodo libere electrones que se aceleran hacia una serie de dínodos y se multiplican (Lee, K. *Basic science of Nuclear Medicine: The Bare Bones Essentials*. Reston, VA: Society of Nuclear Medicine and Molecular Imaging; 2015. Reimpresa con autorización).

del dínodo. Entonces, esta nube de electrones aumentada se acelera hacia el segundo dínodo, que tiene una tensión positiva mayor que la del primero. El segundo dínodo emite más electrones. Un TFM típico tiene una serie de 10 dínodos que aceleran y amplifican la nube de electrones. El número de electrones captados por el ánodo al final de la serie de dínodos es aproximadamente un millón de veces mayor que en el fotocátodo. El impulso eléctrico final se puede medir con facilidad.

El brillo de la luz emitida en un cristal de NaI es proporcional a la energía del fotón incidente. El número de electrones producidos en el fotocátodo es proporcional al brillo de la luz transmitida desde el cristal. La tensión del pulso de salida en el ánodo del TFM es proporcional al factor de amplificación de electrones de la serie de dínodos. La tensión de salida de los TFM es, por tanto, proporcional a la energía de los fotones depositada en el cristal de NaI. Esta proporcionalidad es el principio en el que se basa la espectroscopia de rayos gamma (γ) y el analizador de amplitud de los impulsos (AAI).

Analizador de amplitud de los impulsos

El principio en el que se basa el análisis de amplitud de impulsos es que la amplitud del voltaje (tensión eléctrica) de los TFM es proporcional a la energía depositada por el fotón en el cristal de centelleo. Supongamos que se colocan 0.1 μCi de ^{137}Cs detrás del contador de centelleo con pozo y se mide la tensión de cada impulso eléctrico que sale de los TFM. Comprobaremos que algunos pulsos tienen tensiones más altas y otras

más bajas, lo que indica que en el cristal de NaI se absorbieron diferentes cantidades de energía fotónica. La denominación *altura de impulso* procede de antaño, cuando los impulsos eléctricos se medían por su altura en la pantalla del osciloscopio. Si en un histograma trazamos el número de impulsos según su altura, obtendremos un diagrama como el de la figura 3-9 o un espectro como en la figura 3-10.

Gammacámara

En la figura 3-11 se muestran los cuatro componentes de una gammacámara. Estos incluyen un colimador, un cristal largo y plano de NaI, un conjunto de TFM y un circuito electrónico que detecta energía y posición. En la imagen no se muestra un equipo informático externo que procesa las señales de la cámara para construir las imágenes para su visualización o análisis cuantitativo.

El colimador fijado en la parte delantera de la gammacámara es una placa de plomo con uno o varios agujeros. El colimador cumple las siguientes dos funciones esenciales:

1. Definir el campo de visión.
2. Rechazar los fotones no deseados.

El colimador solo transmite los fotones que viajan en paralelo a los canales abiertos para que pasen y absorbe los fotones que entran en los canales en ángulo oblicuo. El grosor de la pared del colimador limita las energías de los fotones que se pueden captar. El tamaño, la

Histograma de la altura de los impulsos

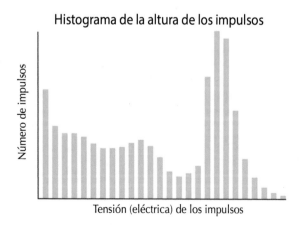

FIG. 3-9 ● Histograma de impulsos recibidos de ^{137}Cs (Lee, K. *Basic science of Nuclear Medicine: The Bare Bones Essentials*. Reston, VA: Society of Nuclear Medicine and Molecular Imaging; 2015. Reimpresa con autorización).

Espectro de impulsos del ^{137}Cs

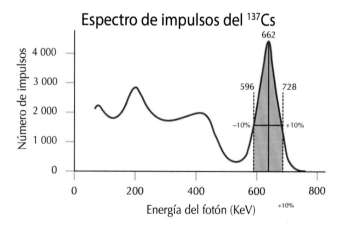

FIG. 3-10 ● Espectro de rayos γ de ^{137}Cs. Un espectro de rayos γ es un histograma de impulsos producidos por fotones con diferentes energías. Una ventana del 20% se coloca simétricamente en el fotopico de 662 keV del ^{137}Cs (Lee, K. *Basic science of Nuclear Medicine: The Bare Bones Essentials*. Reston, VA: Society of Nuclear Medicine and Molecular Imaging; 2015. Reimpresa con autorización).

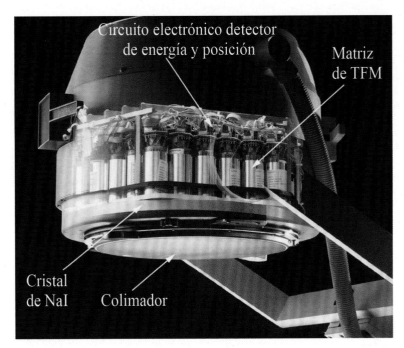

FIG. 3-11 ● Principales componentes de una gammacámara (Lee, K. *Basic science of Nuclear Medicine: The Bare Bones Essentials*. Reston, VA: Society of Nuclear Medicine and Molecular Imaging; 2015. Reimpresa con autorización).

NaI: yoduro de sodio; TFM: tubos fotomultiplicadores.

forma, la altura y la orientación angular de los orificios del colimador afectan la velocidad de entrada de datos, el campo de visión, el aumento, el contraste y la resolución de la imagen adquirida. La geometría del colimador afecta la resolución de la imagen y la capacidad de recuento de la gammacámara.

Los colimadores se clasifican con base en su rango de energía. Las tres principales clasificaciones energéticas de los colimadores son:

Clasificación del rango energético de los radionúclidos

Alta energía: 360-400 keV: ^{131}I
Energía media: 200-300 keV: ^{67}Ga, ^{111}In
Baja energía: 60-140 keV: ^{133}Xe y ^{99m}Tc

Las paredes de los canales se denominan *tabiques*, que deben tener un grosor suficiente para absorber los fotones de entrada oblicua. La penetración del tabique es un artefacto de imagen que ocurre por la incapacidad de los tabiques para bloquear los fotones oblicuos de entrada. Para conseguir una sensibilidad razonable, los colimadores de energía media y alta tienen aberturas de canal relativamente grandes para permitir que pasen más fotones y se propaguen para difuminar el patrón de agujeros del colimador en la imagen. Estas características del colimador explican que las imágenes de ^{67}Ga y de ^{131}I tengan menor resolución que las de ^{99m}Tc.

Geometría del colimador

La mayoría de los procedimientos de obtención de imágenes en medicina nuclear se realizan con el colimador de agujeros paralelos, mientras que el colimador estenopeico (*pinhole*) se utiliza principalmente para la obtención de imágenes de la tiroides y otras partes pequeñas del cuerpo. La forma geométrica de los colimadores de agujeros paralelos y estenopeicos se muestra en la figura 3-12.

El colimador de agujeros paralelos proyecta una imagen del mismo tamaño que la de origen de donde se está visualizando, como se muestra en la figura 3-12. El campo de visión de un colimador de agujeros paralelos es el mismo a todas las distancias del colimador porque los fotones incidentes están restringidos a los que entran paralelos en la apertura del canal y perpendiculares al cristal de NaI. El colimador estenopeico produce una resolución de imagen superior a la del colimador de agujeros paralelos. Como el colimador estenopeico limita el paso de los fotones a través de una pequeña abertura, la sensibilidad es escasa. Al igual que con el colimador de agujeros paralelos, cuanto menor sea la apertura del agujero estenopeico, mejor será la resolución de la imagen, a expensas de la sensibilidad. Siempre se tiene que lidiar con la relación inversa entre sensibilidad y resolución. Las imágenes del colimador de agujeros estenopeicos se invierten, como se muestra en la figura 3-12. A diferencia del colimador de agujeros paralelos, el aumento del objeto en la imagen

FIG. 3-12 ● Los colimadores paralelos y estenopeicos son los dos colimadores más utilizados (Lee, K. *Basic science of Nuclear Medicine: The Bare Bones Essentials*. Reston, VA: Society of Nuclear Medicine and Molecular Imaging; 2015. Reimpresa con autorización).

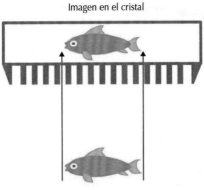

cambia con la distancia de la apertura: mientras más cerca el objeto del agujero estenopeico, mayor el aumento.

Cristal de centelleo

Los fotones que pasan por medio de los canales del colimador se encuentran con un gran cristal plano de NaI. Las gammacámaras de cuerpo entero utilizan un cristal de NaI de 38 × 50 cm y 3/8 de grosor. Los cristales de aproximadamente 25 × 38 cm y 0.63 cm de grosor se usan en las gammacámaras para la obtención de imágenes del corazón con ^{99m}Tc. Un cristal más fino reduce la distancia disponible para la difusión de la luz y permite una mejor localización de los eventos de centelleo. Dentro del cristal, los fotones interactúan con los átomos de NaI mediante el efecto fotoeléctrico y la dispersión de Compton. Los electrones liberados por las interacciones de Compton y fotoeléctricas interactúan a su vez con otros electrones de los átomos de NaI por excitación e ionización. Cuando los electrones excitados vuelven a su estado basal de baja energía, liberan su exceso energético emitiendo luz. El brillo de la luz emitida es proporcional a la energía del fotón incidente. Esta característica del NaI permite que los fotones de la energía deseada formen la imagen del radionúclido.

Tubos fotomultiplicadores

La luz producida en el cristal de NaI es recogida por un conjunto de TFM, como se muestra en la figura 3-13. La matriz de TFM sirve para localizar el lugar donde el fotón incidente interactuó con el cristal de NaI. A cada TFM del conjunto se le asigna un par de coordenadas X e Y relativas al centro del cristal. Cuando ocurre un evento de centelleo, como resultado de un fotón que incide en el cristal de NaI, la cantidad de luz detectada por cada TFM depende de la proximidad de los TFM al origen de la luz. Un circuito electrónico determina la localización del evento de centelleo tomando una media ponderada de las coordenadas en X y en Y de todos los TFM. El factor de ponderación es la cantidad de luz que recibe el TFM. Así, el TFM más alejado del origen de los fotones recibe menos luz y produce menos tensión de salida. Las direcciones de baja tensión reciben factores de ponderación menores en comparación con la tensión del TFM más cercano al evento. El lugar donde ocurre el centelleo se determina como la media de las coordenadas y de todos los TFM del conjunto ponderados por sus respectivas tensiones de salida.

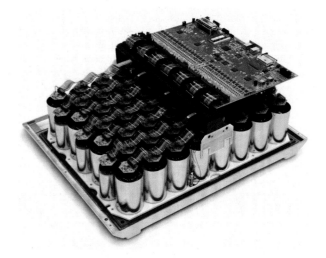

FIG. 3-13 ● Conjunto de tubos fotomultiplicadores que cubren la superficie del cristal de NaI (Lee, K. *Basic science of Nuclear Medicine: The Bare Bones Essentials*. Reston, VA: Society of Nuclear Medicine and Molecular Imaging; 2015. Reimpresa con autorización).

Circuito electrónico para detectar la energía y la posición

El circuito electrónico para detectar energía y posición situado encima del conjunto de TFM suma la salida de tensión de cada TFM del conjunto. La tensión de salida sumada es proporcional a la cantidad de luz emitida por el cristal de NaI, que a su vez es proporcional a la cantidad de energía depositada en el cristal por el fotón incidente. A continuación, el pulso se envía al AAI en el sistema informático externo para su procesamiento. El AAI solo permite que los fotones dentro del rango de energía deseado formen la imagen del radionúclido y descarta los fotones con energías fuera del rango deseado. La selección de eventos de centelleo adecuados para la obtención de imágenes de radionúclidos es necesaria porque hay un número considerable de fotones dispersos que pueden pasar a través del colimador. Los fotones dispersos no son deseables porque degradan el contraste de la imagen.

Tomografía computarizada por emisión de fotón único

El sistema de tomografía computarizada por emisión de fotón único (SPECT, *single-photon emission computed tomography*) suele tener dos gammacámaras colocadas en un túnel. Para obtener imágenes del cuerpo o de la cabeza, las cámaras se colocan a 180° una frente a la otra. Para la obtención de imágenes del corazón, las cámaras se giran a 90° una respecto de la otra. Las cámaras giran alrededor del paciente y se detienen para adquirir imágenes a intervalos de 3° en un arco de 90° para los estudios del corazón y de 180° para los demás. Las imágenes adquiridas en los distintos ángulos se denominan *proyecciones* o *imágenes de proyección*. A continuación, las proyecciones se reconstruyen matemáticamente para formar un conjunto de imágenes transversales mediante un algoritmo conocido como *retroproyección filtrada*. Los elementos de la imagen, o píxeles, en las imágenes transversales reconstruidas pueden a su vez reformatearse para generar imágenes en proyecciones coronales, sagitales o en cualquier ángulo oblicuo.

Calidad de la imagen de la tomografía computarizada por emisión de fotón único

La calidad de las imágenes reconstruidas depende en gran medida del filtro aplicado al algoritmo de retroproyección. Para los estudios de SPECT, el filtro de rampa contorneado con un filtro de Butterworth resultó ser el punto medio más satisfactorio entre el ruido y la resolución en las imágenes reconstruidas. La *resolución* de la imagen representa su nitidez y el *ruido* es la granulosidad de la imagen. Al aplicar el filtro de Butterworth, debemos especificar dos parámetros: la frecuencia de corte y el orden. La *frecuencia de corte* es el umbral a partir del cual la reconstrucción de la imagen empieza a incluir menos detalles para suprimir el aumento del ruido de la imagen. La frecuencia de corte en 0.5 significa que el filtro empieza a trabajar con una granulosidad de la imagen al 50% de la máxima nitidez que puede producir la cámara o el sistema informático. El *orden* es la rapidez con la que el filtro suprime la inclusión de detalles de la imagen más allá de la frecuencia de corte para reducir el ruido de la imagen. En la figura 3-14 (A) se reconstruyó la imagen de un modelo utilizando el filtro de rampa sin el de Butterworth. La imagen de la figura 3-14 (B) se reconstruyó con el filtro de rampa más el filtro Butterworth con frecuencia de corte a 0.5 y orden 5. La imagen de la figura 3-14 (C) se reconstruyó utilizando el filtro de Butterworth con frecuencia de corte a 0.25 y orden 10. En la figura 3-14 (C) se aprecia muy poco ruido, pero con el suavizado (*over-smoothing*) prácticamente se eliminaron los detalles de la imagen.

¿Cómo saber qué filtro de reconstrucción seleccionar para un conjunto determinado de datos de SPECT? Se puede empezar la reconstrucción con una frecuencia de corte alta para obtener una imagen de alta resolución. Si la imagen reconstruida aparece granulosa y borrosa, utilice

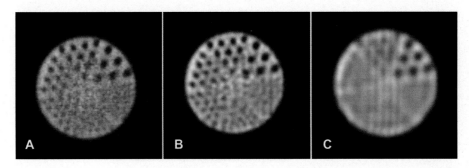

FIG. 3-14 • Imagen transversal de un modelo construido con (**A**) filtro de rampa, (**B**) rampa + Butterworth con corte 0.5 y orden 5, (**C**) filtro de rampa + Butterworth con corte 0.25 y orden 10. La imagen en (A) parece nítida pero granulosa; (C) parece suave pero carente de detalles y (B) parece ser el punto medio ideal entre ruido y resolución (Lee, K. *Basic science of Nuclear Medicine: The Bare Bones Essentials.* Reston, VA: Society of Nuclear Medicine and Molecular Imaging; 2015. Reimpresa con autorización).

una frecuencia de corte más baja. Si al eliminar demasiadas frecuencias altas se produce un exceso de suavizado, aumente la frecuencia de corte y vuelva a procesar. La selección del filtro es una decisión subjetiva del lector. En última instancia, existe un punto medio entre la cantidad de ruido tolerada y la resolución deseada en las imágenes reconstruidas. El filtro de Butterworth con frecuencia de corte a 0.5 y orden 5 parece ser el punto medio ideal entre ruido y resolución para la reconstrucción en la SPECT.

Tomografía por emisión de positrones

La base de las imágenes en la PET es el marcaje de una molécula metabólicamente importante, como la glucosa, a un radionúclido emisor de positrones para estudiar los procesos metabólicos del paciente. Cuando un positrón se aniquila con un electrón, se emiten simultáneamente dos fotones de 511 keV a casi 180° uno del otro. Los dos fotones que interactúan con dos detectores opuestos en la PET producen un evento de coincidencia y forman una línea de respuesta (LdR) como se muestra en la figura 3-15. En un estudio PET se adquieren millones de LdR en unos 20 min.

Las LdR se reconstruyen en imágenes transversales en dos etapas. La primera etapa se llama «de reacomodación» (*rebinning*). En la reacomodación, las LdR se clasifican en conjuntos paralelos; cada conjunto se gira unos grados con respecto al conjunto anterior. En la figura 3-16 (A), el número de eventos en una LdR es proporcional a la actividad del positrón a lo largo de la línea que atraviesa al paciente. Un conjunto de tales LdR paralelas proporciona un perfil de proyección en un ángulo determinado de eventos coincidentes a través de un corte del paciente. Los perfiles de recuento se almacenan en una fila de píxeles en la matriz, como se muestra en la figura 3-16 (B). La fila superior de la matriz es, por convención, el perfil de proyección con un ángulo del túnel de cero grados. Cada fila sucesiva de la matriz es el perfil de proyección de un conjunto paralelo de LdR en un determinado incremento angular desde la fila anterior. El incremento angular entre las filas del perfil de proyección depende del algoritmo de reconstrucción. La última fila es el perfil de recuento a 180° en comparación con la fila superior. Las imágenes de PET requieren perfiles de proyección de 180° alrededor del paciente porque los dos detectores opuestos para los eventos de coincidencia proporcionan la misma información. La imagen formada por las filas de perfiles de proyección de la matriz se denomina *sinografía*. Cada imagen transversal tiene su propia sinografía. Como demuestra la actividad del brazo en la figura 3-16 (B), una sinografía traza una onda sinusoidal en la pantalla. En resumen, un píxel de la sinografía contiene los recuentos medidos a lo largo de una LdR. Cada fila de píxeles de la sinografía es un perfil de proyección en un ángulo determinado alrededor del paciente. Todos los datos para la reconstrucción de un corte en una imagen PET están contenidos en la sinografía.

En la segunda etapa de reconstrucción, la sinografía se somete a un algoritmo repetitivo de reconstrucción para formar una imagen transversal, como se muestra en la figura 3-16 (C). Al reconstruir una serie de imágenes transversales contiguas, el algoritmo de visualización puede reorganizar los píxeles de volumen para formar proyecciones coronales, sagitales y otras vistas angulares deseadas.

Problemas con la reconstrucción de imágenes de tomografía por emisión de positrones

¿Son útiles todas las LdR adquiridas en un estudio para la reconstrucción de imágenes? La respuesta es un rotundo no. Una LdR puede formarse a partir de una coincidencia verdadera, una coincidencia dispersa o una coincidencia aleatoria. Los eventos de verdadera coincidencia producen las LdR ideales en el sentido de que los dos fotones de 511 keV procedentes del lugar de aniquilación del positrón-electrón son completamente absorbidos en detectores opuestos. El número de recuentos de coincidencia verdadera es proporcional a la cantidad de fármaco marcado con positrones en el paciente. Los eventos de coincidencia real proporcionan información posicional precisa, con mayor resolución espacial y menor ruido en la imagen reconstruida. En un evento de coincidencia de dispersión, uno o ambos fotones de aniquilación sufrieron dispersión en el cuerpo del paciente antes de llegar a los detectores. La LdR que conecta los dos detectores no pasa por el lugar real del evento de aniquilación. La información geométrica imprecisa de los eventos coincidentes de dispersión aumenta los recuentos de fondo y reduce el contraste de la imagen. Las coincidencias aleatorias surgen de eventos de aniquilación de positrones completamente separados; dos fotones no relacionados de ningún modo acaban por golpear simultáneamente detectores opuestos. El sistema asume, erróneamente, que los fotones

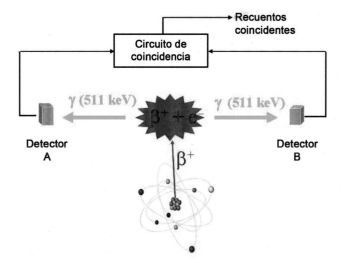

FIG. 3-15 • Se registra un recuento coincidente cuando las señales del detector A y B llegan al circuito de coincidencia con una diferencia de 5-10 ns (Lee, K. *Basic science of Nuclear Medicine: The Bare Bones Essentials.* Reston, VA: Society of Nuclear Medicine and Molecular Imaging; 2015. Reimpresa con autorización).

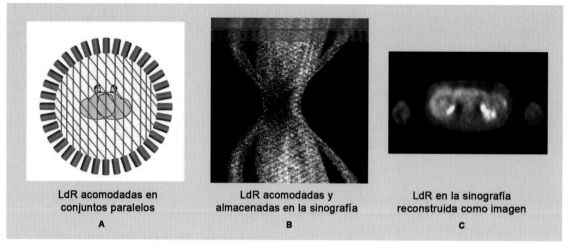

LdR acomodadas en
conjuntos paralelos
A

LdR acomodadas y
almacenadas en la sinografía
B

LdR en la sinografía
reconstruida como imagen
C

FIG. 3-16 ● **A.** Los eventos coincidentes se clasifican o reacomodan en conjuntos paralelos de LdR. Las cifras en cada conjunto paralelo de las LdR forman el perfil de actividad en un ángulo determinado. En la ilustración se muestran dos conjuntos de las LdR paralelas. **B.** Los conjuntos paralelos de las LdR se almacenan como filas en una matriz de imagen. Hay una fila para cada conjunto paralelo de LdR. El apilado de los conjuntos paralelos de las LdR en la matriz forma la sinografía. **C.** Un algoritmo de reconstrucción aplicado a la sinografía transformó las filas (perfiles de actividad) de la sinografía en una imagen transversal. LdR: líneas de respuesta (Lee, K. *Basic science of Nuclear Medicine: The Bare Bones Essentials.* Reston, VA: Society of Nuclear Medicine and Molecular Imaging; 2015. Reimpresa con autorización).

provienen de un evento coincidente y crea una LdR errónea. Al igual que las coincidencias de dispersión, las coincidencias aleatorias incrementan el ruido de fondo y reducen el contraste de la imagen. Altos grados de coincidencia aleatoria pueden paralizar la electrónica del sistema informático, reducir la capacidad de recuento y degradar sustancialmente la resolución de la imagen. Se han ideado soluciones con equipos y programas de cómputo para reducir la contribución de las coincidencias aleatorias y de dispersión en las imágenes de PET.

La atenuación de los fotones representa un mayor problema en la PET que en la SPECT. Como se muestra en la figura 3-17, los dos fotones de 511 keV de la imagen de PET deben recorrer todo lo ancho del paciente para ser detectados, mientras que en la SPECT solo un fotón debe recorrer la mitad de lo ancho del paciente para llegar a la gammacámara. Con una distancia de viaje más larga para los fotones de aniquilación, hay una mayor probabilidad de que uno de los dos fotones sea dispersado o absorbido, lo que conduce a la pérdida del evento de coincidencia. Los problemas que presenta la atenuación de los fotones pueden mitigarse realizando una exploración de la transmisión para generar un mapa

de factores de corrección que compense la pérdida de recuento. En los tomógrafos dedicados exclusivamente a la PET, una fuente radioactiva como el ^{68}Ge o el ^{137}Cs proporciona la fuente de radiación para realizar la exploración de transmisión. Con la llegada de la PET combinada con TC, las exploraciones de transmisión se realizan mucho más rápidamente utilizando un tomógrafo de TC colocado delante del tomógrafo de PET.

Instrumentación de la tomografía por emisión de positrones con tomografía computarizada

La configuración más frecuente de un tomógrafo híbrido PET/TC es una TC de 16 cortes montada en tándem con un tomógrafo PET, como se muestra en la figura 3-18. Aunque los tomógrafos para TC y PET están integrados en una sola unidad, funcionan de forma independiente. En un estudio típico de PET/TC, se adquiere primero la exploración de transmisión por TC. Los fotones procedentes de la radioactividad del paciente no afectan los datos de la TC porque la intensidad de los rayos γ es mucho menor que la de los rayos X. Una vez finalizada la TC, el paciente es trasladado al túnel de la PET para la exploración por emisión.

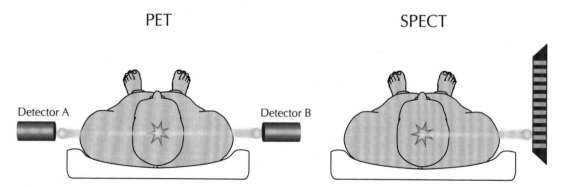

PET   **SPECT**

Detector A   Detector B

FIG. 3-17 ● En la SPECT, solo es necesario que un único fotón recorra la mitad del ancho del paciente para alcanzar la gammacámara. En la PET, los dos fotones de aniquilación tienen que recorrer toda todo lo ancho para producir un recuento coincidente. La probabilidad de que uno de los dos fotones de aniquilación sea absorbido o dispersado aumenta en el trayecto (Lee, K. *Basic science of Nuclear Medicine: The Bare Bones Essentials.* Reston, VA: Society of Nuclear Medicine and Molecular Imaging; 2015. Reimpresa con autorización).

PET: tomografía por emisión de positrones; SPECT: tomografía computarizada por emisión de fotón único.

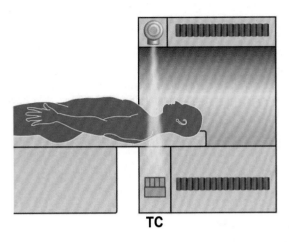
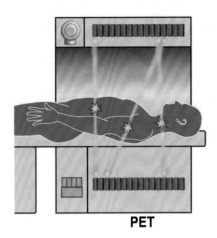

TC

PET

FIG. 3-18 ● La TC se coloca en el extremo frontal de un sistema PET/TC. La TC de transmisión se realiza antes de la tomografía de emisión (Lee, K. *Basic science of Nuclear Medicine: The Bare Bones Essentials*. Reston, VA: Society of Nuclear Medicine and Molecular Imaging; 2015. Reimpresa con autorización).

PET: tomografía por emisión de positrones; TC: tomografía computarizada.

La TC cumple dos funciones principales. Una de las funciones es adquirir imágenes de alta resolución para fusionarlas con las imágenes de PET y proporcionar puntos de referencia anatómicos para los sitios de las actividades metabólicas. La otra función es adquirir datos para el cálculo de los factores de corrección para compensar la pérdida de recuento debida a la atenuación. La corrección de la atenuación del tejido de la TC funciona aplicando una tabla de búsqueda almacenada en la base de datos para cada número de la TC, con un coeficiente de atenuación correspondiente para los fotones de 511 keV en el tejido. El factor de corrección para cualquier píxel en la imagen de PET se calcula utilizando la tabla de búsqueda y el número de TC en el píxel correspondiente de la imagen de TC.

Tomografía por emisión de positrones/tomografía computarizada con tiempo de vuelo

La PET/TC con tiempo de vuelo (TOF, *time of flight*) utiliza una electrónica rápida y cristales de centelleo para detectar la diferencia de tiempo entre la llegada de los fotones de 511 keV a detectores opuestos. El tiempo que tarda un fotón de aniquilación en viajar desde el lugar de aniquilación hasta un detector se denomina *TOF*. Si pudiéramos medir con precisión la pequeña diferencia en el TOF de los dos fotones de aniquilación, podríamos señalar el lugar del evento de aniquilación a lo largo de su LdR sin tener que procesar los datos por medio de un algoritmo de reconstrucción de imágenes. Desgraciadamente, la resolución

temporal de los tomógrafos para PET actuales es de unos 500 pseg, lo que nos da una incertidumbre de 7.5 cm ($[500 \times 10^{-12}$ s$][30 \times 10^9$ cm/s$]/2$). Por tanto, nuestra tecnología actual limita nuestra capacidad para identificar la ubicación de un evento de aniquilación con una incertidumbre de ±3.5 cm (7.5/2 cm). A pesar de la insuficiencia de la tecnología actual, la información del TOF introducida en el algoritmo de reconstrucción ayuda a localizar mejor un evento de aniquilación. En la figura 3-19 se ilustra la diferencia entre un tomógrafo con TOF y uno para PET convencional en la colocación de recuentos coincidentes a lo largo de una LdR.

Con los tomógrafos para PET convencionales, los algoritmos de reconstrucción posicionaban las cifras recibidas por ambos detectores opuestos de manera uniforme a lo largo de la LdR, ya que no había información sobre en qué punto de la LdR se originaban las cifras. En un tomógrafo con TOF, las diferencias en el tiempo de llegada de los fotones permitieron localizar un evento de aniquilación con una precisión de 7.5 cm en la LdR. Reducir la incertidumbre de localización de los eventos de aniquilación conduce a una menor presencia de ruido en la imagen y a una mejoría en el contraste. La mejoría del contraste aumenta con el tamaño del paciente, porque la reducción del ruido se aplica no solo a los recuentos de coincidencias reales sino a los de coincidencias aleatorias y dispersas que aumentan con el tamaño del paciente. Al lector interesado en los temas presentados en este capítulo se le remite a las siguientes publicaciones para obtener más información (refs. 1-12).

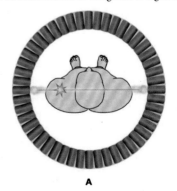
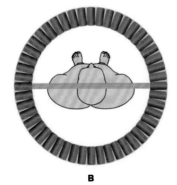
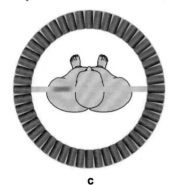

A

B

C

FIG. 3-19 ● La ubicación del evento verdadero se muestra en **A**. En las imágenes de PET convencionales (**B**), los recuentos coincidentes adquiridos entre dos detectores opuestos se reparten uniformemente a lo largo de las LdR en la matriz de la imagen. En las imágenes de PET con TOF (**C**), los recuentos se localizan en un segmento de las LdR en la matriz de la imagen (Lee, K. *Basic science of Nuclear Medicine: The Bare Bones Essentials*. Reston, VA: Society of Nuclear Medicine and Molecular Imaging; 2015. Reimpresa con autorización).

LdR: líneas de respuesta; PET: tomografía por emisión de positrones; TOF: tiempo de vuelo.

Referencias

1. Bailey DL, Townsend DW, Valk PE, Maisey MN. (eds). *Positron emission tomography: Basic sciences*. Springer-Verlag; 2005.
2. Buck AK, Nekolla S, Ziegler S, et al. SPECT/CT. *J Nucl Med*. 2008; 49:1305–1319.
3. Goldman LW. Principles of CT and CT technology. *J Nucl Med Technol*. 2007;35:115–128.
4. Goldman LW. Principle of CT: multislice CT. *J Nucl Med Technol*. 2008;36:57–68.
5. Kapoor V, McCook BM, Torok FS. An introduction to PET-CT imaging. *Radiographics*. 2004;24:523–543.
6. Lyra M, Ploussi A. Filtering in SPECT image reconstruction. *Int J Biomed Imaging*. 2011;1–14.
7. Patton JA, Turkington TG. SPECT/CT physical principles and attenuation correction. *J Nucl Med Technol*. 2008; 36:1–10.
8. Phelps ME. *PET: Physics, instrumentation, and scanners*. Springer-Verlag; 2006.
9. Prekeges J. *Nuclear medicine instrumentation*. 2nd ed. Jones & Bartlett; 2012.
10. Ranger NT. The AAPM/RSNA physics tutorial for residents: radiation detectors in nuclear medicine. *Radiographics* 1999;19:481–502.
11. Seibert AJ. X-ray imaging physics for nuclear medicine technologists. Part 1: basic principles of X-ray production. *J Nucl Med Technol*. 2004;32:139–147.
12. Seibert JA, Boone JM. X-ray imaging physics for nuclear medicine technologists. Part 2: X-ray interactions and image formation. *J Nucl Med Technol*. 2005;33:3–18.

PREGUNTAS DE AUTOEVALUACIÓN DEL CAPÍTULO

Detectores de gas usados en medicina nuclear

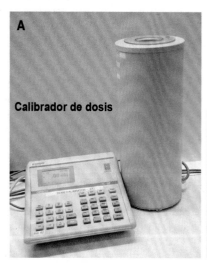

Calibrador de dosis

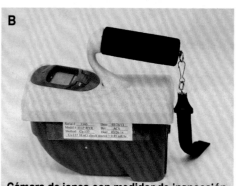

Cámara de iones con medidor de inspección

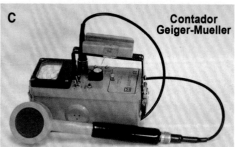

Contador Geiger-Mueller

1. ¿Cuál instrumento sería el mejor para examinar una habitación en busca de radiación de bajo nivel?

2. ¿Cuál instrumento sería mejor para medir la radioactividad de un paciente que recibe 200 mCi de ^{131}I?

3. ¿Cuál es el instrumento más adecuado para determinar la dosis en mCi?

4. ¿Cuál imagen es la más suave?

5. ¿Cuál imagen es la más nítida?

6. ¿Cuál imagen tiene el mejor aspecto general?

Respuestas a las preguntas de autoevaluación del capítulo

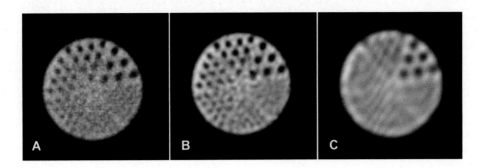

1. ¿Cuál instrumento sería el mejor para examinar una habitación en busca de radiación de bajo nivel? La mejor opción es (**C**), el contador Geiger-Mueller, debido a su alta sensibilidad para la radiación de bajo nivel.

2. ¿Cuál instrumento sería mejor para medir la radioactividad de un paciente que recibe 200 mCi de ^{131}I? Debido a que es posible que el contador Geiger-Mueller (**C**) se sature y, por tanto, no informe de la tasa de dosis real, la cámara de iones con medidor para inspección (**B**) es la mejor opción.

3. ¿Cuál sería el instrumento más adecuado para determinar la dosis en mCi? El instrumento adecuado para medir la dosis en mCi es el calibrador de dosis (**A**).

4. ¿Cuál imagen es la más suave? En la imagen (**C**) se ha aplicado un filtro de rampa + uno de Butterworth con corte 0.25 y orden 10. La visualización general es muy suave pero sin detalles.

5. ¿Cuál imagen es la más nítida? La imagen (**A**) se agudizó con un filtro de rampa, lo que genera una imagen detallada pero granulosa.

6. ¿Cuál imagen tiene el mejor aspecto general? En la imagen (**B**) se aplicó el filtro de rampa más uno de Butterworth con corte 0.5 y orden 5, ofreciendo el mejor punto medio entre ruido y resolución.

Adquisición de imágenes y tratamiento de la tiroides

4

Erik S. Mittra y Hong Song

OBJETIVOS DE APRENDIZAJE

1. Comprender la función de la radiología nuclear en la evaluación y el tratamiento de los pacientes con hipertiroidismo.

2. Conocer el papel de la radiología nuclear en la evaluación y el tratamiento de los pacientes con cáncer de tiroides.

INTRODUCCIÓN

El tratamiento del hipertiroidismo con yodo radioactivo es el origen del campo de la medicina nuclear. En 1941 (1) se realizaron los primeros tratamientos y en 1946 (2,3) se hicieron las publicaciones oficiales que documentan su eficacia. Desde entonces, por supuesto, el diagnóstico por imagen con yodo radioactivo también ha llegado a desempeñar un papel integral, de forma independiente como de forma complementaria al tratamiento con yodo radioactivo, tanto para el hipertiroidismo como para el cáncer de tiroides. La diferencia entre estas dos últimas indicaciones no se puede minimizar y a menudo es motivo de confusión para los que se inician en este campo. Si bien es cierto que los radiofármacos diagnósticos y terapéuticos yodo-123 (^{123}I) y yodo-131 (^{131}I), respectivamente, son los mismos tanto para el hipertiroidismo como para el cáncer de tiroides, todos los demás aspectos de su uso son diferentes, incluyendo los estudios de patología, los algoritmos de diagnóstico, los algoritmos de tratamiento, la preparación y los tipos de exploraciones, las dosis utilizadas para la terapia y cómo determinar la dosis, así como las precauciones de radiación asociadas con cada tratamiento. Por ello, en este capítulo, el papel del yodo radioactivo en el hipertiroidismo y en el cáncer de tiroides se describirán por separado.

A modo de breve reseña, la glándula tiroidea (a partir de aquí tiroides) es una pequeña glándula endocrina situada en la porción anteroinferior del cuello, sobre el cartílago tiroides. Es responsable de la producción de las hormonas tiroideas triyodotironina (T$_3$) y tiroxina (T$_4$), así como de la hormona calcitonina. Estas hormonas influyen en la tasa metabólica y la síntesis de proteínas, así como en la homeostasis del calcio, respectivamente. A su vez, la producción de estas hormonas está controlada por la secreción de la hormona estimulante de la tiroides (TSH, *thyroid-stimulating hormone*) por parte de la hipófisis anterior y de la hormona liberadora de tirotropina (TRH, *thyrotropin-releasing hormone*) por parte del hipotálamo (4).

HIPERTIROIDISMO

Antecedentes

El *hipertiroidismo* es un síndrome causado por la presencia de concentraciones séricas de hormonas tiroideas (T$_4$, T$_3$) superiores a las normales. Por lo general, esto provoca la supresión de la TSH, que entonces se convierte en un marcador fiable de la enfermedad. Las causas del hipertiroidismo son diversas, pero a grandes rasgos se debe a una sobreestimulación del epitelio tiroideo que provoca una sobreproducción de hormonas, o bien a la destrucción de los folículos y el epitelio tiroideos

que ocasiona la liberación de las hormonas tiroideas almacenadas, lo que se denomina *tiroiditis*. Las causas más frecuentes de la sobreproducción son la enfermedad de Graves (bocio tóxico difuso) o el bocio tóxico nodular, que suelen ser un problema permanente en la mayoría de los pacientes. Entre las causas menos frecuentes se encuentran los tumores tiroideos hiperfuncionantes, la tiroiditis autoinmunitaria hipertiroidea (tiroiditis de Hashimoto), el hipertiroidismo secundario y terciario, el bocio del ovario (*struma ovarii*) u otros tumores que generan la sobreproducción de TSH o TRH. Hay muchas causas de tiroiditis, incluyendo la subaguda, la destrucción mecánica de la tiroides, medicamentos como la amiodarona, las relacionadas con el embarazo, la asintomática y otras (5). La amplia división entre la sobreproducción y la destrucción como causa del hipertiroidismo es importante para el diagnóstico por imágenes y la terapia con yodo radioactivo, ya que la sobreproducción da lugar a una mayor captación de yodo radioactivo y, por tanto, puede utilizarse para tratarla, mientras que la destrucción ocasiona una baja captación de yodo radioactivo y, en este caso, no puede usarse para tratarla (6).

Diagnóstico general y algoritmo de tratamiento

Una vez confirmado bioquímicamente el hipertiroidismo, el siguiente paso suele ser la captación de yodo radioactivo y la exploración (6). También se puede realizar una ecografía del cuello (con o sin aspiración con aguja fina [AAF]) si hay nódulos palpables o si en la gammagrafía se demuestra la existencia de nódulos hiper- o (especialmente) hipofuncionantes. Si la causa del hipertiroidismo se debe a una tiroiditis, por lo general solo es necesario un tratamiento sintomático, ya que la enfermedad es de resolución espontánea. Si la causa se debe a la sobreproducción de hormona tiroidea, normalmente el primer paso es el tratamiento médico con propiltiouracilo (PTU) o metimazol (MMI), también llamado *tiamazol*. Sin embargo, estos medicamentos pueden ser difíciles de manejar y tienen efectos secundarios considerables, como agranulocitosis, insuficiencia hepática y defectos de nacimiento (7), por lo que generalmente no pueden utilizarse a largo plazo. Las opciones de tratamiento definitivo son la extirpación quirúrgica de una parte o de la totalidad de la glándula tiroidea o su ablación con yodo radioactivo. Ambas tienen diversos pros y contras (8) que deben discutirse cuidadosamente con el paciente antes de tomar la decisión de la terapia.

Papel de los estudios nucleares

Como se ha mencionado, la principal indicación de la captación y exploración tiroideas con yodo radioactivo es para la evaluación adicional del hipertiroidismo confirmado bioquímicamente (9) (figs. 4-1 a 4-6). Con menor frecuencia puede utilizarse para evaluar el estado funcional de un nódulo observado en la ecografía, incluso cuando los estudios no tienen anomalías. La razón es que los nódulos hipofuncionantes tienen más probabilidades de ser cancerosos que los hiperfuncionantes y, por tanto, se debe realizar una biopsia (10). Actualmente, la utilización de la ecografía en vez de la captación de yodo radioactivo suele ser suficiente para hacer esta diferenciación, aunque sigue siendo una posibilidad.

La preparación para la captación y la exploración implica la suspensión de los medicamentos para la tiroides (PTU o MMI) durante al menos 5 días y asegurarse de que no se ha administrado yodo exógeno (por lo regular de una tomografía computarizada [TC] de diagnóstico con contraste yodado intravenoso) en las 6 semanas anteriores a la terapia (11). Por la misma razón, es ideal que el paciente no consuma una comida rica en yodo (p. ej., marisco o algas) en las 48 h previas a la obtención de la imagen. Sin embargo, no suele ser necesario llevar a cabo una dieta baja en yodo.

El procedimiento se compone de dos partes distintas: la medición de la captación (sin imagen utilizando una sonda tiroidea) y la exploración (con imagen utilizando la gammacámara). Ambas partes pueden realizarse mediante una única administración de ^{123}I. La captación también puede hacerse por separado con una dosis menor (la mitad). Posterior a la administración oral del medicamento, el paciente vuelve 24 h después para la medición de la captación. Y la medición opcional de 4 h también se realiza en algunos hospitales y puede ser útil para que los pacientes con alta rotación sepan si la captación aumenta o disminuye con el tiempo. Hay varias formas de llevar a cabo la medición de la captación. Una forma frecuente es la siguiente. La sonda tiroidea se coloca a una distancia fija del cuello del paciente para registrar la captación. Los recuentos de fondo del paciente también se miden con la sonda tiroidea apuntando hacia la mitad del muslo. A continuación se coloca una dosis estándar equivalente de ^{123}I en un maniquí de cuello con dispersión de metacrilato de metilo polimerizado y se mide con la sonda tiroidea; por último, se mide la de fondo de la sala. El recuento del cuello del paciente menos el recuento del muslo se divide entre el recuento estándar menos el fondo de la sala (11). La captación normal de yodo radioactivo es del 6-18% a las 4 h y del 10-30% a las 24 h (12).

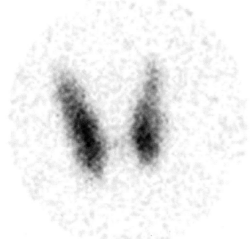

FIG. 4-1 ● En la gammagrafía con ^{123}I se muestra la captación fisiológica en los lóbulos bilaterales de la tiroides. La captación de yodo radioactivo en 24 h (RAIU, *radioiodine uptake*) es del 16.6% (lo normal es entre el 10 y el 30%).

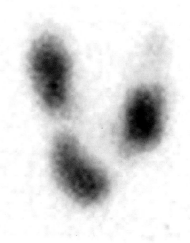

FIG. 4-3 ● En la gammagrafía con ^{123}I se observan múltiples nódulos hiperfuncionantes con supresión relativa del resto de la glándula tiroidea normal. La RAIU a las 24 h es del 35.9%.

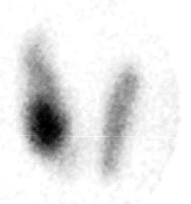

FIG. 4-2 ● En la gammagrafía con ^{123}I se detecta un nódulo solitario hiperfuncionante en el lóbulo inferior derecho de la tiroides, con supresión relativa del resto de la glándula tiroidea normal. La RAIU a las 24 h es del 39.3%.

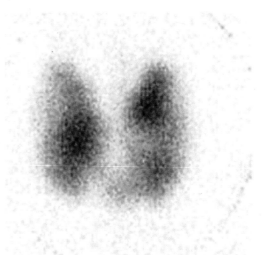

FIG. 4-4 ● En la gammagrafía con ^{123}I se perciben nódulos hiperfuncionantes en los lóbulos tiroideos medio derecho y superior izquierdo, así como un nódulo hipofuncionante en el lóbulo tiroideo medio izquierdo. La RAIU a las 24 h es del 41.4%.

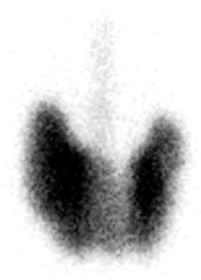

FIG. 4-6 ● En la gammagrafía con ^{123}I se observa una captación casi nula en los lóbulos tiroideos bilaterales. La glándula es apenas visible sobre el fondo. La RAIU a las 24 h es del 1.1%.

FIG. 4-5 ● En la gammagrafía con ^{123}I se muestra una captación difusamente aumentada en los lóbulos tiroideos bilaterales con visualización del lóbulo piramidal, así como del istmo tiroideo. La RAIU a las 24 h es del 74%.

La exploración con gammacámara normalmente se realiza con un colimador estenopeico (*pinhole*) enfocado en el cuello. Si la captación es baja, un marcador de tecnecio-99m es útil para marcar la parte superior del cartílago tiroides, así como la escotadura esternal, ya que la anatomía no está muy clara. Si el paciente tiene un nódulo palpable, o nódulos conocidos > 1 cm por ecografía, también es útil intentar marcar dónde están situados mientras el paciente se realiza un estudio de imagen, para poder hacer una correlación directa de la captación del nódulo. En la práctica, esto puede ser un reto a menos que el nódulo sea superficial o grande o el paciente sea delgado.

Las interpretaciones de la exploración y de la captación son relativamente sencillas. Los valores de captación por debajo del rango normal sugieren tiroiditis, ya que la glándula ha liberado su hormona tiroidea almacenada, que posteriormente suprime la TSH y la glándula. En este caso, en la gammagrafía se observará una captación limitada o nula en la tiroides. Los valores de captación superiores al rango normal sugieren la enfermedad de Graves o el bocio nodular tóxico, debido a que la glándula está activa a pesar de la concentración disminuida de TSH. En este caso, en la gammagrafía se observará la captación difusa para Graves, a menudo con visualización del istmo tiroideo y los lóbulos piramidales. En el caso de los nódulos tóxicos, en la gammagrafía se puede mostrar la alta captación en el nódulo o nódulos con la supresión variable de la glándula tiroidea circundante. Debido a este último problema, el valor de captación puede estar en el rango normal para el bocio nodular si la captación en el nódulo se equilibra con la captación disminuida en la glándula suprimida. Si los resultados de la gammagrafía y la captación son claros, la obtención de pruebas de la función tiroidea en el momento de la gammagrafía tiene un valor añadido limitado. Sin embargo, si la captación y la gammagrafía no son anómalas, la obtención de pruebas de función tiroidea adicionales es útil para saber si los estudios de laboratorio tiroideos también son anómalos o no al momento del estudio (9).

Terapia con yodo radioactivo

En el paciente con hipertiroidismo, el tratamiento con ^{131}I es útil si se cumplen las siguientes condiciones: 1) la captación de yodo radioactivo a las 24 h es superior al 30%, 2) en la gammagrafía se observa un aumento difuso de la captación, nódulos solitarios o múltiples hiperfuncionantes, y 3) no se observan nódulos hipofuncionantes que no hayan sido ya evaluados mediante ecografía, biopsia o ambas para confirmar que no

son malignos. Otros factores que hay que tener en cuenta son asegurarse de que una paciente ha mantenido una conversación exhaustiva con su endocrinólogo sobre las opciones alternativas de tratamiento, una prueba de embarazo negativa en orina o en suero en las 48 h previas a la terapia prevista y un asesoramiento adecuado sobre las precauciones con la radiación, incluida la prevención del embarazo. Si la captación está en el límite superior normal, pero la paciente es, por lo demás, una buena candidata para la terapia con yodo radioactivo y ha tenido una preparación adecuada, entonces puede ser benéfico que la paciente realice una reducción del yodo en la dieta durante 1 o 2 semanas y vuelva para la medición de la captación. La idea es estimular aún más la glándula tiroides y aumentar el valor de captación por encima de lo normal. Esto es beneficioso para incrementar la eficacia de la terapia.

La dosis de ^{131}I para la terapia del hipertiroidismo puede elegirse empíricamente o por medio de cálculos (13). En el caso de la enfermedad de Graves, las dosis empíricas suelen ser de 10-15 milicurios (mCi) y, en el caso de los nódulos hiperfuncionantes, de 10-20 mCi, ya que estos últimos pueden ser más resistentes a la radiación. Alternativamente, la dosis puede calcularse para administrar la cantidad de radiación específica a la glándula o nódulo(s). En el caso de la enfermedad de Graves, la fórmula es de 50-200 microcurios (μCi)/g de tejido, dividido por la captación de yodo radioactivo. Para los nódulos hiperfuncionantes, la fórmula es de 150-200 μCi/g de tejido, dividido entre la captación de yodo radioactivo, es decir, la dosis está directamente relacionada con el tamaño de la glándula e indirectamente con la captación y para utilizar la fórmula hay que conocer el tamaño de la glándula. Para esto, de nuevo, hay dos métodos. Lo más preciso es utilizar las medidas de una ecografía tiroidea reciente. En este caso, la fórmula del tamaño de la glándula es la de un óvalo (longitud × anchura × altura/2). Cuando no se dispone de la ecografía, se puede utilizar la exploración física para estimar el tamaño de la glándula. En este caso hay que saber que el tamaño medio total de la glándula en un adulto es de 20 g (10 g/lado). La glándula que se puede palpar con facilidad pero que no puede observarse tiene un tamaño aproximado de 40 g. Aquella glándula que puede verse fácilmente es de 60 g. Y un bocio grande puede tener un tamaño de 80-100 g. Este método es propenso a errores en los pacientes de gran tamaño en los que una gran parte de la glándula está oculta detrás del tejido blando subyacente.

El objetivo de la terapia no es necesariamente alcanzar un estado eutiroideo, sino destruir la glándula por completo y convertir al paciente en hipotiroideo. Cuando esto ocurra requerirá reemplazo de la hormona tiroidea por el resto de su vida. Incluso con este abordaje, hasta el 20% de los pacientes pueden requerir un segundo tratamiento para que sea totalmente eficaz (8). Las dosis más bajas se correlacionan con un mayor fracaso del tratamiento (13), pero esto debe equilibrarse no administrando dosis de radiación altas a todos los pacientes, lo que puede aumentar el riesgo de efectos secundarios (*véase* «Efectos colaterales y precauciones contra la radiación»), así como su carga de radiación a lo largo de la vida.

El calendario de la terapia debe ser aclarado con los pacientes, ya que muchos creen que el ^{131}I será efectiva inmediatamente. Una vez que el ^{131}I se localiza en la glándula tiroidea, la radiación β emitida causará, en su mayor parte, daños en el ácido desoxirribonucleico (ADN) monocatenario que, en última instancia, no pueden ser reparados eficazmente por la célula, provocando su muerte (14). Este proceso puede tardar muchas semanas o meses en tener efecto en toda la glándula tiroidea. Durante este tiempo, debe comprobarse periódicamente la función tiroidea del paciente, y los pacientes sintomáticos deben continuar con su PTU o MMI y otros medicamentos, como los bloqueadores β para las palpitaciones. Con el tiempo, el paciente lentamente hará la transición de hipertiroideo a eutiroideo e hipotiroideo (13).

Efectos colaterales y precauciones contra la radiación

Los efectos secundarios del tratamiento con yodo radioactivo pueden clasificarse en los de corta y larga duración (14). Los efectos secundarios a corto plazo suelen comenzar y resolverse en los primeros días después de la terapia. Incluyen náuseas (rara vez intensas como para causar emesis), sialoadenitis, inflamación de la glándula tiroides, modificaciones en el gusto y malestar general. Asegurarse de que el paciente está bien hidratado y controlar los síntomas con medicamentos antiinflamatorios no esteroideos o antieméticos puede mitigar estos efectos. Se ha sugerido el uso de sialogogos, como los caramelos ácidos o el limón, para reducir el riesgo de sialoadenitis, pero se desconoce el momento en que deben usarse (15). En varios estudios se ha constatado que iniciar la administración del sialogogo inmediatamente después de la administración de ^{131}I (y continuar durante varios días) puede reducir la captación de ^{131}I en la glándula salival (16,17). Sin embargo, en un estudio se observó que comenzar dentro de las 24 h posteriores a la administración de ^{131}I puede, de hecho, aumentar la captación en la glándula salival (el llamado «efecto rebote»), lo que da lugar a mayores efectos secundarios (18).

Los efectos secundarios a largo plazo de la terapia con yodo radioactivo incluyen daños prolongados o permanentes en las glándulas salivales que provocan xerostomía persistente. Con poca frecuencia, esto puede presentarse varios meses después de la terapia, incluso en los pacientes que inicialmente no experimentaron sialoadenitis. De nuevo, se ha demostrado que el uso de sialogogos reduce estos efectos. Además, en raras ocasiones, la alteración del gusto puede ser más prolongada o rara vez permanente. Existe el riesgo teórico de desarrollar una segunda neoplasia por la radiación, pero esto es más probable en las dosis más altas utilizadas para el cáncer de tiroides, no con las dosis bajas que se usan para el hipertiroidismo.

Las inquietudes con respecto a la radiación asociadas con las terapias con radioisótopos de cualquier tipo son una fuente de gran confusión tanto para los médicos como para los pacientes y existe una variabilidad basada en la geografía, la institución y la organización (19). La Nuclear Regulatory Commission (NRC) de los Estados Unidos proporciona orientación, pero su interpretación puede variar. El motivo es, muy probablemente, que no se conocen bien los efectos de una exposición a la radiación de tan bajo nivel y, en general, segura. Con cualquier terapia de radioisótopos, los dos tipos de radiación a tener en cuenta son la radiación emitida y la radiación eliminada (principalmente por la

orina). Las directrices de la NRC para el alta de pacientes radioactivos del hospital son tres: 1) si la dosis administrada es inferior a 33 mCi, 2) si la radiación emitida es inferior a 7 mR/h a 1 m del paciente y 3) si la exposición total a la radiación de un cuidador o familiar es inferior a 500 milirem (mrem). Teniendo en cuenta las dosis discutidas para el hipertiroidismo, los dos primeros criterios siempre se cumplen y por tanto el paciente no necesita ser ingresado. Dicho esto, probablemente sea aconsejable que el paciente mantenga cierta distancia con los demás (especialmente con los niños menores de 11 años de edad o las mujeres embarazadas) durante los primeros días después de la terapia para permitir que se produzca la mayor parte de la eliminación. La radiación eliminada es un poco más inquietante, principalmente para evitar la contaminación en casa. Para ello, se aconseja una buena higiene del baño durante la primera semana después de la terapia. Esto incluye evitar los derrames (los hombres deben sentarse al orinar), tirar de la cadena (con la tapa abajo) dos o tres veces después de usar el inodoro, limpiar cualquier derrame, lavarse bien las manos después de usar el baño y ducharse diariamente para minimizar la radiación en el sudor.

CÁNCER DE TIROIDES

Antecedentes

La incidencia del cáncer de tiroides ha aumentado de forma constante a lo largo del tiempo, aunque la mortalidad se ha mantenido relativamente estable, excepto en el caso de la enfermedad en estadio avanzado (20,21). Entre las posibilidades de esta discrepancia se encuentran el aumento de la detección de cáncer de tiroides subclínico, como los microcarcinomas (< 1 cm de tamaño), el aumento de la exposición a la radiación de la población general, así como otros factores endocrinológicos y ambientales, como el aumento de la obesidad. Existen varios subtipos patológicos de cáncer de tiroides, aunque los más frecuentes son los cánceres diferenciados de tiroides, incluyendo el papilar y el folicular, que juntos representan más del 90% de los cánceres de tiroides. Esto es inesperado tanto porque estos cánceres tienen un pronóstico favorable como porque son susceptibles al tratamiento con yodo radioactivo. Otros subtipos, como el cáncer medular de tiroides, el cáncer anaplásico de tiroides y otros cánceres poco diferenciados de tiroides, tienen un peor pronóstico y no responden al tratamiento con yodo radioactivo. En el resto de este capítulo solo se hace refiere a los cánceres de tiroides diferenciados.

La clasificación de estadificación más utilizada para el cáncer diferenciado de tiroides es el sistema de estadificación del American Joint Committee on Cancer Tumor Node Metastasis (AJCC/TNM), que fue revisado en octubre de 2016 en su 8.ª edición. El principal cambio en la nueva edición fue la reducción de un número significativo de pacientes a estadios inferiores, lo que refleja su bajo riesgo de muerte relacionado con el cáncer de tiroides (22,23).

Una variedad de mutaciones también puede afectar al cáncer de tiroides diferenciado. Los de mayor importancia para el cáncer papilar de tiroides son *RET*, *BRAF*, tirosina-cinasa y *TP53*. Pero su importancia para el pronóstico sigue siendo desconocida. Por ejemplo, en un estudio se encontró que la mutación *BRAFV600E* predecía un peor pronóstico (24), mientras que en otro no fue así (25). Las mutaciones *RAS* o los reordenamientos *PAX8/PPAR γ* están más relacionados con el desarrollo del cáncer folicular de tiroides.

Aspectos generales del tratamiento

Los cánceres de tiroides no suelen causar síntomas y a menudo se detectan de forma incidental durante la exploración física o por medio de imágenes del cuello realizadas por otros motivos. Sin embargo, si primero se identifica un nódulo sospechoso, el siguiente paso consiste en hacer una AAF guiada por ecografía seguida de una biopsia con aguja gruesa. Una vez que el cáncer de tiroides diferenciado es confirmado con estudios de patología, el siguiente paso suele ser realizar una tiroidectomía total, aunque esto varía en función del tamaño del tumor primario (26). A los microcarcinomas papilares (< 1 cm) se les puede practicar una lobectomía o permanecer expectantes (27,28). En función de los estudios de imagen prequirúrgicos, también se lleva a cabo la disección central o lateral del cuello en el momento de la tiroidectomía para tomar muestras y eliminar cualquier ganglio linfático metastásico. Esta cirugía es compleja debido a la proximidad de la glándula tiroides a importantes estructuras vasculares y nerviosas (p. ej., el nervio laríngeo recurrente) en esta zona. Por ello, no es infrecuente que se deje algo de tejido tiroideo normal, ya sea de forma involuntaria o a propósito.

El siguiente paso en el algoritmo de tratamiento es la posible terapia con yodo radioactivo, que se discutirá en el resto del capítulo. Posteriormente, el pilar de la terapia es la supresión adecuada de cualquier tejido tiroideo residual o cáncer mediante la administración de suplementos de hormonas tiroideas, que también es necesaria debido a la tiroidectomía del paciente (29-31). El objetivo de la supresión de la TSH varía en función del riesgo del paciente.

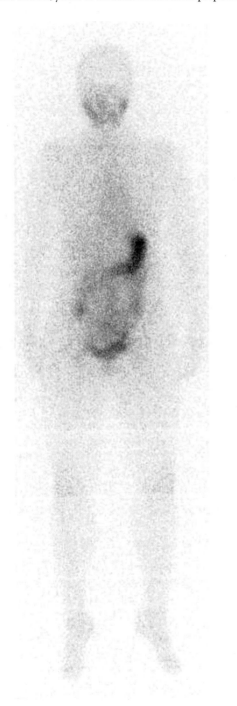

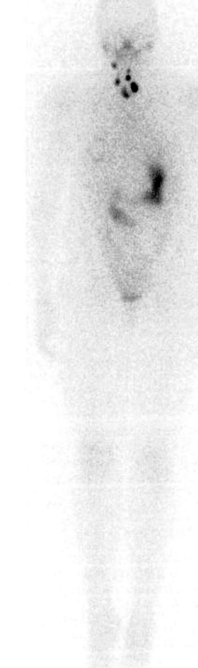

FIG. 4-7 ● Proyección anterior de una gammagrafía con ^{123}I de cuerpo entero, previa al tratamiento, donde se percibe la captación fisiológica en las glándulas salivales, el estómago, el intestino y la eliminación en la vejiga. No se observa ninguna captación focal en el cuello que sugiera tejido tiroideo residual o cáncer. La RAIU a las 24 h en el cuello es del 0.5%.

FIG. 4-8 ● Proyección anterior de una gammagrafía con ^{123}I de cuerpo entero, previa al tratamiento, en la que se detectan múltiples focos de captación en el cuello que probablemente representan una combinación de tejido tiroideo residual o cáncer y metástasis ganglionares. La RAIU a las 24 h en el cuello es del 1.4%.

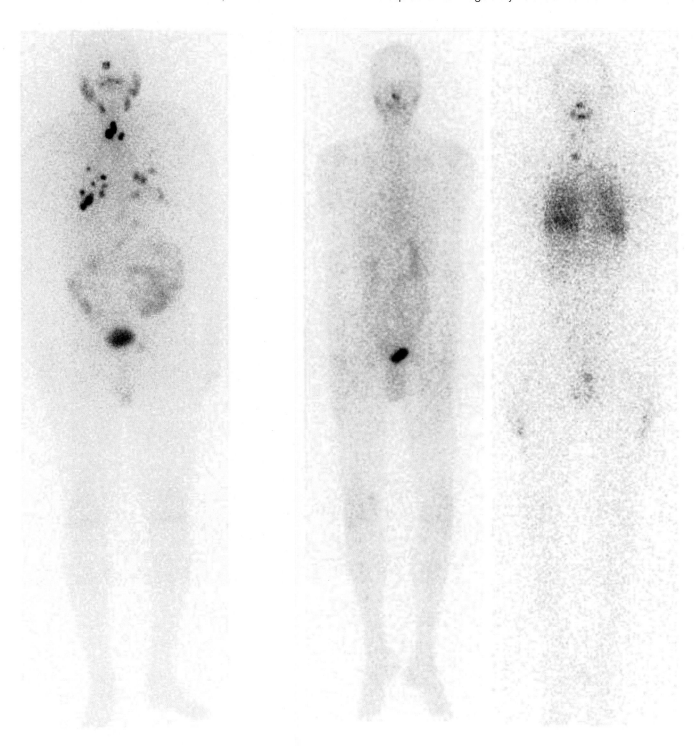

FIG. 4-9 ● Proyección anterior de una gammagrafía con ^{123}I de cuerpo entero, previa al tratamiento, donde se detectan varios focos de captación en el cuello, así como múltiples focos de captación en ambos pulmones, correspondientes con metástasis pulmonares conocidas. La RAIU a las 24 h en el cuello es del 8.5% y en el tórax del 17.5%.

FIG. 4-10 ● Proyección anterior (*imagen izquierda*) de una gammagrafía con ^{123}I de cuerpo entero, previa al tratamiento, donde se observa captación fisiológica con una RAIU a las 24 h del 0.6% en el cuello. En la proyección anterior (*imagen derecha*) de la gammagrafía con ^{123}I de cuerpo entero, previa al tratamiento, se observa una captación difusa en ambos pulmones y representa metástasis pulmonares miliares. Esto se confirmó posteriormente mediante una TC de tórax de alta resolución.

Los análisis de tiroides son el pilar en el seguimiento del cáncer de tiroides. La tiroglobulina (Tg) es producida únicamente por el tejido tiroideo. Por tanto, después de una tiroidectomía total y la ablación con yodo radioactivo del tejido remanente, la concentración de Tg debería ser indetectable. Si esto no ocurre o hay un aumento posterior de la Tg,

esto sugeriría una enfermedad residual o recurrente y es posible predecir los resultados (32-34). Es importante aclarar que las concentraciones de Tg cuando el paciente está en supresión de la hormona tiroidea (la llamada *Tg suprimida*, con valores bajos de TSH) no pueden compararse directamente con las concentraciones de Tg cuando el paciente

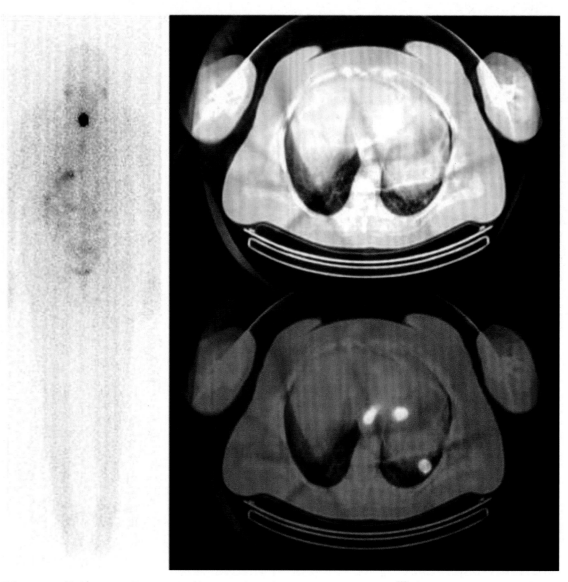

FIG. 4-11 ● En la proyección posterior (*imagen izquierda*) de la gammagrafía con ¹²³I de cuerpo entero previa al tratamiento se muestra un foco prominente de captación en la parte media del cuello, con una RAIU a las 24 h del 14.3% en el cuello. El resto de la captación observada es fisiológica. En concreto, los pulmones se consideraron sanos, pero en la SPECT/TC posterior a la terapia con ¹³¹I (imágenes axiales a la *derecha*; imagen de TC de baja dosis en la parte superior, imagen de la SPECT/TC de fusión en la parte inferior) se observa una captación focal correspondiente a un pequeño nódulo pulmonar en la base del pulmón izquierdo. También se observa la captación del intestino en este corte.

está estimulado (tiene cifras altas de TSH). Otra complicación para muchos pacientes es la presencia de anticuerpos contra la Tg (TgAb, *Tg antibody*). Estos anticuerpos pueden interferir con el ensayo de Tg, alterando artificialmente el valor medido. Aquí se le puede dar seguimiento al propio TgAb para evaluar el riesgo de cáncer (35). Por eso es necesario evaluar la TSH, la Tg y la TgAb conjuntamente para cada paciente.

Papel de los estudios nucleares y la terapia

En general, las exploraciones de cuerpo entero con yodo radioactivo se realizan en conjunto con la posibilidad de administrar terapia con ¹³¹I (figs. 4-7 a 4-13), ya sea después de la tiroidectomía inicial, con el propósito de ablación de remanentes o terapia adyuvante, o posteriormente para tratar la enfermedad residual o recurrente. Por lo general no se recomienda la realización de exploraciones rutinarias de vigilancia con yodo radioactivo en los pacientes sin concentraciones crecientes de Tg (36).

El uso de una gammagrafía de yodo radioactivo previa a la terapia inicial con ¹³¹I es una de las varias controversias en los estudios nucleares y la terapia del cáncer diferenciado de tiroides (37). En algunos

hospitales se trata de forma rutinaria a todos los pacientes con cáncer de tiroides con una dosis de 100-150 mCi de ¹³¹I después de la tiroidectomía, en cuyo caso la realización de una gammagrafía previa a la terapia podría tener una utilidad limitada. Pero otros centros basan la dosis de la terapia inicial en los resultados de la exploración previa a la terapia (38). También hay otras ventajas. A veces, la cantidad de tejido tiroideo residual es lo suficientemente alta como para justificar la repetición de la cirugía para asegurar la eficacia de la terapia. Además, en ocasiones, las pacientes (normalmente jóvenes) tendrán una captación fisiológica prominente en el tejido mamario, durante la cual no es aconsejable realizar la terapia, ya que la exposición a la radiación del tejido mamario puede ser demasiado alta. Estos son ejemplos de problemas que no se conocerían si no se realizara la exploración previa al tratamiento.

Cabe destacar que la propia terapia con ¹³¹I es objeto de varias controversias relacionadas con la necesidad y la dosis de yodo radioactivo para la ablación de remanentes, el tratamiento adyuvante o el tratamiento de la enfermedad persistente o recurrente (37,39). En particular, está la cuestión de la ablación de pacientes con riesgo bajo (40-42). Algunas de estas cuestiones se analizan en las siguientes secciones.

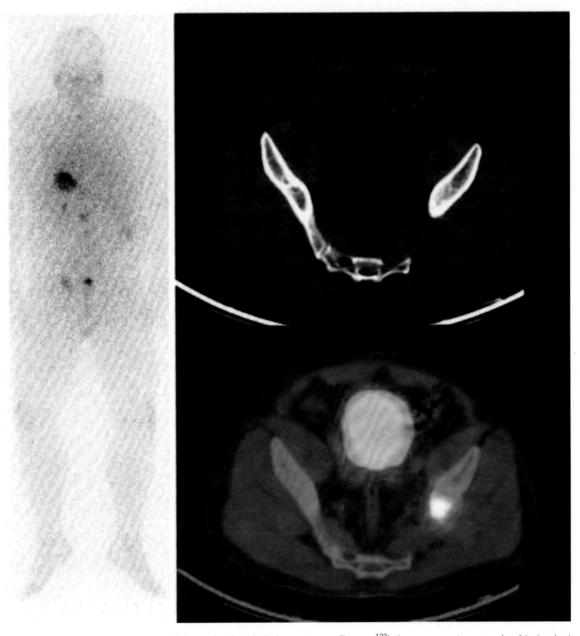

FIG. 4-12 ● Proyección posterior (*imagen izquierda*) de la gammagrafía con ¹²³I de cuerpo entero, previa al tratamiento, donde se percibe una captación mínima en el cuello, pero los focos dispersos de captación en otras partes del cuerpo corresponden a metástasis óseas. La RAIU a las 24 h es del 0.9% en el cuello. Con las imágenes de la SPECT/TC de la pelvis (imágenes axiales a la *derecha*; imagen de TC de baja dosis en la parte superior, imagen de la SPECT/TC de fusión en la parte inferior) se confirma la captación focal correspondiente a una lesión ligeramente esclerótica en el ilion izquierdo. También se observa la captación de la vejiga en este corte.

Estudios con yodo radioactivo

Independientemente de la indicación específica de una gammagrafía de cuerpo entero con yodo radioactivo, la preparación y la técnica suelen ser las mismas. La preparación es fundamental para aumentar adecuadamente la sensibilidad de la exploración. Como todos estos pacientes están tiroidectomizados, el objetivo principal de la preparación consiste en estimular el tejido tiroideo normal residual o el cáncer de tiroides recurrente, ya sea retirando al paciente la T₄ (levotiroxina) durante 4 semanas y la T₃ (liotironina) durante 2 semanas para estimular la TSH del propio paciente, o bien administrando TSH exógena en forma de inyecciones de TSH recombinante (rTSH). El efecto de este preparado se confirma comprobando la concentración de TSH del paciente el día en que se administra el ¹²³I. Es superfluo si se utiliza la rTSH, ya que la concentración de TSH siempre está aumentada (normalmente > 200 mIU/L). Pero es muy importante comprobarlo en el caso

de la retirada de la hormona tiroidea. La concentración de TSH debe ser de al menos 30 mIU/L, idealmente superior a 50 mIU/L. Hay que tener en cuenta que si el paciente tiene mucho tejido tiroideo funcional (en el cuello o en las metástasis), es posible que la TSH nunca aumente adecuadamente a pesar de seguir las pautas de preparación.

Además de estimular el tejido tiroideo del paciente, su suministro normal de yodo no radioactivo se agota por medio de una dieta baja en yodo durante 1 o 2 semanas antes de la obtención de los estudios de imagen y la terapia (43). En teoría, el yodo no radioactivo circulante puede competir con el yodo radioactivo por el cotransportador unidireccional de yoduro de sodio en las células tiroideas, aunque esto no se ha demostrado de manera rigurosa (44-46). Se pueden llevar a cabo mediciones de yodo en suero y en orina, pero los resultados tardan varios días, por lo que solo se hace en circunstancias especiales (p. ej., si el paciente se ha realizado una TC con contraste reciente). Hay que considerar que

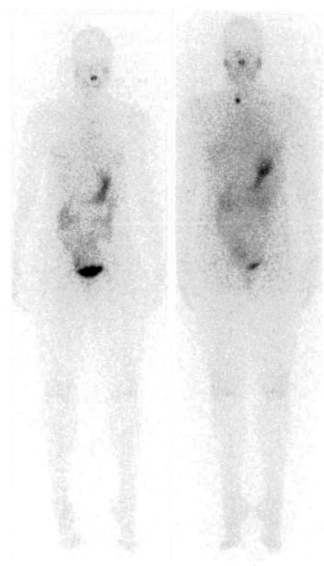

FIG. 4-13 ● Proyección anterior de dos gammagrafías con ^{123}I de cuerpo entero, previas al tratamiento, en el mismo paciente. Las imágenes se tomaron con un mes de diferencia sin ninguna intervención intermedia. La imagen de la *izquierda* es posterior a la estimulación con tirotropina α (rTSH, *Thyrogen*) y la de la *derecha* es después de la estimulación con la retirada de la hormona tiroidea. A la izquierda solo se muestra la captación fisiológica de yodo radioactivo, mientras que a la derecha se observa una captación anómala en la parte inferior derecha del cuello, correspondiente a un ganglio linfático conocido en esa localización. Esto pone de manifiesto la mayor sensibilidad de la retirada de la hormona tiroidea en comparación con la estimulación con rTSH. Para casos más complicados o avanzados, se favorece la retirada de la hormona tiroidea si el paciente la tolera, mientras que para la terapia inicial posterior a la cirugía, la rTSH es suficiente.

se trata de una dieta baja en yodo, no de una dieta sin yodo, ni de una dieta baja o sin sal. El principio básico de la dieta es evitar la fuente más usual de yodo en la dieta, que es la sal yodada. En la práctica, esto significa que queda excluido el consumo de alimentos procesados en el supermercado y en la mayoría de los restaurantes. Además, no se permite ningún tipo de marisco ni algas. El consumo de carne directamente de un carnicero y en pequeñas cantidades está permitido. También están restringidos algunos tintes, sobre todo rojos. La Thyroid Cancer Association (ThyCa.org) tiene un libro de cocina muy completo sobre la dieta baja en yodo con detalles y recetas.

Una vez que la preparación se ha realizado con éxito y se ha confirmado, se administra yodo radioactivo por vía oral y se solicitan estudios tiroideos de laboratorio. Además de comprobar la concentración de TSH (principalmente en aquellos estimulados con la retirada de la hormona tiroidea), la Tg estimulada y los TgAb son útiles para tomar una decisión final respecto a la terapia. A la mañana siguiente, el paciente vuelve para realizarse una exploración con yodo de todo el cuerpo y, junto con los resultados del laboratorio, se toma una decisión final sobre el tratamiento.

El yodo radioactivo de elección para una exploración previa a la terapia suele ser el ^{123}I, con un rango de dosis de 2-4 mCi. Sin embargo, tradicionalmente también se ha utilizado ^{131}I, que puede administrarse en dosis bajas, de 1-5 mCi. Generalmente se prefiere el ^{123}I dada la energía favorable de los fotones γ y la ausencia de emisión de partículas β. En teoría, esto último puede provocar daños en el tejido tiroideo, lo que se traduce en una captación reducida del ^{131}I terapéutico administrado posteriormente. Sin embargo, a dosis inferiores a 5 mCi, no suele observarse este efecto (47,48). Para aquellos pacientes que requieran una dosimetría previa a la terapia (*véase* «Terapia con yodo radioactivo»), debe utilizarse el ^{131}I por su mayor semivida.

Terapia con yodo radioactivo

Como ya se mencionó, no todos los pacientes con cáncer de tiroides necesitan terapia con ^{131}I. La decisión de tratamiento se basa en los estudios de patología, las características moleculares, los hallazgos quirúrgicos, el estadio y otras alteraciones médicas y enfermedades concomitantes. Si se hace, también se incorporan los resultados de los estudios de laboratorio, los hallazgos de la gammagrafía con ^{123}I previa al tratamiento y otros estudios de imagen (TC de tórax). Los pacientes con enfermedad de muy bajo riesgo pueden aplazar el tratamiento hasta que la concentración de Tg empiece a aumentar. Para los pacientes que van a recibir tratamiento, el siguiente paso es decidir la dosis.

En cuanto al tratamiento del hipertiroidismo, existen dos formas de elegir la dosis de ^{131}I, ya sea de forma empírica o en función de la extensión de la enfermedad (49). La dosificación empírica normalmente se realiza en el entorno inicial postiroidectomía para la ablación de remanentes o la terapia adyuvante en el rango de 100-150 mCi. En algunos hospitales, principalmente en Europa, también se utiliza esta dosis empírica o fija en los tratamientos posteriores, incluso para los pacientes con enfermedad metastásica, pero tratan a esos pacientes con más frecuencia. Si se basa en la extensión de la enfermedad, es útil incorporar otros estudios de imagen, como la gammagrafía con ^{123}I previa al tratamiento y otros estudios de imagen convencionales.

La razón para no utilizar una dosis fija de 100-150 mCi es doble. La preferencia por usar una dosis más baja es para limitar la exposición a la radiación en los pacientes que tienen enfermedad de bajo riesgo si va a ser igualmente eficaz (49-51). Esto es teóricamente beneficioso para ese tratamiento específico, así como para reducir la exposición acumulada con respecto a posibles terapias futuras. Por ejemplo, hay algunas pruebas de que los efectos secundarios aumentan con respecto a la dosis (52). Además, el límite acumulativo de por vida para la terapia con ^{131}I, para un solo paciente, está en el rango de 1000 mCi o 1 Ci.

Una dosis más alta será más eficaz para los pacientes con enfermedad de mayor riesgo. Esto es especialmente preocupante debido a que las terapias repetidas pueden ser menos eficaces porque cada tratamiento selecciona los clones de cáncer radiorresistentes. Así, el rango típico de dosis es de 30-250 mCi en función de la extensión de la enfermedad: 1) de 30-50 mCi para la ablación del tejido tiroideo sano residual, 2) de 75-150 mCi si existe la posibilidad de un cáncer residual en el cuello (extensión extracapsular, invasión linfovascular o metástasis en los ganglios linfáticos), 3) de 100-200 mCi si hay metástasis pulmonares y 4) de 200-250 mCi para las metástasis óseas. Cabe destacar que la metástasis ósea solitaria suele tratarse mejor con la radiación externa.

Con respecto a las dosis altas para pacientes con metástasis extensas, en última instancia se debe alcanzar un límite para que la radiación a los tejidos circundantes normales no sea perjudicial. Las dos áreas principales de preocupación son la supresión de la médula ósea y la neumonitis por radiación que provoca fibrosis pulmonar. En el caso de estos pacientes, se debe utilizar la dosimetría preterapéutica para calcular la dosis máxima tolerada de cada paciente o la actividad máxima tolerada (AMT). Según la biología de cada paciente, la función renal y la distribución y carga de las metástasis, la misma dosis de ^{131}I tendrá diferentes tiempos de permanencia en ese individuo y, por tanto, diferente exposición a la radiación en los órganos sanos. No obstante, cabe señalar que este es otro ámbito de controversia, ya que en algunos estudios se muestra que la dosimetría previa a la terapia es útil (53), mientras que en otros no (54).

Existe un gran número de formas de realizar la dosimetría específica para cada paciente y su complejidad varía considerablemente. El concepto más básico del cálculo de la AMT se basa en el trabajo empírico realizado en el Memorial Sloan Kettering Cancer Center en las décadas de 1950 y 1960, en el que se analizaron los resultados a largo plazo de algunos de los primeros pacientes tratados con ^{131}I. Con base en estas observaciones, un concepto se ha mantenido sorprendentemente con el paso del tiempo, que consiste en limitar la dosis administrada de manera que la retención de ^{131}I en *todo el cuerpo* del paciente, a las 48 h de la ingesta, no supere los 120 mCi para evitar la supresión de la médula ósea, o los 80 mCi para evitar la toxicidad pulmonar en aquellos pacientes con metástasis pulmonares extensas. Esto se suele denominar *dosimetría de cuerpo entero simplificada* (55,56). Para ello es necesario realizar una medición de todo el cuerpo (en una gammacámara o con una sonda tiroidea colocada a 2.5 m del paciente) aproximadamente 1 o 2 h después de la ingesta de ^{131}I antes de la micción (para obtener un valor de referencia) y después otra medición similar 48 h después de la ingesta justo después de la micción (para conocer el porcentaje retenido en ese momento). Hay muchos otros algoritmos más complejos para realizar la dosimetría, que implican muchos puntos temporales adicionales para estas mediciones junto con muestras de sangre y orina para comprender más a fondo la eliminación. La mayor parte de esta discusión va más allá del alcance de este libro y se alienta al lector a buscar buenas referencias sobre el tema.

Sin embargo, si se utiliza una dosis fija más baja de 100-150 mCi, la dosimetría no es necesaria ya que todos los pacientes estarán seguros. Pero si se quieren administrar dosis más altas a pacientes con una enfermedad extensa, la dosimetría puede ser benéfica para evitar complicaciones no deseadas y difíciles de tratar. Otro grupo de pacientes en los que debe considerarse la dosimetría son los que tienen alterada la función renal. Dado que esa es la principal vía de eliminación del ^{131}I, la función renal deficiente o ausente aumentará el tiempo de permanencia del ^{131}I.

Estudios después del tratamiento

A diferencia de los pacientes con hipertiroidismo tratados con ^{131}I, los pacientes con cáncer de tiroides también deben volver a realizarse una exploración posterior a la terapia entre 5 y 8 días después de la administración del tratamiento. El motivo es aprovechar el yodo que permanece por la terapia de altas dosis de ^{131}I. La expectativa es que en la revisión posterior a la terapia se observe una captación en el cuello, en la misma distribución que la gammagrafía con ^{123}I previa al tratamiento (si se realiza), aunque la captación en el tejido tiroideo residual o en el cáncer será mucho más intensa. No obstante, el objetivo principal es buscar cualquier metástasis a distancia que no se haya localizado anteriormente. Si se observan metástasis adicionales, no hay nada más que hacer por el momento, ya que el tratamiento ya se ha administrado, pero la información adaptaría el tratamiento futuro y tendría efecto en el pronóstico.

Si hay tejido tiroideo funcional, el yodo radioactivo también se adiciona a la hormona tiroidea y se libera hacia la circulación. En última instancia, queda atrapado en el hígado, por lo que suele observarse una captación homogénea en el hígado durante la exploración posterior a la terapia. También hay muchos ejemplos de captación fisiológica de yodo (potencialmente confusa) que pueden verse tanto en las exploraciones previas como en las posteriores a la terapia y que se han informado (57-59). La tomografía computarizada por emisión de fotón único (SPECT, *single photon computed tomography*) combinada con TC puede realizarse en cualquier paciente debido a la ganancia incremental que esto proporciona (60,61).

Efectos colaterales y precauciones contra la radiación

Los efectos secundarios de la terapia con ^{131}I para el cáncer de tiroides por lo general son los mismos que los de la terapia con ^{131}I para el hipertiroidismo. Como se ha mencionado anteriormente, en algunos estudios se observa una relación entre la dosis y los efectos secundarios, de manera que estos efectos pueden ser más frecuentes en los pacientes tratados por cáncer de tiroides (15).

La principal preocupación por los efectos secundarios, a largo plazo, de la terapia con yodo radioactivo para el cáncer de tiroides diferenciado es el desarrollo de segundos cánceres debido a la radiación. En general, existe mayor riesgo de cáncer secundario en los supervivientes de cáncer de tiroides y el tipo de cáncer depende de si los pacientes reciben terapia con yodo radioactivo, la edad del diagnóstico, el tratamiento y la latencia desde el tratamiento (62). La leucemia es el vínculo mejor establecido con quienes han recibido tratamiento con yodo radioactivo (63,64). La mayoría de los casos de leucemia ocurren a los 10 años del diagnóstico inicial. La relación con otros cánceres es menos fuerte, pero algunos de los que se han informado incluyen el cáncer renal y colorrectal, ya que el yodo radioactivo se elimina a través del riñón y el tubo digestivo. Además, se ha sugerido su influencia en el cáncer de mama y de próstata, aunque hay opiniones contradictorias, ya que el riesgo no es estadísticamente diferente en los pacientes con cáncer de tiroides que recibieron o no recibieron tratamiento con yodo radioactivo. Parte del aumento de la detección del cáncer secundario puede atribuirse a factores genéticos y ambientales, así como al sesgo de muestreo por el aumento de vigilancia.

Las precauciones por radiación para esta terapia también son similares a las del hipertiroidismo. Esto se debe a que, aunque las dosis son mucho mayores, la captación es baja (normalmente entre el 1 y el 3% después de la tiroidectomía). Por ello, la radiación emitida será inicialmente alta, pero disminuirá rápidamente (por lo general, alrededor del 50% cada día). Recordando los criterios de salida del hospital mencionados en la sección de precauciones de radiación posterior a la terapia para el hipertiroidismo, los pacientes con cáncer de tiroides casi siempre han sido tratados con más de 33 mCi y, por ende, emiten más de 7 mR/h a 1 m. Sin embargo, la mayoría de estos pacientes no se ingresan en el hospital (al menos en los Estados Unidos), debido a la última norma que establece que ningún cuidador o familiar se expondrá a más de 500 mrem en total. Utilizando el valor de captación del paciente, la dosis de ^{131}I y un factor de ocupación para tener en cuenta su situación de vida, la calculadora de dosis del sitio web de RADAR (https://www.doseinfo-radar.com/ExposureCalculator.html) es útil para calcular esta exposición, la cual puede documentarse para su alta. Debido a las dosis más altas, estos pacientes tendrán que estar aislados durante unos días en su habitación y realizar una buena higiene en el baño. Un cuarto de baño separado es ideal, pero no es absolutamente necesario. Otras recomendaciones se encuentran en el sitio web del SNMMI (www.snmmi.org).

Enfermedad sin afinidad por el yodo

Aunque no es muy frecuente, en el curso natural de la enfermedad, las formas agresivas de cáncer diferenciado de tiroides pueden perder diferenciación en la enfermedad sin afinidad por el yodo. Estos pacientes suelen ser identificados por el aumento en las concentraciones de Tg y TgAb, o por el hallazgo de enfermedad recurrente en los estudios de imagen convencionales, pero sin hallazgos en la gammagrafía con ^{123}I antes o después del tratamiento. En estos pacientes ocurre un dilema, ya que la enfermedad resistente al tratamiento con yodo radioactivo augura un peor resultado y las opciones de tratamiento se vuelven limitadas. Si solo en la gammagrafía con ^{123}I previa al tratamiento no existen hallazgos, un abordaje es hacer una terapia empírica con ^{131}I para ver si la gammagrafía posterior a la terapia tiene hallazgos, o quizás simplemente tenga un efecto en la reducción de las concentraciones de Tg o TgAb. Si no se observa ninguno de esos resultados, el tratamiento con ^{131}I ya no se considera una opción para estos pacientes y pasarían a la quimioterapia. Una excepción interesante es el uso del selumetinib, inhibidor de la proteína-cinasa activada por mitógenos (MAPK, *mitogen-activated protein kinase*) (MEK 1 y 2) para revertir la resistencia al tratamiento con yodo radioactivo (65,66). Se ha realizado un trabajo similar con el vemurafenib, inhibidor de BRAF, para los pacientes que con mutaciones de *BRAFV600E* (67). Aunque los resultados iniciales son prometedores, estos métodos todavía se están investigando y no se han adoptado de forma generalizada.

Este grupo de pacientes (así como los que tienen cánceres no diferenciados de tiroides desde el inicio) se visualizan mejor con la tomografía por emisión de positrones con ^{18}F-fluorodesoxiglucosa (PET con ^{18}F-FDG) (68,69). Normalmente, los cánceres de tiroides diferenciados tienen una captación de ^{18}F-FDG variable o baja, pero las histologías indiferenciadas y más agresivas tienen una captación mayor. Curiosamente, se ha demostrado que la estimulación de la TSH (ya sea mediante la retirada de la hormona tiroidea o la rTSH) también aumenta la sensibilidad de la gammagrafía con ^{18}F-FDG, por lo que suele ser ideal planificarla oportunamente.

CONCLUSIÓN

Los diferentes isótopos del yodo radioactivo tienen una larga historia de uso tanto para los estudios de imagen como para la terapia de la enfermedad tiroidea. La captación de [123]I y las exploraciones son fundamentales para el diagnóstico adecuado del hipertiroidismo y la terapia con ^{131}I del hipertiroidismo es el origen del campo de la medicina nuclear; por ello es que su eficacia está muy bien establecida con efectos secundarios limitados. En el caso de los cánceres diferenciados de tiroides, los estudios de imagen con ^{123}I pueden ayudar a determinar el estadio del paciente y mostrar si la enfermedad tiene afinidad por el yodo de modo que pueda tratarse con [131]I. El papel de la terapia con ^{131}I también está bien establecido, pero especialmente para los pacientes con una enfermedad más avanzada y afinidad por el yodo. Hay muchas controversias en los estudios de imagen nuclear y la terapia del cáncer diferenciado de tiroides como resultado de la limitación en los estudios prospectivos controlados sobre estos temas. Para todos los tipos de terapia hay que garantizar la seguridad y las precauciones por la radiación, pero generalmente son bien aceptadas por la mayoría de los pacientes como un tratamiento ambulatorio sencillo.

Referencias

1. Sawin CT, Becker DV. Radioiodine and the treatment of hyperthyroidism: the early history. *Thyroid*. United States; 1997;7(2):163–176.
2. Hertz S, Roberts A. Radioactive iodine in the study of thyroid physiology; the use of radioactive iodine therapy in hyperthyroidism. *J Am Med Assoc*. United States; 1946;131:81–86.
3. Chapman EM, Evans RD. The treatment of hyperthyroidism with radioactive iodine. *J Am Med Assoc*. United States; 1946;131:86–91.
4. Hall J. *Guyton and Hall textbook of medical physiology*. 12th ed. Saunders/Eslevier: Philadelphia, PA; 2011.
5. LiVolsi VA, Baloch ZW. The pathology of hyperthyroidism. *Front Endocrinol* (Lausanne). Switzerland; 2018;9:737.
6. Sarkar SD. Benign thyroid disease: what is the role of nuclear medicine? *Semin Nucl Med*. United States; 2006;36(3):185–193.
7. Andersen SL, Olsen J, Laurberg P. Antithyroid drug side effects in the population and in pregnancy. *J Clin Endocrinol Metab*. United States; 2016;101(4):1606–1614.
8. Torring O, Tallstedt L, Wallin G, et al. Graves' hyperthyroidism: treatment with antithyroid drugs, surgery, or radioiodine–a prospective, randomized study. Thyroid Study Group. *J Clin Endocrinol Metab*. United States; 1996;81(8):2986–2993.
9. Meller J, Becker W. The continuing importance of thyroid scintigraphy in the era of high-resolution ultrasound. *Eur J Nucl Med Mol Imaging*. Germany; 2002;29 Suppl 2:S425–S438.
10. Carnell NE, Valente WA. Thyroid nodules in Graves' disease: classification, characterization, and response to treatment. *Thyroid*. United States; 1998;8(8):647–652.
11. ACR-SNM-SPR practice guideline for the performance of thyroid scintigraphy and uptake measurements. 2009. https://s3.amazonaws.com/rdcms-snmmi/files/production/public/docs/Thyroid_Scintigraphy_1382732120053_10.pdf (accessed July 15, 2021)
12. Society of nuclear medicine procedure guideline for thyroid uptake measurement. 2006. https://s3.amazonaws.com/rdcms-snmmi/files/production/public/docs/Thyroid%20Uptake%20Measure%20v3%200.pdf (accessed July 15, 2021).
13. Ross DS, Burch HB, Cooper DS, et al. 2016 American thyroid association guidelines for diagnosis and management of hyperthyroidism and other causes of thyrotoxicosis. *Thyroid*. United States; 2016;26(10):1343–1421.
14. Mumtaz M, Lin LS, Hui KC, Mohd Khir AS. Radioiodine I-131 for the therapy of graves' disease. *Malays J Med Sci*. Malaysia; 2009;16(1):25–33.

15. Haugen BR, Alexander EK, Bible KC, et al. 2015 American thyroid association management guidelines for adult patients with thyroid nodules and differentiated thyroid cancer: The American thyroid association guidelines task force on thyroid nodules and differentiated thyroid cancer. *Thyroid*. United States; 2016;26(1):1–133.
16. Kulkarni K, Van Nostrand D, Atkins F, Mete M, Wexler J, Wartofsky L. Does lemon juice increase radioiodine reaccumulation within the parotid glands more than if lemon juice is not administered? *Nucl Med Commun*. England; 2014;35(2):210–216.
17. Van Nostrand D, Atkins F, Bandaru VV, et al. Salivary gland protection with sialogogues: a case study. *Thyroid*. United States; 2009;19(9):1005–1008.
18. Nakada K, Ishibashi T, Takei T, et al. Does lemon candy decrease salivary gland damage after radioiodine therapy for thyroid cancer? *J Nucl Med*. United States; 2005;46(2):261–266.
19. Silberstein EB, Alavi A, Balon HR, et al. The SNMMI practice guideline for therapy of thyroid disease with 131I 3.0. *J Nucl Med*. United States; 2012;53(10):1633–1651.
20. Milano AF. Thyroid Cancer: 20-Year comparative mortality and survival analysis of six thyroid cancer histologic subtypes by age, sex, race, stage, cohort entry time-period and disease duration (SEER*Stat 8.3.2) a systematic review of 145,457 cases for diagnosis year. *J Insur Med*. United States; 2018;47(3):143–158.
21. Lim H, Devesa SS, Sosa JA, Check D, Kitahara CM. Trends in thyroid cancer incidence and mortality in the United States, 1974–2013. *JAMA*. United States; 2017;317(13):1338–1348.
22. Tam S, Boonsripitayanon M, Amit M, et al. Survival in differentiated thyroid cancer: comparing the AJCC cancer staging seventh and eighth editions. *Thyroid*. United States; 2018;28(10):1301–1310.
23. Casella C, Ministrini S, Galani A, Mastriale F, Cappelli C, Portolani N. The new TNM Staging system for thyroid cancer and the risk of disease downstaging. *Front Endocrinol* (Lausanne). Switzerland; 2018;9:541.
24. Elisei R, Ugolini C, Viola D, et al. BRAF(V600E) mutation and outcome of patients with papillary thyroid carcinoma: a 15-year median follow-up study. *J Clin Endocrinol Metab*. United States; 2008;93(10):3943–3949.
25. Damiani L, Lupo S, Rossi R, et al. Evaluation of the role of BRAFV600E somatic mutation on papillary thyroid cancer disease persistence: a prospective study. *Eur Thyroid J*. Switzerland; 2018;7(5):251–257.
26. Owens PW, McVeigh TP, Fahey EJ, et al. Differentiated thyroid cancer: how do current practice guidelines affect management? *Eur Thyroid J*. Switzerland; 2018;7(6):319–326.

27. Leboulleux S, Tuttle RM, Pacini F, Schlumberger M. Papillary thyroid microcarcinoma: time to shift from surgery to active surveillance? *Lancet Diabetes Endocrinol*. England; 2016;4(11):933–942.

28. Brito JP, Moon JH, Zeuren R, et al. Thyroid cancer treatment choice: a pilot study of a tool to facilitate conversations with patients with papillary microcarcinomas considering treatment options. *Thyroid*. United States; 2018;28(10):1325–1331.

29. Freudenthal B, Williams GR. Thyroid stimulating hormone suppression in the long-term follow-up of differentiated thyroid cancer. *Clin Oncol* (R Coll Radiol). England; 2017;29(5):325–328.

30. Fussey JM, Khan H, Ahsan F, Prashant R, Pettit L. Thyroid-stimulating hormone suppression therapy for differentiated thyroid cancer: the role for a combined T3/T4 approach. *Head Neck*. United States; 2017;39(12):2567–2572.

31. Schmidbauer B, Menhart K, Hellwig D, Grosse J. Differentiated thyroid cancer-treatment: state of the art. *Int J Mol Sci*. Switzerland; 2017;18(6):1292.

32. Heemstra KA, Liu YY, Stokkel M, et al. Serum thyroglobulin concentrations predict disease-free remission and death in differentiated thyroid carcinoma. *Clin Endocrinol* (Oxf). England; 2007;66(1):58–64.

33. Aldawish M, Jha N, McEwan AJB, Severin D, Ghosh S, Morrish DW. Low but measurable stimulated serum thyroglobulin levels <2 microg/L frequently predict incomplete response in differentiated thyroid cancer patients. *Endocr Res*. England; 2014;39(4):157–163.

34. Wong KCW, Ng TY, Yu KS, et al. The use of post-ablation stimulated thyroglobulin in predicting clinical outcomes in differentiated thyroid carcinoma–what cut-off values should we use? *Clin Oncol (R Coll Radiol)*. 2019;31(2):e11–e20.

35. Doggui R. Immunoanalytical profile of thyroglobulin antibodies. *Ann Biol Clin* (Paris). France; 2018;76(6):695–704.

36. Lamartina L, Grani G, Durante C, Borget I, Filetti S, Schlumberger M. Follow-up of differentiated thyroid cancer–what should (and what should not) be done. *Nat Rev Endocrinol*. England; 2018;14(9):538–551.

37. Van Nostrand D. selected controversies of radioiodine imaging and therapy in differentiated thyroid cancer. *Endocrinol Metab Clin North Am*. United States; 2017;46(3):783–793.

38. Song H, Mosci C, Akatsu H, Basina M, Dosiou C, Iagaru A. Diagnostic 123I whole body scan prior to ablation of thyroid remnant in patients with papillary thyroid cancer: implications for clinical management. *Clin Nucl Med*. United States; 2018;43(10):705–709.

39. Tuttle RM. Controversial issues in thyroid cancer management. *J Nucl Med*. United States; 2018;59(8):1187–1194.

40. Schlumberger M, Leboulleux S, Catargi B, et al. Outcome after ablation in patients with low-risk thyroid cancer (ESTIMABL1): 5-year follow-up results of a randomised, phase 3, equivalence trial. *Lancet Diabetes Endocrinol*. England; 2018;6(8):618–626.

41. Schlumberger M, Catargi B, Borget I, et al. Strategies of radioiodine ablation in patients with low-risk thyroid cancer. *N Engl J Med*. United States; 2012;366(18):1663–1673.

42. Bal C, Ballal S, Soundararajan R, Chopra S, Garg A. Radioiodine remnant ablation in low-risk differentiated thyroid cancer patients who had R0 dissection is an over treatment. *Cancer Med*. United States; 2015;4(7):1031–1038.

43. Lee M, Lee YK, Jeon TJ, et al. Low iodine diet for one week is sufficient for adequate preparation of high dose radioactive iodine ablation therapy of differentiated thyroid cancer patients in iodine-rich areas. *Thyroid*. United States; 2014;24(8):1289–1296.

44. Morris LF, Wilder MS, Waxman AD, Braunstein GD. Reevaluation of the impact of a stringent low-iodine diet on ablation rates in radioiodine treatment of thyroid carcinoma. *Thyroid*. United States; 2001;11(8):749–755.

45. Li JH, He ZH, Bansal V, Hennessey J V. Low iodine diet in differentiated thyroid cancer: a review. *Clin Endocrinol* (Oxf). England; 2016;84(1):3–12.

46. Sawka AM, Ibrahim-Zada I, Galacgac P, et al. Dietary iodine restriction in preparation for radioactive iodine treatment or scanning in well-differentiated thyroid cancer: a systematic review. *Thyroid*. United States; 2010;20(10):1129–1138.

47. Kalinyak JE, McDougall IR. Whole-body scanning with radionuclides of iodine, and the controversy of "thyroid stunning." *Nucl Med Commun*. 2004;25(9):838–847.

48. McDougall IR, Iagaru A. Thyroid stunning: fact or fiction? *Semin Nucl Med*. United States; 2011;41(2):105–112.

49. Bal CS, Kumar A, Pant GS. Radioiodine dose for remnant ablation in differentiated thyroid carcinoma: a randomized clinical trial in 509 patients. *J Clin Endocrinol Metab*. United States; 2004;89(4):1666–1673.

50. Hommel I, Pieters GF, Rijnders AJM, van Borren MM, de Boer H. Success rate of thyroid remnant ablation for differentiated thyroid cancer based on 5550 MBq post-therapy scan. *Neth J Med*. Netherlands; 2016;74(4):152–157.

51. Cai XY, Vijayaratnam N, McEwan AJB, Reif R, Morrish DW. Comparison of 30 mCi and 50 mCi I-131 doses for ablation of thyroid remnant in papillary thyroid cancer patients. *Endocr Res*. England; 2018;43(1):11–14.

52. Cherk MH, Kalff V, Yap KSK, Bailey M, Topliss D, Kelly MJ. Incidence of radiation thyroiditis and thyroid remnant ablation success rates following 1110 MBq (30 mCi) and 3700 MBq (100 mCi) post-surgical 131I ablation therapy for differentiated thyroid carcinoma. *Clin Endocrinol* (Oxf). England; 2008;69(6):957–962.

53. Klubo-Gwiezdzinska J, Van Nostrand D, Atkins F, et al. Efficacy of dosimetric versus empiric prescribed activity of 131I for therapy of differentiated thyroid cancer. *J Clin Endocrinol Metab*. United States; 2011;96(10):3217–3225.

54. Deandreis D, Rubino C, Tala H, et al. Comparison of empiric versus whole-body/-blood clearance dosimetry-based approach to radioactive iodine treatment in patients with metastases from differentiated thyroid cancer. *J Nucl Med*. United States; 2017;58(5):717–722.

55. Atkins F, Van Nostrand D, Moreau S, Burman K, Wartofsky L. Validation of a simple thyroid cancer dosimetry model based on the fractional whole-body retention at 48 hours post-administration of (131)I. *Thyroid*. United States; 2015;25(12):1347–1350.

56. Van Nostrand D, Atkins F, Moreau S, et al. Utility of the radioiodine whole-body retention at 48 hours for modifying empiric activity of 131-iodine for the treatment of metastatic well-differentiated thyroid carcinoma. *Thyroid*. United States; 2009;19(10):1093–1098.

57. Chudgar AV, Shah JC. Pictorial review of false-positive results on radioiodine scintigrams of patients with differentiated thyroid cancer. *Radiographics*. United States; 2017;37(1):298–315.

58. Glazer DI, Brown RKJ, Wong KK, Savas H, Gross MD, Avram AM. SPECT/CT evaluation of unusual physiologic radioiodine biodistributions: pearls and pitfalls in image interpretation. *Radiographics*. United States; 2013;33(2):397–418.

59. Carlisle MR, Lu C, McDougall IR. The interpretation of 131I scans in the evaluation of thyroid cancer, with an emphasis on false positive findings. *Nucl Med Commun*. England; 2003;24(6):715–735.

60. Maruoka Y, Abe K, Baba S, et al. Incremental diagnostic value of SPECT/CT with 131I scintigraphy after radioiodine therapy in patients with well-differentiated thyroid carcinoma. *Radiology*. United States; 2012;265(3):902–909.

61. Spanu A, Solinas ME, Chessa F, Sanna D, Nuvoli S, Madeddu G. 131I SPECT/CT in the follow-up of differentiated thyroid carcinoma: incremental value versus planar imaging. *J Nucl Med*. United States; 2009;50(2):184–190.

62. Brown AP, Chen J, Hitchcock YJ, Szabo A, Shrieve DC, Tward JD. The risk of second primary malignancies up to three decades after the treatment of differentiated thyroid cancer. *J Clin Endocrinol Metab*. United States; 2008;93(2):504–515.

63. Molenaar RJ, Sidana S, Radivoyevitch T, et al. Risk of hematologic malignancies after radioiodine treatment of well-differentiated thyroid cancer. *J Clin Oncol*. United States; 2018;36(18):1831–1839.

64. Molenaar RJ, Pleyer C, Radivoyevitch T, et al. Risk of developing chronic myeloid neoplasms in well-differentiated thyroid cancer patients treated with radioactive iodine. *Leukemia*. England; 2018;32(4):952–959.

65. Larson SM, Osborne JR, Grewal RK, Tuttle RM. Redifferentiating thyroid cancer: selumetinib-enhanced radioiodine uptake in thyroid cancer. *Mol Imaging Radionucl Ther*. Turkey; 2017;26(Suppl 1):80–86.
66. Ho AL, Grewal RK, Leboeuf R, et al. Selumetinib-enhanced radioiodine uptake in advanced thyroid cancer. *N Engl J Med*. United States; 2013;368(7):623–632.
67. Dunn LA, Sherman EJ, Baxi SS, et al. Vemurafenib redifferentiation of BRAF mutant, RAI-Refractory thyroid cancers. *J Clin Endocrinol Metab*. 2019;104(5):1417–1428.

68. Mosci C, Iagaru A. PET/CT imaging of thyroid cancer. *Clin Nucl Med*. United States; 2011;36(12):e180–e185.
69. Iagaru A, Kalinyak JE, McDougall IR. F-18 FDG PET/CT in the management of thyroid cancer. *Clin Nucl Med*. United States; 2007;32(9):690–695.

PREGUNTAS DE AUTOEVALUACIÓN DEL CAPÍTULO

1. ¿Cuál es el rango adecuado de una dosis empírica de ^{131}I para la enfermedad de Graves?

   A. 5-10 mCi

   B. 10-15 mCi

   C. 15-20 mCi

   D. 20-25 mCi

2. ¿Cuál es el diagnóstico adecuado por imagen para una captación de yodo radioactivo a las 24 h del 20.6% (lo normal es 10-30%)?

   A. Captación fisiológica

   B. Enfermedad de Graves

   C. Bocio tóxico nodular solitario

   D. Bocio tóxico multinodular

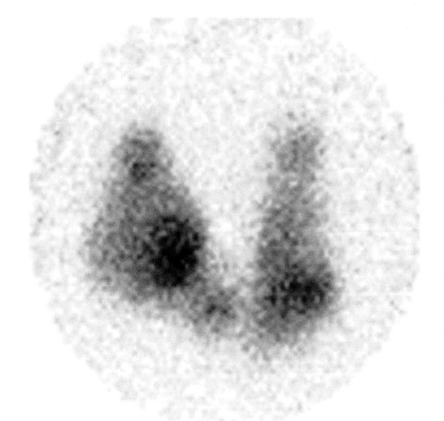

3. ¿Cuál es la preparación adecuada para la terapia con ^{131}I en el cáncer de tiroides?

   A. Dieta rica en yodo

   B. Dieta baja en yodo

   C. Dieta baja en sal

   D. El yodo en la dieta es irrelevante

4. Teniendo en cuenta los hallazgos en la gammagrafía con ^{123}I, previa al tratamiento, a la izquierda, y la imagen axial de SPECT/TC de la misma gammagrafía, a la derecha, ¿cuál es el mejor paso a seguir?

   A. Resonancia magnética de la pelvis para evaluar con mayor profundidad estos hallazgos

   B. Dosimetría previa a la terapia antes de proceder al tratamiento

   C. Tratar con 100 mCi de ^{131}I

   D. Tratar con 200 mCi de ^{131}I

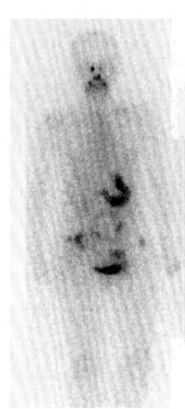

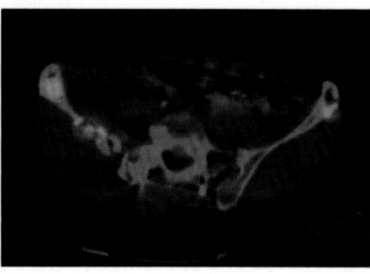

Respuestas a las preguntas de autoevaluación del capítulo

1. B La dosis empírica de ^{131}I recomendada para la enfermedad de Graves está en el rango de 10-15 mCi. Los nódulos tóxicos solitarios o múltiples suelen requerir dosis más cercanas a los 20 mCi. Las dosis superiores a 30 mCi se reservan únicamente para el cáncer de tiroides.

2. D En la gammagrafía se observan dos áreas focales de aumento de captación en el lóbulo medio derecho de la tiroides y en el lóbulo inferior izquierdo de la tiroides, compatibles con nódulos hiperfuncionantes. Hay una supresión relativa del resto de la glándula normal, lo que da lugar a un valor normal de captación de yodo radioactivo a las 24 h.

3. B Para evitar la competencia teórica de los cotransportadores unidireccionales del yoduro de sodio en las células tiroideas, se recomienda hacer una dieta baja en yodo durante 1 o 2 semanas antes de la terapia. La fuerza de esta evidencia no es fuerte dada la falta de estudios prospectivos sobre este tema. No es lo mismo que una dieta baja en sal debido a la disponibilidad de sal no yodada.

4. D La gammagrafía de cuerpo entero tiene varios focos de captación anómala de yodo en la región de la pelvis, bilateralmente. En la imagen de SPECT/TC se muestra que esta captación corresponde a metástasis óseas. No es necesario realizar una evaluación adicional con resonancia magnética. El número de metástasis es lo suficientemente limitado como para no justificar la dosimetría pretratamiento, pero se recomendaría una dosis más alta que una dosis más baja, debido a las metástasis óseas.

Gammagrafía paratiroidea 5

Patrick M. Colletti

OBJETIVOS DE APRENDIZAJE

1. Explicar los principios básicos del hiperparatiroidismo.
2. Describir los métodos de la gammagrafía paratiroidea.
3. Comparar los resultados de cinco técnicas diferentes de gammagrafía paratiroidea.

ANTECEDENTES

El hiperparatiroidismo primario se asocia con una o más glándulas paratiroides anormalmente activas. El hiperparatiroidismo secundario (HPTs) se asocia con la hipocalcemia crónica que da lugar a la sobreproducción reactiva de la hormona paratiroidea (PTH, *parathyroid hormone*). El HPTs suele estar directamente relacionado con la insuficiencia renal crónica. El hiperparatiroidismo terciario (HPTt) se debe a un HPTs no tratado, con concentraciones de PTH continuamente altas.

La paratiroidectomía para el hiperparatiroidismo suele planificarse con base en los estudios de imagen y se realiza con un endoscopio o por medio de una pequeña incisión con control de la PTH intraoperatoria (IOPTH, *intraoperative PTH*). Debido a que la semivida biológica de la PTH es de 5 min, la resección exitosa de las lesiones paratiroideas diana debe resultar en una reducción del 50% o más de la IOPTH en comparación con las concentraciones basales preoperatorias a los 5 min y la concentración de IOPTH normal o casi normal 10 min después de la resección (1-3).

Existen varios métodos eficaces para localizar el adenoma paratiroideo y las glándulas paratiroideas hiperplásicas, como la ecografía, la tomografía computarizada (TC) con contraste 4D, la angiografía selectiva con toma de muestras venosas y las imágenes paratiroideas con radionúclidos. En este capítulo se presentan los métodos y los resultados de la gammagrafía paratiroidea.

Gammagrafía paratiroidea

Aunque existen distintos radiofármacos que pueden utilizarse para la localización de las paratiroides, como la tomografía por emisión de positrones (PET, *positron emission tomography*) combinada con tomografía computarizada (TC) mediante colina marcada con ^{11}C (4), el sestamibi marcado con ^{99m}Tc (^{99m}Tc-sestamibi) es útil y eficaz en diversas técnicas (5-10):

- ^{99m}Tc-sestamibi solo con exploraciones tardías, con o sin imágenes estenopeicas (*pinhole*), tomografía computarizada por emisión de fotón único (SPECT, *single photon emission computed tomography*) o SPECT combinada con TC (SPECT/TC).
- ^{99m}Tc-sestamibi con sustracción de la tiroides con pertecnetato marcado con ^{99m}Tc o con ^{123}I, con o sin imágenes estenopeicas, SPECT o SPECT/TC.

En la tabla 5-1 se compara el rendimiento clínico de estas técnicas (11). La gammagrafía paratiroidea detecta entre el 50 y el 75% de los adenomas paratiroideos.

La interpretación puede ser tan sencilla como comparar visualmente las imágenes de pertecnetato con las de sestamibi, buscando diferencias en las imágenes de sestamibi que no se ven en las de pertecnetato. En general, las imágenes retardadas de ^{99m}Tc-sestamibi aumentarán el contraste entre los adenomas paratiroideos y el tejido tiroideo, ya que la actividad en la tiroides se atenúa más rápidamente que en los adenomas paratiroideos.

En la figura 5-1 se observan las diferencias de actividad en las imágenes de ^{99m}Tc-sestamibi en comparación con las de pertecnetato marcado con ^{99m}Tc y la atenuación diferenciada de la tiroides.

En la figura 5-2 se muestra la ventaja de la SPECT/TC para la localización en 3D del adenoma paratiroideo mediastínico.

En la figura 5-3 se percibe cómo la comparación de sestamibi y pertecnetato con atenuación diferencial muestra las cuatro glándulas paratiroides hiperplásicas en un paciente con insuficiencia renal.

En la figura 5-4 se incluyen ejemplos de pacientes con hiperparatiroidismo secundario y terciario.

Mientras que la ecografía y la TC con contraste de cuatro fases son eficaces para detectar los adenomas paratiroideos, las imágenes paratiroideas con sestamibi son útiles para guiar la cirugía en la mayoría de los pacientes. La gammagrafía paratiroidea es especialmente útil para identificar y localizar adenomas ectópicos. En ocasiones, la cirugía asistida por una sonda γ manual puede ser útil para localizar las lesiones en el quirófano.

Tabla 5-1 **EFICACIA DE DIFERENTES PROTOCOLOS DE GAMMAGRAFÍA PLANAR PARATIROIDEA CON METOXIISOBUTIL-ISONITRILO (MIBI) MARCADO CON ^{99M}TC (^{99M}TC-MIBI) EN EL HIPERPARATIROIDISMO SECUNDARIO**

Marcadores utilizados	Colimador esteno-peico	Estudios/pacientes/ número de lesiones	Sensibilidad (%)
A ^{99m}Tc-MIBI solo «doble fase»	No	15/308/899	56.2 (505/899)
B ^{99m}Tc-MIBI solo «doble fase»	Sí	4/60/196	63.2 (124/196)
C ^{99m}Tc-MIBI + ^{123}I (adquisición simultánea más sustracción)	Sí	2/31/126	75.4 (95/126)
D ^{99m}Tc-MIBI + ^{99m}Tc-O$_4$ (no simultánea)	No	2/51/178	51.7 (92/178)
E ^{99m}Tc-MIBI + ^{99m}Tc-O$_4$ (no simultánea)	Sí	1/21/78	62.8 (49/78)

Las comparaciones entre los protocolos de imagen se realizaron mediante la prueba de la χ^2: A *vs.* B ($p = 0.082$); A *vs.* C ($p = 0.001$); B *vs.* C ($p = 0.031$). ^{99m}Tc: tecnecio-99 metaestable; ^{99m}TcO$_4$: anión pertecnetato.

Reimpresa con autorización de Taïeb y cols. (9).

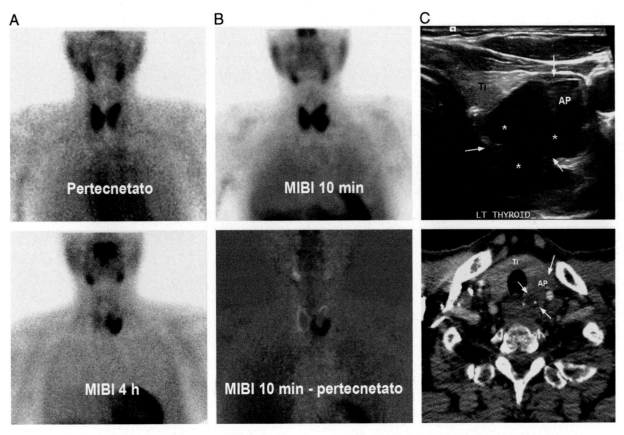

FIG. 5-1 ● Adenoma paratiroideo inferior izquierdo con retención de MIBI a las 4 h. **A.** Proyecciones planares anteriores en las que se observa un lóbulo tiroideo izquierdo desviado medialmente en las imágenes de ^{99m}TcO$_4$ con actividad MIBI inferior izquierda y atenuación fisiológica de la tiroides a las 4 h. **B** y **C.** Sustracción de la imagen con pertecnetato (^{99m}Tc-O$_4$) de la imagen con MIBI a los 10 min que muestra la actividad diferenciada en el adenoma paratiroideo del polo inferior izquierdo necrótico, de 4.0 × 4.5 cm (*flechas*), que se extiende posteriormente a la tráquea en la ecografía axial (B) y en la TC con contraste (C). El asterisco (*) indica la porción necrótica. AP: adenoma paratiroideo (porción sólida); Ti: tiroides (reimpresas con autorización de Taïeb y cols. [8]).

A

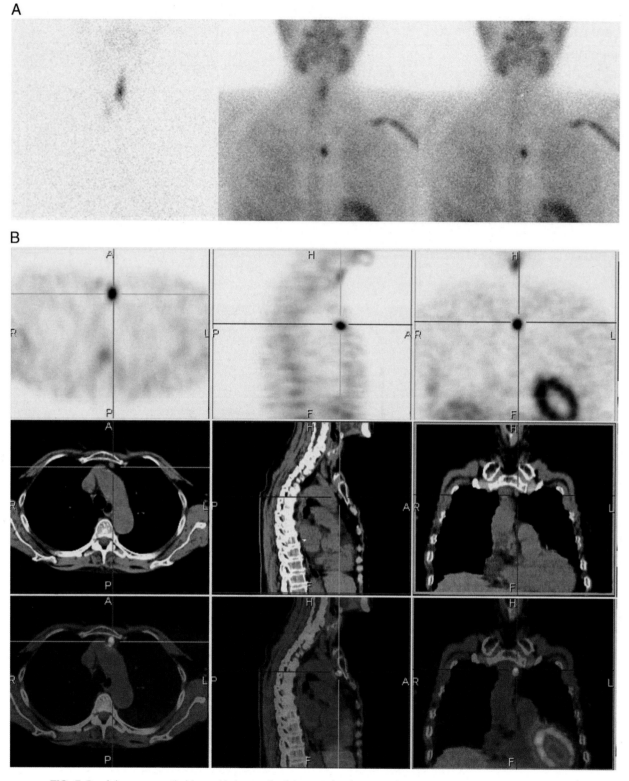

B

FIG. 5-2 ● Adenoma paratiroideo ectópico mediastínico anterior de un centímetro constatado mediante SPECT/TC. **A.** Imagen planar anterior con pertecnetato (^{99m}Tc-O$_4$) (*izquierda*), imagen planar anterior temprana con MIBI (*centro*) e imagen planar anterior tardía con MIBI (*derecha*) en las que se observa la retención de MIBI en el adenoma paratiroideo ectópico. **B.** Localización en el mediastino anterior por medio de SPECT/TC axial, sagital y coronal; imágenes mediante SPECT (*fila superior*), TC (*fila central*) y SPECT/TC combinada (*fila inferior*) (reimpresas con autorización de Taïeb y cols. [8]).

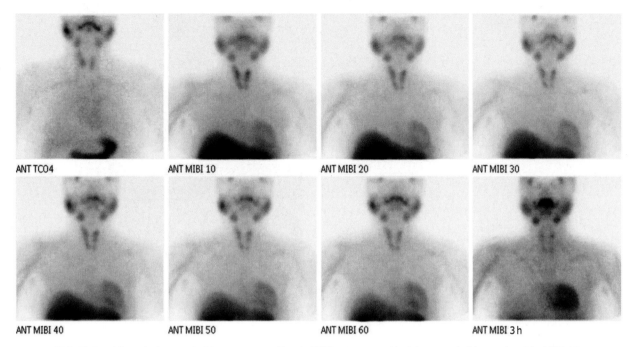

ANT TCO4   ANT MIBI 10   ANT MIBI 20   ANT MIBI 30

ANT MIBI 40   ANT MIBI 50   ANT MIBI 60   ANT MIBI 3 h

FIG. 5-3 ● Hiperplasia paratiroidea con retención de MIBI en cuatro glándulas paratiroideas a las 3 h. MIBI 10: imagen con MIBI 10 min después de la inyección; MIBI 3HR: imagen con MIBI 3 h después de la inyección; TCO4: pertecnetato ($^{99m}TcO_4$) (con la autorización de Taïeb y cols. [8]).

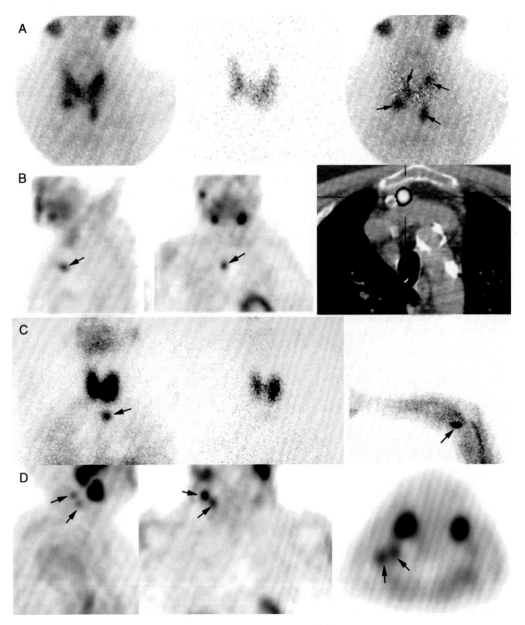

FIG. 5-4 ● Ejemplos de casos de gammagrafía paratiroidea en hiperparatiroidismo secundario (HPTs) y terciario. **A.** Gammagrafía paratiroidea antes de la cirugía inicial para HPTs. Protocolo de sustracción: ^{123}I a las 2 h de
la administración de 12 MBq a partir de 740 MBq de ^{99m}Tc-sestamibi en el momento 0, registro simultáneo de
imágenes de doble marcador (planar + estenopeico), sustracción digital de imágenes (^{99m}Tc-sestamibi menos
^{123}I). En las imágenes de sustracción estenopeica de este paciente se observan cuatro glándulas paratiroides
agrandadas, con localización asimétrica (*flechas*). **B-D.** Gammagrafía paratiroidea para HPTs persistente o recurrente. **B.** HPT terciario recurrente relacionado con una glándula ectópica supernumeraria (*izquierda y centro*:
imágenes SPECT; *derecha*: imagen de fusión SPECT/TC). **C.** Recurrencia causada por una glándula paratiroidea
ectópica mediastínica superior e hiperplasia del injerto del antebrazo (*flechas*). *Izquierda*: imagen estática planar
cervicomediastínica con ^{99m}Tc-sestamibi; *centro*: imagen estática cervicomediastínica con ^{123}I; *derecha*: imagen
planar de ^{99m}Tc-sestamibi centrada en el injerto. **D.** HPTs recurrente relacionado con la paratiromatosis. El paciente
se realizó la ablación total de la glándula tiroides durante una de las cirugías previas de paratiroides. Se observan
múltiples focos de captación de ^{99m}Tc-sestamibi, correspondientes a tejido paratiroideo hiperfuncionante en la
parte superior lateral derecha del cuello (reproducidas con la autorización de Taïeb y cols. [9]).

Referencias

1. Richards ML, Thompson GB, Farley DR, Grant CS. An optimal algorithm for intraoperative parathyroid hormone monitoring. *Arch Surg.* 2011;146(3):28.
2. Bergenfelz AO, Hellman P, Harrison B, et al. Positional statement of the European Society of Endocrine Surgeons (ESES) on modern techniques in pHPT surgery. *Langenbecks Arch Surg.* 2009;394:761–764.
3. Bilezikian JP, Khan AA, Potts JT Jr. Guidelines for the management of asymptomatic primary hyperparathyroidism: summary statement from the third international workshop. *J Clin Endocrinol Metab.* 2009;94:335–339.
4. Vellani C, Hodolič M, Chytiris S, Trifirò G, Rubello D, Colletti PM. Early and delayed 18F-FCH PET/CT imaging in parathyroid adenomas. *Clin Nucl Med.* 2017;42:143–144.
5. Hindie E, Ugur O, Fuster D, et al. 2009 EANM parathyroid guidelines. *Eur J Nucl Med Mol Imaging.* 2009;36:1201–1216.
6. Taillefer R, Boucher Y, Potvin C, et al. Detection and localization of parathyroid adenomas in patients with hyperparathyroidism using a single radionuclide imaging procedure with technetium-99m-sestamibi (double-phase study). *J Nucl Med.* 1992;33:1801–1807.
7. Martin D, Rosen IB, Ichise M. Evaluation of single isotope technetium 99m sestamibi in localization efficiency for hyperparathyroidism. *Am J Surg.* 1996;172:633–636.
8. Taieb D, Hindie E, Grassetto G, Colletti PM, Rubello D. Parathyroid scintigraphy when, how, and why? a concise systematic review. *Clin Nucl Med.* 2012;37:568–574.
9. Taïeb D, Ureña-Torres P, Zanotti-Fregonara P, et al. Parathyroid Scintigraphy in renal hyperparathyroidism: the added diagnostic value of SPECT and SPECT/CT. *Clin Nucl Med.* 2013;38:630–635.
10. Fuster D, Depetris M, Torregrosa JV, Squarcia M, Paschoalin RP, Mayoral M, Granados U, Colletti PM, Rubello D, Pons F. Advantages of pinhole collimator double-phase scintigraphy with 99mTc-MIBI in secondary hyperparathyroidism. *Clin Nucl Med.* 2013;38:878–881.
11. Caldarella C, Treglia G, Pontecorvi A, et al. Diagnostic performance of planar scintigraphy using (99m)Tc-MIBI in patients with secondary hyperparathyroidism: a meta-analysis. *Ann Nucl Med.* 2012;26:794–803.

PREGUNTAS DE AUTOEVALUACIÓN DEL CAPÍTULO

1. ¿Cuál es el diagnóstico más probable?
   A. Linfoma
   B. Adenoma paratiroideo
   C. Cáncer de paratiroides
   D. Sarcoidosis

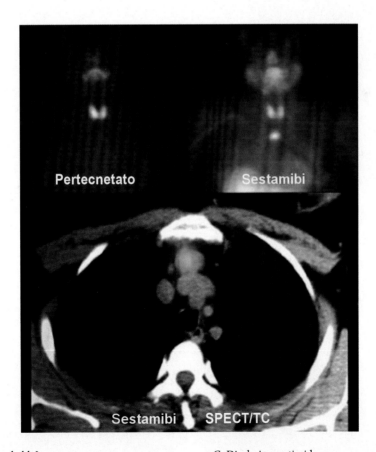

2. ¿Cuál es el diagnóstico más probable?
   A. Adenoma paratiroideo
   B. Cáncer de paratiroides
   C. Displasia paratiroidea
   D. Hiperplasia paratiroidea

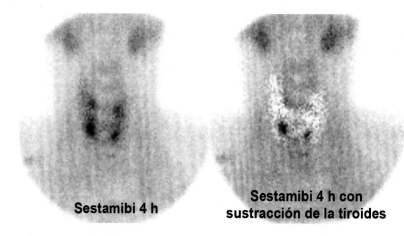

Sestamibi 4 h

Sestamibi 4 h con sustracción de la tiroides

Respuestas a las preguntas de autoevaluación del capítulo

1. Aunque el sestamibi no se acumula en la sarcoidosis (D), es un fármaco tumoral con el que se puede localizar el cáncer de mama y de tiroides. Por tanto, las opciones linfoma (A) y carcinoma paratiroideo (C) son posibles, pero son menos probables, ya que las imágenes con sestamibi se realizan con mucha más frecuencia para la respuesta correcta, adenoma paratiroideo (**B**). Obsérvese que se trata de un adenoma paratiroideo mediastínico situado dentro del timo.

2. Como hay cuatro lesiones separadas en el estudio con sestamibi a las 4 h, el adenoma paratiroideo (A) y el cáncer de paratiroides (B) son poco probables. La displasia paratiroidea (C) no es una opción razonable. Por tanto, la respuesta correcta es hiperplasia paratiroidea (D). El hiperparatiroidismo primario se asocia con las glándulas paratiroides anormalmente activas. El HPTs se relaciona con una hipocalcemia crónica que ocasiona sobreproducción reactiva de PTH. El hiperparatiroidismo terciario (HPTt) se debe a un HPTs no tratado, con concentraciones de PTH continuamente incrementadas.

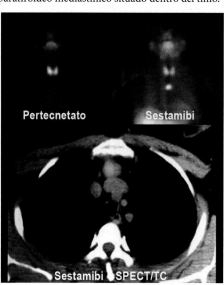

Pertecnetato Sestamibi

Sestamibi SPECT/TC

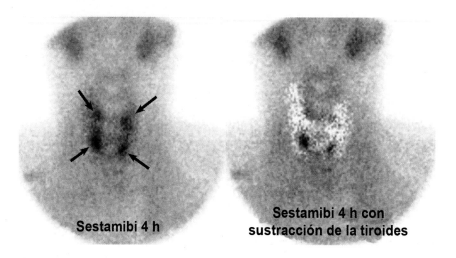

Sestamibi 4 h

Sestamibi 4 h con sustracción de la tiroides

Adquisición de imágenes y tratamiento de los tumores neuroendocrinos

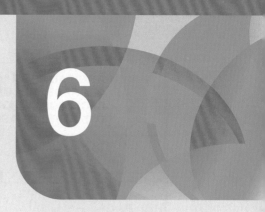

6

Erik S. Mittra y Hong Song

OBJETIVOS DE APRENDIZAJE

1. Comprender los antecedentes de los tumores neuroendocrinos y las bases fisiológicas de su diagnóstico y tratamiento.
2. Describir la técnica y la interpretación de los estudios de imagen de los receptores de somatostatina (SSTR, *somatostatin receptor*) y de la metayodobencilguanidina (MIBG, *metaiodobenzylguanidine*).
3. Comprender los aspectos prácticos de la terapia con SSTR y MIBG.

INTRODUCCIÓN

El diagnóstico por imagen de los tumores neuroendocrinos (TNE) tiene una larga historia en la medicina nuclear (MN). Debido a que los TNE constituyen un grupo diverso de tipos de tumor, este campo es amplio. Sin embargo, antes solo había opciones limitadas para la obtención de imágenes y no había terapias aprobadas por la Food and Drug Administration (FDA) de los Estados Unidos. Recientemente ha habido un resurgimiento de esta área debido a la aprobación, por parte de la FDA, de un nuevo estudio de imagen (en 2016) y dos nuevos radiofármacos terapéuticos (ambos en 2018). Esta área también es un excelente ejemplo de la fusión entre diagnóstico y tratamiento que ha recibido mucha atención en la MN durante la última década.

ANTECEDENTES

Los TNE incluyen una amplia gama de tumores que se originan de las células del sistema endocrino o nervioso y son bien conocidos por ser heterogéneos. Pueden surgir de una variedad de órganos diferentes; es posible que sean benignos o malignos; están bien, moderadamente o mal diferenciados (p. ej., su grado); tienen un potencial metastásico variable, y son funcionales o no funcionales (p. ej., producen exceso hormonas que causan síntomas o no) (1). Más allá de la progresión de la enfermedad, estos síntomas pueden reducir significativamente la calidad de vida, por lo que es importante considerar la necesidad de tratamiento. Los TNE tienen baja incidencia pero alta prevalencia debido a la mortalidad relativamente menor asociada con estos tumores.

En cuanto al lugar anatómico u órgano de origen, el sitio más frecuente es el intestino (ya sea proximal, medio o distal), seguido del páncreas y del pulmón. Los dos primeros se suelen agrupar como TNE gastroenteropancreáticos (GEP) y representan aproximadamente dos tercios de los TNE. Los que se originan en los pulmones pueden subdividirse en bronquiales, carcinoides pulmonares, cáncer de pulmón microcítico y carcinomas neuroendocrinos (CNE) macrocíticos del pulmón. Otros TNE son los feocromocitomas, los paragangliomas, el neuroblastoma, el cáncer medular de tiroides y el cáncer de células de Merkel.

La clasificación de los TNE por parte de la Organización Mundial de la Salud se basa en la proliferación celular, ya sea el recuento mitótico (por cada 10 campos de alta potencia) o el índice de proliferación Ki-67 (%). Los tumores de bajo grado (G1) tienen un recuento mitótico < 2 o un Ki-67 < 3%. Los tumores de grado intermedio (G2) tienen un recuento mitótico entre 2 y 20 o un Ki-67 del 3-20%. Y los carcinomas de alto grado (G3) tienen un recuento mitótico > 20 o un Ki-67 > 20%. Se ha sugerido que el G3 se subdivida en neoplasias bien o mal diferenciadas para reflejar mejor el pronóstico.

La imagen nuclear y el tratamiento de estos tumores se basan principalmente en una de las dos características de estos tipos de célula. El primero son los SSTR y el segundo la norepinefrina. El primero se basa en pentetreotida marcada con ^{111}In (^{111}In-pentetreotida) o DOTATATE marcado con ^{68}Ga (^{68}Ga-DOTATATE) para la adquisición de imágenes y la terapia con DOTATATE marcado con lutecio-177 (^{177}Lu-DOTATATE). Este último es base de los estudios de MIBG marcada con ^{123}I (^{123}I-MIBG) y del tratamiento con ^{131}I-MIBG o iobenguano marcado con ^{131}I (^{131}I-iobenguano). Estos se analizarán con más detalle.

Aunque no es el tema central de este capítulo, hay que señalar que otros dos radiofármacos tienen un papel en la obtención de imágenes de los TNE: la ^{18}F-fluorodesoxiglucosa (FDG) y la ^{18}F-fluorodopa (^{18}F-DOPA). Como análogo de la glucosa, la ^{18}F-FDG atraviesa la membrana celular por medio del transportador de glucosa y evalúa la vía glucolítica de la célula. Es útil sobre todo para los CNE de grado alto, que no suelen tener una alta expresión de SSTR. Los CNE bien diferenciados (valores de la Ki-67 en el rango del 20-50%) pueden necesitar tanto el estudio de imagen con ^{68}Ga-DOTATATE como la ^{18}F-FDG para una estadificación completa, dada la expresión variable de SSTR. La ^{18}F-DOPA es una forma fluorada de la levodopa y es captada por los TNE gracias a su capacidad para almacenar aminas biógenas; atraviesa la membrana celular a través del gran transportador de aminoácidos. En los estudios se ha demostrado que la ^{18}F-DOPA puede tener mayor sensibilidad que la gammagrafía con SSTR (2).

Receptores de somatostatina

Un rasgo primario común entre muchos TNE (especialmente los de pulmón y los TNE-GEP, más variable para otros TNE) es su expresión de SSTR acoplados a proteínas G, de los cuales hay cinco subtipos conocidos en humanos. Se han desarrollado varios péptidos que se unen a los SSTR con afinidad variable. En la tabla 6-1 se muestra la afinidad de unión relativa de un subconjunto de ellos, orientada a los compuestos para adquisición de imágenes.

Tabla 6-1 **AFINIDAD RELATIVA DE UNIÓN (IC$_{50}$ EN NMOL/L) DE DIFERENTES ANÁLOGOS DEL RECEPTOR DE SOMATOSTATINA A LOS CINCO SUBTIPOS CONOCIDOS DEL RECEPTOR DE SOMATOSTATINA HUMANO, DESTACANDO LA DIFERENCIA ENTRE LOS PÉPTIDOS ASÍ COMO EL EFECTO DE LOS QUELANTES E ISÓTOPOS (71)**

	Subtipo de receptor de somatostatina				
	1	2	3	4	5
Somatostatina-28	5.2 ± 0.3	2.7 ± 0.3	7.7 ± 0.9	5.6 ± 0.4	4.0 ± 0.3
Octreotida	>10 000	2.0 ± 0.7	187 ± 55	>1 000	22 ± 6
DTPA-octreotida	>10 000	12 ± 2	376 ± 84	>1 000	299 ± 50
In-DTPA-octreotida	>10 000	22 ± 3.6	182 ± 13	>1 000	237 ± 52
DOTATOC	>10 000	14 ± 2.6	880 ± 324	>1 000	393 ± 84
Ga-DOTATOC	>10 000	2.5 ± 0.5	613 ± 140	>1 000	73 ± 21
In-DTPA-octreotato	>10 000	1.3 ± 0.2	>10 000	433 ± 16	>1 000
Ga-DOTATATE	>10 000	0.2 ± 0.04	>1 000	300 ± 140	377 ± 18

Reimpreso con la autorización de Brabander y cols. (71). Copyright © 2015 Karger Publishers, Basilea, Suiza.

La molécula de somatostatina humana es una hormona utilizada por las células neuroendocrinas para la neurotransmisión y la proliferación celular. Tiene dos formas activas, una compuesta por 28 aminoácidos y la otra por 14 aminoácidos. Una versión abreviada de la molécula de somatostatina humana, compuesta por ocho aminoácidos, con una semivida plasmática mucho más larga, es la octreotida; esta fue aprobada por la FDA en 1988 para el control de los síntomas en pacientes con TNE funcionales (3). Sin embargo, también se sabe que tiene efectos antiproliferativos y aún así se utiliza en pacientes con TNE de grado bajo o intermedio, metastásicos e inoperables (4). Una ligera variación de este péptido es la lanreotida, que también se usa para las mismas indicaciones.

Para permitir la adquisición de imágenes y tratar a los TNE, se han desarrollado diversas variaciones del péptido octreotida y se han marcado con isótopos que emiten rayos γ, β y positrones para estas diversas aplicaciones (5). El isótopo se une al péptido con uno de los dos conectores estructurales, ya sea el ácido dietilentriaminopentaacético (DTPA) o el ácido tetraazociclodecanotetraacético (DOTA). Además de la octreotida, el otro péptido utilizado es el octreotato. Estos diferentes radiofármacos (combinaciones de péptido-conector-isótopo) tienen diferentes afinidades de unión a los distintos subtipos de SSTR, así como de dosimetría en órganos sanos (*véase* tabla 6-1) (6-9). En definitiva, tanto las imágenes como la dosimetría son similares, pero no iguales (4,7,10).

Imágenes de receptores de somatostatina

Históricamente, la primera aproximación de los TNE tanto a la imagenología nuclear como a la terapia fue con la DTPA-octreotida marcada con [111]In (o ^{111}In-pentetreotida) (5). El ^{111}In permite la obtención de imágenes de gammagrafía y ha sido el pilar de las imágenes nucleares de los TNE desde la década de 1980. El protocolo de adquisición de las imágenes es algo complejo, ya que se le da seguimiento al paciente después de la inyección del radiofármaco durante las 24 y (a menudo) 48 h posteriores con imágenes planares de todo el cuerpo con o sin tomografía computarizada por emisión de fotón único (SPECT, *single-photon-emission computed tomography*) combinada con tomografía computarizada (TC) simple. En ocasiones es necesario retrasar la realización de los estudios de imagen y se solicita al paciente que evacúe de manera regular durante este tiempo (con el uso de laxantes de venta libre, si es necesario) para aumentar la especificidad del estudio.

En la siguiente generación de fármacos se usó un isótopo del galio emisor de positrones (^{68}Ga) unido a la octreotida o al octreotato utilizando el conector DOTA (6). Tres péptidos basados en este concepto son DOTA-TATE, DOTA-TOC y DOTA-NOC. En junio de 2016, el DOTA-TATE marcado con [68]Ga (^{68}Ga-DOTATATE, financiado por la Advanced Accelerator Applications [AAA]) fue aprobado por la FDA, ofreciendo así

una alternativa para obtener imágenes con una tomografía por emisión de positrones (PET, *positron emission tomography*) adicional a la comúnmente utilizada con ^{111}In-pentetreotida (figs. 6-1 a 6-3). Además de la resolución mejorada de la PET en comparación con las imágenes planares y la gammacámara con SPECT, el protocolo de estudios de imagen también es mucho más favorable, ya que la exploración de todo el cuerpo se realiza 60 min después de la inyección. De hecho, en todos los aspectos clave (resolución, tiempo de adquisición de imágenes, dosis de radiación, sensibilidad y modificaciones en el abordaje clínico), ^{68}Ga-DOTATATE es superior a la ^{111}In-pentetreotida y, por tanto, debería emplearse siempre que sea posible. En algunos hospitales se tienen problemas con la disponibilidad de ^{68}Ga-DOTATATE o hay conflictos con las aseguradoras, pero se cree que estos problemas serán menores en el futuro.

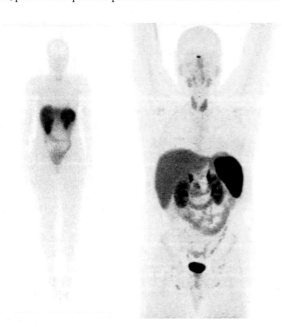

FIG. 6-1 ● Ejemplos de imágenes adquiridas con ^{111}In-DTPA-octreotato (*izquierda*, imágenes planares en proyección anterior de cuerpo completo) y con ^{68}Ga-DOTATATE (*derecha*, MIP del vértice hasta la mitad de los muslos) en el mismo paciente. En ambos casos hay una biodistribución normal hacia el hígado y el bazo con eliminación a través de los riñones (hacia la vejiga) y el intestino. Por su mayor resolución, en la adquisición con DOTATATE se ve captación glandular fisiológica adicional en la hipófisis, la saliva, la tiroides y las glándulas suprarrenales bilaterales. MIP: proyección de máxima intensidad.

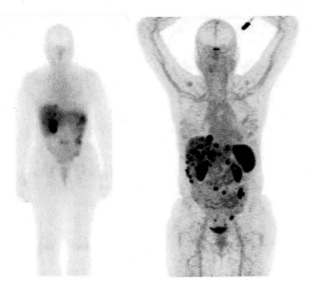

FIG. 6-2 ● Ejemplos de adquisiciones anómalas mediante gammagrafía con ^{111}In-DTPA-octreotato (*izquierda*, imágenes planares en proyección anterior de cuerpo completo) y PET con ^{68}Ga-DOTATATE (*derecha*, MIP del vértice hasta la mitad de los muslos) en el mismo paciente. En ambos casos, se observan múltiples metástasis hepáticas, así como metástasis ganglionares en el abdomen y la pelvis. Es evidente la mayor resolución de la imagen obtenida con PET. ^{68}Ga-DOTATATE: DOTATATE marcado con ^{68}Ga; ^{111}In-DTPA: ácido dietilentriaminapentaacético marcado con ^{111}In; MIP: proyección de máxima intensidad; PET: tomografía por emisión de positrones.

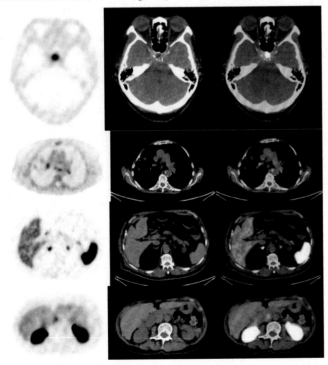

FIG. 6-3 ● Proyecciones axiales de la PET (*columna de la izquierda*), la TC (*columna del centro*) y la PET/TC (*columna de la derecha*) en las que se observa la captación fisiológica o benigna en la imagen de la PET/TC con ^{68}Ga-DOTATATE, incluyendo la captación hipofisaria (*fila superior*), linfadenopatía reactiva (*segunda fila*), glándulas suprarrenales (*tercera fila*) y el proceso uncinado del páncreas (*cuarta fila*). ^{68}Ga-DOTATATE: DOTATATE marcado con ^{68}Ga; PET: tomografía por emisión de positrones; TC: tomografía computarizada.

Existe controversia sobre la preparación adecuada para estos estudios con respecto a la interrupción del tratamiento con octreotida o lanreotida. Como estos medicamentos competirán con los mismos SSTR para la adquisición de las imágenes, teóricamente pueden causar una reducción de la captación y, por tanto, disminuir la sensibilidad del estudio. Los resultados son algo contradictorios, pero la idea general es suspender los medicamentos de acción corta durante las 24 h previas al estudio y los de acción prolongada durante un mes antes, si es posible.

Terapia con receptores de somatostatina

También es posible la terapia con [111]In a partir de los electrones Auger que producen los fotones, lo que provoca daños en el ácido desoxirribonucleico (ADN); este fue el primer abordaje terapéutico probado. Sin embargo, la eficacia fue baja. Así, la siguiente generación de radionúclidos terapéuticos fue la de los isótopos que emiten rayos β de itrio-90 (^{90}Y) y lutecio-177 (^{177}Lu) unidos a las mismas combinaciones de enlaces y péptidos descritas anteriormente para la adquisición de imágenes. Actualmente ambos isótopos terapéuticos siguen utilizándose (más en Europa que en los Estados Unidos), aunque el ^{177}Lu es el único que cuenta con la aprobación de la FDA y de la European Medicines Agency (EMA) y está disponible comercialmente.

Aunque tanto el ^{90}Y como el ^{177}Lu son radioisótopos que principalmente emiten rayos β, existen algunas diferencias entre ellos. El ^{90}Y tiene una vida media de 2.7 días, energía de 935 keV, longitud de recorrido de 12 mm en los tejidos blandos y ninguna emisión γ primaria. El ^{177}Lu tiene una vida media de 6.7 días, energía de 133 keV, longitud de trayectoria de 2 mm en los tejidos blandos y emisiones γ adicionales de 113 keV (6.6%) y 208 keV (11%). En primer lugar, se cree que la mayor energía (y la consiguiente mayor longitud de la trayectoria) del ^{90}Y proporcionará mayor eficacia para los tumores más grandes (11). Esto se ha investigado en varios ensayos clínicos (12). Desgraciadamente, la mayor longitud del trayecto también puede ocasionar mayor toxicidad para el tejido normal circundante, como la médula ósea o los riñones, aunque la información todavía es limitada (11). Por ello, se eligió al ^{177}Lu para su comercialización, por su eficacia similar pero su menor toxicidad en comparación con el [90]Y.

El uso de un radionúclido unido a un péptido con fines terapéuticos por lo general se denomina *terapia radionuclídica de receptores peptídicos* (TRRP). No es específica de los TNE, pero la terapia que utiliza un análogo de la somatostatina unido al ^{177}Lu es actualmente el ejemplo más avanzado de TRRP y el único aprobado por la FDA. Además, esta combinación de estudios e isótopos terapéuticos que usan la misma diana es un buen ejemplo de la fusión entre diagnóstico y tratamiento (*theranostics*), un concepto importante en el campo de la MN.

ENSAYOS CLÍNICOS CON RADIONÚCLIDOS DE RECEPTORES PEPTÍDICOS

Resultados en fase I o II

Debido a las diferencias normativas y de financiación entre los Estados Unidos y Europa, gran parte del trabajo inicial sobre la TRRP para los TNE se ha realizado en Europa, principalmente en los Países Bajos y Alemania, así como en algunos otros lugares del mundo. El primer tratamiento con ^{177}Lu-DOTATATE ocurrió en 1997 y, desde entonces, varios centros de Europa han adquirido una experiencia considerable con esta terapia. Aunque son valiosos, la mayoría de los estudios han sido ensayos más pequeños de fase I y II.

Incluso en estudios prospectivos previos con ^{177}Lu-DOTATATE en solo 35-50 pacientes se obtuvieron tasas de respuesta parcial del 10-25%, así como mejoras en las medidas de calidad de vida en aquellos con TNE metastásicos que eran resistentes a los tratamientos tradicionales (13,14). Los estudios de seguimiento en cohortes mucho más grandes (500-600 pacientes, pero de un solo centro) siguieron teniendo resultados favorables con tasas de respuesta objetiva del 30%, una supervivencia libre de progresión (SLP) de 40 meses y bajas toxicidades G3 y G4 (15). Las publicaciones recientes de estos grupos se centran en la tolerabilidad y los resultados a largo plazo (de nuevo en grupos más grandes de 400-800 pacientes), mostrando perfiles de toxicidad favorables en relación con los riñones y la médula ósea (con mayor toxicidad renal en los tratados con ^{90}Y en comparación con los pacientes que se tratan con ^{177}Lu) y bajos grados de toxicidad por lo demás relevante, con la sugerencia de predilecciones individuales hacia la radiación (16). Los peores resultados fueron porcentajes muy pequeños de pacientes que desarrollaron leucemia aguda (< 1%) o síndrome mielodisplásico (< 2%), en el contexto de una SLP de 29 meses y una supervivencia general (SG) de 63 meses (17,18).

Ensayo de terapia para tumores neuroendocrinos

Con base en muchos resultados favorables de ensayos de fase I y II, la AAA financió el ensayo de terapia para tumores neuroendocrinos (NETTER-1, *Neuroendocrine Tumors Therapy Trial*) para el ^{177}Lu-DOTATATE. Este fue el primer ensayo multicéntrico, aleatorizado y controlado, fase III, con ^{177}Lu-DOTATATE (19). Se lanzó simultáneamente en Europa y los Estados Unidos con el objetivo de obtener la aprobación de la EMA y la FDA, respectivamente.

El diseño del estudio NETTER-1 es el siguiente. Los participantes adultos con TNE de intestino medio de grado bajo (Ki-67 < 20%), metastásico o localmente avanzado, inoperable y que progresaba radiográficamente con el tratamiento de octeotida a dosis estándar (30-40 mg), podían participar en el estudio. La confirmación de la expresión de los SSTR se basó en estudios de imagen planar con ^{111}In-pentetreotida, debido a que en ese momento la PET con ^{68}Ga-DOTATATE no estaba disponible en la mayoría de los hospitales.

Los participantes asignados al azar al grupo experimental recibieron cuatro dosis de 200 milicurios (mCi) (7.4 GBq) de ^{177}Lu-DOTATATE una vez cada 2 meses. Cabe destacar que la octeotida de acción prolongada se mantuvo durante 1 mes antes de cada dosis de ^{177}Lu-DOTATATE, pero pudo administrarse entre 4 y 24 h después de finalizar la infusión del radiofármaco. Los participantes asignados al azar al grupo de control no recibieron placebo. En su lugar recibieron dosis altas (60 mg) de octeotida que también tiene un potencial terapéutico beneficioso. El criterio principal de evaluación del ensayo fue la SLP, con múltiples criterios secundarios de evaluación como la SG, la tasa de respuesta objetiva, la toxicidad y las mediciones de la calidad de vida.

Un total de 229 pacientes se inscribieron en el estudio: 116 en el grupo experimental y 113 en el de control. En general, los resultados fueron muy favorables. El criterio principal de evaluación se alcanzó con grandes diferencias entre ambos grupos. Aquellos que recibieron ^{177}Lu-DOTATATE tuvieron una reducción del 79% en el riesgo de progresión (cociente de riesgo [HR, *hazard ratio*] de 0.21, $p < 0.001$), con una SLP estimada de 40 meses, frente a los 8.4 meses de la terapia con dosis altas de octeotida.

Al momento de la publicación inicial del NETTER-1, los datos de la SG no estaban completos, ya que la fase de seguimiento a 5 años aún estaba en curso. Pero en el análisis intermedio se constató un riesgo de muerte 60% menor con ^{177}Lu-DOTATATE (HR de 0.40, $p < 0.004$). La tasa de respuesta objetiva también fue significativamente diferente entre los dos grupos, con una respuesta completa y 17 respuestas parciales con ^{177}Lu-DOTATATE y ninguna respuesta completa y tres respuestas parciales con las dosis altas de octeotida. Por último, las medidas de calidad de vida mostraron mejoras en general, así como específicamente para la diarrea, la irritación y el dolor abdominales.

TERAPIA CON ^{177}Lu-DOTATATE

Selección de pacientes

La aprobación del ^{177}Lu-DOTATATE por parte de la FDA es para el tratamiento de los TNE-GEP SSTR-positivos, incluyendo los del intestino proximal, medio y distal en adultos (20). Cabe señalar que esta terapia también puede utilizarse para otros TNE, como los que surgen en el pulmón, así como los feocromocitomas, los paragangliomas, el cáncer

medular de tiroides y los carcinomas de células de Merkel, pero los datos son mucho más limitados y no son objetivo de este capítulo. Sin embargo, las aplicaciones de esta terapia están en las guías conjuntas de la International Atomic Energy Agency (IAEA), la European Association of Nuclear Medicine (EANM) y la Society of Nuclear Medicine and Molecular Imaging (SNMMI) (21). Las principales consideraciones para la selección de pacientes son el grado del tumor, la densidad de los SSTR basada en estudios de imagen, la operabilidad, la distribución de la enfermedad, la progresión y los estudios de laboratorio.

El grado del tumor y la densidad de los SSTR basada en los estudios de imagen son conceptos vinculados. La terapia es más eficaz en los pacientes con una alta expresión de SSTR en sus células tumorales (22). Esto suele ser cierto para los tumores bien diferenciados (23,24), por lo que el ensayo NETTER-1 requirió que los pacientes tuvieran tumores de grado bajo o intermedio (Ki-67 < 20%). Los carcinomas poco diferenciados o de alto grado (Ki-67 > 20%) son más variables en su expresión de SSTR. Los que están en el rango de Ki-67 del 20-50% pueden tener una expresión de SSTR lo suficientemente alta como para justificar la TRRP, mientras que los que están por encima del 50%, no. La evaluación de la expresión de los SSTR se basa en los estudios de imagen usando gammacámara y SPECT con ^{111}In-pentetreotida, pero preferentemente con imágenes obtenidas mediante PET con ^{68}Ga-DOTATATE. La mayoría de las lesiones del paciente deben tener una captación mayor que el fondo del hígado para ser candidato a la terapia. Existen estudios en curso sobre los valores de captación estandarizados (SUV, *standardized uptake values*) o los puntos de corte a usar para la terapia y su relación con los resultados (25). También vale la pena señalar que, debido a estas cuestiones, la PET con ^{18}F-FDG también puede tener un papel en la determinación de la selección adecuada de los pacientes y la evaluación de la respuesta para estos pacientes (26), especialmente aquellos con tumores de grado alto.

Dado que siempre se prefiere la extirpación parcial o completa de los tumores cuando es posible, la TRRP se reserva para pacientes con enfermedades localmente agresivas e inoperables. Además, la enfermedad suele ser metastásica en múltiples lugares, lo que hace que otros abordajes, como la terapia dirigida al hígado o la radiación de haz externo, sean menos atractivos. Las metástasis diseminadas dentro del hígado son otro ejemplo en el que la TRRP probablemente debería ser favorecida sobre las terapias dirigidas al hígado solamente. Por último, es necesario que la enfermedad esté progresando con la terapia con SSTR a dosis estándar, ya sea con octeotida o lanreotida. En los ensayos clínicos, la progresión se confirmó mediante estudio de imagen (TC o RM) utilizando los criterios de evaluación de la respuesta en tumores sólidos (RECIST, *response evaluation criteria in solid tumors*). Otro aspecto a tener en cuenta es el papel de la ^{111}In-pentetreotida o del ^{68}Ga-DOTATATE en la PET para mostrar la progresión (p. ej., cuando la enfermedad está radiológicamente estable o solo se está expandiendo lentamente, pero los SUV en las imágenes de PET han aumentado significativamente). Esta es un área de investigación en curso.

Los pacientes deben cumplir ciertos parámetros de laboratorio para garantizar que los posibles daños colaterales transitorios en la médula ósea y los riñones no sean un problema. Los umbrales de laboratorio en los ensayos NETTER-1 y en el programa de acceso temprano fueron los siguientes (y sería razonable seguir comprobando estos mismos valores para los pacientes clínicos en el cribado y durante la terapia): los pacientes deben tener concentración de creatinina sérica < 1.7 mg/dL (o depuración de creatinina > 50 mL/min calculada por el método de Cockroft-Gault), hemoglobina > 8 g/dL, recuento de leucocitos > 2000/mm^3, trombocitos > 75 000/mm^3, concentración de bilirrubina total inferior a tres veces los límites superiores a lo normal y albúmina sérica > 3 g/dL, a menos que el tiempo de protrombina esté dentro de los límites normales.

Terapia de secuenciación

Incluso si un paciente es candidato para la TRRP sobre la base de las directrices proporcionadas anteriormente, puede no ser la mejor opción en relación con otras opciones terapéuticas como la cirugía, los inhibidores de la diana de la rapamicina en mamíferos (mTOR), la quimioterapia, la radiación de haz externo o una variedad de terapias dirigidas al hígado (embolización simple, quimioembolización o radioembolización) para aquellos con enfermedad dominante del hígado. El área sigue siendo motivo de discusión e investigación: la consideración no es solo qué tendrá un mayor beneficio terapéutico, sino también menos toxicidad ahora y en el futuro (23). Otra posibilidad son las terapias combinadas, que pueden tener un beneficio mayor que la suma de sus partes, por ejemplo, las quimioterapias radiosensibilizadoras junto con la radioembolización o TRRP (27).

Las guías de la European Neuroendocrine Tumor Society recomiendan desde hace tiempo la TRRP como segunda línea después de la terapia con SSTR y es un abordaje muy razonable a considerar, con las advertencias proporcionadas anteriormente. En última instancia, la decisión de secuenciar la terapia debería tomarse idealmente en el contexto de un abordaje multidisciplinario en el que participaran expertos de todas las especialidades (oncología, cirugía, oncología radiológica, MN, radiología y patología) (1). Dado que en muchos lugares es difícil contar con tantos expertos en TNE, los pacientes con tumores progresivos deberían ser derivados a un hospital especializado en TNE al menos una vez durante su abordaje.

Comienzo del tratamiento

En comparación con otras terapias con radioisótopos como el ^{131}I, el dicloruro marcado con radio-223 (^{223}Ra) y el ibritumomab tiuxetán, la TRRP es significativamente más compleja. Dicho esto, una vez que el programa de terapia se ha establecido en una institución, es relativamente sencillo y solo requiere una cantidad razonable de información.

Como se mencionó anteriormente para la adquisición de imágenes, pero aún más importante para la terapia, hay que suspender el tratamiento con octreotida o lanreotida durante el tiempo adecuado (24 h para las formulaciones de acción corta y 1 mes para las de acción prolongada) antes del tratamiento. El ^{177}Lu-DOTATATE se envía desde una radiofarmacia (ya sea en Italia o en Nueva Jersey) al centro clínico, ya sea el día anterior o el día de la terapia, y llega como un líquido claro en un frasco de vidrio. El ^{177}Lu-DOTATATE se administra durante 30 min, con otros 10-20 min de infusión de solución salina para reducir al mínimo los residuos. Hay dos métodos principales recomendados para la administración. El primero se denomina *método de gravedad* y requiere el uso de dos agujas insertadas en el frasco. La instilación de solución salina (ya sea por gravedad o a través de una bomba) a través de una aguja aumenta la presión dentro del frasco y empuja al ^{177}Lu-DOTATATE hacia fuera de la otra aguja, que está conectada al paciente. El segundo método consiste en extraer manualmente el contenido del frasco en la jeringa y, a continuación, utilizar una bomba de jeringa protegida y automatizada para administrar la terapia.

El ^{177}Lu-DOTATATE debe administrarse junto con una formulación de aminoácidos (AA) por vía intravenosa a través de la misma vía o de una segunda vía. Los AA reducen el tiempo de permanencia del ^{177}Lu-DOTATATE en los riñones, disminuyendo así la toxicidad de la radiación. Recientemente se crearon varias formulaciones de AA disponibles en diferentes cantidades, así como diferentes osmolalidades. Los dos únicos AA necesarios son la lisina y la arginina. Las formulaciones más puras de solo estos dos AA, junto con una solución de menor osmolalidad, reducen significativamente las náuseas asociadas con la infusión. Dependiendo de los AA que se utilicen (de su potencial de producir emesis) y de la sensibilidad del paciente, es necesario administrar una cantidad variable de medicación previa contra las náuseas antes de iniciar los AA. También es posible que haya que administrar medicación adicional para disminuir la aparición de náuseas durante la infusión.

Existe un riesgo bajo (1-10%) pero documentado de crisis hormonal durante o a los pocos días de la administración de la TRRP (28,29). Basadas principalmente en experiencias anteriores con crisis

similares, que pueden ocurrir con anestésicos o cirugía, las recomendaciones para el abordaje se centran en la identificación de pacientes con riesgo de crisis hormonal, la administración de octreotida subcutánea, en bolo o en infusión, ya sea de forma profiláctica (para pacientes de alto riesgo) o si ocurre una crisis (para pacientes de bajo riesgo), bloqueadores de H_1 o H_2 parenterales y la reanudación de la octreotida de acción corta o larga después de la TRRP. Sin embargo, hay que señalar (de nuevo basándose en la literatura quirúrgica) que existe cierta controversia sobre la utilidad de administrar octreotida en este contexto (30,31).

El día de la terapia, la mayoría de las personas estarían de acuerdo en que la persona más importante es la enfermera o enfermero que gestiona todos los cuidados de apoyo, incluida la colocación de la(s) vía(s) intravenosa(s), la administración de la medicación contra las náuseas y los AA, así como la supervisión del paciente para detectar cualquier efecto adverso. Esta persona puede estar formada en oncología o radiología. Esto último requeriría una formación especial para esta terapia. Además, el radiólogo prepara la dosis de ^{177}Lu-DOTATATE y se encarga de administrarla. El papel del médico (que debe ser un usuario autorizado) es supervisar la terapia y ayudar con cualquier pregunta o problema que surja durante el procedimiento. Dependiendo de la normativa local, en cuanto a usuarios autorizados, es posible que también deban estar presentes para iniciar la infusión de ^{177}Lu-DOTATATE.

Un punto importante es seleccionar una sala adecuada para la terapia. Lo ideal es que tenga un baño adjunto o al menos uno en las proximidades. El retrete y el suelo circundante deben estar revestidos para contener la orina radioactiva. No es necesario que la sala esté revestida de plomo, pero solo debe contener uno o más pacientes que reciban esta misma terapia. Puede ubicarse dentro de cualquier área apropiada como en MN; también puede ser un área de infusión de oncología o de oncología radiológica.

Pautas de radiación y alta

Las radiaciones excretadas y, sobre todo, las emitidas por esta terapia son relativamente bajas, por lo que requieren medidas menos extremas que las de otros tipos de terapia radioisotópica como el ^{131}I para el cáncer de tiroides. Por lo general, la radiación emitida después de la administración de ^{177}Lu-DOTATATE es de 2 mR/h a 1 m. En 24 h, esto ha disminuido a menos de 1 mR/h a 1 m. En los Estados Unidos esto permite que esta terapia se realice de forma ambulatoria y que el paciente regrese a su casa o se aloje en un hotel, si es necesario, durante una noche antes de viajar a casa, si está lejos. La única necesidad de quedarse internado una noche en el hospital sería si hay alguna complicación médica durante el día o si el paciente es incapaz de controlar su orina (p. ej., incontinencia), en cuyo caso hay un alto riesgo de contaminación del hogar o del hotel en las primeras 24 h.

Se debe alentar al paciente a que tenga una buena higiene en el baño y a que se mantenga alejado de niños, mujeres embarazadas y multitudes durante aproximadamente 3 días después de la terapia. También debe fomentarse la hidratación durante este lapso para favorecer la eliminación del radiofármaco innecesario.

Evaluación de la respuesta

De forma similar a la confirmación de la progresión basada en estudios de imagen, en los ensayos clínicos se utilizaron estudios de imagen convencionales (TC y resonancia magnética [RM]) con RECIST para evaluar la respuesta a la TRRP. Por ello, la TC y la RM siguen siendo estándares de atención (32). En el ensayo citado la respuesta se comprobó un mes después del segundo ciclo de terapia. El paciente continuó con la terapia si no había nada más que progresión en ese momento. La respuesta se evalúa de nuevo tras la finalización de los cuatro ciclos de la terapia, momento en el que el paciente pasa a un seguimiento a largo plazo.

Como se ha comentado anteriormente, para la evaluación de la progresión, los estudios funcionales por imagen (PET con ^{111}In-pentetreotida o ^{68}Ga-DOTATATE e incluso PET con ^{18}F-FDG) pueden tener un papel importante en la evaluación de la respuesta a la TRRP, especialmente teniendo en cuenta que tanto los estudios como la terapia se dirigen al mismo receptor (32). Además, puede combinarse en la misma visita para obtener la imagen con PET/TC o PET/RM, respectivamente. Sin embargo, el papel de las imágenes funcionales para la evaluación de la respuesta en los TNE aún no se ha evaluado en la misma medida que en otras enfermedades malignas (como el linfoma). Actualmente un obstáculo es el reembolso anual limitado de las PET con ^{68}Ga-DOTATATE. Dada la radiación γ adicional emitida por la ^{177}Lu, otra opción es realizar los estudios de gammacámara y SPECT con ^{177}Lu-DOTATATE inmediatamente después de cada terapia (fig. 6-4). Esto tiene la ventaja de no requerir ninguna radiación adicional para la adquisición de las imágenes, aunque la resolución es más limitada que mediante la PET con ^{68}Ga-DOTATATE por separado (33). Sin embargo, una vez más, el reembolso es un problema. En definitiva, se necesitan más datos para comprender mejor el papel de las imágenes funcionales en la evaluación de la respuesta a esta terapia.

Perspectivas a futuro y controversias

Aunque el camino para la aprobación clínica del ^{177}Lu-DOTATATE ha sido largo, hay muchas perspectivas a futuro para la investigación y optimización de la atención clínica (34). Estos incluyen (sin limitarse a) mejorar la evaluación de la respuesta, optimizar el número de ciclos de terapia por paciente, considerar repetir la terapia, administrar el tratamiento por vía intraarterial en lugar de intravenosa, aclarar el papel del ^{90}Y en comparación con el ^{177}Lu, el uso de emisores α en lugar de β, la mejor comprensión de la secuencia y la combinación de la TRRP con otras terapias, el uso de nuevos péptidos para unirse a los SSTR y realizar una dosimetría personalizada.

Como se mencionó anteriormente, el estándar de atención actual para la evaluación de la respuesta durante y después de la TRRP es con imágenes convencionales, que pueden tener limitaciones importantes debido a la falta de reducción o necrosis del tumor (32). Una gran necesidad, que aquí no se menciona, es la de comprender el papel de la PET con ^{111}In-pentetreotida o ^{68}Ga-DOTATATE para evaluar la respuesta, especialmente con el valor añadido de parámetros cuantitativos como los SUV, así como los diferentes abordajes combinados con la TC y la RM (22,35). Esto puede tener implicaciones importantes para mejorar la

evaluación de la respuesta temprana, el pronóstico después de la terapia y el ajuste del número de ciclos de terapia (*véase* la siguiente sección). Sin embargo, la captación puede cambiar de forma inesperada (p. ej., disminución en los órganos de fondo y aumento en las metástasis) después del tratamiento con análogos de la somatostatina, de modo que la exploración debe interpretarse en el contexto adecuado y con gran cuidado (36). En relación con esto, los biomarcadores sanguíneos, especialmente las enzimas hepáticas y la cromogranina A, pueden aumentar transitoriamente después de los ciclos iniciales de la terapia debido a la inflamación por radiación y no deben tomarse como una enfermedad progresiva (37). También hay que tener en cuenta que la PET con ^{18}F-FDG, al igual que en la evaluación inicial del paciente, también puede tener un papel en la evaluación de la respuesta a la TRRP, especialmente porque la enfermedad con afinidad por la ^{18}F-FDG tiene un valor pronóstico negativo importante (38).

La mayoría de los ensayos clínicos más grandes de ^{177}Lu-DOTATATE se basaron en un total de cuatro ciclos de terapia. Esto se eligió (de forma algo arbitraria) para equilibrar el beneficio terapéutico con la toxicidad. Como demuestran los resultados del ensayo NETTER-1, este esquema funciona bastante bien para la mayoría de los pacientes. Dicho esto, algunos pacientes probablemente no necesiten los cuatro ciclos de terapia, mientras que otros podrían beneficiarse de más ciclos. Esto permitirá una terapia personalizada con el potencial de disminuir la toxicidad y mejorar la eficacia. Como se ha aludido anteriormente, se necesitan mejores formas de evaluar la respuesta a la TRRP para poder realizarla plenamente.

Si un paciente responde bien a un ciclo completo de ^{177}Lu-DOTATATE, es razonable pensar que el paciente puede responder bien a otro ciclo cuando progrese. Esta idea de la TRRP de salvamento (repetición) ha sido evaluada hasta cierto punto en varios ensayos clínicos (39). En estos estudios se demostró que aunque la SLP no es tan prolongada para el segundo ciclo de TRRP, en comparación con el tratamiento inicial, sigue siendo bastante buena (presumiblemente similar o más larga que otras opciones terapéuticas) y segura.

Muchos pacientes tienen una carga considerable de enfermedad, pero esta se limita al hígado, ya que este es un sitio común para los TNE metastásicos desde el intestino. En estos pacientes se ha recomendado combinar los abordajes del tratamiento con radioterapia interna selectiva (RTIS) y TRRP, administrando ^{177}Lu-DOTATATE por vía intraarterial a través de la arteria hepática (40). En teoría, esto proporcionará una mayor cantidad de fármaco al propio tumor (mejorando

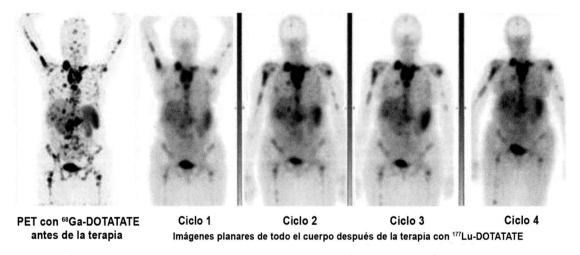

PET con ^{68}Ga-DOTATATE antes de la terapia   **Ciclo 1**   **Ciclo 2**   **Ciclo 3**   **Ciclo 4**
Imágenes planares de todo el cuerpo después de la terapia con ^{177}Lu-DOTATATE

FIG. 6-4 ● PET con ^{68}Ga-DOTATATE previa a la terapia (*izquierda*) seguida de cuatro imágenes posteriores a la terapia con ^{177}Lu-DOTATATE (*derecha*) que muestran la distribución del radiofármaco terapéutico (^{177}Lu) en los mismos sitios de la enfermedad que se observan con el radiofármaco de diagnóstico (^{68}Ga).

la eficacia) a la vez que reduce la circulación sistémica (reduciendo los efectos secundarios). Hasta ahora, este método se ha estudiado de forma limitada (40). Este abordaje, aunque preliminar, demuestra que puede realizarse con éxito. Sin embargo, aún no se han realizado de forma comparativa con la TRRP sistémica para constatar que efectivamente es más beneficioso. Además, el proceso es bastante complicado ya que requiere que el paciente permanezca recostado en la mesa de radiología intervencionista durante aproximadamente 4 h, lo que puede resultar difícil o agotador para el paciente y el personal.

En la fase inicial de la TRRP para los TNE se utilizaron ^{90}Y y ^{177}Lu como radioisótopos. Dadas las diferentes propiedades físicas descritas anteriormente, se ha planteado la hipótesis (así como se ha demostrado en ensayos clínicos de menor envergadura) de que cada una de ellas puede aportar diferentes beneficios (41). Otro abordaje que se ha adoptado es administrarlos juntos o de forma secuencial para aprovechar sus beneficios respectivos (12). Principalmente, el ^{90}Y tiene mayor energía y, por tanto, mayor longitud de recorrido en el tejido humano. En teoría, esto sería beneficioso para los tumores de gran volumen en los que la energía más baja y la longitud de recorrido más corta del ^{177}Lu no podrían penetrar. Otros argumentan que mientras haya un suministro de sangre viable a todas las partes del tumor de gran volumen, entonces el ^{177}Lu debería ser suficiente. Las zonas sin un buen suministro de sangre serían propensas a la necrosis de todos modos, en cuyo caso la radiación no es necesaria. A la inversa, la mayor longitud de recorrido del ^{90}Y también tendrá un mayor efecto secundario en los tejidos sanos, como la médula ósea y los riñones, lo que dará lugar a mayor toxicidad, algo que por lo general es aceptado. Por estas razones se eligió al ^{177}Lu como isótopo para avanzar en la aprobación clínica. Sin embargo, los beneficios relativos del ^{90}Y en comparación con el ^{177}Lu no se han estudiado rigurosamente en ningún ensayo comparativo, por lo que el tema sigue abierto. De forma similar, el uso de emisores α en lugar de estos emisores β es otra área de investigación que actualmente se encuentra activa (34).

Ya se ha mencionado que no se ha determinado la secuencia adecuada de la TRRP con otras terapias disponibles y esta es un área importante de investigación en curso (23,42). Una idea relacionada con esto es realizar terapias combinadas como el uso de capecitabina como radiosensibilizador para la TRRP (27) o las terapias dirigidas al hígado junto con la TRRP sistémica (42). A medida que se vayan conociendo los resultados de estos ensayos (y de otros que aún podrían realizarse), podremos comprender mejor la secuencia adecuada y las terapias combinadas. En la actualidad esto debería debatirse en el contexto de una conferencia multidisciplinaria, de modo que se puedan tener en cuenta las aportaciones de diversos expertos, especialmente los que conocen las prácticas y fortalezas locales (1).

Los análogos de los SSTR que se utilizan actualmente son todos agonistas de los SSTR. Esto significa que activan el receptor, que posteriormente se internaliza, donde el radioisótopo queda atrapado y emite radiación, que finalmente mata a las células. Se ha avanzado mucho en la nueva generación de análogos antagonistas de los SSTR. Estos nuevos análogos tienen una mayor especificidad de unión a los SSTR, de modo que, aunque no activan al receptor ni (muy probablemente) se internan en la célula, pueden administrar una dosis mayor de radiación (43). En varios estudios en curso se están evaluando dichos nuevos análogos (44).

Al principio se mencionó que el ^{177}Lu-DOTATATE no es específico para la indicación aprobada por la FDA, los TNE-GEP, y vale la pena reiterar que en el futuro la TRRP probablemente se extenderá a otro tipo de tumores. El tratamiento de otras neoplasias endocrinas, como los TNE de pulmón, es fácilmente comprensible y aquellas que son tradicionalmente tratadas con ^{131}I-MIBG, como los paragangliomas, feocromocitomas y el cáncer medular de tiroides (45). Además,

el concepto general de la TRRP puede extenderse a otros tipos de cáncer, como los de mama, próstata, intestino, páncreas y cerebro, que recientemente han demostrado sobreexpresar otros receptores peptídicos como los del péptido liberador de gastrina, la neurotensina, la sustancia P, el péptido similar al glucagón 1, el neuropéptido Y o los receptores del factor liberador de corticotropina. Para hacer posible esta terapia se está desarrollando una amplia gama de péptidos radiomarcados para su uso clínico, entre los que se incluyen análogos de bombesina, neurotensina, sustancia P, neuropéptido Y y péptido similar al glucagón1, que son prometedores para la TRRP del futuro (46).

Por último, aunque importante, está la cuestión de la dosimetría personalizada. En NETTER-1 y en otros ensayos clínicos con ^{177}Lu se utilizó una dosis fija de 200 mCi (7.4 GBq) de ^{177}Lu-DOTATATE por ciclo. Como se puede decir de todas las terapias con radioisótopos, hacer una dosimetría personalizada permitiría calcular una actividad máxima tolerada individualizada que, en teoría, debería permitir la mayor radiación a los tumores, limitando al mismo tiempo la toxicidad. Esto se ha establecido muy bien en pacientes con cáncer de tiroides con extensas metástasis en los pulmones o en los huesos, en los que se quiere dar una dosis tan alta como sea posible sin arriesgarse a ocasionar fibrosis pulmonar o toxicidad grave en la médula. Incluso existe un mandato en Europa para realizar una dosimetría individualizada a todos los pacientes. En la comunidad europea también hay otros que se oponen firmemente a este abordaje, especialmente como norma para todos los pacientes. Muchos consideran que la administración de una dosis fija funciona bastante bien para la mayoría de los pacientes y que hay poca ganancia añadida al hacer una dosimetría personalizada. Esto se ha confirmado en muchas experiencias anecdóticas o de una sola institución, pero aún no se ha estudiado con precisión. Además, es cierto que hacer dosimetría es una tarea muy complicada y costosa, que solo debería hacerse a un alto nivel. Esto impediría que muchos hospitales pudieran ofrecer dichas terapias.

Metayodobencilguanidina

Aparte de la somatostatina, la otra hormona utilizada para la obtención de imágenes mediante medicina nuclear y la terapia de los TNE es la norepinefrina (o noradrenalina). La MIBG o iobenguano es un análogo sintético de la guanetidina y es estructural y funcionalmente similar a la norepinefrina. De este modo, la MIBG circulante es captada por las neuronas adrenérgicas posganglionares (almacenada en el citoplasma o en los gránulos secretores). Debido a esta fisiología, se utiliza principalmente para el neuroblastoma, el feocromocitoma, el paraganglioma y el cáncer medular de tiroides. Con menor frecuencia, también puede usarse para otras TNE. Para la obtención de imágenes, la MIBG se suele marcar con ^{123}I. El ^{131}I-iobenguano fue aprobado por la FDA en el 2008. Para la terapia, la MIBG se marca con ^{131}I. El ^{131}I-iobenguano fue aprobado por la FDA en julio de 2018.

Imágenes con la metayodobencilguanidina

La adquisición de imágenes con ^{123}I-MIBG (figs. 6-5 a 6-9) es relativamente sencilla, pero hay dos puntos importantes para la preparación. En primer lugar, hay varios medicamentos, incluidos algunos de venta libre, que pueden interferir con la captación del radiofármaco causando una reducción de la sensibilidad (47). Deben ser suspendidos por el médico de referencia del paciente, durante un tiempo adecuado en relación con la semivida de la medicación. En segundo lugar, para disminuir la dosis de radiación a la tiroides, el bloqueo de la tiroides con gotas de yoduro de potasio sobresaturado o píldoras de yoduro de potasio debe iniciarse antes de la inyección de MIBG y continuarse durante 2-4 días.

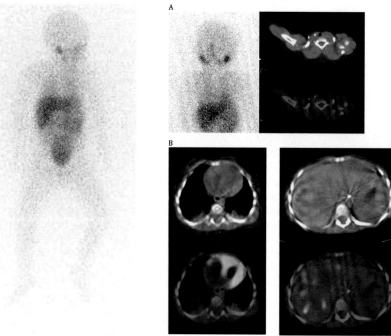

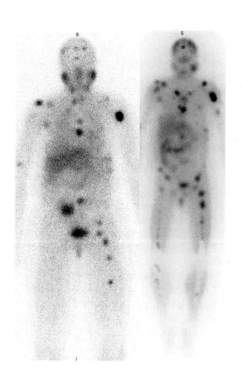

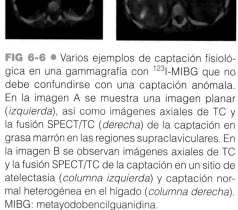

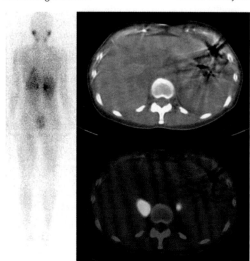

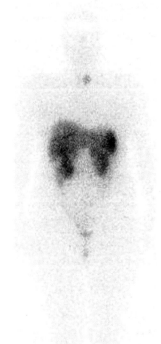

FIG 6-5 ● Proyección anterior de la gammagrafía planar de cuerpo entero normal con ¹²³I-MIBG en un paciente pediátrico que está siendo evaluado para el seguimiento de un neuroblastoma. La captación fisiológica se observa en las glándulas salivales, los pulmones, el hígado, el intestino y la vejiga. MIBG: metayodobencilguanidina.

FIG 6-6 ● Varios ejemplos de captación fisiológica en una gammagrafía con ¹²³I-MIBG que no debe confundirse con una captación anómala. En la imagen A se muestra una imagen planar (*izquierda*), así como imágenes axiales de TC y la fusión SPECT/TC (*derecha*) de la captación en grasa marrón en las regiones supraclaviculares. En la imagen B se observan imágenes axiales de TC y la fusión SPECT/TC de la captación en un sitio de atelectasia (*columna izquierda*) y captación normal heterogénea en el hígado (*columna derecha*). MIBG: metayodobencilguanidina.

FIG 6-7 ● Gammagrafía con ¹²³I-MIBG previa a la terapia (*izquierda*) y gammagrafía con ¹³¹I-MIBG posterior a la terapia (*derecha*) en un paciente con paraganglioma ampliamente metastásico. La imagen previa a la terapia se utiliza para confirmar la captación y la distribución de la enfermedad. La gammagrafía posterior a la terapia se usa para confirmar la distribución del radiofármaco terapéutico en las mismas zonas y para buscar otras localizaciones de la enfermedad. MIBG: metayodobencilguanidina.

FIG 6-9 ● Gammagrafía planar anómala, en proyección anterior de cuerpo entero con ¹²³I-MIBG, de un paciente con cáncer medular de tiroides conocido, en la que se muestra una captación anómala a la izquierda del cuello sin evidencia de metástasis. MIBG: metayodobencilguanidina.

FIG 6-8 ● Imágenes planares en proyección anterior de cuerpo entero con ¹²³I-MIBG (*izquierda*) de un paciente con sospecha de feocromocitoma. Hay un aumento asimétrico de la captación en la glándula suprarrenal derecha, con una captación fisiológica en el resto. Esto se aprecia mejor en la fusión SPECT/TC (imágenes axiales a la *derecha*; imagen de TC de baja dosis en la parte *superior* e imagen de la fusión SPECT/TC en la parte *inferior*), que muestra una captación prominente en la glándula suprarrenal derecha y una captación leve en la glándula suprarrenal izquierda. Posteriormente, a este paciente se le diagnosticó un feocromocitoma derecho con hiperplasia suprarrenal compensatoria a la izquierda.

En las 24 h posteriores a la inyección del radiofármaco se obtiene una imagen planar con una gammacámara de cuerpo entero. En este momento también se pueden tomar imágenes mediante SPECT/TC según sea necesario. Los hallazgos equívocos en este momento pueden ser evaluados con imágenes a las 48 h, pero dada la semivida de 13.2 h del ^{123}I, los recuentos son limitados y la calidad de la imagen es relativamente pobre. Las aplicaciones de la gammagrafía con MIBG incluyen la estadificación, la evaluación de la respuesta y la nueva estadificación de los pacientes con enfermedad (48). También se utiliza para determinar la elegibilidad para el tratamiento con ^{131}I-MIBG. Para ayudar a la interpretación de las imágenes se ha realizado un trabajo considerable sobre métodos semicuantitativos para la gammagrafía con MIBG. Los dos principales son la puntuación Curie (*Curie score*), validada por el Children's Oncology Group, y la puntuación SIOPEN, de la International Collaboration for Neuroblastoma Research (49-53). También se han desarrollado métodos informatizados para automatizar el proceso y reducir la variabilidad entre lectores (54).

La sensibilidad y la especificidad de la gammagrafía con MIBG se sitúan entre el 80% y el 100% para los feocromocitomas, los paragangliomas no metastásicos y el neuroblastoma, pero se reducen al 50% y al 70% para los paragangliomas extraganglionares y los carcinomas medulares de tiroides, respectivamente. En lo que respecta a la enfermedad ósea, la MIBG evalúa principalmente las metástasis en la médula ósea, de modo que la estadificación completa del hueso cortical puede completarse con una gammagrafía ósea complementaria con difosfonato de metileno marcado con ^{99m}Tc. En el caso de los tumores que no tienen afinidad por la MIBG, la siguiente opción de estudio implicaría PET con ^{68}Ga-DOTATATE o ^{18}F-FDG, dependiendo de si la enfermedad tiene un tumor bien diferenciado o de grado bajo o un tumor mal diferenciado o de grado alto, respectivamente.

Terapia con MIBG

El radioisótopo que emite rayos β y γ, ^{131}I, se une a la MIBG para su tratamiento. El ^{131}I-iobenguano fue aprobado por la FDA en julio de 2018 para el tratamiento de feocromocitomas o paragangliomas metastásicos en pacientes de 12 años o más de edad. Sin embargo, se ha utilizado desde principios de la década de 1980 en ensayos clínicos para pacientes con estos cánceres, así como para aquellos con neuroblastoma y cáncer medular de tiroides (55). Cabe señalar de nuevo aquí que la TRRP puede y se ha utilizado también para estas mismas indicaciones, si hay una fuerte expresión de SSTR basada en estudios de imagen, pero los datos son más limitados (21).

Indicaciones y efectos secundarios

Como se describe en las directrices de procedimiento de la European Association of Nuclear Medicine (EANM) para la terapia con ^{131}I-MIBG (56), las indicaciones para este tratamiento incluyen el feocromocitoma, el paraganglioma o el tumor carcinoide inoperables, el neuroblastoma en estadio III o IV y el cáncer medular de tiroides metastásico o recurrente. El paciente también debe realizarse una gammagrafía con ^{123}I-MIBG o ^{131}I-MIBG, antes de la terapia, para asegurarse de que hay suficiente captación en los lugares de las metástasis para justificar dicha terapia.

Las contraindicaciones absolutas de esta terapia incluyen a las pacientes embarazadas o en período de lactancia, una esperanza de vida inferior a 3 meses (excepto en caso de dolor óseo intratable) y la insuficiencia renal que requiera tratamiento con diálisis. Las contraindicaciones relativas incluyen un riesgo médico incrementado que no permita el aislamiento, incontinencia urinaria intratable, deterioro de la función renal (filtración glomerular < 30 mL/min), toxicidad hematológica o renal progresiva previa al tratamiento y mielodepresión (recuento total de leucocitos < 3 × 10^9 por litro y trombocitos < 100 × 10^9 por litro).

Los efectos secundarios y la toxicidad de esta terapia pueden clasificarse en efectos tempranos y tardíos (56). Los efectos tempranos incluyen náuseas y vómitos temporales durante los dos primeros días tras la administración y mielosupresión temporal que suele ocurrir entre 4 y 6 semanas después de la terapia. Los efectos hematológicos son frecuentes en los niños con neuroblastoma después de la quimioterapia (60%), predominantemente como trombocitopenia aislada, que es menos habitual en los adultos. Sin embargo, la depresión de la médula ósea es probable en los pacientes que tienen una afectación de la médula ósea al momento de la terapia con ^{131}I-MIBG y, debido a una alta dosis de radiación en todo el cuerpo, en los pacientes con depuración renal lentificada. Al igual que con otras terapias radioisotópicas, existe toxicidad hematológica significativamente menor en aquellos pacientes que no han sido tratados previamente con quimioterapia. En raras ocasiones se observa un deterioro de la función renal en los pacientes cuyos riñones se han visto comprometidos por un pretratamiento intensivo con agentes nefrotóxicos previos. En raras ocasiones, en adultos con feocromocitoma o paraganglioma y en niños con neuroblastoma, las crisis hipertensivas pueden ser evocadas por la liberación de catecolaminas, requiriendo el bloqueo alfa. En los pacientes con tumor carcinoide, puede producirse rubor debido a la liberación de serotonina.

Los posibles efectos a largo plazo son los conocidos para la terapia con ^{131}I, como el hipotiroidismo, típicamente sin, pero a veces incluso con un bloqueo tiroideo adecuado, efectos hematológicos persistentes (trombocitopenia y mielosupresión), así como la rara posibilidad de inducción de leucemia o tumores sólidos secundarios, especialmente en conjunción con un tratamiento de quimioterapia (de larga duración).

Aplicación del tratamiento

Anteriormente se ha mencionado que la terapia con ^{177}Lu-DOTATATE es significativamente más complicada que otras terapias, como el ^{131}I, el dicloruro de ^{223}Ra o el ^{90}Y-ibritumomab. Del mismo modo, la terapia con ^{131}I-MIBG es significativamente más complicada, incluso más que la terapia con ^{177}Lu-DOTATATE. Las razones principales son el requisito de la dosimetría previa a la terapia y la mayor dosis de radiación que suele requerir hospitalización de varios días en una sala debidamente blindada.

El objetivo principal de la dosimetría corporal previa a la terapia es prevenir la toxicidad. Para ello, hay que calcular la dosis o actividad máxima tolerada por cada paciente. Además, el cálculo de la dosis perjudicial también puede ser valioso. El protocolo requiere la administración de una pequeña dosis de ^{131}I-iobenguano (3-6 mCi), tras la cual se adquieren tres exploraciones de cuerpo entero desde el día cero hasta el día cinco. Los datos de esas exploraciones pueden utilizarse en un programa informático como OLINDA/EXM para calcular las estimaciones de dosis de radiación a los órganos y tejidos normales por mCi de dosis administrada.

La administración del isótopo terapéutico sigue dentro del mes y, como ya se ha dicho, debe hacerse en una habitación de hospital adecuada, revestida de plomo y con baño. Dependiendo del tipo de tumor, de la elección del abordaje de dosis baja, intermedia o alta, y de los resultados de la dosimetría previa a la terapia, la dosis de ^{131}I-iobenguano puede oscilar entre menos de 100 mCi y más de 1000 mCi (con límite de 500 mCi por ciclo). Por tanto, se necesitan diferentes grados de protección, revestimiento y preparación de la sala, protección contra la radiación y educación para el personal y la familia. La administración del radiofármaco es similar a la del ^{177}Lu-DOTATATE en el sentido de que se puede utilizar una de las dos técnicas: una con dos agujas por gravedad (con o sin solución salina o una bomba) o un método de jeringa con una bomba de jeringa protegida. Para prevenir los efectos secundarios (náuseas) a corto plazo, es importante proporcionar antieméticos antes y durante la terapia. Al igual que con el ^{177}Lu-DOTATATE, es posible obtener estudios de imagen después de la terapia debido a las emisiones β (*véase* fig. 6-7), normalmente en el momento del alta hospitalaria.

EFICACIA

Como ya se ha dicho, las indicaciones del tratamiento con ^{131}I-MIBG son relativamente amplias. Como tal, la terapia se ha utilizado de diversas maneras con respecto a otras opciones terapéuticas y los resultados son igualmente variables. Algunos de los abordajes son la administración en monoterapia, la administración en ciclos repetidos, la administración en combinación con otra terapia o la administración inicial en la enfermedad recién diagnosticada, como parte de la terapia de inducción (57).

Neuroblastoma

Utilizando la ^{131}I-MIBG como monoterapia para el neuroblastoma recidivante o resistente al tratamiento, la tasa de respuesta objetiva es bastante amplia, rango del 17-66% según varios estudios de fase I y II (57). La tasa de respuesta es mayor en los pacientes con menos tratamientos previos, un mayor tiempo desde el diagnóstico y una mayor edad (58). Debido a la toxicidad hematológica y a las consideraciones de seguridad de la radiación, la repetición de los tratamientos por lo general se realiza a intervalos de 2-3 meses. Para reducir la toxicidad hematológica (59), con los nuevos métodos para la terapia del neuroblastoma (NANT, *neuroblastoma therapy*) se ha probado la administración repetida cada 14 días, junto con el trasplante autólogo de células hematopoyéticas (auto-HCT). En este estudio, los pacientes no presentaron toxicidad limitante por la dosis y la respuesta de los tejidos blandos (45%) fue mejor que la de la médula (15%).

Ha habido muchos estudios en los que se analiza la combinación de ^{131}I-MIBG y otras opciones terapéuticas, incluyendo quimioterapias radiosensibilizadoras, el trasplante alogénico de células madre, trasplante autólogo si no es posible realizar el alógeno y oxígeno hiperbárico (57). Las quimioterapias evaluadas incluyen cisplatino, ciclofosfamida, etopósido, vincristina y topotecán o irinotecán, así como vorinostat. En algunos de estos estudios, la tasa de respuesta objetiva fue superior (75%) a la de la monoterapia con ^{131}I-MIBG (60). El oxígeno hiperbárico puede disminuir la proliferación celular y el metabolismo energético y aumentar la peroxidación lipídica. Estos efectos pueden aumentar la eficacia de la ^{131}I-MIBG. En un estudio se mostró una SG a los 28 meses del 32% para un grupo de pacientes que recibieron la combinación de ^{131}I-MIBG y oxigenoterapia hiperbárica, en comparación con el 12% de los pacientes que recibieron ^{131}I-MIBG en monoterapia. Por último, en varios estudios se ha evaluado el papel de la ^{131}I-MIBG como terapia de inducción inicial en pacientes con neuroblastoma recién diagnosticado, antes de la quimioterapia neoadyuvante o la cirugía (57). Los resultados son prometedores pero preliminares y se están realizando más estudios.

Feocromocitoma o paraganglioma

Dada la baja incidencia de los feocromocitomas y paragangliomas, existen pocos datos prospectivos con un mayor número de pacientes. La mayoría de los estudios son observacionales o retrospectivos con un número limitado de pacientes. Además, los resultados de estos estudios se ven obstaculizados por las diferencias en la selección de pacientes, la dosis, el número de tratamientos, las técnicas de análisis y el seguimiento. A pesar de esta relativa escasez de datos, la ^{131}I-MIBG sigue siendo una opción importante para estos pacientes, dadas las otras opciones terapéuticas limitadas que incluyen la cirugía, la quimioterapia, los inhibidores de la tirosina-cinasa y los abordajes dirigidos al hígado (62).

Sin embargo, los datos limitados muestran una respuesta objetiva con ^{131}I-iobenguano en el rango del 20-70%, con una tasa de supervivencia a 5 años del 45-85% (63,64). Una vez más, el amplio rango probablemente se deba a la variabilidad en el diseño del estudio mencionada anteriormente. Un estudio prospectivo fase II más amplio, de 30 pacientes con feocromocitoma o paraganglioma tratados con una dosis media de 833 mCi de ^{131}I-iobenguano, dio como resultado cuatro pacientes con respuesta completa, 15 con respuesta parcial, uno con enfermedad estable y cinco con respuesta inicial que luego progresaron (65). Esto equivale a una respuesta general del 67% en este grupo de pacientes. En un ensayo prospectivo de fase II, publicado más recientemente, se trataron 74 pacientes con feocromocitoma o paraganglioma metastásico; el criterio principal de evaluación fue la reducción de al menos un 50% en el uso de medicación antihipertensiva basal durante al menos 6 meses (66). Los criterios secundarios de evaluación incluían la respuesta objetiva, la respuesta bioquímica, la SG y la seguridad. Los resultados mostraron que el 25% cumplió el criterio primario de evaluación y el 92% tuvo una respuesta parcial o una enfermedad estable, el 68% tuvo una respuesta bioquímica y la mediana de la SG fue de 36.7 meses.

En cuanto a la toxicidad, las reacciones más frecuentes a corto plazo incluyen astenia, náuseas y vómitos (66,67). Esto puede comenzar unas horas después de la terapia y durar una semana. La incidencia se sitúa entre el 4 y el 16%. El uso de antieméticos durante este período puede ayudar a minimizar los síntomas. La toxicidad está directamente relacionada con la dosis (62,67) y la que más se asocia con esta terapia es la hematológica, principalmente la trombocitopenia, aunque también puede ocurrir leucopenia. Muchos, si no la mayoría, de los pacientes tratados con dosis más altas (> 500 mCi) de ^{131}I-MIBG experimentarán hipoplasia de la médula, lo que posiblemente requiera una intervención con transfusiones de trombocitos, factores estimulantes, epoetina, eritrocitos o donación de células madre de sangre periférica (65).

Sobre la base de las limitadas opciones terapéuticas, los datos de los estudios publicados y la toxicidad manejable, el ^{131}I-iobenguano fue aprobado por la FDA para pacientes de 12 años o más con feocromocitoma o paraganglioma positivo a la gammagrafía con iobenguano, no resecable, localmente avanzado o metastásico, que requieran tratamiento antineoplásico sistémico (68).

Cáncer medular de tiroides

Al igual que con los feocromocitomas y los paragangliomas, las opciones terapéuticas para los pacientes con cáncer medular de tiroides progresivo son limitadas, aparte de la cirugía, la quimioterapia, los inhibidores de la tirosina-cinasa y los métodos dirigidos al hígado. Los datos sobre el uso de ^{131}I-MIBG para esta aplicación son aún más limitados, pero prometedores.

En el informe de caso de un paciente con cáncer medular de tiroides metastásico, tratado con 150 mCi de ^{131}I-MIBG, se observó una respuesta parcial duradera (69). Y en una cohorte mayor, de 13 pacientes, hubo cuatro con respuesta parcial y cuatro con enfermedad estable (70).

CONCLUSIÓN

Los métodos con radionúclidos tienen una larga historia, tanto para la adquisición de imágenes como para la terapia de muchos tipos de TNE. En un abordaje se usan análogos de la somatostatina para investigar los SSTR y puede utilizarse ampliamente en la mayoría de los tipos de células neuroendocrinas. Los radiofármacos ^{68}Ga-DOTATATE y ^{177}Lu-DOTATATE, aprobados por la FDA, pueden emplearse para la adquisición de imágenes y la terapia, respectivamente. En otro abordaje se aplica un análogo de la norepinefrina para investigar las neuronas posganglionares de la cadena simpática. En este caso, los radiofármacos ^{123}I-MIBG y ^{131}I-MIBG, aprobados por la FDA, pueden servir para la adquisición de imágenes y la terapia, respectivamente. Los datos sobre su utilidad respecto a la adquisición de imágenes están muy bien establecidos (son bastante buenos para la terapia con ^{177}Lu-DOTATATE para los TNE-GEP) y están expandiéndose para otras indicaciones tanto con ^{177}Lu-DOTATATE como con ^{131}I-MIBG.

Referencias

1. Pavel M, Baudin E, Couvelard A, et al. ENETS consensus guidelines for the management of patients with liver and other distant metastases from neuroendocrine neoplasms of foregut, midgut, hindgut, and unknown primary. *Neuroendocrinology*. 2012;95(2):157–176.

2. Becherer A, Szabo M, Karanikas G, et al. Imaging of advanced neuroendocrine tumors with (18)F-FDOPA PET. *J Nucl Med*. United States. 2004;45(7):1161–1167.

3. Sandostatin LAR® Depot (octreotide acetate for injectable suspension) [package insert]. Novartis Pharmaceuticals Corporation, East Hanover, New Jersey.

4. Enzler T, Fojo T. Long-acting somatostatin analogues in the treatment of unresectable/metastatic neuroendocrine tumors. *Semin Oncol*. 2017;44(2):141–156.

5. Hicks RJ. Use of molecular targeted agents for the diagnosis, staging and therapy of neuroendocrine malignancy. *Cancer Imaging*. 2010;10 Spec no A(1A):S83–S91.

6. Virgolini I, Ambrosini V, Bomanji JB, et al. Procedure guidelines for PET/CT tumour imaging with68Ga-DOTA- conjugated peptides:68Ga-DOTA-TOC,68Ga-DOTA-NOC,68Ga-DOTA-TATE. *Eur J Nucl Med Mol Imaging*. 2010;37(10):2004–2010.

7. Schuchardt C, Baum RP. Dosimetry in peptide receptor radionuclide therapy (PRRNT): comparative results using Lu-177 DOTA-TATE, DOTA-NOC und DOTA-TOC. *Eur J Nucl Med Mol Imaging*. 2010;37:S244. http://www.embase.com/search/results?-subaction=viewrecord&from=export&id=L70975790%5Cnhttp://dx.doi.org/10.1007/s00259-010-1557-3%5Cnhttp://sfx.library.uu.nl/utrecht?sid=EMBASE&issn=16197070&id=doi:10.1007%2Fs00259-010-1557-3&atitle=Dosimetry+in+peptide+r

8. Esser JP, Krenning EP, Teunissen JJM, et al. Comparison of [177Lu-DOTA0,Tyr3]octreotate and [177Lu-DOTA0,Tyr3]octreotide: ehich peptide is preferable for PRRT? *Eur J Nucl Med Mol Imaging*. 2006;33(11):1346–1351.

9. Poeppel TD, Binse I, Petersenn S, et al. 68Ga-DOTATOC Versus 68Ga-DOTATATE PET/CT in functional imaging of neuroendocrine tumors. *J Nucl Med*. 2011;52(12):1864–1870.

10. Velikyan I, Sundin A, Sorensen J, et al. Quantitative and qualitative intra-patient comparison of 68Ga-DOTATOC and 68Ga-DOTATATE: net uptake rate for accurate quantification. *J Nucl Med*. 2014;55(2):204–210.

11. Bodei L, Cremonesi M, Grana CM, et al. Yttrium-labelled peptides for therapy of NET. *Eur J Nucl Med Mol Imaging*. 2012;39 Suppl 1:S93–S102.

12. Kunikowska J, Królicki L, Hubalewska-Dydejczyk A, Mikołajczak R, Sowa-Staszczak A, Pawlak D. Clinical results of radionuclide therapy of neuroendocrine tumours with 90Y-DOTATATE and tandem 90Y/177Lu-DOTATATE: which is a better therapy option? *Eur J Nucl Med Mol Imaging*. 2011;38(10):1788–1797.

13. Kwekkeboom DJ, Bakker WH, Kam BL, et al. Treatment of patients with gastro-entero-pancreatic (GEP) tumours with the novel radiolabelled somatostatin analogue [177Lu-DOTA0,Tyr3]octreotate. *Eur J Nucl Med Mol Imaging*. 2003;30(3):417–422.

14. Teunissen JJM, Kwekkeboom DJ, Krenning EP. Quality of life in patients with gastroenteropancreatic tumors treated with [177Lu-DOTA0,Tyr3]octreotate. *J Clin Oncol*. 2004;22(13):2724–2729.

15. Kwekkeboom DJ, de Herder WW, Kam BL, et al. Treatment with the radiolabeled somatostatin analog [177 Lu-DOTA 0,Tyr3]octreotate: toxicity, efficacy, and survival. *J Clin Oncol*. 2008;26(13):2124–2130.

16. Bodei L, Kidd M, Paganelli G, et al. Long-term tolerability of PRRT in 807 patients with neuroendocrine tumours: the value and limitations of clinical factors. *Eur J Nucl Med Mol Imaging*. 2015;42(1):5–19.

17. Brabander T, Van Der Zwan WA, Teunissen JJM, et al. Long-term efficacy, survival, and safety of [177Lu-DOTA0,Tyr3]octreotate in patients with gastroenteropancreatic and bronchial neuroendocrine tumors. *Clin Cancer Res*. 2017;23(16):4617–4624.

18. Bergsma H, van Lom K, Raaijmakers MHGP, et al. Persistent hematologic dysfunction after peptide receptor radionuclide therapy with 177Lu-DOTATATE: incidence, course, and predicting factors in patients with gastroenteropancreatic neuroendocrine tumors. *J Nucl Med*. 2018;59(3):452–458.

19. Strosberg J, El-Haddad G, Wolin E, et al. Phase 3 trial of 177lu-DOTATATE for midgut neuroendocrine tumors. *N Engl J Med*. 2017;376(2):125–135.

20. Lutathera® (lutetium Lu177 DOTATATE) injection [package insert]. Advanced Accelerator Applications, Colleretto Giacosa (TO), Italy. 2018.

21. Bodei L, Mueller-Brand J, Baum RP, et al. The joint IAEA, EANM, and SNMMI practical guidance on peptide receptor radionuclide therapy (PRRNT) in neuroendocrine tumours. *Eur J Nucl Med Mol Imaging*. Germany. 2013;40(5):800–816.

22. Marx M, Winkler C, Lützen U, Zhao Y, Zuhayra M, Henze E. Determination of Tumour-Liver-Ratios (TLR) using Ga-68-DOTATATE PET and grading of patients with Neuroendocrine Tumours (NET) suitable for peptide receptor radionuclide therapy (PRRT). *Eur J Nucl Med Mol Imaging*. 2012;39:S473. http://www.embase.com/search/results?subaction=viewrecord&from=export&id=L70978265%5Cnhttp://dx.doi.org/10.1007/s00259-012-222-x%5Cnhttp://sfx.library.uu.nl/utrecht?sid=EMBASE&issn=16197070&id=doi:10.1007%2Fs00259-012-222-x&atitle=Determination+of+Tumour-

23. Campana D, Capurso G, Partelli S, et al. Radiolabelled somatostatin analogue treatment in gastroenteropancreatic neuroendocrine tumours: factors associated with response and suggestions for therapeutic sequence. *Eur J Nucl Med Mol Imaging*. 2013.

24. Ezziddin S, Opitz M, Attassi M, et al. Impact of the Ki-67 proliferation index on response to peptide receptor radionuclide therapy. *Eur J Nucl Med Mol Imaging*. 2011.

25. Kratochwil C, Stefanova M, Mavriopoulou E, et al. SUV of [68Ga]DOTATOC-PET/CT predicts response probability of PRRT in neuroendocrine tumors. *Mol Imaging Biol*. 2015.

26. Severi S, Nanni O, Bodei L, et al. Role of 18FDG PET/CT in patients treated with 177Lu-DOTATATE for advanced differentiated neuroendocrine tumours. *Eur J Nucl Med Mol Imaging*. 2013.

27. van Essen M, Krenning EP, Kam BL, de Herder WW, van Aken MO, Kwekkeboom DJ. Report on short-term side effects of treatments with 177Lu-octreotate in combination with capecitabine in seven patients with gastroenteropancreatic neuroendocrine tumours. *Eur J Nucl Med Mol Imaging*. 2008.

28. De Keizer B, Van Aken MO, Feelders RA, et al. Hormonal crises following receptor radionuclide therapy with the radiolabeled somatostatin analogue [177Lu-DOTA0,Tyr 3]octreotate. *Eur J Nucl Med Mol Imaging*. 2008.

29. Tapia Rico G, Li M, Pavlakis N, Cehic G, Price TJ. Prevention and management of carcinoid crises in patients with high-risk neuroendocrine tumours undergoing peptide receptor radionuclide therapy (PRRT)_ Literature review and case series from two Australian tertiary medical institutions. 2018;66:1–6.

30. Massimino K, Harrskog O, Pommier S, Pommier R. Octreotide LAR and bolus octreotide are insufficient for preventing intraoperative complications in carcinoid patients. *J Surg Oncol*. 2013;107:842–846.

31. Condron M, Pommier S, Pommier R. Continuous infusion of octreotide combined with perioperative octreotide bolus does not prevent intraoperative carcinoid crisis. *Surgery*. 2016;159(1):358–365.

32. Sundin A, Garske U, Orlefors H. Nuclear imaging of neuroendocrine tumours. *Best Pract Res Clin Endocrinol Metab*. 2007.

33. Sainz-Esteban A, Prasad V, Schuchardt C, Zachert C, Carril JM, Baum RP. Comparison of sequential planar 177Lu-DOTA-TATE dosimetry scans with 68Ga-DOTA-TATE PET/CT images in patients with metastasized neuroendocrine tumours undergoing peptide receptor radionuclide therapy. *Eur J Nucl Med Mol Imaging*. 2012.

34. Bison SM, Konijnenberg MW, Melis M, et al. Peptide receptor radionuclide therapy using radiolabeled somatostatin analogs: focus on future developments. *Clin Transl Imaging*. 2014.

35. Wulfert S, Kratochwil C, Choyke PL, et al. Multimodal imaging for early functional response assessment of 90Y-/177Lu-DOTATOC

peptide receptor targeted radiotherapy with DW-MRI and 68Ga-DOTATOC-PET/CT. *Mol Imaging Biol.* 2014.

36. Cherk MH, Kong G, Hicks RJ, Hofman MS. Changes in biodistribution on 68Ga-DOTA-Octreotate PET/CT after long acting somatostatin analogue therapy in neuroendocrine tumour patients may result in pseudoprogression. *Cancer Imaging.* 2018.

37. Brabander T, Van Der Zwan WA, Teunissen JJM, et al. Pitfalls in the response evaluation after peptide receptor radionuclide therapy with [177Lu-DOTA0,Tyr3] octreotate. *Endocr Relat Cancer.* 2017.

38. Nilica B, Waitz D, Stevanovic V, et al. Direct comparison of 68Ga-DOTA-TOC and 18F-FDG PET/CT in the follow-up of patients with neuroendocrine tumour treated with the first full peptide receptor radionuclide therapy cycle. *Eur J Nucl Med Mol Imaging.* 2016.

39. Sabet A, Haslerud T, Pape UF, et al. Outcome and toxicity of salvage therapy with 177Lu-octreotate in patients with metastatic gastroenteropancreatic neuroendocrine tumours. *Eur J Nucl Med Mol Imaging.* 2014.

40. Kratochwil C, Giesel FL, Bruchertseifer F, et al. Dose escalation study of peptide receptor alpha-therapy with arterially administered 213Bi-DOTATOC in GEP-NET patients refractory to beta-emitters. *Eur J Nucl Med Mol Imaging.* 2011;38:S207. http://www.embase.com/search/results?subaction=viewrecord&from=export&id=L70580303%5Cnhttp://dx.doi.org/10.1007/s00259-011-1908-8%5Cnhttp://sfx.library.uu.nl/utrecht?sid=EMBASE&issn=16197070&id=doi:10.1007%2Fs00259-011-1908-8&atitle=Dose+escalation+study+.

41. Gabriel M, Andergassen U, Putzer D, et al. Individualized peptide-related-radionuclide-therapy concept using different radiolabelled somatostatin analogs in advanced cancer patients. *Q J Nucl Med Mol Imaging.* 2010.

42. Van Der Zwan WA, Bodei L, Mueller-Brand J, De Herder WW, Kvols LK, Kwekkeboom DJ. Radionuclide therapy in neuroendocrine tumors. *Eur J Endocrinol.* 2015.

43. Bodei L, Weber WA. Somatostatin receptor imaging of neuroendocrine tumors: from agonists to antagonists. *J Nucl Med.* 2018.

44. Wild D, Fani M, Behe M, et al. First clinical evidence that imaging with somatostatin receptor antagonists is feasible. *J Nucl Med.* 2011.

45. Bomanji JB, Papathanasiou ND. (111)In-DTPA (0)-octreotide (Octreoscan), (131)I-MIBG and other agents for radionuclide therapy of NETs. *Eur J Nucl Med Mol Imaging.* 2012.

46. Reubi JCJC, Ma HR, Krenning EPEP, Mäcke HR, Krenning EPEP. Candidates for peptide receptor radiotherapy today and in the future. *J Nucl Med.* 2005.

47. Bombardieri E, Giammarile F, Aktolun C, et al. 131I/123I-metaiodobenzylguanidine (mIBG) scintigraphy: procedure guidelines for tumour imaging. *Eur J Nucl Med Mol Imaging.* Germany. 2010;37(12):2436–2446.

48. Sharp SE, Trout AT, Weiss BD, Gelfand MJ. MIBG in neuroblastoma diagnostic imaging and therapy. *Radiographics.* United States. 2016;36(1):258–278.

49. Cerny I, Prasek J, Kasparkova H. Superiority of SPECT/CT over planar 123I-mIBG images in neuroblastoma patients with impact on Curie and SIOPEN score values. Nuklearmedizin. Germany. 2016;55(4):151–157.

50. Yanik GA, Parisi MT, Shulkin BL, et al. Semiquantitative mIBG scoring as a prognostic indicator in patients with stage 4 neuroblastoma: a report from the Children's oncology group. *J Nucl Med.* United States. 2013;54(4):541–548.

51. Yanik GA, Parisi MT, Naranjo A, et al. Validation of postinduction curie scores in high-risk neuroblastoma: a children's oncology group and SIOPEN group report on SIOPEN/HR-NBL1. *J Nucl Med.* United States. 2018;59(3):502–508.

52. Naranjo A, Parisi MT, Shulkin BL, et al. Comparison of (1)(2)(3)I-metaiodobenzylguanidine (MIBG) and (1)(3)(1)I-MIBG semi-quantitative scores in predicting survival in patients with stage 4 neuroblastoma: a report from the Children's Oncology Group. *Pediatr Blood Cancer.* United States. 2011;56(7):1041–1045.

53. Radovic B, Artiko V, Sobic-Saranovic D, et al. Evaluation of the SIOPEN semi-quantitative scoring system in planar simpatico-adrenal MIBG scintigraphy in children with neuroblastoma. *Neoplasma.* Slovakia. 2015;62(3):449–455.

54. Sokol EA, Engelmann R, Kang W, et al. Computer-assisted Curie scoring for metaiodobenzylguanidine (MIBG) scans in patients with neuroblastoma. *Pediatr Blood Cancer.* United States. 2018;65(12):e27417.

55. Kayano D, Kinuya S. Current consensus on I-131 MIBG therapy. *Nucl Med Mol Imaging* (2010). Germany. 2018;52(4):254–265.

56. Giammarile F, Chiti A, Lassmann M, Brans B, Flux G. EANM procedure guidelines for 131I-meta-iodobenzylguanidine (131I-mIBG) therapy. *Eur J Nucl Med Mol Imaging.* Germany. 2008;35(5):1039–1047.

57. Kayano D, Kinuya S. Iodine-131 metaiodobenzylguanidine therapy for neuroblastoma: reports so far and future perspective. *Scientific World J.* United States. 2015;2015:189135.

58. Matthay KK, Yanik G, Messina J, et al. Phase II study on the effect of disease sites, age, and prior therapy on response to iodine-131-metaiodobenzylguanidine therapy in refractory neuroblastoma. *J Clin Oncol.* United States. 2007;25(9):1054–1060.

59. Matthay KK, Quach A, Huberty J, et al. Iodine-131--metaiodobenzylguanidine double infusion with autologous stem-cell rescue for neuroblastoma: a new approaches to neuroblastoma therapy phase I study. *J Clin Oncol.* United States. 2009;27(7):1020–1025.

60. Mastrangelo S, Tornesello A, Diociaiuti L, et al. Treatment of advanced neuroblastoma: feasibility and therapeutic potential of a novel approach combining 131-I-MIBG and multiple drug chemotherapy. *Br J Cancer.* England. 2001;84(4):460–464.

61. Voute PA, van der Kleij AJ, De Kraker J, Hoefnagel CA, Tiel-van Buul MM, Van Gennip H. Clinical experience with radiation enhancement by hyperbaric oxygen in children with recurrent neuroblastoma stage IV. *Eur J Cancer.* England. 1995;31A(4):596–600.

62. Carrasquillo JA, Pandit-Taskar N, Chen CC. I-131 Metaiodobenzylguanidine Therapy of Pheochromocytoma and Paraganglioma. *Semin Nucl Med.* United States. 2016;46(3):203–214.

63. Mukherjee JJ, Kaltsas GA, Islam N, et al. Treatment of metastatic carcinoid tumours, phaeochromocytoma, paraganglioma and medullary carcinoma of the thyroid with (131)I-meta-iodobenzylguanidine [(131)I-mIBG]. *Clin Endocrinol* (Oxf). England. 2001;55(1):47–60.

64. Safford SD, Coleman RE, Gockerman JP, et al. Iodine -131 metaiodobenzylguanidine is an effective treatment for malignant pheochromocytoma and paraganglioma. *Surgery.* United States. 2003;134(6):953–956.

65. Fitzgerald PA, Goldsby RE, Huberty JP, et al. Malignant pheochromocytomas and paragangliomas: a phase II study of therapy with high-dose 131I-metaiodobenzylguanidine (131I-MIBG). *Ann N Y Acad Sci.* United States. 2006;1073:465–490.

66. Pryma DA, Chin BB, Noto RB, et al. Efficacy and safety of high-specific-activity I-131 MIBG therapy in patients with advanced pheochromocytoma or paraganglioma. *J Nucl Med.* United States. 2018.

67. Yoshinaga K, Oriuchi N, Wakabayashi H, et al. Effects and safety of (1)(3)(1)I-metaiodobenzylguanidine (MIBG) radiotherapy in malignant neuroendocrine tumors: results from a multicenter observational registry. *Endocr J.* Japan. 2014;61(12):1171–1180.

68. Azedra® (iobenguane I131) injection [package insert]. Progenics Pharmaceuticals, Inc., New York, NY; 2018.

69. Maiza J-C, Grunenwald S, Otal P, Vezzosi D, Bennet A, Caron P. Use of 131 I-MIBG therapy in MIBG-positive metastatic medullary thyroid carcinoma. *Thyroid.* United States. 2012;22(6):654–655.

70. Castellani MR, Seregni E, Maccauro M, et al. MIBG for diagnosis and therapy of medullary thyroid carcinoma: is there still a role? *Q J Nucl Med Mol Imaging.* Italy. 2008;52(4):430–440.

71. Brabander T, Kwekkeboom DJ, Feelders RA, Brouwers AH, Teunissen JJM. Nuclear medicine imaging of neuroendocrine tumors. *Front Horm Res.* Switzerland. 2015;44:73–87.

PREGUNTAS DE AUTOEVALUACIÓN DEL CAPÍTULO

1. ¿Cuál de las siguientes es una indicación aprobada por la FDA para el tratamiento con ^{177}Lu-DOTATATE?

   A. Carcinoide bronquial

   B. Feocromocitoma

   C. VIPoma

   D. Neuroblastoma

2. ¿Cuál de los siguientes es el factor específico más importante del paciente a la hora de elegir la terapia con ^{177}Lu-DOTATATE en comparación con otras opciones de tratamiento?

   A. Grado del TNE

   B. Grado de expresión de los SSTR en los estudios de imagen

   C. Subtipo patológico del TNE

   D. Expansión de la enfermedad

3. ¿Cuál de las siguientes no es una variante fisiológica conocida para la captación de ^{123}I-MIBG?

   A. Grasa parda

   B. Atelectasias

   C. Meningioma

   D. Glándulas suprarrenales

4. ¿Cuál de las siguientes es una indicación aprobada por la FDA para la terapia con ^{131}I-MIBG?

   A. Neuroblastoma

   B. Paraganglioma

   C. Cáncer medular de tiroides

   D. Carcinoma de células de Merkel

Respuestas a las preguntas de autoevaluación del capítulo

1. C   La aprobación de la FDA para la terapia con ^{177}Lu-DOTATATE es útil para todos los tipos de TNE-GEP en adultos. Como ejemplo de un TNE pancreático, el VIPoma es la respuesta correcta. Los otros pueden ser tratados por esta terapia pero no son indicaciones aprobadas por la FDA.

2. B   Aunque todos son factores para la selección adecuada de los pacientes, la relación más clara es con el grado de expresión de los SSTR mediante PET con ^{68}Ga-DOTATATE (preferiblemente) o mediante un estudio con ^{111}In-DTPA-octreotida. Los demás son factores secundarios.

3. C   Los meningiomas a menudo expresan los SSTR y por ello pueden verse en los estudios con ^{68}Ga-DOTATATE o ^{111}In-DTPA-octreotida, pero no en aquellos con ^{123}I-MIBG, debido a que es un análogo de la norepinefrina. Las otras son razones conocidas de falsos positivos en una exploración con ^{123}I-MIBG.

4. B   La aprobación de la FDA para la ^{131}I-MIBG es para pacientes de 12 años o más con feocromocitoma o paraganglioma. Todas las demás respuestas son ejemplos de tumores que pueden ser tratados con éxito con esta terapia, pero no son indicaciones aprobadas por la FDA en este momento.

Sistema nervioso central

7

Hossein Jadvar y Patrick M. Colletti

OBJETIVOS DE APRENDIZAJE

1. Describir las principales aplicaciones clínicas de la gammagrafía para explorar el sistema nervioso central.

2. Nombrar los radiomarcadores y los procedimientos generales relevantes que se utilizan en la evaluación del flujo del líquido cefalorraquídeo (LCR), la muerte cerebral, la epilepsia, los trastornos del movimiento y la reserva de perfusión cerebral en la enfermedad cerebrovascular por medio de gammagrafía.

3. Crear y presentar mapeo cerebral paramétrico.

INTRODUCCIÓN

La evaluación por medio de imágenes proporciona pistas importantes sobre afecciones del sistema nervioso central cuando los signos y síntomas sugieren una anomalía en el cerebro o la médula espinal. La tomografía computarizada (TC) y la resonancia magnética (RM) son las principales modalidades de imagen en este entorno clínico. Sin embargo, la gammagrafía proporciona información funcional valiosa y clínicamente relevante que complementa los hallazgos de las imágenes anatómicas. Existen varios radiofármacos emisores de fotones simples y positrones que están disponibles para investigar la fisiopatología del sistema nervioso central. En este capítulo se resumen las principales aplicaciones clínicas de la gammagrafía en la evaluación por imagen del sistema nervioso central, incluyendo los radiomarcadores relevantes y las técnicas de imagen.

APLICACIONES CLÍNICAS

Existen muchas aplicaciones clínicas para la evaluación gammagráfica del sistema nervioso central. Las esenciales incluyen las siguientes indicaciones que se tratarán brevemente en este capítulo. A menudo, las imágenes gammagráficas de la demencia y los tumores cerebrales se realizan con la tomografía por emisión de positrones (PET, *positron emission tomography)* y se presentarán en el capítulo 14.

- Flujo del LCR (hidrocefalia normotensiva, fuga, permeabilidad de una derivación)
- Muerte cerebral
- Epilepsia
- Trastornos del movimiento
- Enfermedad cerebrovascular
- Demencia

Estudios de imagen del flujo del líquido cefalorraquídeo

El LCR se forma en el plexo coroideo ventricular como un ultrafiltrado de plasma y se absorbe principalmente en las vellosidades aracnoideas. El volumen total del LCR es de unos 120-150 mL. La gammagrafía proporciona un método de imagen eficaz para rastrear el flujo del LCR, que puede verse obstaculizado por una serie de alteraciones. Las principales afecciones son la hidrocefalia comunicante, las fugas de LCR y la evaluación de la permeabilidad de una derivación.

El radiomarcador más comúnmente relevante para la obtención de imágenes del flujo del LCR es el ácido dietilentriaminopentaacético (DTPA) marcado con [111]In (^{111}In-DTPA), que tiene una semivida suficientemente larga (2.8 días) y adecuada para la obtención de estudios de imagen en serie. El radiomarcador (~500 uCi) se inyecta en el espacio subaracnoideo por medio de una punción lumbar. Las imágenes planares se obtienen en serie a varios intervalos (2 h, 24 h, 48 h y posiblemente 72 h).

En una exploración normal, la actividad inyectada a través de la punción lumbar asciende por el canal espinal hacia las cisternas basales en pocas horas (~2-4 h). Las imágenes diferidas a las 24 h demostrarán un mayor ascenso de la actividad sobre las convexidades bilaterales. La presencia de actividad significativa en los ventrículos laterales es anómala. Si es necesario, se pueden realizar estudios de imagen adicionales a las 48 h y a las 72 h para seguir el flujo de LCR si este es relativamente lento para alcanzar las convexidades.

En la hidrocefalia comunicante (agujeros permeables de Magendie y Luschka) (también conocida como *hidrocefalia normotensiva*), las imágenes anatómicas (p. ej., la TC) demuestran la hidrocefalia sin atrofia cerebral significativa (1). En pocos pacientes se puede observar clínicamente la tríada clásica de ataxia, demencia e incontinencia urinaria. En la cisternografía con radionúclidos se muestra un flujo anómalo de LCR sin tránsito de la actividad sobre las convexidades a las 24 h (o más) con reflujo de la actividad hacia los ventrículos laterales agrandados. La obstrucción periférica al flujo del LCR suele ocurrir a nivel de los lóbulos temporoparietales (fig. 7-1).

La localización de fugas de LCR (p. ej., hidrorrinorrea u otorrea) es otra de las principales aplicaciones clínicas de la cisternografía con radionúclidos. En la hidrorrinorrea más frecuente del LCR, los otorrinolaringólogos colocan placas en las fosas nasales antes de inyectar, por medio de la punción lumbar, el radiomarcador. La toma de imágenes se realiza de 1-3 h después de la administración del marcador, seguida de la retirada de las placas a las 4 o 6 h, las que posteriormente se analizan en un contador de radioactividad con pozo. Se obtienen y cuentan muestras de sangre actuales para que sirvan de actividad de fondo. Se calcula la relación torunda/suero. La relación por encima de un valor seleccionado (típicamente 1.5) se considera anómalo y compatible con una fuga de LCR. Se debe tener en cuenta que puede no haber evidencia de fuga de LCR en el estudio de imagen a pesar de una proporción anómala entre compresas y suero.

La obstrucción de las derivaciones ventriculoperitoneales es una complicación relativamente frecuente. La gammagrafía puede ser útil para localizar el lugar de la obstrucción. En este entorno clínico, el radiomarcador (p. ej., ^{111}In-DTPA o DTPA marcado con ^{99m}Tc) se inyecta de forma estéril en el depósito, seguido de la obtención de estudios de imagen en serie. Es importante señalar que, aunque el ^{99m}Tc-DTPA es superior al ^{111}In-DTPA como agente para estudios de imagen, porque proporciona mejores recuentos con menor grado de exposición a la radiación, el ^{99m}Tc-DTPA no está aprobado por la Food and Drug Administration (FDA) de los Estados Unidos para su administración intratecal debido al pequeño riesgo de endotoxinas en algunas formas de este marcador (2). En el patrón normal no obstructivo, la actividad difusa alcanza la cavidad peritoneal en no más de 1 h. La ausencia de observación de la actividad peritoneal o solo la actividad focal en el extremo distal de la derivación sugiere una obstrucción de la misma. La oclusión manual de la rama distal de la derivación en el momento de la inyección del radiomarcador puede evaluar potencialmente la permeabilidad del sistema de derivación de la extremidad de la rama proximal. Sin embargo, esto debe adaptarse a la situación clínica y al sistema de derivación de LCR en particular.

Muerte cerebral

La muerte cerebral se determina mediante una serie de parámetros clínicos que pueden incluir la gammagrafía de perfusión cerebral (fig. 7-2). La ausencia de perfusión cerebral es compatible con la muerte cerebral y puede ser una herramienta visual eficaz para ayudar en las discusiones difíciles sobre el pronóstico del paciente con los familiares. Pueden seguirse directrices locales para la identificación y declaración de la muerte cerebral. La evaluación gammagráfica del flujo sanguíneo cerebral se realiza mediante la inyección de una radiomarcador por vía intravenosa seguida de la obtención de estudios de imagen dinámicos de la cabeza y el cuello. El flujo sanguíneo hacia los vasos superficiales del cuero cabelludo (territorio de la arteria carótida externa) puede disminuirse mediante la colocación de una banda elástica sobre la frente. Sin embargo, esta maniobra rara vez es necesaria y no se realiza. La inyección de radiomarcadores que atraviesan la barrera hematoencefálica y mapean la perfusión cerebral (p. ej., hexametilpropilenoaminooxima [HMPAO] o dímero de etilencisteína [ECD, *ethylene cistein dimer*] marcados con ^{99m}Tc [^{99m}Tc-HMPAO y ^{99m}Tc-ECD]) depende menos de la observación de una buena llegada del bolo a las arterias carótidas comunes bilaterales o de signos auxiliares como el signo de la «nariz caliente». Las imágenes planares de la perfusión cerebral incluirán proyecciones

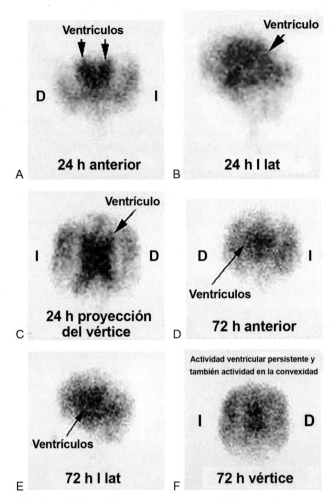

FIG. 7-1 ● Hidrocefalia normotensiva en la cisternografía con visualización persistente de los ventrículos y sin flujo de convexidad cerebral (reproducida con la autorización de Freeman LM. *Nuclear Medicine Annual 2004*. Philadelphia, PA: Lippincott Williams & Wilkins; 2004).

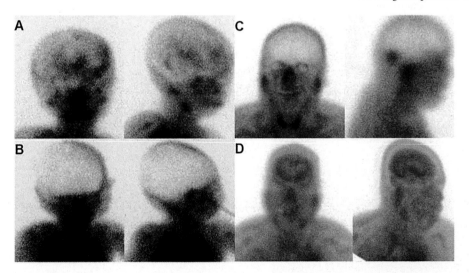

FIG. 7-2 ● Comparación de la muerte cerebral de imágenes con ^{99m}Tc-HMPAO. **A.** Traumatismo craneoencefálico grave posdescompresión. Todo el cerebro perfundido se desplaza hacia la izquierda por el hematoma. **B.** Ausencia total de perfusión cerebral que coincide con muerte cerebral. **C.** Ausencia de perfusión cerebral con el cerebelo conservado. Muerte cerebral. Observe el signo de la «nariz caliente». **D.** Flujo sanguíneo cerebral intacto. El paciente no respondía neurológicamente debido a un infarto denso en el cerebro medio observado por TC. Es inusual que los pacientes con muerte cerebral observada en los estudios de imagen sobrevivan. Los cuatro pacientes murieron una semana después de estas exploraciones (reimpresa con la autorización de Daffner RH. *Clinical Radiology: The Essentials*. 3rd ed. Philadelphia, PA: Wolters Kluwer Health/Lippincott Williams & Wilkins; 2007).

anteroposteriores y laterales. Con la tomografía computarizada por emisión de fotón único (SPECT, *single photon emission computed tomography*), la perfusión intracerebral se observa claramente sin la limitación que puede suponer la perfusión superficial del cuero cabelludo. El fenómeno del «cráneo vacío» es típico de la muerte cerebral. En ocasiones, algunas partes del cerebro (p. ej., el cerebelo en la fosa posterior) pueden mostrar perfusión mientras que hay ausencia de perfusión en el resto del cerebro. En este escenario clínico, el pronóstico es malo y a menudo la repetición de la gammagrafía de perfusión cerebral muestra la desaparición de la perfusión en todo el cerebro en vista del aumento de la presión intracraneal. Se ha publicado una guía de práctica clínica para la gammagrafía de la muerte cerebral (3).

Epilepsia

El estudio clínico de la epilepsia incluye una serie de procedimientos de diagnóstico como la electroencefalografía y el diagnóstico por imagen. En las crisis intratables que no se controlan bien con medicamentos, la localización y resección del foco epileptógeno puede ser potencialmente curativa. La RM suele realizarse para detectar posibles anomalías morfológicas (p. ej., esclerosis temporal mesial) que puedan explicar la actividad convulsiva observada en correlación con la electroencefalografía. Sin embargo, hay ocasiones en las que no se observan anomalías específicas o relevantes en la RM. La imagen funcional con gammagrafía puede ser útil en la localización del foco epileptógeno con o sin alteración específica en la RM (4,5). La gammagrafía de perfusión cerebral con ^{99m}Tc-HMPAO o ^{99m}Tc-ECD puede realizarse en los períodos interictal o intraictal. En el período interictal, la SPECT de perfusión cerebral muestra hipoperfusión en la región del cerebro que puede albergar el foco epileptógeno. Este hallazgo puede corroborarse con cualquier anomalía en la RM en esa localización o con la SPECT de perfusión cerebral intraictal en la que el mismo sitio demostrará hiperperfusión (fig. 7-3).

Una buena calidad intraictal exige unidades especiales para crisis epilépticas en las que los pacientes son vigilados activamente para detectar la actividad epiléptica. Cuando se observa el inicio de la actividad epiléptica (clínicamente o con electroencefalografía), inmediatamente se inyecta el radiomarcador previamente preparado en una vena periférica por la que se ha accedido previamente. El paciente es trasladado a la clínica de medicina nuclear para la obtención de imágenes cuando está clínicamente estable. Si se realiza a tiempo y de forma adecuada, la SPECT de perfusión cerebral intraictal es más sensible para localizar el foco epileptógeno que la SPECT de perfusión cerebral interictal.

Trastornos del movimiento

El trabajo clínico de los pacientes con temblor se orienta hacia el diagnóstico diferencial de una variedad de causas que conducen a diferentes algoritmos de tratamiento. Aunque algunos pacientes tienen signos y síntomas clásicos que sugieren un diagnóstico concreto, no siempre es así y puede persistir la incertidumbre sobre la causa.

El ioflupano marcado con ^{123}I (^{123}I-ioflupano) para la SPECT está aprobado para detectar la pérdida de transportadores de dopamina de las terminales de las neuronas dopaminérgicas presinápticas en el estriado. Por lo tanto, el ^{123}I-ioflupano es útil para detectar las alteraciones que ocasionan la pérdida de neuronas dopaminérgicas nigroestriatales presente en los síndromes parkinsonianos (enfermedad de Parkinson idiopática, atrofia multisistémica, parálisis supranuclear progresiva, degeneración corticobasal) y en la demencia con cuerpos de Lewy (6). Sin embargo, el ^{123}I-ioflupano no puede distinguir entre las alteraciones mencionadas, lo que requerirá la correlación con otra información clínica relevante. Con el ^{123}I-ioflupano se mostrará la preservación de las neuronas dopaminérgicas nigroestriatales en individuos sanos, en los pacientes con temblor esencial, temblor psicógeno

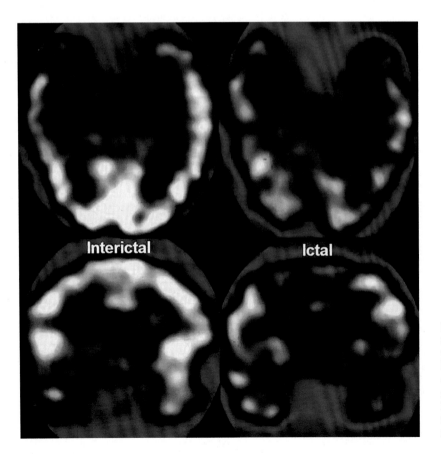

FIG. 7-3 ● Este joven de 16 años de edad tenía crisis epilépticas crónicas. En las imágenes axiales y coronales en SPECT con ^{99m}Tc-HMPAO interictales (*izquierda*), se demuestra una perfusión reducida en el lóbulo temporal derecho. En las imágenes ictales (*derecha*) se observa un aumento de la actividad temporal derecha. Los hallazgos son típicos de los focos epileptógenos temporales mesiales.

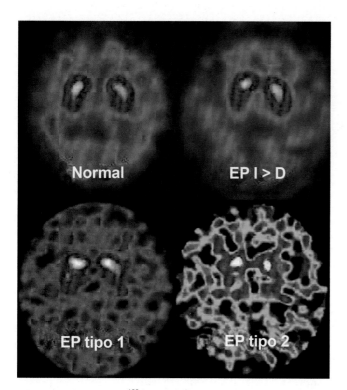

FIG. 7-4 ● SPECT con ^{123}I-ioflupano de un paciente sano y en tres pacientes con síndromes parkinsonianos. La pérdida de la asimetría del putamen puede estar asociada con un temblor asimétrico que suele ser más grave en el lado contralateral. En la demencia con cuerpos de Lewy puede observarse una pérdida bilateral grave. D: derecha; EP: enfermedad de Parkinson; I: izquierda.

y parkinsonismo inducido por fármacos. Se ha publicado una guía práctica clínica para la utilización del ^{123}I-ioflupano (7).

La interpretación visual con el ^{123}I-ioflupano incluye las siguientes observaciones (fig. 7-4): estrías bilaterales en forma de «coma» con simetría normal y captación relativamente intensa del marcador.

Grado 1: pérdida asimétrica de la cola posterior (putamen) en un cuerpo estriado en «punto y coma».

Grado 2: pérdida bilateral de las colas del putamen en un cuerpo estriado en «dos puntos».

Grado 3: pérdida casi completa de las cabezas caudadas y del putamen con apariencia de «puntos completamente desvanecidos».

Enfermedad cerebrovascular

La TC y la RM son las principales modalidades de imagen en los pacientes con sospecha o confirmación de accidente cerebrovascular. Una técnica gammagráfica clínicamente útil está relacionada con la determinación de la eficacia de la reserva cerebrovascular. Esto se consigue con el uso del inhibidor de la carbonato-deshidratasa, la acetazolamida, que ocasiona vasodilatación y aumento del flujo sanguíneo cerebral (8-10). La perfusión cerebral se visualiza al inicio y después de la administración de acetazolamida en sesiones separadas mediante SPECT posterior a la inyección intravenosa de ^{99m}Tc-HMPAO o ^{99m}Tc-ECD para cada exploración. A continuación, se comparan las exploraciones de referencia y las posteriores a la aplicación del fármaco. La gammagrafía de referencia suele tener una perfusión cerebral regional preservada (compensada). Las regiones cerebrales con deficiencia en la reserva de perfusión no responderán adecuadamente con la acetazolamida y, por lo tanto, en la región afectada se observará alteración en la perfusión en comparación con otras regiones cerebrales que tienen un aumento del flujo sanguíneo cerebral inducido por la acetazolamida (fig. 7-5). Este concepto es similar a la heterogeneidad del flujo

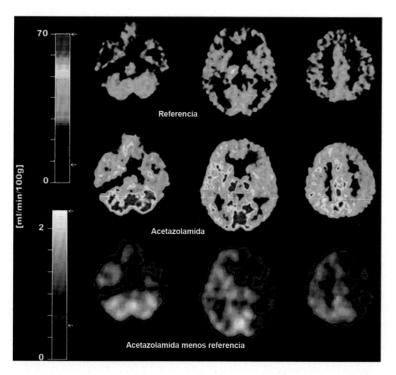

FIG. 7-5 ● Evaluación del estado de perfusión cerebrovascular en un paciente con estenosis grave de la arteria carótida interna derecha. En el estudio de referencia se muestra una perfusión simétrica y normal. Después de la estimulación con acetazolamida, el aumento de la perfusión está muy disminuido en el territorio de la arteria cerebral media derecha, que también se representa en la imagen por sustracción de la parte inferior (reimpresa con la autorización de von Schulthess GK. *Clinical Molecular Anatomic Imaging: PET, PET/CT and SPECT/CT*. Philadelphia, PA: Lippincott Williams & Wilkins; 2003).

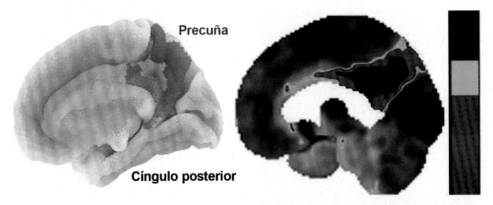

FIG. 7-6 ● Esquema del túnel posterior y ejemplo de imagen paramétrica en la que se observa la reducción del metabolismo en el giro cingulado y la precuña de un paciente con enfermedad de Alzheimer. La precuña se extiende desde la rama marginal del surco cingulado hasta el surco parietooccipital. Tanto el giro cingulado como la precuña deben ser identificados y analizados en los pacientes con deterioro cognitivo (reimpresa con la autorización de Brown y cols. [2]; Sawyer y Kuo [13]).

Tabla 7-1 HALLAZGOS CARACTERÍSTICOS DE LA PET CON FDG EN PACIENTES CON ENFERMEDAD DE ALZHEIMER, DEMENCIA CON CUERPOS DE LEWY Y ATROFIA CEREBRAL POSTERIOR (13)

	Región del cerebro			
Enfermedad	**Precuña**	**Poscíngulo**	**Occipital lateral**	**Occipital media**
Alzheimer	Disminuida	Disminuida	Conservada	Conservada
Demencia con cuerpos de Lewy	Disminuida	Conservada	Disminuida	Conservada
Atrofia cerebral posterior	Disminuida	Disminuida	Disminuida	Conservada

«Conservada»: preservación relativa de la actividad en una estructura en comparación con una región adyacente de hipometabolismo, aunque la actividad pueda ser anómala.

Reproducida con autorización de Sawyer y Kuo (13).

sanguíneo inducida por el dipiridamol en el lecho coronario en el caso de los estudios de perfusión miocárdica. Cabe destacar que la tomografía por emisión de positrones (PET, *positron emission tomography*) de perfusión cerebral (p. ej., con agua ^{15}O) puede ser más sensible que la SPECT de la perfusión cerebral para evaluar la capacidad de reserva cerebrovascular (11).

Mapeo cerebral paramétrico con SPECT o PET

En el análisis SPECT o PET cerebral basado en vóxeles se compara la captación del marcador entre un paciente y los parámetros normales vóxel por vóxel, resaltando las áreas de diferencias estadísticamente significativas con superposiciones codificadas por colores. Mientras que la SPECT cerebral con ^{99m}Tc-HMPAO o ^{99m}Tc-ECD se basa en la perfusión cerebral regional relativa, la PET con ^{18}F-fluorodesoxiglucosa (FDG) compara el metabolismo regional de la glucosa en el cerebro. Para el análisis paramétrico de la PET cerebral, los colores «fríos» basados en el azul indican áreas de hipometabolismo de la FDG, mientras que los colores basados en el rojo representan el hipermetabolismo regional. Como la mayoría de las anomalías cerebrales están asociadas con la pérdida funcional, las escalas de color basadas en el azul son las más útiles.

Un algoritmo de deformación dinámica basado en puntos de referencia registra cada cerebro en una plantilla estándar. Los resultados se presentan en una escala de colores denominada *puntuación Z*, donde azul claro indica 2 desviaciones estándar (DE), azul oscuro 2.5 DE y púrpura 3 DE (12).

Para la evaluación de los pacientes con deterioro cognitivo mediante PET con FDG, existe una secuencia lógica para excluir e incluir posibles diagnósticos. Una región clave para evaluar es el «túnel occipital» (13). El túnel occipital está formado por el cíngulo posterior y la precuña (fig. 7-6). En la tabla 7-1 se comparan los hallazgos en la PET con FDG en la enfermedad de Alzheimer, la demencia con cuerpos de Lewy y la atrofia cerebral posterior.

En el diagrama de flujo de la figura 7-7 se muestra un abordaje organizado para el diagnóstico de demencia mediante PET con FDG. Se presentan casos de deterioro cognitivo leve (fig. 7-8), enfermedad de Alzheimer (fig. 7-9), enfermedad de Alzheimer avanzada con afectación del lóbulo frontal (fig. 7-10), demencia vascular (fig. 7-11), demencia frontal como enfermedad de Pick (fig. 7-12) y demencia con cuerpos de Lewy (fig. 7-13). El mapeo cerebral paramétrico mediante PET con FDG también puede ser útil en pacientes con epilepsia, como se muestra en la figura 7-14.

La PET con una variedad de radiomarcadores cerebrales, incluidos los marcadores amiloide y tau, también se ha investigado en estos entornos clínicos. Estos marcadores se analizarán en el capítulo 14.

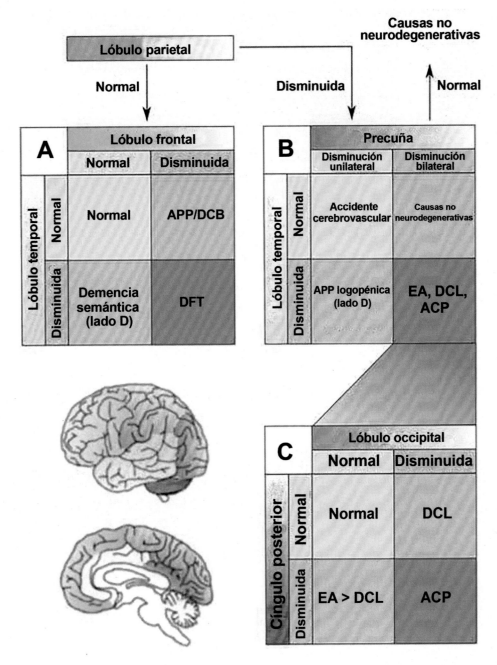

FIG. 7-7 ● En esta figura se observa un abordaje «descendente» para interpretar la PET con FDG en pacientes con demencia. El análisis comienza en el lóbulo parietal. Si es normal, la evaluación de los lóbulos frontal y temporal sigue por la *vía A*. La demencia semántica se identifica si hay actividad frontal normal y disminución de la actividad temporal anterior izquierda. La presencia de actividad temporal normal sugiere afasia primaria progresiva (APP) cuando se combina con una pérdida en el área frontal izquierda o una degeneración corticobasal (DCB) cuando se combina con deficiencia en el lóbulo frontal, los ganglios basales y la corteza sensitivomotora primaria. La demencia frontotemporal (DFT) se caracteriza por disminución de la captación frontal y temporal. Alternativamente, la disminución de la actividad parietal conduce a la *vía B*, donde se evalúan las regiones precúneas y el lóbulo temporal; si las primeras no tienen alteraciones, deben considerarse causas no neurodegenerativas (p. ej., demencia vascular, depresión, inducida por fármacos). También se puede considerar la existencia de una lesión vascular si la precuña tienen alteraciones y los lóbulos temporales no. La disminución de la actividad temporal izquierda combinada con el hipometabolismo izquierdo de la precuña apoya el diagnóstico de la variante logopénica de la APP, una variante unilateral del lado izquierdo de la enfermedad de Alzheimer (EA). La disminución bilateral de la captación en la precuña en presencia de hipometabolismo temporal bilateral sugiere EA, demencia con cuerpos de Lewy (DCL) o atrofia cerebral posterior (ACP), que puede diferenciarse según la *vía C*. La actividad occipital normal con hipometabolismo en el cíngulo posterior apoya el diagnóstico de EA, aunque la DCL sigue siendo posible. La disminución de la captación occipital indica DCL cuando se combina con un cíngulo posterior relativamente conservado (signo de «isla»). La disminución de la actividad occipital y del cíngulo posterior apoya el diagnóstico de ACP. El hipometabolismo occipital en la DCL y la ACP puede identificarse mediante el signo del «túnel occipital» (reimpresa con la autorización de Sawyer y Kuo [14]).

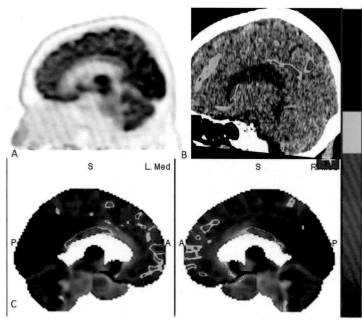

Puntuación Z: azul claro: 2 DE; azul oscuro: 2.5 DE; púrpura: 3 DE.

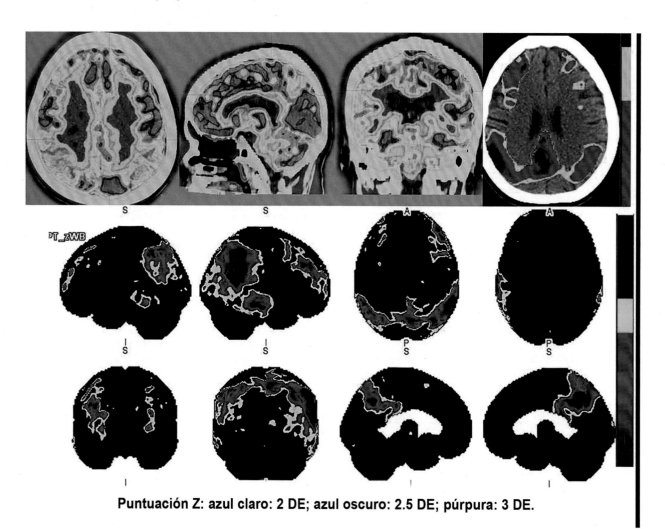

Puntuación Z: azul claro: 2 DE; azul oscuro: 2.5 DE; púrpura: 3 DE.

FIG. 7-9 ● Mujer de 47 años de edad con pérdida importante de la memoria y depresión. Tiene una pérdida metabólica prominente en el cíngulo posterior, la precuña y los lóbulos parietotemporal y frontal bilaterales. Enfermedad de Alzheimer progresiva.

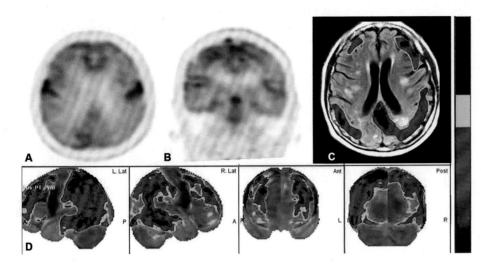

FIG. 7-10 ● Mujer de 82 años de edad con demencia. Tiene pérdida relevante de la función en la precuña y los lóbulos parietal, temporal y frontal, con preservación de la franja motora y la corteza visual. Enfermedad de Alzheimer progresiva.

Puntuación Z: azul claro: 2 DE; azul oscuro: 2.5 DE; púrpura: 3 DE.

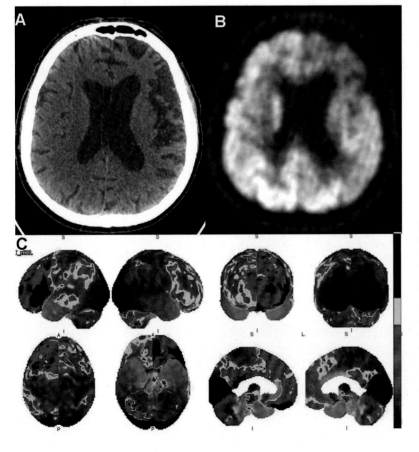

FIG. 7-11 ● Hombre de 61 años de edad con demencia, letargia y afasia logopénica: dificultad para recordar palabras y hacer sustituciones de palabras. Realiza pausas frecuentes al hablar mientras busca las palabras. Dificultad para repetir frases u oraciones. Tanto la TC como la RM tienen grandes regiones de encefalomalacia frontal izquierda y temporal izquierda asociadas con disfunción metabólica considerable. Los hallazgos son típicos de la demencia vascular, aunque la pérdida funcional en el cíngulo posterior izquierdo y la precuña puede ser vascular o estar relacionada con un componente de la enfermedad de Alzheimer. La afección del lóbulo temporal posterior izquierdo puede estar asociada con la afasia logopénica. Puntuación Z: azul claro: 2 DE; azul oscuro: 2.5 DE; púrpura: 3 DE.

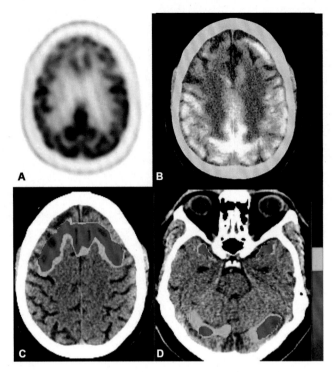

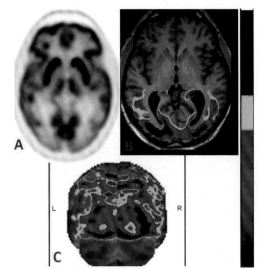

Puntuación Z: azul claro: 2 DE; azul oscuro: 2.5 DE; púrpura: 3 DE.

FIG. 7-13 ● Hombre de 71 años de edad con deterioro cognitivo. Hay pérdida específica de la función cortical visual medial, típica de la demencia con cuerpos de Lewy. En los pacientes con pérdida visual significativa es posible que esto se confunda.

FIG. 7-12 ● Hombre de 66 años de edad con demencia. Tiene antecedente de traumatismos craneoencefálicos. Hay evidencia tomográfica y metabólica de pérdida frontal bilateral, la derecha mayor que la izquierda. Demencia frontal. Puntuación Z: azul claro: 2 DE; azul oscuro: 2.5 DE; púrpura: 3 DE.

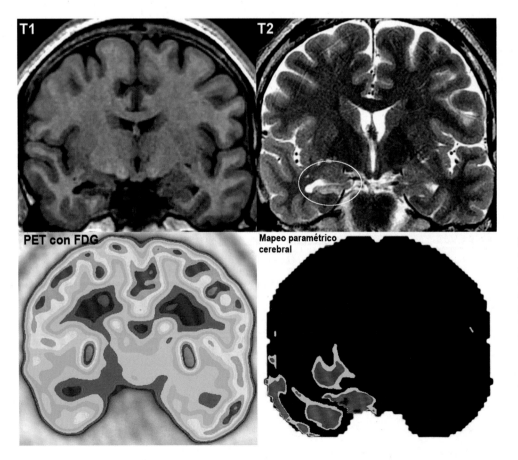

FIG. 7-14 ● Hombre de 34 años de edad con crisis epilépticas parciales complejas. En las imágenes de la RM coronal ponderadas en T1 y T2 se observa agrandamiento de la fisura coroidea derecha con pérdida de hipocampo y edema (marcado con un círculo). Hay pérdida funcional temporal mesial derecha asociada que se demuestra en la pantalla paramétrica, *abajo a la derecha*. Foco epileptógeno temporal mesial derecho. Puntuación Z: azul claro: 2 DE; azul oscuro: 2.5 DE; púrpura: 3 DE.

Referencias

1. Damasceno BP. Neuroimaging in normal pressure hydrocephalus. *Dement Neuropsychol.* 2015;9:350–355.
2. Ponto JA. Special safety considerations in preparation of technetium Tc-99m DTPA for cerebrospinal fluid–related imaging procedures. *J Am Pharm Assoc.* 2008;48:413–416.
3. Donohoe KJ, Agrawal G, Frey KA, et al. SNM practice guideline for brain death scintigraphy 2.0. *J Nucl Med.* 2012;40:198–203.
4. Goffin K, Dedeurwaerdere S, Van Laere K, et al. Neuronuclear assessment of patients with epilepsy. *Semin Nucl Med.* 2008;38: 227–239.
5. Van Paesschen W, Dupont P, Sunaert S, et al. The use of SPECT and PET in routine clinical practice in epilepsy. *Curr Opin Neurol.* 2007;20:194–202.
6. Bajaj N, Hauser RA, Grachev ID. Clinical utility of dopamine transporter single photon emission CT (DaT-SPECT) with ^{123}I-ioflupane in diagnosis of parkinsonian syndromes. *J Neurol Neurosurg Psychiatry.* 2013;84:1288–1295.
7. Djang DSW, Janssen MJR, Bohnen N, et al. SNM practice guidelines for dopamine transporter imaging with ^{123}I-Ioflupane SPECT 1.0. *J Nucl Med.* 2012;53:154–163.
8. Kim JS, Moon DH, Kim GE, et al. Acetazolamide stress brain-perfusion SPECT predicts the need for carotid shunting during carotid endarterectomy. *J Nucl Med.* 2000;41:1836–1841.
9. Matsuda H, Higashi S, Kinuya K, et al. SPECT evaluation of brain perfusion reserve by acetazolamide test using 99mTc-HMPAO. *Clin Nucl Med.* 1991;16:572–579.
10. Wong TH, Shagera QA, Ryoo HG, et al. Basal and acetazolamide brain perfusion SPECT in internal carotid artery stenosis. *Nucl Med Mol Imaging.* 2020;54:9–27.
11. Acker G, Lange C, Schatka I, et al. Brain perfusion imaging under acetazolamide challenge for detection of impaired cerebrovascular reserve capacity: positive findings with ^{15}O-water PET in patients with negative ^{99m}Tc-HMPAO SPECT findings. *J Nucl Med.* 2018;59:294–298.
12. Brown RK, Bohnen NI, Wong KK, et al. Brain PET in suspected dementia: patterns of altered FDG metabolism. *Radiographics.* 2014;34:684–701.
13. Sawyer DM, Kuo PH. "Occipital Tunnel" sign on FDG PET for differentiating dementias. *Clin Nucl Med.* 2018;43:e59–e61.
14. Sawyer DM, Kuo PH. Top-down systematic approach to interpretation of FDG-PET for dementia. *Clin Nucl Med.* 2018;43:e212–e214.

PREGUNTAS DE AUTOEVALUACIÓN DEL CAPÍTULO

1. ¿Qué afirmación es falsa con relación al diagnóstico por imagen de la muerte cerebral?

A. Un «cráneo vacío» es compatible con muerte cerebral

B. El signo de la «nariz caliente» es necesario para declarar la muerte cerebral

C. Se pueden utilizar radiomarcadores que atraviesan la barrera hematoencefálica y mapean la perfusión cerebral

D. La sola observación de la perfusión cerebelosa es un signo de mal pronóstico

2. El ^{123}I-ioflupano se utiliza en la obtención de imágenes para cuál de las siguientes alteraciones:

A. Temblor esencial

B. Enfermedad de Parkinson idiopática

C. Parkinsonismo inducido por fármacos

D. Enfermedad de Alzheimer

3. La acetazolamida, junto con la gammagrafía, puede utilizarse para:

A. Localización del foco epileptógeno

B. Diagnóstico de la enfermedad de Parkinson

C. Muerte cerebral

D. Reserva de perfusión cerebral

Respuestas a las preguntas de autoevaluación del capítulo

1. B El signo de la «nariz caliente» es un hallazgo auxiliar que apoya la posibilidad de muerte cerebral, pero su presencia no es obligatoria para hacer el diagnóstico. Las respuestas A, C y D son afirmaciones verdaderas en relación con la imagen nuclear de la muerte cerebral.

2. B El ^{123}I-ioflupano es útil para detectar las alteraciones que ocasionan la pérdida de las neuronas dopaminérgicas nigroestriatales en los síndromes parkinsonianos (enfermedad de Parkinson idiopática, atrofia multisistémica, parálisis supranuclear progresiva, degeneración corticobasal). Con el ^{123}I-ioflupano se mostrará la preservación de las neuronas dopaminérgicas nigroestriatales en individuos sanos y en los pacientes con temblor esencial, temblor psicógeno y parkinsonismo inducido por fármacos. El ^{123}I-ioflupano no sirve para diagnosticar la enfermedad de Alzheimer.

3. D Las regiones cerebrales con deficiencia en la reserva de perfusión no responderán adecuadamente a la acetazolamida y, por lo tanto, la región afectada demuestra insuficiencia de perfusión en comparación con otras regiones cerebrales que tienen un aumento del flujo sanguíneo cerebral inducido por la acetazolamida. La acetazolamida no se utiliza en la evaluación por medio de estudios de imagen de la muerte cerebral y la enfermedad de Parkinson o en la localización de focos epileptógenos.

Gammagrafía ósea 8

Hossein Jadvar

OBJETIVOS DE APRENDIZAJE

1. Comprender la utilidad diagnóstica de la gammagrafía ósea en la evaluación con imágenes del esqueleto para diversas afecciones clínicas relevantes.
2. Conocer las limitaciones de la gammagrafía ósea en la evaluación del esqueleto por medio de imágenes.
3. Discutir la utilidad de la gammagrafía ósea para la obtención de imágenes extraóseas.

INTRODUCCIÓN

La medicina nuclear ha desempeñado un papel importante en la evaluación por imágenes y el tratamiento del sistema esquelético. El hueso es una red cristalina compuesta por iones de calcio, fosfato e hidroxilo. Los radiofármacos osteótropos suelen ser análogos de estos iones de calcio, fosfato o hidroxilo. Los radiomarcadores que se usan con mayor frecuencia para la obtención de imágenes son los análogos del fosfato marcados con tecnecio, incluido el difosfonato de metileno para la gammagrafía planar de fotón único o para la tomografía computarizada por emisión de fotón único (SPECT, *single-photon emission computed tomography*). El flúor es un análogo del hidroxilo y puede utilizarse como ^{18}F-fluoruro de sodio (^{18}F-NaF) en la tomografía por emisión de positrones (PET, *positron emission tomography*).

La gammagrafía ósea sirve para la evaluación de infecciones (p. ej., osteomielitis), inflamaciones no infecciosas (p. ej., artritis), traumatismos, enfermedades óseas metabólicas, neoplasias benignas y malignas, así como afecciones específicas en los niños. La exploración puede incluir la adquisición dinámica de datos de imagen y abarcar todo el esqueleto o solo una región específica del cuerpo. La gammagrafía ósea es más eficaz cuando se correlaciona con otras modalidades de imagen pertinentes, como la radiografía, la tomografía computarizada (TC) y la resonancia magnética (RM), lo que a menudo ayuda a mejorar su especificidad. Se han publicado normas y guías de práctica clínica para las imágenes de fotón único o con positrones (1-3).

La captación de los radiomarcadores osteótropos depende del flujo sanguíneo y de la quimioadsorción en la matriz ósea. La imagen del esqueleto se obtiene aproximadamente 3 h después de la administración intravenosa del radiomarcador de fotón único. El retraso en la toma de imágenes mejora la relación de captación entre el tejido u órgano diana y el fondo. En la PET con ^{18}F-NaF, la captación del marcador se basa en la quimioadsorción con un intercambio del ion ^{18}F$^-$ por el ion OH$^-$ en la superficie de la matriz de hidroxiapatita del hueso, formando fluorapatita y la migración del ion ^{18}F$^-$ a la matriz cristalina del hueso. Debido al incremento en la extracción de primer paso del plasma y a la rápida eliminación renal, la obtención de imágenes con PET puede realizarse en un tiempo más corto (normalmente entre 45 min y 1 h después de la administración intravenosa del marcador) en comparación con los radiomarcadores basados en ^{99m}Tc.

BIODISTRIBUCIÓN NORMAL

La gammagrafía ósea normal tiene una distribución relativamente homogénea del marcador en el esqueleto axial y apendicular, con la mayor actividad en el esqueleto axial (fig. 8-1). La actividad en la bóveda craneal puede ser algo irregular. En los niños, las placas epifisarias muestran una acumulación de marcador relativamente simétrica e intensa, que disminuye a medida que el niño crece hasta la edad adulta. Puede haber un aumento de los focos de actividad, que puede desarrollarse con el proceso de envejecimiento, incluyendo cambios degenerativos (p. ej., osteofitosis y artropatía) y bursitis en las inserciones de los tendones. En una gammagrafía ósea de calidad óptima se observa poca actividad de los tejidos blandos con una relación incrementada entre la actividad ósea y la de fondo. La actividad de la orina en los riñones y la vejiga refleja la ruta fisiológica de excreción del marcador. A menos que haya asimetrías debidas a la posición del paciente, las asimetrías observadas en la actividad ósea pueden ser un signo de anomalía y deben examinarse más a fondo con imágenes planares puntuales, SPECT/TC y otros estudios de imagen relacionados, además de los datos clínicos. La relación entre la actividad ósea y la de fondo (sensibilidad) y la especificidad suele ser mayor con la PET/TC con ^{18}F-NaF que con la SPECT/TC planar o de cuerpo entero (4).

APLICACIONES CLÍNICAS

Las aplicaciones clínicas de la gammagrafía ósea son muy variadas. Estas incluyen, entre otras, las siguientes indicaciones:

- Dolor óseo con radiografía normal
- Infección (p. ej., osteomielitis frente a celulitis)
- Traumatismos (p. ej., fractura por sobrecarga, lesiones no accidentales en niños)
- Determinación de la viabilidad ósea
- Evaluación de las prótesis (infección frente a aflojamiento)
- Evaluación de una enfermedad ósea metabólica
- Estadificación y seguimiento del tratamiento del cáncer

Lesiones óseas benignas

Una posible causa de dolor óseo sin presencia de anomalía radiográfica definida es el osteoma osteoide, que puede tener actividad focal

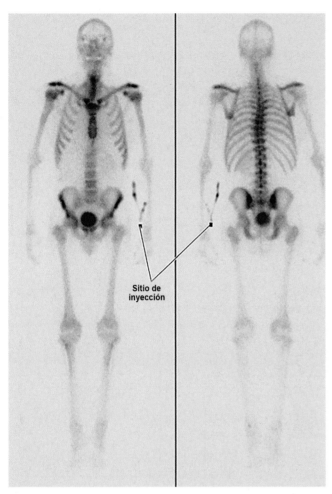

FIG. 8-1 • Exploración ósea normal (reimpresa con la autorización de Dugani S, Alfonsi J, Agur AMR, et al. *Clinical Anatomy Cases: An Integrated Approach with Physical Examination and Medical Imaging*. Philadelphia, PA: Wolters Kluwer; 2016:20–21).

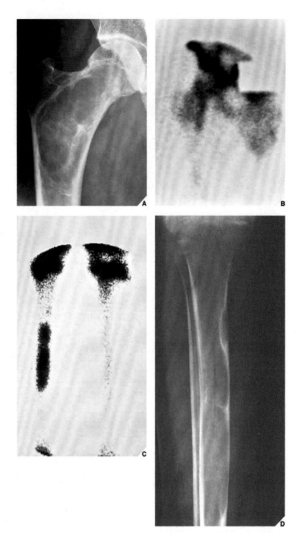

FIG. 8-2 • Displasia fibrosa poliostótica. Radiografía anteroposterior (**A**) y gammagrafía ósea (**B**) de la cadera derecha; gammagrafía ósea (**C**) y radiografía anteroposterior (**D**) de la tibia derecha (reimpresas con autorización de Greenspan A, Beltran J. *Orthopedic Imaging: A Practical Approach*. 6th ed. Philadelphia, PA: Wolters Kluwer; 2014:770–771).

incrementada en el foco vascular de la lesión. La displasia fibrosa es otra afección ósea benigna que puede presentarse como una lesión única o como lesiones múltiples (displasia fibrosa poliostótica), con un aumento típico de la acumulación de radiomarcadores (fig. 8-2). La correlación con el cuadro clínico y con otros estudios de imagen puede incrementar la especificidad del diagnóstico diferencial (5).

Infección

Las indicaciones clínicas habituales de la gammagrafía ósea son la detección, la diferenciación (osteomielitis frente a celulitis, o ambas) y la determinación de la extensión de la infección. La gammagrafía ósea trifásica (primera fase: flujo; segunda fase [acumulación]: sangre o tejido; y tercera fase: diferida o metabólica) puede ser útil para el diagnóstico diferencial de la osteomielitis y la celulitis. En la osteomielitis, las tres fases de la gammagrafía ósea serán anómalas (hiperperfusión, hiperemia e hipermetabolismo), pero en la celulitis la anomalía es temprana y se compartimenta en los tejidos blandos (fig. 8-3). Para mejorar la especificidad, puede ser necesario realizar estudios de imagen adicionales con exploración de la médula ósea y leucocitos radiomarcados (6-8).

Traumatismos

Las fracturas óseas pueden ser evidentes en la gammagrafía ósea dentro de las 24 h posteriores a la lesión. Sin embargo, en los ancianos y en los pacientes con una densidad mineral ósea disminuida el incremento

de la acumulación del marcador en el sitio de la fractura puede retrasarse. La cicatrización no complicada dará lugar a una disminución de la captación del marcador en pocos años. Las fracturas complicadas (p. ej., infectadas) que no cicatrizan (p. ej., traumatismo continuo) pueden tener acumulación de marcador aumentada de forma crónica. El cuadro clínico y los estudios de imagen relacionados pueden ayudar a distinguir las fracturas patológicas de las no patológicas.

La fractura por sobrecarga puede producirse por una lesión continua en la inserción tendinosa de los músculos, con mayor frecuencia en la parte media de la tibia (periostitis tibial) (fig. 8-4). La gammagrafía ósea muestra acumulación difusa o (multi)focal del marcador a lo largo de la cara posteromedial de la tibia; la radiografía suele ser normal (9).

Vascularización y viabilidad óseas

La gammagrafía ósea puede utilizarse para evaluar la irrigación sanguínea, la viabilidad de los injertos óseos (p. ej., después de una implantación quirúrgica) y sitios específicos del esqueleto. La necrosis aséptica se debe a la necrosis avascular del hueso por diversas causas (p. ej., traumatismos y uso de esteroides). Inicialmente hay una disminución de la actividad del marcador debido a la disminución de la vascularidad, seguida de la fase de reparación, que registra un aumento de la actividad.

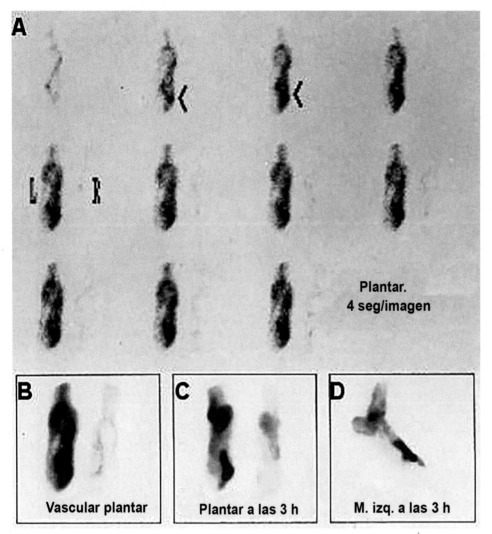

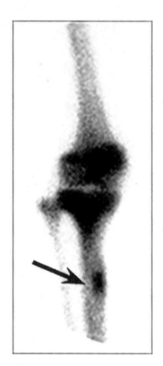

FIG. 8-3 ● Osteomielitis del primer metatarsiano y articulación metatarsofalángica séptica. En el estudio vascular plantar (**A**) se muestra un aumento del flujo en el pie izquierdo y en la cabeza del primer metatarsiano (*puntas de flecha*). En las imágenes vasculares plantares inmediatas (**B**) se observa hiperemia difusa en las mismas regiones. En las proyecciones plantar (**C**) y medial izquierda (**D**) de la gammagrafía ósea estática se detecta actividad osteoblástica intensa en todo el primer metatarsiano y en la región de la articulación del primer metatarsiano. La captación asimétrica ligeramente aumentada en el tobillo izquierdo, en comparación con el tobillo derecho, se debe a un aumento generalizado del flujo (distribución del marcador) en el pie izquierdo (reimpresa con autorización de Brant WE, Helms CA. *Fundamentals of Diagnostic Radiology.* 3rd ed. Philadelphia, PA: Lippincott Williams & Wilkins; 2006:1361–1362).

FIG. 8-4 ● Periostitis tibial. Una corredora de 17 años de edad tiene dolor en la tibia proximal desde hace 3 meses. En la radiografía no se observan alteraciones. En la gammagrafía ósea se observa una zona de mayor captación en la tibia proximal (*flecha*) (reimpresa con la autorización de Staheli LT. *Fundamentals of Pediatric Orthopedics.* 5th ed. Philadelphia, PA: Wolters Kluwer; 2015:84).

La correlación con la historia clínica y otros estudios de imagen (en particular la RM) puede ser útil para lograr una evaluación diagnóstica precisa. Después de la radioterapia puede haber una menor acumulación del marcador debida a la reducción de la vascularidad y de la celularidad viable. Otra afección relacionada con la inestabilidad vasomotora es el síndrome de distrofia simpática refleja (síndrome de Sudeck), que puede ser consecuencia de diversas causas (p. ej., traumatismos y anomalías neurológicas) y se asocia con dolor, tumefacción y dolor a la palpación. En la gammagrafía ósea trifásica se observa aumento de la perfusión en la extremidad afectada e incremento de la actividad yuxtaarticular (10-12) (fig. 8-5).

Evaluación de la prótesis

Un motivo frecuente por el que se solicita la gammagrafía ósea es descartar el aflojamiento de una prótesis debido a una infección, lo que requiere un abordaje clínico diferente. En lo que respecta a las prótesis de cadera, la actividad persistente en el extremo caudal de la prótesis y

en la región trocantérea puede indicar aflojamiento de la prótesis (fig. 8-6). Sin embargo, en el caso de la infección de la prótesis, puede haber hiperactividad generalizada alrededor de esta. La gammagrafía ósea también es sensible, pero inespecífica, para diferenciar entre las diversas afecciones que causan dolor en las prótesis de rodilla. Si se necesita una evaluación con un estudio de imagen adicional, la exploración con leucocitos radiomarcados, la gammagrafía con citrato marcado con ^{67}Ga o la PET con ^{18}F-fluorodesoxiglucosa (^{18}F-FDG) pueden ser de ayuda (13-17).

Osteopatía metabólica

En la enfermedad de Paget se observa una acumulación de marcadores relativamente intensa en el hueso afectado que puede parecer expandido. A medida que la enfermedad progresa de la fase lítica a la fase esclerótica densa, la actividad aumenta de un grado relativamente bajo a uno alto y después vuelve a disminuir hasta alcanzar un grado de actividad casi normal (18) (fig. 8-7).

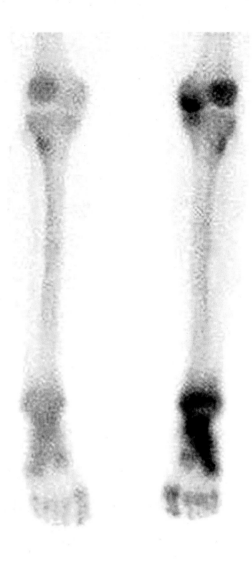

FIG. 8-5 ● Síndrome de distrofia simpática refleja. Un paciente con antecedente de fractura de fémur izquierdo hace 2 años experimentó dolor con edema en la extremidad inferior izquierda y aumento de la sensibilidad de la piel a la presión y con los cambios de temperatura. En la fase diferida de la gammagrafía ósea trifásica de ambas piernas se muestra aumento de la captación del radiomarcador en la región de la rodilla y el tobillo izquierdos. También hubo incremento del flujo sanguíneo (primera fase) e hiperemia (segunda fase) en la gammagrafía (no se muestra) (reimpresa con la autorización de Greenspan A, Gershwin ME. *Imaging in Rheumatology: A Clinical Approach.* Philadelphia, PA: Wolters Kluwer; 2017:420–421).

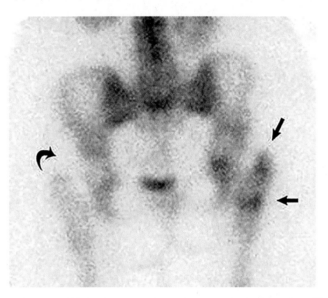

FIG. 8-6 ● Aflojamiento mecánico de una prótesis de cadera. Un paciente con artroplastia total de cadera bilateral por artrosis avanzada refirió dolor en la cadera izquierda. En la gammagrafía ósea se muestra captación focal en el lugar del componente femoral de la prótesis izquierda (*flechas*). Hay actividad normal alrededor de la fotopenia de la artroplastia total derecha (*flecha curva*) (reimpresa con la autorización de Greenspan A, Gershwin ME. *Imaging in Rheumatology: A Clinical Approach.* Philadelphia, PA: Wolters Kluwer; 2017:50–61).

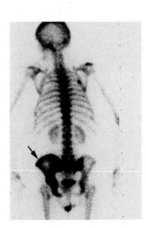

FIG. 8-7 ● Enfermedad de Paget. En la gammagrafía ósea (posterior de todo el cuerpo) se observa actividad intensa con aspecto aumentado de toda la hemipelvis derecha (*flecha*) (reimpresa con la autorización de Yochum TR, Rowe LJ. *Yochum and Rowe's Essentials of Skeletal Radiology.* 3rd ed. Philadelphia, PA: Lippincott Williams & Wilkins; 2004: 665–666).

huesos faciales. En los casos avanzados que se asocian con la calcificación de órganos, además del *superscan* se puede observar un aumento difuso de la actividad en los pulmones y el estómago (19,20).

La *osteodistrofia renal* es un trastorno sistémico del metabolismo óseo debido a una enfermedad renal crónica, que se manifiesta con anomalías en el metabolismo del calcio, el fósforo, la vitamina D o las paratiroides. Esto puede dar lugar a anomalías en la mineralización y la morfología de los huesos. La gammagrafía ósea suele mostrar un aumento difuso de la actividad esquelética con poca o ninguna actividad renal (21,22).

La *osteoartropatía hipertrófica* es un síndrome caracterizado por la proliferación anómala de hueso y piel en las extremidades distales. Las características clínicas incluyen la periostosis (formación de hueso subperióstico nuevo) de los huesos tubulares, que puede ir acompañada de dolor, y acropaquia (dedos en baqueta de tambor). La osteoartropatía hipertrófica puede asociarse con trastornos pulmonares (cáncer, infecciones, enfermedad pulmonar obstructiva crónica y fibrosis quística), con cortocircuitos cardíacos de derecha a izquierda y, con menor frecuencia, con otras afecciones (p. ej., linfoma de Hodgkin, sarcoidosis y cirrosis). La gammagrafía ósea suele tener un aumento lineal simétrico de la acumulación del marcador a lo largo de las superficies diafisarias y metafisarias de los huesos largos («patrón de tranvía») (23,24) (fig. 8-8).

El hiperparatiroidismo también puede ser causa de un aumento difuso de la captación del marcador en el esqueleto. En los casos graves puede observarse un patrón de *superscan* (intensa actividad difusa en todo el esqueleto y actividad renal y vesical reducida o ausente). Puede haber una actividad especialmente incrementada en el cráneo y los

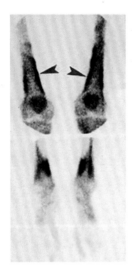
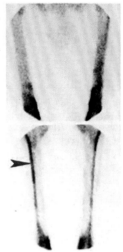
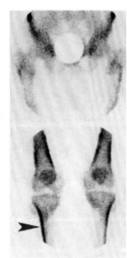

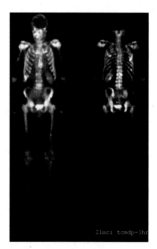

FIG. 8-8 ● Osteoartropatía hipertrófica. En la gammagrafía ósea de un paciente con cáncer de pulmón se observa incremento de la captación perióstica en las metáfisis de la extremidad inferior (*flechas*) (reimpresa con la autorización de Klein JS, Brant WE, Helms CA, et al. *Brant and Helms' Fundamentals of Diagnostic Radiology*. 5th ed. Philadelphia, PA: Wolters Kluwer; 2018:1636).

La *melorreostosis* es una hiperostosis esclerosante no genética del desarrollo, poco frecuente, que suele afectar a algunos segmentos del esqueleto apendicular y que ocasionalmente se produce en asociación con otra afección ósea esclerosante generalizada benigna, conocida como *osteopoiquilosis*, causada por mutaciones de la estirpe germinal. La cirugía puede ser necesaria en el caso de los grandes crecimientos óseos, síndromes de pinzamiento articular, atrapamientos nerviosos y para remediar deformidades de las extremidades (25). El aspecto radiográfico característico consiste en una hiperostosis cortical irregular unilateral que se asemeja a la cera derretida que gotea por el lado de una vela (26). En la gammagrafía ósea se suele observar un aumento del flujo sanguíneo y de la captación en las zonas afectadas por el aumento del recambio óseo (27).

La *enfermedad de Erdheim-Chester* es una rara histiocitosis sistémica no hereditaria de células de Langerhans. Se caracteriza por una infiltración xantomatosa o xantogranulomatosa de los tejidos por histiocitos espumosos, macrófagos «cargados de lípidos» o histiocitos, rodeados de fibrosis. La enfermedad suele cursar con una osteoesclerosis metafisaria y diafisaria bilateral que afecta a los huesos largos y prescinde de las epífisis (28). La gammagrafía ósea tiene un aumento bilateral simétrico de la captación del marcador en los segmentos metafisarios y diafisarios afectados (fig. 8-9). Otras características clásicas no óseas en la TC pueden incluir patrones de «aorta recubierta» y de «riñón hirsuto» (29).

Cáncer

La gammagrafía ósea suele utilizarse para detectar y determinar la extensión de la enfermedad metastásica que afecta al hueso en pacientes con neoplasias primarias óseas o no óseas. Es más sensible a las lesiones osteoblásticas que a las osteolíticas. Las lesiones suelen estar distribuidas de forma aleatoria y a menudo afectan más al esqueleto axial que al apendicular (fig. 8-10). Las neoplasias, que suelen asociarse con lesiones principalmente osteolíticas, pueden dar falsos negativos, al menos en algunas lesiones y, por tanto, es posible subestimar la extensión de la enfermedad metastásica ósea (p. ej., el mieloma múltiple, el cáncer de tiroides y el carcinoma de células renales) (30-33).

La gammagrafía ósea se usa para la estadificación de aquellos cánceres que se asocian principalmente con lesiones osteoblásticas. Las guías de la National Comprehensive Cancer Network deben emplearse para indicar cuándo puede ser más útil la gammagrafía ósea para la estadificación del cáncer. El esqueleto axial y la pelvis resultan más afectados que el esqueleto apendicular. Las metástasis se distribuyen de manera aleatoria, aunque pueden ser únicas o ser solo unas cuantas (oligometástasis). En los pacientes con una gran cantidad de metástasis óseas, la

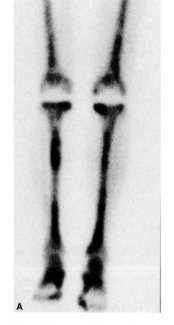

FIG. 8-9 ● Enfermedad de Erdheim-Chester. En la gammagrafía ósea se detecta captación del marcador notablemente simétrica en fémures y tibias bilateralmente (reimpresa con la autorización de Peterson JJ. *Berquist's Musculoskeletal Imaging Companion*. 3rd ed. Philadelphia, PA: Wolters Kluwer; 2017:655–656).

FIG. 8-10 ● Enfermedad metastásica. En la gammagrafía ósea anterior y posterior de todo el cuerpo se encuentran focos de aumento de la captación del radiomarcador distribuidos aleatoriamente en el esqueleto axial y apendicular.

exploración ósea suele asociarse con disminución de los tejidos blandos y de la actividad renal y vesical (p. ej., *superscan*) (34). Las neoplasias óseas primarias también tienen bastante afinidad por el radiomarcador óseo. Estos tumores incluyen, aunque no solamente, el osteosarcoma osteogénico y el sarcoma de Ewing. El osteosarcoma puede asociarse con hiperemia reactiva de los tejidos blandos; el sarcoma de Ewing lo hace con menor frecuencia (35-37).

CAPTACIÓN EXTRAÓSEA

Aunque la gammagrafía ósea se ocupa principalmente de las afecciones óseas, la captación no ósea del marcador puede proporcionar pistas sobre muchas otras afecciones clínicas importantes. Es posible observar una captación relativamente alta del marcador en los tejidos blandos con una preparación deficiente del radiofármaco (p. ej., pertecnetato libre que se acumula en la tiroides y el estómago) o en la insuficiencia renal (disminución de la excreción). También se puede encontrar actividad focal de artefactos en los sitios de inyección, así como contaminación de la orina o de la cámara (con el marcador o con orina). La calcificación distrófica, la miositis osificante, el infarto tisular y ciertos estudios recientes de gammagrafía son algunas de las muchas causas de una localización del marcador en un sitio extraóseo (38-40).

Referencias

1. Bartel TB, Kuruva M, Gnanasegaran G, et al. SNMMI procedure standard for bone scintigraphy 4.0. *J Nucl Med Technol.* 2018;46:398–404.

2. Segall G, Delbeke D, Stabin MG, et al. SNM practice guideline for sodium ^{18}F-fluoride PET/CT bone scans 1.0. *J Nucl Med.* 2010;51:1813–1820.

3. Van den Wyngaert T, Strobel K, Kampen WU, et al. The EANM practice guidelines for bone scintigraphy. *Eur J Nucl Med Mol Imaging.* 2016;43:1723–1738.

4. Lofgren J, Mortensen J, Rasmussen SH, et al. A prospective study comparing ^{99m}Tc-hydroxyethylene-diphosphonate planar bone scintigraphy and whole-body SPECT/CT with ^{18}F-fluoride PET/CT and ^{18}F-fluoride PET/MRI for diagnosis of bone metastases. *J Nucl Med.* 2017; 58:1778–1785.

5. Van der Wall H, Fogelman I. Scintigraphy of benign bone disease. *Semin Musculoskelet Radiol.* 2007;11:281–300.

6. Palestro CJ. Radionuclide imaging of musculoskeletal infection: a review. *J Nucl Med.* 2016;57:1406–1412.

7. Love C, Palestro CJ. Nuclear imaging of bone infections. *Clin Radiol.* 2016;71:632–646.

8. Palestro CJ. Radionuclide imaging of osteomyelitis. *Semin Nucl Med.* 2015; 45:32–46.

9. Van der Wall H, Lee A, Magee M, et al. Radionuclide bone scintigraphy in sports injuries. *Semin Nucl Med.* 2010; 40:16–30.

10. McDougall IR, Kelling CA. Complications of fractures and their healing. *Semin Nucl Med.* 1988;18:113–125.

11. Lee GW, Weeks PM. The role of bone scintigraphy in diagnosing reflex sympathetic dystrophy. *J Hand Surg Am.* 1995;20:458–463.

12. Agrawal K, Tripathy SK, Sen RK, et al. Nuclear medicine imaging in osteonecrosis of hip: old and current concepts. *World J Orthop.* 2017;8:747–753.

13. Vaz S, Ferreira TC, Salgado L, Paycha F. Bone scan usefulness in patients with painful hip or knee prothesis: 10 situations that can cause pain, other than loosening and infection. *Eur J Orthop Surg Traumatol.* 2017;27:147–156.

14. Verberne SJ, Sonnega RJ, Temmerman OP, et al. What is the accuracy of nuclear imaging in the assessment of periprosthetic knee infection? A meta-analysis. *Clin Ortho Relat Res.* 2017;475:1395–1410.

15. Van der Bruggen W, Hirschmann MT, Strobel K, et al. SPECT/CT in the postoperative painful knee. *Semin Nucl Med.* 2018;48:439–453.

16. Van den Wyngaert T, Paycha F, Strobel K, et al. SPECT/CT in postoperative painful hip arthroplasty. *Semin Nucl Med.* 2018;48:425–438.

17. Zhuang H, yang H, Alavi A. Critical role of 18F-labeled fluorodeoxyglucose PET in the management of patients with arthroplasty. *Radiol Clin North Am.* 2007;45:711–718.

18. Serafini AN. Paget's disease of bone. *Semin Nucl Med.* 1976;6:47–58.

19. Ryan PJ, Fogelman I. Bone scintigraphy in metabolic bone disease. *Semin Nucl Med.* 1997;27:291–305.

20. Hain SF, Fogelman I. Nuclear medicine studies in metabolic bone disease. *Semin Musculoskelet Radiol.* 2002;6:323–329.

21. De Graaf P, Schicht IM, Pauwels EK, et al. Bone scintigraphy in renal osteodystrophy. *J Nucl Med.* 1978;19:1289–1296.

22. Ambrosoni P, Olaizola I, Heuguerot C, et al. The role of imaging techniques in the study of renal osteodystrophy. *Am J Med Sci.* 2000;320:90–95.

23. Yap FY, Skalski MR, Patel DB, et al. Hypertrophic osteoarthropathy: clinical and imaging features. *Radiographics.* 2017;37:157–195.

24. Kaur H, Muhleman M, Balon HR. Hypertrophic osteoarthropathy on bone scintigraphy. *J Nucl Med Technol.* 2018;46:147–148.

25. Wordsworth P, Chan M. Melorheostosis and osteopoikilosis: a review of clinical features and pathogenesis. *Calcif Tissue Int.* 2019;104:530–543.

26. Greenspan A, Azouz EM. Bone dysplasia series. Melorheostosis: review and update. *Can Assoc Radiol J.* 1999;50:324–330.

27. Janousek J, Preston DF, Martin NL, Robinson RG. Bone scan in melorheostosis. *J Nucl Med.* 1976;17:1106–1108.

28. Haroche J, Amaud L, Cohen-Aubart F, et al. Erdheim–Chester disease. *Curr Rheumatol Rep.* 2014; 16:412.

29. Moulis G, Sailer L, Bonneville F, Wagner T. Imaging in Erdheim–Chester disease: classic features and new insights. *Clin Exp Rheumatol.* 2014;32:410–414.

30. Vaz S, Usmani S, Gnanasegaran G, van den Wyngaert T. Molecular imaging of bone metastases using bone targeted tracers. *Q J Nucl Med Mol Imaging.* 2019;63:112–128.

31. Yang HL, Liu T, Wang XM, et al. Diagnosis of bone metastases: a meta-analysis comparing 18FDG PET, CT, MRI and bone scintigraphy. *Eur Radiol.* 2011;21:2604–2617.

32. Liu T, Wang S, Liu H, et al. Detection of vertebral metastases: a meta-analysis comparing MRI, CT, PET, BS, and BS with SPECT. *J Cancer Res Clin Oncol.* 2017;143:457–465.

33. Dasgeb B, Muligan MH, Kim CK. The current status of bone scintigraphy in malignant diseases. *Semin Musculoskelet Radiol.* 2007;11:301–311.

34. Manohar PR, Rather TA, Khan SH, Malik D. Skeletal metastases presenting as superscan on technetium 99m methylene diphosphonate whole body bone scintigraphy in different type of cancers: a 5-year retro-prospective study. *World J Nucl Med.* 2017;16:39–44.

35. Picci P. Osteosarcoma (osteogenic sarcoma). *Orphanet J Rare Dis.* 2007;2:6.

36. Cummings JE, Elzey JA, Heck RK. Imaging of bone sarcomas. *J Natl Compr Canc Netw.* 2007;5:438–447.

37. Focacci C, Lattanzi R, Ideluca ML, Campioni P. Nuclear medicine in primary bone tumors. *Eur J Radiol.* 1998;27 Suppl 1:S123–S131.

38. Gentili A, Miron SD, Bellon EM. Nonosseous accumulation of bone-seeking radiopharmaceuticals. *Radiographics.* 1990;10:871–881.

39. Loutfi I, Collier BD, Mohammed AM. Nonossoeus abnormalities on bone scans. *J Nucl Med Technol.* 2003;31:149–153.

40. Zuckier LS, Freeman LM. Nonosseous, nonurologic uptake on bone scintigraphy: atlas and analysis. Semin Nucl Med. 2010;40:242–256.

PREGUNTAS DE AUTOEVALUACIÓN DEL CAPÍTULO

1. ¿Cuál de las siguientes no es una indicación típica de la gammagrafía ósea?

   A. Estadificación y seguimiento del tratamiento de cáncer

   B. Infección

   C. Enfermedad de Paget

   D. Enfermedad de Crohn

2. Todo lo siguiente puede ser un factor que afecte la captación extraósea de marcadores en una gammagrafía ósea, excepto:

   A. Mala preparación del radiofármaco

   B. Lesión de los tejidos

   C. Miositis osificante

   D. Melorreostosis

3. ¿Qué afirmación sobre el patrón de *superscan* es incorrecta?

   A. Puede observarse en el hiperparatiroidismo

   B. Se asocia típicamente con poca o nula actividad renal y vesical

   C. Se asocia con la enfermedad oligometastásica

   D. Frecuentemente se presenta con una alta carga tumoral ósea

Respuestas a las preguntas de autoevaluación del capítulo

1. D La estadificación y el seguimiento del tratamiento contra el cáncer, la infección y la enfermedad de Paget son indicaciones frecuentes para la gammagrafía ósea. La enfermedad de Crohn, que es una enfermedad intestinal inflamatoria, no es una indicación para la exploración ósea.

2. D La preparación deficiente del radiofármaco puede producir pertecnetato libre, que puede acumularse en la glándula tiroides y el estómago. Tanto la miositis osificante como el infarto tisular, que pueden estar asociados con la calcificación distrófica, pueden producir la captación del marcador óseo. La gammagrafía ósea suele mostrar un aumento del flujo sanguíneo y de la captación en las zonas afectadas por el aumento del recambio óseo en la melorreostosis, que es una hiperostosis esclerosante del desarrollo que afecta el esqueleto apendicular.

3. C El patrón *superscan* en la gammagrafía ósea puede observarse con el hiperparatiroidismo y con una alta carga tumoral ósea, a menudo asociada con una actividad renal y vesical disminuida. La enfermedad oligometastásica se refiere a unos cuantos focos tumorales (por lo general, < 5).

Infección e inflamación

9

Søren Hess y Abass Alavi

OBJETIVOS DE APRENDIZAJE

1. Describir los fundamentos de los estudios de imagen con radionúclidos en la infección y la inflamación.

2. Comparar los pros y los contras de las modalidades de imagen en indicaciones específicas dentro del ámbito de las enfermedades infecciosas e inflamatorias.

INTRODUCCIÓN

En los últimos 50 años, los estudios de imagen con radionúclidos han desempeñado un papel importante para realizar el diagnóstico cuando se sospecha una infección e inflamación, desde el descubrimiento incidental de que el citrato marcado con galio-67 (^{67}Ga-citrato) se acumulaba en el tejido inflamatorio, mientras se investigaba su uso en el linfoma de Hodgkin. El mecanismo exacto no se conoce, pero el ^{67}Ga-citrato es captado por la transferrina y otros transportadores de hierro. Los complejos de ^{67}Ga-citrato se acumulan en los sitios de inflamación por una combinación de hiperperfusión, aumento de la permeabilidad vascular y unión directa a los leucocitos o siderófagos bacterianos. Aunque la gammagrafía con ^{67}Ga-citrato tuvo buena sensibilidad, tanto para la inflamación aguda como para la crónica, faltó especificidad debido a la distribución fisiológica generalizada del marcador en todo el cuerpo durante varios días tras su administración, lo que hizo necesario retrasar la obtención de imágenes por 72-96 h. Además, el ^{67}Ga tiene una semivida prolongada y desfavorable, así como fotones γ de alta energía, lo que conlleva una carga de radiación relativamente alta. La gammagrafía de última generación para la infección ha utilizado leucocitos marcados y se introdujo en 1976 con la oxina marcada con indio-111 (^{111}In-oxina); 10 años después se usó la exametazina (HMPAO) marcada con ^{99m}Tc (^{99m}Tc-HMPAO) y más tarde se aplicó la tomografía por emisión de positrones (PET, *positron emission tomography*) con ^{18}F-fluorodesoxiglucosa (FDG-PET) para la infección y la inflamación (1,2).

Con su creciente disponibilidad, la FDG-PET combinada con tomografía computarizada (TC) se ha utilizado en la mayoría de las indicaciones inflamatorias e infecciosas. Aunque la tomografía computarizada por emisión de fotón único (SPECT, *single photon emission computed tomography*) combinada con TC (SPECT/TC) usando ^{67}Ga-citrato sigue siendo un método eficaz para demostrar una infección en la columna vertebral, neumonitis y nefritis activas o infecciones crónicas, ya no se considera el radionúclido de referencia para la infección y la inflamación. Actualmente las opciones clínicas habituales para las imágenes de infecciones se limitan a la gammagrafía con leucocitos o a la FDG-PET/TC.

Se ha hecho evidente que el valor diagnóstico de la FDG-PET/TC es al menos comparable al de la gammagrafía con leucocitos en la mayoría de los entornos clínicos. La FDG-PET/TC se realiza en el plazo de 1 h con una TC simultánea, todo sin la necesidad de recolectar y etiquetar y el riesgo de reintroducir la sangre al paciente, ni esperar 24-48 h para los resultados finales. Por tanto, la FDG-PET/TC debe considerarse el estudio de elección; en este capítulo se describe el uso más frecuente de los estudios de imagen con radionúclidos en las enfermedades infecciosas e inflamatorias (tabla 9-1).

Principios básicos del marcaje de las imágenes por gammagrafía con leucocitos

Existen dos agentes intrínsecamente diferentes para el marcaje *ex vivo* de los leucocitos, la ^{111}In-oxina y la ^{99m}Tc-HMPAO. Ambas se basan en el marcaje *ex vivo* de leucocitos autógenos. Después de la extracción de la sangre total, los eritrocitos se sedimentan y el plasma se centrifuga para separar los leucocitos, principalmente los neutrófilos, que a su vez se marcan y se reintroducen en el paciente. La ^{111}In-oxina es soluble en lípidos y se difunde fácilmente a través de la membrana celular y forma enlaces estables con componentes citoplasmáticos, mientras que la ^{99m}Tc-HMPAO es lipófila. La semivida del isótopo y la dosis de radiación son menores con la ^{99m}Tc-HMPAO, en comparación con la ^{111}In-oxina, y la energía de desintegración y la calidad de la imagen también son más favorables con la primera que con la segunda (1).

Independientemente del método de marcaje, la interpretación se basa en los patrones de captación a lo largo del tiempo, es decir, aproximadamente una hora después de la inyección los leucocitos migran hacia los focos de infección, como resultado de la quimiotaxia. La mayoría de los informes utilizan el aumento de la captación en las exploraciones secuenciales para definir que la gammagrafía con leucocitos es positiva, mientras que la captación estable o decreciente no se considera indicativa de infección (3-5). Sin embargo, hay que reconocer varias advertencias y riesgos. En primer lugar, la tasa de acumulación depende de varios factores, entre ellos el lugar (p. ej., más rápido en el tejido vascular y más lento en el hueso debido a la afectación del flujo sanguíneo), el tipo de patógeno, la virulencia y la extensión (p. ej., más o menos señales quimiotácticas para acumular leucocitos) (3). En segundo lugar, la biodistribución de las células marcadas es importante, ya que tanto los leucocitos con ^{111}In-oxina como con ^{99m}Tc-HMPAO se acumulan en los pulmones rápidamente después de la inyección y, posteriormente, la actividad pulmonar desaparece al cabo de 3-4 h. Los leucocitos marcados también se acumulan en hígado, bazo y médula ósea como parte del sistema reticuloendotelial, donde quedan retenidos. Sin embargo, debido a las diferencias en los atributos del marcaje, con el tiempo, el ^{99m}Tc se separa de las células y se excreta en la orina y las heces, por lo que la radioactividad de los leucocitos con ^{99m}Tc-HMPAO es visible en todo el sistema urinario y gastrointestinal, por ejemplo, en los riñones, la vejiga, la vesícula biliar y, especialmente, en el colon, lo que limita su uso ante la sospecha de inflamación en estos órganos (1,4). Por ello deben emplearse protocolos de imagen específicos en función del reto clínico, a saber, imágenes de fase temprana-tardía ante la sospecha de infección abdominal, especialmente si se utiliza ^{99m}Tc-HMPAO, imágenes retardadas ante la sospecha de infección ósea o de articulaciones con

Tabla 9-1 **RESUMEN DE LAS INDICACIONES MÁS FRECUENTES, CON VALOR DIAGNÓSTICO, DE LOS ESTUDIOS DE IMAGEN CON RADIONÚCLIDOS EN ENFERMEDADES INFECCIOSAS E INFLAMATORIAS. LOS NÚMEROS SE EXPLICAN Y CALIFICAN CON MÁS DETALLE EN EL TEXTO**

Indicaciones	Gammagrafía con leucocitos		FDG-PET/TC	
	Sensibilidad	*Especificidad*	*Sensibilidad*	*Especificidad*
Fiebre de origen desconocido	33%	83%	83-98%	58-86%
Bacteriemia o infección metastásica	-	-	46-74%[§]	-
Neutropenia febril	-	-	-	-
Vasculitis de grandes vasos	-	-	80-90%	89-98%
Osteomielitis	100%[*]	89-97%[*]	86-94%[*]	76-100%[*]
	11-38%[**]	-	88-100%[**]	93-95%[**]
Espondilodiscitis	63-84%	55-100%	95-97%	88-90%
Infección de una articulación con prótesis	83-89%	84-93%	86-88%[$]	88-93%[$]
			70-72%[□]	80-84%[□]
Infección de un injerto vascular	82-100%	85-100%	>90%	61-83%
Endocarditis	64-86%	97-100%	61-81%	85-88%
Infecciones por dispositivos cardíacos	~85%	~90%	93-96%[#]	97-98%[#]
			65-76%[##]	83-88%[##]

[§]Tasa de detección de focos infecciosos o de infección metastásica.

[*]/[**]Osteomielitis periférica o axial.

[$]/[□]Prótesis de cadera o rodilla.

[#]/[##]Infecciones en el generador o en los electrodos.

De Doroudinia y Tavakoli (81).

prótesis, o abstenerse por completo de utilizar leucocitos marcados si se sugiere infección en la columna vertebral (5).

Principios básicos de las imágenes con fluorodesoxiglucosa

Como análogo de la glucosa, la FDG imita en muchos aspectos la distribución y la captación celular de la glucosa en todo el cuerpo. Una multitud de entornos clínicos se caracterizan por el aumento de la captación de glucosa, explotado de forma más prominente por la FDG-PET/TC en la obtención de imágenes de tumores malignos. Es bien sabido que las células cancerosas experimentan el efecto Warburg, es decir, su metabolismo se basa en el consumo de glucosa en lugar de la fosforilación oxidativa, más eficiente energéticamente, incluso en condiciones aeróbicas, por lo que el efecto neto es un aumento general del metabolismo de la glucosa a través de la regulación de los glucotransportadores (GLUT). Las células inflamatorias también utilizan la glucosa; de hecho, el aumento de la captación de FDG en las células inflamatorias se descartó inicialmente como una molestia que producía hallazgos falsos positivos en pacientes con sospecha de enfermedad maligna, pero ya en los primeros días de la FDG-PET quedó claro que el efecto no era específico del cáncer (6,7). Entre los primeros en presentar la FDG-PET utilizada directamente en el diagnóstico de infección fueron Tahara y cols., que presentaron dos informes de casos de abscesos abdominales con una captación de FDG notoriamente incrementada en comparación con el tejido blando adyacente, tanto visual como semicuantitativamente (8). En estudios fisiopatológicos preclínicos posteriores se estableció que los GLUT no solo aumentaban en las células cancerosas, sino también durante la liberación de citocinas mediada por el sistema inmunitario en entornos inflamatorios; en la fluorografía se observó aumento de la expresión de GLUT en los granulocitos activados que dominan las fases tempranas de la inflamación infecciosa inducida artificialmente y en los macrófagos que dominan las fases más crónicas en la inflamación

aséptica inducida artificialmente con trementina (9,10). Por tanto, el uso potencial en las enfermedades inflamatorias fue reconocido lentamente, pero la FDG no fue la opción de imagen principal para la inflamación hasta el reciente aumento de la disponibilidad en las últimas dos décadas.

La preparación del paciente para la realización de la FDG-PET/TC sigue los mismos principios que cuando se utiliza para el estudio de los tumores, es decir, ayuno de al menos 4-6 h antes de la inyección para asegurar concentraciones óptimas de glucosa en sangre < 150 mg/dL (8.3 mmol/L) (11,12). Sin embargo, parece que el efecto de la hiperglucemia relativa es menos pronunciado sobre las células inflamatorias en comparación con las células cancerosas; en varios estudios, incluyendo metaanálisis de grandes poblaciones, se sugiere un efecto limitado siempre que la concentración de glucosa sanguínea se mantenga por debajo de 200 mg/dL (11.1 mmol/L) y la hiperglucemia crónica tiene menos impacto que la hiperglucemia aguda o la hiperinsulinemia (13-15). Por otra parte, el ayuno de hasta 12-18 h, precedido por restricciones dietéticas bajas en hidratos de carbono y altas en grasas, son medidas importantes para modificar el metabolismo fisiológicamente predominante, impulsado por la glucosa en el corazón hacia los ácidos grasos libres, para suprimir la captación fisiológica de la FDG lo suficiente como para evaluar la sospecha de inflamación e infecciones cardíacas (16).

En general, algunos medicamentos pueden interferir en la interpretación de la FDG-PET/TC; por ejemplo, la metformina debe suspenderse entre 48 y 72 h antes de la exploración si se sospecha que existe una alteración en el intestino; lo mismo ocurre en caso de infección e inflamación. Más concretamente, el tratamiento principal en varias alteraciones inflamatorias no infecciosas incluye los corticoesteroides y el impacto en la sensibilidad puede ser significativo, como se ha demostrado en la vasculitis de vasos grandes. La sensibilidad de la evaluación visual y semicuantitativa no se vio afectada después de 3 días, pero se redujo significativamente después de 10 días de tratamiento; por tanto, cuando se sospecha de enfermedad inflamatoria, los estudios de imagen deben realizarse antes o poco después de iniciar el tratamiento y, de lo contrario, debe considerarse su interrupción (17).

Estrategias de los estudios de imagen en ámbitos clínicos específicos

La imagenología con radionúclidos se utiliza en diversos entornos clínicos de enfermedades infecciosas e inflamatorias y presentar una revisión exhaustiva está fuera del alcance de este capítulo. En las siguientes secciones presentamos algunas consideraciones generales sobre la indicación más frecuente o bien establecida en enfermedades sistémicas, así como en afecciones focales o locales de órganos específicos. Por lo general, la gammagrafía con leucocitos es poco útil en el diagnóstico inicial de la sospecha de inflamación sistémica; la FDG-PET/TC ofrece una mejor solución en la mayoría de los casos. Por otro lado, la gammagrafía con leucocitos se sigue considerando un estudio de rutina o incluso de elección en varias infecciones locales, por ejemplo, la sospecha de infección de una prótesis.

Una de las cuestiones que a menudo se plantea es la relativa inespecificidad de la FDG en comparación con los leucocitos marcados, pero es importante recordar que su migración también se rige por la señalización quimiotáctica relativamente inespecífica, las moléculas de adhesión y la diapédesis. Se trata de marcadores específicos de la infiltración leucocitaria más que de la infección en sí (2). También puede haber diferencias entre las cepas bacterianas. En un estudio gammagráfico sobre la distribución y la captación de leucocitos en un modelo de conejo también se mostraron diferencias considerables entre la osteomielitis inducida por grampositivos y gramnegativos en el fémur y la vértebra. Se observó una captación patológica de leucocitos en el 88% de los animales grampositivos (en el fémur y en la vértebra) y en el 13% de los gramnegativos (en el fémur y en la vértebra); los autores especularon la posibilidad de que la ausencia de acumulación de leucocitos se debiera a la existencia de factores antiquimiotácticos circulantes secretados por las bacterias gramnegativas (18).

En un estudio de 132 pacientes con sospecha de infección, a los que se les realizó una gammagrafía con leucocitos, 62 se consideraron positivos (30%) para la infección. También se encontró que esta gammagrafía era clínicamente útil en el 48% de los pacientes, pero con variaciones según las indicaciones; tenía mayor provecho en la osteomielitis (70%) o en las infecciones de los injertos vasculares (67%) y menor utilidad en la fiebre de origen desconocido (34%) (19). No obstante, por muy interesantes que sean estos estudios, es evidente que la elección del estudio de imagen en la práctica clínica se guía muy poco por estos análisis *a posteriori* en el marco de las alteraciones infecciosas e inflamatorias debido a la presentación inespecífica.

Infección e inflamación sistémicas

Una indicación importante y relativamente bien establecida para la FDG-PET/TC es la fiebre de origen desconocido, una afección clínica desafiante definida por primera vez por Petersdorf y cols., en 1961, como un diagnóstico poco claro a pesar de los estudios pertinentes en pacientes con fiebre que estuvieron hospitalizados durante períodos prolongados. En la actualidad, la definición se ha revisado para adaptarla a la atención médica ambulatoria contemporánea. Aunque los diagnósticos definitivos pueden dividirse en los grupos generales de infección (20-40%), inflamación no infecciosa (10-30%), cáncer (20-30%) y otros (10-20%), la mayoría de los pacientes acuden con síntomas y pistas diagnósticas relativamente escasas e inespecíficas, y hasta un tercio permanecen sin diagnóstico definitivo a pesar de la evaluación diagnóstica exhaustiva (20-22). Antes de la era de la FDG-PET/TC, se utilizaba el ^{67}Ga-citrato y la gammagrafía con leucocitos, que se consideraba el método de referencia. Actualmente, la FDG-PET/TC ofrece una evaluación más rápida y sensible de todo el cuerpo, además de ser la más conveniente para el paciente, con menor exposición a radiación y menos costosa, en muchos entornos. En el caso de la fiebre de origen

desconocido, la relativa inespecificidad de la FDG es una ventaja en una población de pacientes muy heterogénea, con más de 200 diagnósticos diferenciales. Las exploraciones positivas pueden orientar a los clínicos hacia posibles focos de enfermedad independientemente de la causa subyacente (figs. 9-1 y 9-2), mientras que las exploraciones negativas por lo general excluyen la enfermedad focal tratable y tienen buen pronóstico (23,24). Por otro lado, la inespecificidad también da lugar a una proporción importante de falsos positivos que pueden ocasionar la realización de procedimientos diagnósticos innecesarios. En cuanto a la gammagrafía con ^{67}Ga-citrato y leucocitos, el citrato es tan inespecífico como la FDG, mientras que los leucocitos marcados pueden ser más específicos para la inflamación séptica y, en cierta medida, para la inflamación aséptica, pero con menor sensibilidad. Los leucocitos marcados también pueden acumularse en algunas enfermedades malignas. Esto se recalca en un metaanálisis reciente con FDG-PET/TC (con sensibilidad [S] y especificidad [E] de 86% y 52%, respectivamente), FDG-PET (S: 76% y E: 50%), ^{67}Ga-citrato (S: 60% y E: 63%) y gammagrafía con leucocitos (S: 33% y E: 83%), en el que se favorece mucho el uso de la FDG-PET/TC, con un rendimiento diagnóstico general del 58%, 44%, 35% y 20%, respectivamente (25).

En otros metaanálisis también se apoya el uso de la FDG-PET/TC en la fiebre de origen desconocido con S y E agrupadas del 83-98% y del 58-86%, respectivamente (26-28), aunque en la literatura médica se mencionan varias advertencias: la mayoría son retrospectivas, las definiciones de fiebre de origen desconocido son muy diversas, las poblaciones son relativamente pequeñas, los diagnósticos finales no se alcanzaron en proporciones variables y, en algunos estudios más antiguos, solo se utiliza la PET. Además, debido a la heterogeneidad de las causas, la sensibilidad y la especificidad pueden no ser las mejores medidas de resultados, por lo que en la mayoría de los estudios informan la proporción de pacientes en los que la FDG-PET/TC se consideró útil en el proceso de diagnóstico, que osciló entre el 26% y el 92%, dependiendo de la población de pacientes y la selección. También es importante tener en cuenta que, en muchos de los estudios, la FDG-PET/TC se realizó en una fase tardía del proceso diagnóstico y que muchos casos podrían considerarse los más difíciles, en los que todavía no se había llegado a un diagnóstico por medio de otros estudios (29). En consecuencia, varios factores pueden influir en el rendimiento diagnóstico, incluidos los marcadores inflamatorios. En estudios anteriores se ha demostrado una relación positiva entre el aumento de la proteína C reactiva y la velocidad de sedimentación globular (VSG) y las exploraciones positivas; en general, la FDG-PET/TC no debe realizarse en pacientes con marcadores inflamatorios normales (30,31).

Una infección sistémica diferente y grave es la septicemia. El pronóstico y la estrategia de tratamiento dependen de si la bacteriemia es o no complicada, es decir, con focos metastásicos (p. ej., material de prótesis o espondilodiscitis). La mortalidad es mayor en las bacteriemias complicadas. Para garantizar una erradicación suficiente, el tratamiento suele ser necesario durante varias semanas más que en los casos no complicados. Por consiguiente, es imprescindible localizar cualquier foco metastásico para determinar el pronóstico del paciente y facilitar una estrategia de tratamiento adecuada. Conseguirlo puede ser un reto, ya que la mitad de los pacientes no tienen ningún signo o síntoma relacionado con los focos infecciosos (32). En uno de los únicos estudios prospectivos de gran tamaño sobre este tema, se demostraron diferencias significativas entre dos grupos de pacientes con bacteriemia: a un grupo se le realizó la FDG-PET/TC y al grupo de control no. Se encontraron focos metastásicos en un número significativamente mayor de casos que de controles (67.8% frente a 35.7%), y la tasa de recaída y mortalidad fue significativamente menor en los casos que en los controles (2.6% frente a 7.4%, y 19.1% frente a 32.2%, respectivamente) (33,34). Al igual que en el caso de la fiebre de origen desconocido, las definiciones son diferentes en los distintos estudios; algunos informan el número de focos metastásicos, otros la tasa de detección de focos infecciosos, pero dejando de lado la semántica, las tasas de detección de focos infecciosos metastásicos son

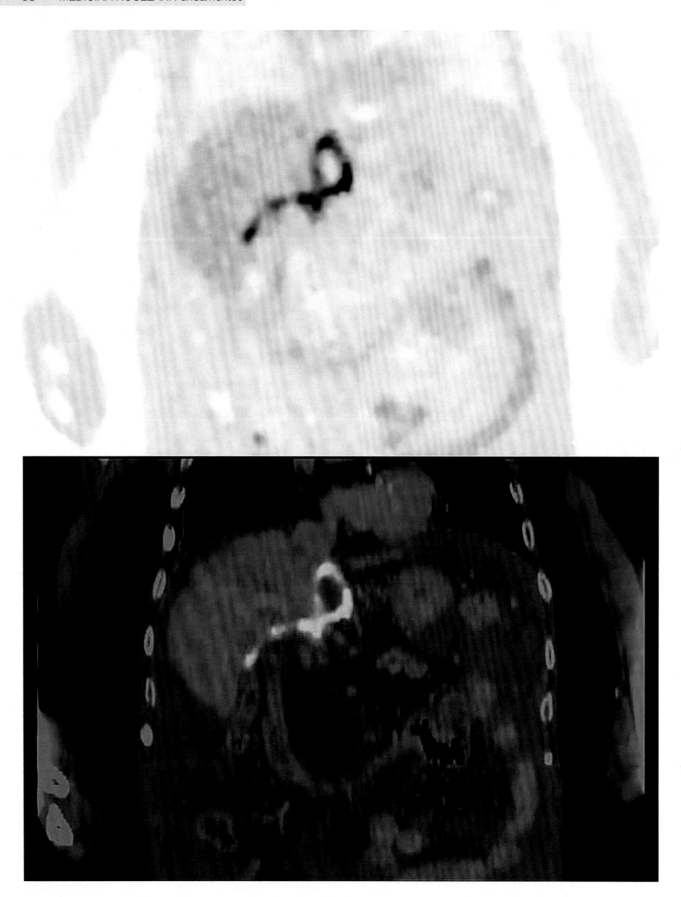

FIG. 9-1 ● Fiebre de origen desconocido. El paciente tiene malestar general, fiebre prolongada de origen desconocido y molestias abdominales inespecíficas. En la radiografía de tórax inicial no hubo hallazgos y la ecografía abdominal tuvo datos sospechosos. En la FDG-PET/TC se observó captación de FDG en la circunferencia de un absceso hepático con una fístula hacia el lecho vesicular.

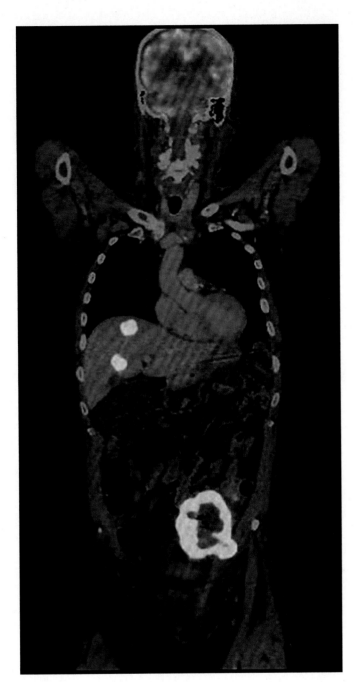

FIG. 9-2 ● Fiebre de origen desconocido. El paciente experimenta malestar general y fiebre prolongada. En la FDG-PET/TC se observó una captación incrementada de la FDG en la circunferencia de la apófisis sigmoidea y varias lesiones hepáticas focales. En la biopsia se confirmó un tumor neuroendocrino diseminado del sigmoide muy activo metabólicamente y con metástasis hepáticas.

comparables, es decir, del 46 al 74% (33-39). En algunos estudios se ha encontrado un impacto clínico directo de la FDG-PET/TC en el abordaje de los pacientes, como cambios en el tratamiento en el 47-74% de los casos (35-37). En una serie, las tasas de recaída y la mortalidad fueron similares en pacientes con bacteriemia no complicada en comparación con el grupo con bacteriemia con alto riesgo de diseminación metastásica, pero con ecocardiografía y FDG-PET/TC negativas que fueron tratados con antibióticos durante el mismo período (40).

Un subconjunto de la infección sistémica entre la fiebre de origen desconocido y la bacteriemia es la neutropenia febril, que se presenta en los pacientes con cáncer durante la terapia. Al tratarse de una afección potencialmente letal, la estrategia de tratamiento principal incluye la administración de antibióticos de amplio espectro, aunque la neutropenia febril solo es causada por una infección en el 30-50% de los casos. Para mejorar el desenlace clínico de los pacientes, pero evitar el sobretratamiento, los posibles efectos secundarios y la resistencia microbiana, es igualmente importante encontrar y descartar los focos infecciosos (41). Evidentemente, la gammagrafía con leucocitos es inadecuada en la neutropenia febril. Por lo general, los estudios diagnósticos de casos y controles tienen un rendimiento más favorable con la FDG-PET/TC que sin ella. Así, en la neutropenia febril, la FDG-PET/TC ofrece una mayor tasa de detección y un alto grado de impacto clínico que incluye cambios en la estrategia de tratamiento (42-44). No obstante, en un estudio más reciente se constataron resultados más dudosos, con sensibilidad moderada, influencia limitada en el diagnóstico y el tratamiento y ninguna ventaja aparente por encima de la TC (45). Por tanto, los resultados siguen siendo variables y la mayoría de los estudios son pequeños y metodológicamente contradictorios, con estándares de referencia mal definidos, basados principalmente en neoplasias hemáticas, mientras que casi no hay resultados respecto a los tumores sólidos. A primera vista y desde un punto de vista estrictamente fisiopatológico, la FDG quizá no debería ser el marcador de elección en la neutropenia febril por la misma razón que no lo es para los leucocitos; la sensibilidad podría verse afectada debido a que se cree que la captación de la FDG es la condición necesaria en los neutrófilos activados, pero no en los macrófagos ni en el tejido de granulación, como se ha visto en los estudios de fluorografía mencionados. Por otra parte, la captación inespecífica de FDG en las células malignas subyacentes y en las metástasis puede confundir la búsqueda del sitio de infección. Afortunadamente, debido al aumento del uso de la FDG-PET/TC como parte del estudio rutinario de los cánceres, a menudo se dispone de exploraciones de referencia para la comparación, lo que limita los problemas de sensibilidad y especificidad (29).

La *vasculitis de grandes vasos* es una enfermedad inflamatoria autoinmunitaria crónica de la aorta y sus ramas principales, con o sin afectación de las arterias craneales. Los síntomas suelen ser inespecíficos, por lo que el diagnóstico es difícil de establecer. El tratamiento es imprescindible para evitar complicaciones graves como la ceguera, pero las altas dosis de glucocorticoides que se requieren están asociadas con efectos secundarios. Hasta ahora, el diagnóstico se ha basado en criterios clínicos inespecíficos y subjetivos; la biopsia de la arteria temporal se consideraba el método de referencia, pero los falsos negativos son frecuentes (46). Además, la afectación craneal solo ocurre en algunos pacientes y la biopsia no se realiza en las arterias más grandes. Actualmente, las vasculitis de vasos grandes se clasifican en aquellas con enfermedad primaria de todo el cuerpo y aquellas con afección predominantemente craneal (47). La FDG-PET/TC se considera la más adecuada en los pacientes con afección en todo el cuerpo, con metaanálisis que informan sistemáticamente una sensibilidad entre el 80 y 90% y una especificidad entre el 89 y 98% (48,49). Sin embargo, los vasos craneales no se consideraron accesibles para la obtención de imágenes con PET debido a los problemas de resolución relacionados con el pequeño calibre de las arterias temporales y la proximidad con el cerebro, con alta actividad fisiológica de la FDG (46). Sin embargo, en un reciente estudio retrospectivo de casos y controles se estableció la posibilidad de detectar la inflamación de la arteria craneal con altas sensibilidad y especificidad (S: 82% y E: 100%) (50). Estos resultados se confirmaron recientemente en un estudio prospectivo con doble ocultación (doble ciego) (51).

Infección e inflamación localizadas o específicas de un órgano

Las infecciones relacionadas con los huesos son un importante problema sanitario. El número de pacientes con prótesis en las articulaciones va en aumento y la mayoría de las infecciones en hueso requieren un tratamiento con antibióticos durante períodos prolongados. El diagnóstico puede ser difícil, ya que los síntomas y los hallazgos imitan afecciones no infecciosas como la degeneración o el aflojamiento de la prótesis, y los artefactos metálicos del material implantado reducen la calidad de la imagen. En consecuencia, sigue habiendo controversias en cuanto al estudio de imagen de elección en diversos entornos. En la osteomielitis aguda, la resonancia magnética (RM) es un estudio con un poco de valor añadido sobre las imágenes con radionúclidos, pero en la osteomielitis crónica y de bajo grado las imágenes con radionúclidos pueden ser más útiles. En la osteomielitis periférica, la gammagrafía con leucocitos (S: 100% y E: 89-97%) y la SPECT/TC (S: 100% y E: 89-97%) ha obtenido mejores resultados que la FDG-PET/TC (S: 86-94% y E: 76-100%). Sin embargo, en el esqueleto axial, la SPECT/TC con leucocitos no tiene ninguna función, ya que las sensibilidades son tan bajas como del 11-38%, mientras que la FDG-PET/TC ha demostrado valores sistemáticamente altos, con sensibilidad del 88-100% y especificidad del 73-95%. En dos metaanálisis más antiguos se encontró que la FDG-PET es superior a los métodos comparativos, con sensibilidades y especificidades del 92-96% y del 91-92% (FDG-PET o FDG-PET/TC), del 74-88% (gammagrafía con leucocitos), del 78-84% (gammagrafía ósea y gammagrafía con leucocitos combinadas) y del 84-60% (RM). Es importante destacar que se encontraron resultados similares independientemente de los implantes metálicos de la columna vertebral, con una sensibilidad, especificidad y precisión cercanos al 90% (52-56).

Un subgrupo importante de osteomielitis es la espondilodiscitis infecciosa, que puede ser hematógena primaria (p. ej., en la bacteriemia metastásica, fig. 9-3) o secundaria a una cirugía de la columna vertebral. La RM se ha considerado la modalidad de elección, pero los estudios de imagen estructurales pueden verse obstaculizados por cambios morfológicos inespecíficos, artefactos de los implantes metálicos o sensibilidad limitada en las fases iniciales. Como se ha mencionado anteriormente, la gammagrafía con leucocitos tiene una sensibilidad muy limitada en el esqueleto axial, incluida la espondilodiscitis, con sensibilidades informadas del 63-84% y especificidades muy variables del 55-100% (54). En varios metaanálisis se han informado valores de diagnóstico constantemente altos para la FDG-PET/TC, con sensibilidades y especificidades del 95-97% y del 88-90%, respectivamente, sin efecto negativo discernible de los implantes espinales y otros posibles factores de confusión, en comparación con el 76-85% y el 62-66%, respectivamente, de la RM (57-59). Además, como ya se ha mencionado, existen diferencias significativas en el rendimiento diagnóstico en relación con los diferentes momentos; en un estudio comparativo reciente se encontraron valores diagnósticos generales para la RM y la FDG-PET/TC comparables con los de los metaanálisis (p. ej., 67 y 84% frente a 96 y 95%) pero, curiosamente, la precisión de la RM fue solo del 58% en las primeras 2 semanas después de los síntomas y del 82% en fases posteriores, mientras que el rendimiento diagnóstico de la FDG-PET/TC no estaba relacionado con el momento en el que se realizó la exploración y el inicio de los síntomas (60).

Un subgrupo importante de infecciones localizadas son las relacionadas con diversos materiales de prótesis implantadas. Los diagnósticos pueden ser aún más difíciles de realizar debido a los artefactos inherentes que dicho material exógeno puede ocasionar; por ello, aunque las entidades clínicas individuales son diferentes, también comparten algunas características comunes.

A pesar de que las infecciones de las articulaciones con prótesis solo ocurren en < 5%, el reto para la atención médica es considerable debido al creciente número de prótesis insertadas; en general, un tercio ocurre de forma temprana (antes de 3 meses), un tercio de forma retardada (antes de 1 año) y un tercio de forma tardía (más de un año después de la inserción). Las infecciones tempranas y tardías son consecuencia directa de los microorganismos introducidos durante la cirugía, mientras que las tardías suelen ser causadas por la diseminación hematógena desde otro foco de bacteriemia. El diagnóstico puede ser difícil de realizar por los síntomas y hallazgos inespecíficos; la mayoría de los pacientes experimentan dolor, mientras que la presencia de fiebre es muy variable (5-40%) y los marcadores de inflamación habituales,

como el eritema y la tumefacción, que suelen estar presentes en la infección aguda, rara vez lo hacen en las infecciones de bajo grado porque, por lo general, son infecciones crónicas. Los marcadores de inflamación, como la velocidad de eritrosedimentación o la proteína C reactiva, suelen estar aumentados, aunque también pueden estarlo de manera fisiológica durante períodos prolongados después de la cirugía. Las radiografías simples son insensibles e inespecíficas, la TC y la RM se ven obstaculizadas por los artefactos metálicos y la aspiración articular puede ser específica (92-100%) pero con una sensibilidad muy variable (28-92%). Por tanto, los estudios de imagen con radionúclidos tienen un papel fundamental, pero la modalidad de elección sigue siendo controvertida. Muchos consideran que la gammagrafía con leucocitos es el estudio de elección, preferiblemente mejorada con la SPECT/TC y combinada con gammagrafía de la médula ósea. Esta última se añade para aumentar especificidad con el fin de diferenciar la acumulación de leucocitos, en el tejido infectado alrededor de la prótesis, de la actividad fisiológica en la médula ósea anómala sustituida durante la inserción de la prótesis; en varios estudios se han presentado sensibilidades, especificidades y precisión constantes del 83-89%, del 84-93% y del 89%, respectivamente (54,61). La FDG-PET/TC suele considerarse menos específica, especialmente en la fase postoperatoria temprana; por ejemplo, se observó aumento de la captación de FDG en el 100% de las cicatrices de esternotomía 3 meses después de la cirugía y esta actividad se mantuvo 1 año después en el 40%. Del mismo modo, se observó captación inespecífica alrededor de la prótesis en torno al 80% de las artroplastias de cadera no sintomáticas y la actividad seguía presente 5 años después de la inserción en el 71%. Por el contrario, en un estudio con ratas se demostró que solo las incisiones quirúrgicas sépticas inoculadas tenían hallazgos en la gammagrafía con leucocitos, mientras que en la cicatrización fisiológica de la herida no, pero en varios estudios previos se encontraron diversos grados de acumulación de leucocitos alrededor de más de la mitad de las artroplastias de cadera varios años después de su inserción (61). En un intento de mejorar la especificidad, se han propuesto varios criterios de interpretación de la FDG-PET/TC ante la sospecha de infección de la articulación con prótesis, ya que los patrones de captación probablemente sean más importantes que la intensidad. Independientemente de los criterios de interpretación, en varios metaanálisis sobre la FDG-PET/TC en la sospecha de infecciones articulares protésicas se han demostrado valores diagnósticos generales casi comparables a los de la gammagrafía con leucocitos, con un mejor rendimiento en las prótesis de cadera que en las de rodilla, con sensibilidad del 86-88% y especificidad del 88-93% en las prótesis de cadera, y del 70-72% y 80-84% en las prótesis de rodilla, respectivamente. (62,63). De forma curiosa, en una comparación prospectiva se informó de una sensibilidad significativamente mejor para la FDG-PET/TC en comparación con la gammagrafía con leucocitos; la sensibilidad, la especificidad, el valor predictivo positivo, así como los valores predictivos negativos de la FDG-PET en las prótesis de cadera fueron del 82%, 93%, 79% y 94%, respectivamente. Los valores correspondientes a las prótesis de rodilla fueron del 95%, 88%, 69% y 98%, respectivamente. La sensibilidad, la especificidad, el valor predictivo positivo y el valor predictivo negativo de la gammagrafía con leucocitos, combinada con los estudios de imagen de la médula ósea en las prótesis de cadera, fueron del 39%, 96%, 71% y 85%, respectivamente, mientras que los valores para las prótesis de rodilla fueron del 33%, 89%, 25% y 92%, respectivamente (64).

Las infecciones de los injertos vasculares son relativamente raras (incidencia < 5%), pero temidas debido a la mortalidad, que oscila entre el 25 y el 88%; el diagnóstico oportuno y correcto es importante para evitar el tratamiento insatisfactorio con consecuencias letales o el sobretratamiento con cirugías de alto riesgo innecesarias o el uso prolongado de antibióticos. Sin embargo, es un diagnóstico clínicamente complicado con síntomas inespecíficos, y rara vez es posible obtener la confirmación por medio de la biopsia. La TC ha sido el estudio de imagen de elección, porque se pueden visualizar los rasgos morfológicos característicos de las infecciones de los injertos vasculares, por ejemplo,

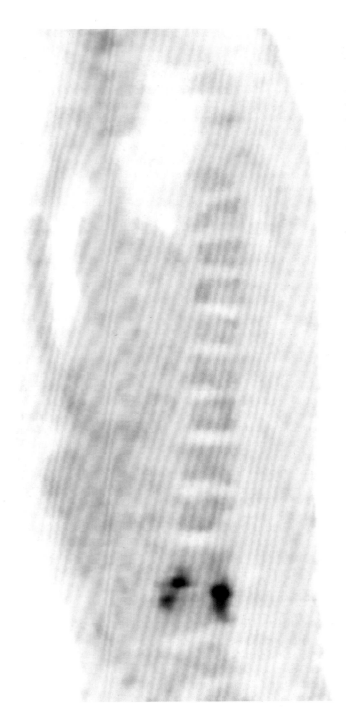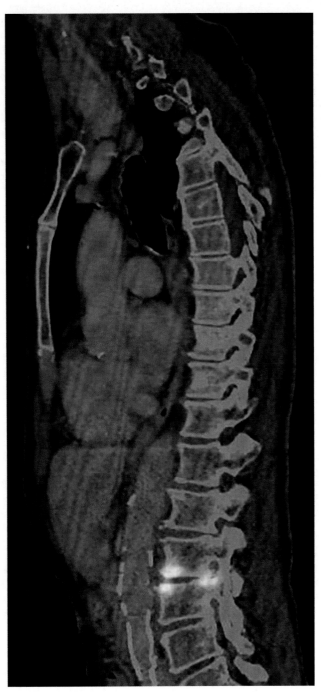

FIG. 9-3 ● Paciente con fiebre, lumbalgia y bacteriemia por ***Staphylococcus aureus***. No se realizó RM debido a que tiene claustrofobia y en la FDG-PET/TC se observó una captación considerable de FDG alrededor del disco vertebral, entre L2/L3, con un componente flemonoso intraforaminal compatible con espondilodiscitis.

el tejido blando alrededor del injerto o la presencia de líquido o gas, pero la sensibilidad y la especificidad son moderadas, especialmente en las infecciones de bajo grado; en un metaanálisis se encontraron sensibilidad y especificidad agrupadas de solo el 67% y el 63%, respectivamente. Por tanto, se ha sugerido que la FDG-PET/TC aumenta la sensibilidad y la especificidad y, en general, ha tenido éxito en cuanto a la sensibilidad, mientras que los resultados son más equívocos en cuanto a la especificidad. Esto se debe a la respuesta inmunitaria fisiológica a los materiales sintéticos de injerto, que ocasionan la captación difusa de la FDG, de leve a moderada, a lo largo de la prótesis. Esta inflamación puede persistir durante varios años o incluso décadas y existe la posibilidad de que se interprete de manera errónea como una infección de bajo grado con afinidad por la FDG, especialmente

si no existe uniformidad entre los distintos materiales del injerto (65). Además, la comparación entre estudios es difícil porque actualmente no hay consenso sobre los criterios de interpretación, por ejemplo, la evaluación visual o semicuantitativa, pero la sensibilidad suele ser alta mientras que la especificidad es menor. Según tres metaanálisis recientes, es posible alcanzar sensibilidades mayores al 90%, dependiendo de los criterios de interpretación, pero con especificidades generalmente más bajas que van del 61-83% (65-67).

Debido a la poca especificidad de la FDG-PET/TC, la gammagrafía con leucocitos (especialmente cuando se mejora con la SPECT/TC) sigue siendo considerada por algunos como el método de referencia, con varios estudios más recientes en los que se informan resultados impresionantes. Las sensibilidades generales (82-100%) por lo general son comparables con las de la FDG-PET/TC, aunque con una mejor especificidad general (85-100%) (54,68,69). En uno de los metaanálisis recientes también se comparó la FDG-PET/TC con la SPECT/TC con leucocitos y, en general, se encontró mayor precisión en esta última, pero aún así sugirieron a la FDG-PET/TC como el estudio de imagen de primera línea debido a su accesibilidad y funcionamiento más sencillo (67).

La endocarditis infecciosa comprende varios subgrupos con diferentes retos, por ejemplo, la endocarditis de válvula nativa, la endocarditis de válvula protésica y las infecciones por dispositivos cardíacos implantados. Independientemente del subtipo, la presentación inicial es diversa y relativamente inespecífica. La evaluación diagnóstica inicial suele basarse en los criterios de Duke modificados y en la ecocardiografía, ambos con buena sensibilidad en la endocarditis nativa, pero con valores más limitados en la endocarditis de válvula protésica (debido a los artefactos) en el curso temprano de la enfermedad o en pacientes con tratamiento antibiótico iniciado. Por tanto, hay una gran demanda de estudios de imagen alternativos. Se ha investigado la FDG-PET/TC pero, como se ha mencionado anteriormente, la obtención de imágenes del corazón con la FDG requiere una preparación suficiente del paciente, puede dar resultados falsos positivos en el curso postoperatorio inmediato y resultados falsos negativos en pacientes pretratados con antibióticos. En los informes iniciales, incluidos los metaanálisis, solo se encontraron sensibilidades y especificidades generales agrupadas moderadas, es decir, del 61-81% y del 85-88%, respectivamente, presumiblemente porque la endocarditis de válvula nativa y la endocarditis de válvula protésica se incluyeron por igual y porque no se aplicaron rutinariamente medidas preparatorias como el ayuno prolongado, pero en general el rendimiento diagnóstico mejoró cuando solo se consideró la endocarditis de válvula protésica (62,70). Esto se resaltó en un estudio reciente en el que se comparó la endocarditis de válvula nativa y la endocarditis de válvula protésica; ahí se encontró una sensibilidad del 22% y del 90%, respectivamente, con una especificidad comparable (70).

Sigue habiendo controversia sobre el papel de la gammagrafía con leucocitos en comparación con la FDG-PET/TC en la endocarditis infecciosa, pero los resultados recientes apuntan a valores diagnósticos comparables con los protocolos de SPECT/TC especiales para la endocarditis de válvula protésica. En una comparación directa en 39 pacientes con endocarditis de válvula protésica, la FDG-PET/TC tuvo mayor sensibilidad (93% frente a 64%), la SPECT/TC con leucocitos tuvo mayor especificidad (100% frente a 71%) con hallazgos discrepantes en el 31% de los pacientes (cinco falsos negativos con los leucocitos, seis falsos positivos con la FDG); estos últimos casos fueron explorados dentro de los primeros 2 meses postoperatorios (71). En una comparación directa de 55 pacientes con relación a los focos extracardíacos, en la FDG-PET/TC se encontró un número significativamente mayor de focos que en la SPECT/TC con leucocitos (91 frente a 37) y la utilidad clínica de la primera se consideró significativamente mejor (72). Sin embargo, en el metaanálisis de Juneau y cols. se encontraron resultados generales comparables para la FDG-PET/TC (S: 81% y E: 85%) y la gammagrafía con leucocitos (S: 86% y E: 97%), por lo que se concluyó que ambas son útiles (73). Lo mismo ocurre en la actualidad con las infecciones por dispositivos cardíacos implantados. En estudios recientes, que incluyen metaanálisis, se han encontrado resultados comparables para la FDG-PET/TC y la SPECT/TC con leucocitos, es decir, sensibilidades y especificidades en torno al 85% y al 90%, respectivamente (62,74). En el caso de la FDG-PET/TC, hubo diferencias significativas en los análisis de subgrupos de las infecciones en los generadores (S: 93-96% y E: 97-98%) en comparación con las infecciones en los electrodos (S: 65-76% y E: 83-88%), así como mayor sensibilidad en los pacientes con la preparación suficiente (sensibilidad general conjunta del 92%).

Por tanto, en términos generales, el entorno clínico, la disponibilidad local y las particularidades del paciente deben guiar la elección: en los protocolos de hematología se usan imágenes hasta 24 h después de la inyección, mientras que la FDG-PET/TC requiere una preparación prolongada del paciente, pero tiene resultados más rápidos. La FDG-PET/TC debe reservarse para la endocarditis de válvula protésica y debe tenerse precaución en el período postoperatorio inmediato y en los pacientes tratados con mucho antibiótico; ambas cosas parecen afectar menos a la SPECT/TC con leucocitos. Ante la sospecha de focos extracardíacos, la FDG-PET/TC probablemente tenga un mejor rendimiento y es probable que ocurra lo mismo en las infecciones por dispositivos cardíacos implantados, especialmente con las infecciones en el generador.

También se ha investigado una multitud de indicaciones adicionales al seleccionar la FDG-PET/TC para hacer el diagnóstico, la evaluación de la respuesta, la detección de la recidiva y el pronóstico, aunque menos establecidas en la práctica clínica o con resultados más controvertidos o dudosos en la literatura médica; los resultados son interesantes, por lo general científicamente sólidos y con un potencial prometedor, pero se necesitan más datos para establecer con mayor firmeza a la FDG-PET/TC en dichos entornos, que incluyen la tuberculosis, el virus de la inmunodeficiencia humana, la sarcoidosis, la enfermedad inflamatoria intestinal, la psoriasis y la tromboembolia venosa (75,76).

Aspectos novedosos y futuros

Como consecuencia de la relativa falta de especificidad de la FDG y los leucocitos, se ha trabajado mucho en el desarrollo de los estudios para conseguir mayor especificidad o para encontrar nuevos métodos. Se han sugerido varias mejorías técnicas de PET/TC, por ejemplo, la obtención de imágenes en diferentes momentos para mejorar la diferenciación entre células malignas e inflamatorias, una cuantificación más avanzada con base en la evaluación general de la enfermedad en lugar de los defectuosos valores semicuantitativos estándar basados en la captación, pero ninguna de ellas se ha implantado ampliamente en la práctica clínica (77). En cuanto al equipamiento, la PET/RM híbrida evidentemente es interesante por su aptitud para la adquisición de imágenes de los tejidos blandos, pero su disponibilidad es todavía muy limitada y la literatura médica disponible sobre la infección y la inflamación es escasa (78).

Se ha introducido y desarrollado una gran cantidad de marcadores novedosos para la obtención de imágenes tanto con la gammacámara como con la PET/TC, dirigidos a características celulares o de membrana más o menos específicas de cepas bacterianas específicas, por ejemplo, antibióticos radiomarcados. Aunque los resultados son interesantes y, en su mayoría, científicamente sólidos, los obstáculos no son despreciables, los estudios son muy variables y solo unos pocos se han trasladado a estudios en humanos y sin mucho éxito (79,80).

Aspectos de la medicina nuclear y covid-19

El 31 de diciembre de 2019 se detectó una neumonía de causa desconocida en Wuhan, en la provincia de Hubei, China, y se informó por primera vez a la Organización Mundial de la Salud (OMS).

El 10 de enero de 2020, la OMS publicó una herramienta para la detección del nuevo coronavirus desarrollada con referencia a otros coronavirus, como el SARS y el MERS.

Los días 11 y 12 de enero, China puso a disposición del público la secuenciación del genoma del nuevo coronavirus para que otros países desarrollaran métodos de diagnóstico específicos.

El 13 de enero se confirmó en Tailandia el primer caso del nuevo coronavirus fuera de China.

El 23 de enero, los miembros del International Health Regulations Emergency Committee decidieron que, en ese momento, el brote del nuevo coronavirus (2019) no constituía una *Public Health Emergency of International Concern* (PHEIC), a pesar de que se informó que había ocurrido una transmisión entre humanos, con una estimación preliminar R0 de 1.4-2.5 y que, de los casos confirmados, el 25% eran graves.

Solo una semana después, el 30 de enero, la segunda reunión del comité acordó que el brote cumplía los criterios de una PHEIC y la OMS finalmente declaró el brote como tal.

El 11 de febrero, la nueva enfermedad por coronavirus recibió el nombre de *covid-19*.

El 17 de febrero, la OMS expuso las consideraciones de planificación para los organizadores de reuniones masivas, a la luz del brote de covid-19, y emitió consejos sobre cómo detectar y atender a los viajeros enfermos, que son casos sospechosos en los puntos de entrada, aeropuertos internacionales, puertos marítimos y cruces terrestres.

El 21 de febrero, según la OMS, la ventana de oportunidad para contener el brote se estaba «estrechando» en todo el mundo y la propia OMS, y los países por separado, estaban comprometidos en actividades de preparación a gran escala.

En ese momento, a través de campañas masivas en todo el mundo, los individuos y las empresas fueron instruidos sobre cómo protegerse a sí mismos y a otros del virus.

A pesar de la preparación mundial, el 2 de marzo la OMS reconoció la escasez de equipos de protección personal, lo que puso en peligro al personal sanitario en todo el mundo.

Para satisfacer la creciente demanda mundial, la OMS estimó que la industria debería aumentar la fabricación de equipos de protección individual en un 40%. El personal sanitario de primera línea de todo el mundo necesitaría al menos 89 millones de mascarillas, 30 millones de batas, 1.6 millones de gafas, 76 millones de guantes y 2.9 millones de litros de desinfectante de manos cada mes.

El 11 de marzo del 2020, la OMS declaró la pandemia por covid-19.

Para el 1 de julio había más de 10 millones de casos en todo el mundo, con más de 5 millones de pacientes recuperados y más de 500 000 muertes por covid-19 en todo el mundo.

Aunque la medicina nuclear no tiene un papel primordial en el diagnóstico o el tratamiento de la covid-19, varios pacientes con covid incidental se han realizado estudios de medicina nuclear o PET (81-100). El diagnóstico de covid-19 se sospechó por primera vez con base en los hallazgos pulmonares con TC, en donde se observaron opacidades pulmonares de consolidación, periféricas, bilaterales, en vidrio esmerilado (fig. 9-4). En la mayoría de los casos se trataba de pacientes asintomáticos, ya que aquellos con signos y síntomas aparentes de covid no suelen asistir a una exploración de medicina nuclear (101-104).

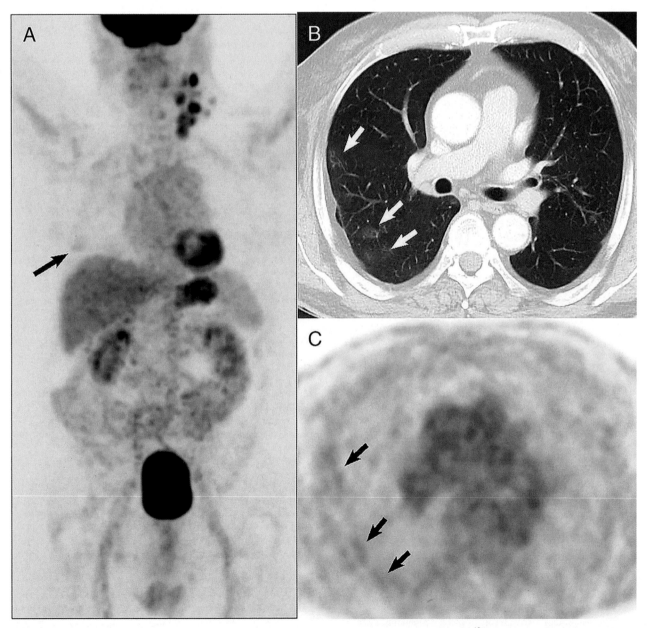

FIG. 9-4 ● Este hombre asintomático de 70 años de edad de La Rioja, España, se realizó PET/TC con ^{18}F-FDG para la estadificación inicial del linfoma de Hodgkin. En su estudio diagnóstico se incluyó la TC con contraste seguida de PET/TC con ^{18}F-FDG, y ambas exploraciones se informaron conjuntamente. No tenía ninguna evidencia clínica de infección por covid-19, ni tampoco contactos de riesgo conocidos.

(continúa)

FIG. 9-4 • (*continuación*) En las imágenes con proyección de máxima intensidad (**A**) se observó una linfadeno-patía cervical bilateral con una captación anómala de ^{18}F-FDG, predominantemente en el lado izquierdo (valor estandarizado de captación: 9.0). El pulmón inferior derecho (*flecha*, A) tenía actividad de bajo grado mal definida (valor estandarizado de captación: 2.4). En la TC (**B**), había opacidades bilaterales en forma de árbol y varias opacidades en vidrio esmerilado periféricas subpleurales, predominantemente en el pulmón derecho (*flechas*). Estos mostraron leve actividad en la PET axial (*flechas*, **C**). Las opacidades en vidrio esmerilado periféricas subpleurales se han notificado como hallazgos primarios de la TC en casos con covid-19, mientras que los derrames pleurales y el «signo del árbol en brote» son atípicos en dicha enfermedad, posiblemente relacionados con complicaciones (derrames pleurales) o con una infección bacteriana sobreañadida («signo del árbol en brote»). Aunque el paciente estaba asintomático, sin fiebre ni tos, sus hallazgos en la TC eran los típicos de la covid-19. El mismo día de la PET/TC, la prueba de reacción en cadena de la polimerasa con retrotranscripción (RT-PCR) fue negativa para el virus SARS-CoV-2. Debido a la alta sospecha clínica de covid-19, el paciente fue aislado inmediatamente y se repitió la RT-PCR a las 72 h con resultado positivo. En los estudios de laboratorio se observó aumento de la IL-6 (4.4 pg/mL) y ferritina (1433 ng/mL), con dímero D (<200 µg/L), linfocitos y lactato-deshidrogenasa (127 unidades/L) normales (reimpresa con autorización de Boulvard Chollet y cols. [100]).

Referencias

1. Salmanoglu E, Kim S, Thakur ML. Currently Available radiopharmaceuticals for imaging infection and the Holy Grail. *Semin Nucl Med.* 2018;48(2):86–99.

2. Boerman OC, Rennen H, Oyen WJ, Corstens FH. Radiopharmaceuticals to image infection and inflammation. *Semin Nucl Med.* 2001;31(4):286–295.

3. Signore A, Jamar F, Israel O, Buscombe J, Martin-Comin J, Lazzeri E. Clinical indications, image acquisition and data interpretation for white blood cells and anti-granulocyte monoclonal antibody scintigraphy: an EANM procedural guideline. *Eur J Nucl Med Mol Imaging.* 2018;45(10):1816–1831.

4. Ady J, Fong Y. Imaging for infection: from visualization of inflammation to visualization of microbes. *Surg Infect.* 2014;15(6):700–707.

5. Glaudemans AW, Israel O, Slart RH. Pitfalls and limitations of radionuclide and hybrid imaging in infection and inflammation. *Semin Nucl Med.* 2015;45(6):500–512.

6. Larson SM. Cancer or inflammation? A Holy Grail for nuclear medicine. *J Nucl Med.* 1994;35(10):1653–1655.

7. Strauss LG. Fluorine-18 deoxyglucose and false-positive results: a major problem in the diagnostics of oncological patients. *Eur J Nucl Med.* 1996;23(10):1409–1415.

8. Tahara T, Ichiya Y, Kuwabara Y, et al. High [18F]-fluorodeoxyglucose uptake in abdominal abscesses: a PET study. *J Comput Assist Tomogr.* 1989;13(5):829–831.

9. Sugawara Y, Gutowski TD, Fisher SJ, Brown RS, Wahl RL. Uptake of positron emission tomography tracers in experimental bacterial infections: a comparative biodistribution study of radiolabeled FDG, thymidine, L-methionine, 67Ga-citrate, and 125I-HSA. *Eur J Nucl Med.* 1999;26(4):333–341.

10. Yamada S, Kubota K, Kubota R, Ido T, Tamahashi N. High accumulation of fluorine-18-fluorodeoxyglucose in turpentine-induced inflammatory tissue. *J Nucl Med.* 1995;36(7):1301–1306.

11. Jamar F, Buscombe J, Chiti A, et al. EANM/SNMMI guideline for 18F-FDG use in inflammation and infection. J Nucl Med. 2013;54(4):647–658.

12. Boellaard R, Delgado-Bolton R, Oyen WJ, et al. FDG PET/CT: EANM procedure guidelines for tumour imaging: version 2.0. *Eur J Nucl Med Mol Imaging.* 2015;42(2):328–354.

13. Zhao S, Kuge Y, Tsukamoto E, et al. Effects of insulin and glucose loading on FDG uptake in experimental malignant tumours and inflammatory lesions. *Eur J Nucl Med.* 2001;28(6):730–735.

14. Zhuang HM, Cortes-Blanco A, Pourdehnad M, et al. Do high glucose levels have differential effect on FDG uptake in inflammatory and malignant disorders? *Nucl Med Commun.* 2001;22(10):1123–1128.

15. Rabkin Z, Israel O, Keidar Z. Do hyperglycemia and diabetes affect the incidence of false-negative 18F-FDG PET/CT studies in patients evaluated for infection or inflammation and cancer? A Comparative analysis. *J Nucl Med.* 2010;51(7):1015–1020.

16. Osborne MT, Hulten EA, Murthy VL, et al. Patient preparation for cardiac fluorine-18 fluorodeoxyglucose positron emission tomography imaging of inflammation. *J Nucl Cardiol.* 2017;24(1):86–99.

17. Nielsen BD, Gormsen LC, Hansen IT, Keller KK, Therkildsen P, Hauge EM. Three days of high-dose glucocorticoid treatment atten-uates large-vessel 18F-FDG uptake in large-vessel giant cell arteritis but with a limited impact on diagnostic accuracy. *Eur J Nucl Med Mol Imaging.* 2018;45(7):1119–1128.

18. Elgazzar AH, Dannoon S, Sarikaya I, Farghali M, Junaid TA. Scintigraphic patterns of indium-111 oxine-labeled white blood cell imaging of gram-negative versus gram-positive vertebral osteomyelitis. *Med Princ Pract.* 2017;26(5):415–420.

19. Lewis SS, Cox GM, Stout JE. Clinical utility of indium 111-labeled white blood cell scintigraphy for evaluation of suspected infection. *Open Forum Infect Dis.* 2014;1(2):ofu089.

20. Mulders-Manders C, Simon A, Bleeker-Rovers C. Fever of unknown origin. *Clin Med (Lond).* 2015;15(3):280–284.

21. Petersdorf RG, Beeson PB. Fever of unexplained origin: report on 100 cases. *Medicine.* 1961;40:1–30.

22. Palestro CJ, Love C. Nuclear medicine imaging in fever of unknown origin: the new paradigm. *Curr Pharm Des.* 2018;24(7):814–820.

23. Besson FL, Chaumet-Riffaud P, Playe M, et al. Contribution of (18)F-FDG PET in the diagnostic assessment of fever of unknown origin (FUO): a stratification-based meta-analysis. *Eur J Nucl Med Mol Imaging.* 2016;43(10):1887–1895.

24. Takeuchi M, Nihashi T, Gafter-Gvili A, et al. Association of 18F-FDG PET or PET/CT results with spontaneous remission in classic fever of unknown origin: A systematic review and meta-analysis. *Medicine.* 2018;97(43):e12909.

25. Takeuchi M, Dahabreh IJ, Nihashi T, Iwata M, Varghese GM, Terasawa T. Nuclear imaging for classic fever of unknown origin: meta-analysis. *J Nucl Med.* 2016;57(12):1913–1919.

26. Dong MJ, Zhao K, Liu ZF, Wang GL, Yang SY, Zhou GJ. A meta-analysis of the value of fluorodeoxyglucose-PET/PET-CT in the evaluation of fever of unknown origin. *Eur J Radiol.* 2011;80(3):834–844.

27. Hao R, Yuan L, Kan Y, Li C, Yang J. Diagnostic performance of 18F-FDG PET/CT in patients with fever of unknown origin: a meta-analysis. *Nucl Med Commun.* 2013;34(7):682–688.

28. Kan Y, Wang W, Liu J, Yang J, Wang Z. Contribution of 18F-FDG PET/CT in a case-mix of fever of unknown origin and inflammation of unknown origin: a meta-analysis. *Acta Radiol.* 2019;60(6):716–725.

29. Hess S. FDG-PET/CT in fever of unknown origin, bacteremia, and febrile neutropenia. *PET Clin.* 2020;15(2):(in press).

30. Balink H, Veeger NJ, Bennink RJ, et al. The predictive value of C-reactive protein and erythrocyte sedimentation rate for 18F-FDG PET/CT outcome in patients with fever and inflammation of unknown origin. *Nucl Med Commun.* 2015;36(6):604–609.

31. Bleeker-Rovers CP, Vos FJ, Mudde AH, et al. A prospective multi-centre study of the value of FDG-PET as part of a structured diagnostic protocol in patients with fever of unknown origin. *Eur J Nucl Med Mol Imaging.* 2007;34(5):694–703.

32. Kouijzer IJ, Vos FJ, Bleeker-Rovers CP, Oyen WJ. Clinical application of FDG-PET/CT in metastatic infections. *Q J Nucl Med Mol Imaging.* 2017;61(2):232–246.

33. Vos FJ, Bleeker-Rovers CP, Sturm PD, et al. 18F-FDG PET/CT for detection of metastatic infection in gram-positive bacteremia. *J Nucl Med.* 2010;51(8):1234–1240.

34. Vos FJ, Kullberg BJ, Sturm PD, et al. Metastatic infectious disease and clinical outcome in Staphylococcus aureus and Streptococcus species bacteremia. *Medicine.* 2012;91(2):86–94.

35. Berrevoets MAH, Kouijzer IJE, Aarntzen E, et al. (18)F-FDG PET/CT optimizes treatment in staphylococcus aureus bacteremia and is associated with reduced mortality. *J Nucl Med.* 2017;58(9):1504–1510.

36. Tsai HY, Lee MH, Wan CH, Yang LY, Yen TC, Tseng JR. C-reactive protein levels can predict positive (18)F-FDG PET/CT findings that lead to management changes in patients with bacteremia. *J Microbiol Immunol Infect.* 2018;51(6):839–846.

37. Brondserud MB, Pedersen C, Rosenvinge FS, Hoilund-Carlsen PF, Hess S. Clinical value of FDG-PET/CT in bacteremia of unknown origin with catalase-negative gram-positive cocci or Staphylococcus aureus. *Eur J Nucl Med Mol Imaging.* 2019;46(6):1351–1358.

38. Pijl JP, Glaudemans A, Slart R, Yakar D, Wouthuyzen-Bakker M, Kwee TC. FDG-PET/CT for detecting an infection focus in patients with bloodstream infection: factors affecting diagnostic yield. *Clin Nucl Med.* 2019;44(2):99–106.

39. Yildiz H, Reychler G, Rodriguez-Villalobos H, et al. Mortality in patients with high risk Staphylococcus aureus bacteremia undergoing or not PET-CT: a single center experience. *J Infect Chemother.* 2019;25(11):880–885.

40. Berrevoets MAH, Kouijzer IJE, Slieker K, et al. (18)F-FDG-PET/CT-guided treatment duration in patients with high-risk Staphylococcus aureus bacteremia: a proof of principle. *J Nucl Med.* 2019;60(7):998–1002.

41. Vos FJ, Donnelly JP, Oyen WJG, Kullberg BJ, Bleeker-Rovers CP, Blijlevens NMA. 18F-FDG PET/CT for diagnosing infectious complications in patients with severe neutropenia after intensive chemotherapy for haematological malignancy or stem cell transplantation. *Eur J Nucl Med Mol Imaging.* 2012;39(1):120–128.

42. Koh KC, Slavin MA, Thursky KA, et al. Impact of fluorine-18 fluorodeoxyglucose positron emission tomography on diagnosis and antimicrobial utilization in patients with high-risk febrile neutropenia. *Leuk Lymphoma.* 2012;53(10):1889–1895.

43. Guy SD, Tramontana AR, Worth LJ, et al. Use of FDG PET/CT for investigation of febrile neutropenia: evaluation in high-risk cancer patients. *Eur J Nucl Med Mol Imaging.* 2012;39(8):1348–1355.

44. Gafter-Gvili A, Paul M, Bernstine H, et al. The role of (1)(8)F-FDG PET/CT for the diagnosis of infections in patients with hematological malignancies and persistent febrile neutropenia. *Leuk Res.* 2013;37(9):1057–1062.

45. Camus V, Edet-Sanson A, Bubenheim M, et al. (1)(8)F-FDG-PET/CT imaging in patients with febrile neutropenia and haematological malignancies. *Anticancer Res.* 2015;35(5):2999–3005.

46. Gholami S, Fardin S, Houshmand S, Hansson SH, Alavi A, Hess S. Applications of FDG-PET/CT in assessment of vascular infection and inflammation. *Cur Mol Imaging (Discontinued).* 2014;3(3):230–239.

47. Nielsen BD, Gormsen LC. 18F-FDG PET/CT in the diagnosis and monitoring of giant cell arteritis. *PET Clin.* 2020;15(2):(in press).

48. Besson FL, Parienti JJ, Bienvenu B, et al. Diagnostic performance of (1)(8)F-fluorodeoxyglucose positron emission tomography in giant cell arteritis: a systematic review and meta-analysis. *Eur J Nuc Med Mol Imaging.* 2011;38(9):1764–1772.

49. Soussan M, Nicolas P, Schramm C, et al. Management of large-vessel vasculitis with FDG-PET: a systematic literature review and meta-analysis. *Medicine.* 2015;94(14):e622.

50. Nielsen BD, Hansen IT, Kramer S, et al. Simple dichotomous assessment of cranial artery inflammation by conventional 18F-FDG PET/CT shows high accuracy for the diagnosis of giant cell arteritis: a case-control study. *Eur J Nucl Med Mol Imaging.* 2019;46(1):184–193.

51. Sammel AM, Hsiao E, Schembri G, et al. Diagnostic accuracy of positron emission tomography/computed tomography of the head, neck, and chest for giant cell arteritis: a prospective, double-blind, cross-sectional study. *Arthritis Rheumatol.* 2019;71(8):1319–1328.

52. Termaat MF, Raijmakers PG, Scholten HJ, Bakker FC, Patka P, Haarman HJ. The accuracy of diagnostic imaging for the assessment of chronic osteomyelitis: a systematic review and meta-analysis. *J Bone Jt Surg Am.* 2005;87(11):2464–2471.

53. Kwee TC, Basu S, Alavi A. Should the nuclear medicine community continue to underestimate the potential of 18F-FDG PET/CT with present generation scanners for the diagnosis of prosthetic joint infection? *Nucl Med Commun.* 2015;36(7):756–757.

54. Sollini M, Lauri C, Boni R, Lazzeri E, Erba PA, Signore A. Current status of molecular imaging in infections. *Curr Pharm Des.* 2018;24(7):754–771.

55. Govaert GA, FF IJ, McNally M, McNally E, Reininga IH, Glaudemans AW. Accuracy of diagnostic imaging modalities for peripheral post-traumatic osteomyelitis - a systematic review of the recent literature. *Eur J Nucl Med Mol Imaging.* 2017;44(8):1393–1407.

56. Wang GL, Zhao K, Liu ZF, Dong MJ, Yang SY. A meta-analysis of fluorodeoxyglucose-positron emission tomography versus scintigraphy in the evaluation of suspected osteomyelitis. *Nucl Med Commun.* 2011;32(12):1134–1142.

57. Prodromou ML, Ziakas PD, Poulou LS, Karsaliakos P, Thanos L, Mylonakis E. FDG PET is a robust tool for the diagnosis of spondylodiscitis: a meta-analysis of diagnostic data. *Clin Nucl Med.* 2014;39(4):330–335.

58. Yin Y, Liu X, Yang X, Guo J, Wang Q, Chen L. Diagnostic value of FDG-PET versus magnetic resonance imaging for detecting spondylitis: a systematic review and meta-analysis. *Spine J.* 2018;18(12):2323–2332.

59. Kim SJ, Pak K, Kim K, Lee JS. Comparing the diagnostic accuracies of F-18 fluorodeoxyglucose positron emission tomography and magnetic resonance imaging for the detection of spondylodiscitis: a meta-analysis. *Spine.* 2019;44(7):E414–e422.

60. Smids C, Kouijzer IJ, Vos FJ, et al. A comparison of the diagnostic value of MRI and (18)F-FDG-PET/CT in suspected spondylodiscitis. *Infection.* 2017;45(1):41–49.

61. Palestro CJ, Love C. Role of nuclear medicine for diagnosing infection of recently implanted lower extremity arthroplasties. *Semin Nucl Med.* 2017;47(6):630–638.

62. Treglia G. Diagnostic performance of (18)F-FDG PET/CT in infectious and inflammatory diseases according to published meta-analyses. *Contrast Media Mol Imaging.* 2019;2019:3018349.

63. Kwee TC, Kwee RM, Alavi A. FDG-PET for diagnosing prosthetic joint infection: systematic review and metaanalysis. *Eur J Nucl Med Mol Imaging.* 2008;35(11):2122–2132.

64. Basu S, Kwee TC, Saboury B, et al. FDG PET for diagnosing infection in hip and knee prostheses: prospective study in 221 prostheses and subgroup comparison with combined (111)In-labeled leukocyte/(99m)Tc-sulfur colloid bone marrow imaging in 88 prostheses. *Clin Nucl Med.* 2014;39(7):609–615.

65. Sunde SK, Beske T, Gerke O, Clausen LL, Hess S. FDG-PET/CT as a diagnostic tool in vascular graft infection: a systematic review and meta-analysis. *Clin Trans Imaging.* 2019;7(4):255–265.

66. Rojoa D, Kontopodis N, Antoniou SA, Ioannou CV, Antoniou GA. 18F-FDG PET in the diagnosis of vascular prosthetic graft infection: a diagnostic test accuracy meta-analysis. *Eur J Vasc Endovasc Surg.* 2019;57(2):292–301.

67. Reinders Folmer EI, Von Meijenfeldt GCI, Van der Laan MJ, et al. Diagnostic imaging in vascular graft infection: a systematic review and meta-analysis. *Eur J Vasc Endovasc Surg.* 2018;56(5):719–729.

68. Erba PA, Leo G, Sollini M, et al. Radiolabelled leucocyte scintigraphy versus conventional radiological imaging for the management of late, low-grade vascular prosthesis infections. *Eur J Nucl Med Mol Imaging.* 2014;41(2):357–368.

69. Puges M, Berard X, Ruiz JB, et al. Retrospective study comparing WBC scan and (18)F-FDG PET/CT in patients with suspected prosthetic vascular graft infection. *Eur J Vasc Endovasc Surg.* 2019;57(6):876–884.

70. de Camargo RA, Bitencourt MS, Meneghetti JC, et al. The role of 18F-FDG-PET/CT in the Diagnosis of left-sided Endocarditis: native vs. prosthetic valves endocarditis. *Clin Infect Dis.* 2020;70(4): 583–594.

71. Rouzet F, Chequer R, Benali K, et al. Respective performance of 18F-FDG PET and radiolabeled leukocyte scintigraphy for the diagnosis of prosthetic valve endocarditis. *J Nucl Med.* 2014;55(12):1980–1985.

72. Lauridsen TK, Iversen KK, Ihlemann N, et al. Clinical utility of (18) F-FDG positron emission tomography/computed tomography scan vs. (99m)Tc-HMPAO white blood cell single-photon emission computed tomography in extra-cardiac work-up of infective endocarditis. *Int J Cardiovasc Imaging.* 2017;33(5):751–760.

73. Juneau D, Golfam M, Hazra S, et al. Molecular Imaging for the diagnosis of infective endocarditis: A systematic literature review and meta-analysis. *Int J Cardiol.* 2018;253:183–188.

74. Holcman K, Malecka B, Rubis P, et al. The role of 99mTc-HMPAO-labelled white blood cell scintigraphy in the diagnosis of cardiac device-related infective endocarditis. *Eur Heart J Cardiovasc Imaging.* 2020;21(9):1022–1030.

75. Alavi A, Hess S, Werner TJ, Hoilund-Carlsen PF. An update on the unparalleled impact of FDG-PET imaging on the day-to-day practice of medicine with emphasis on management of infectious/inflammatory disorders. *Eur J Nucl Med Mol Imaging.* 2020;47(1):18–27.

76. Hess S, Blomberg BA, Zhu HJ, Hoilund-Carlsen PF, Alavi A. The pivotal role of FDG-PET/CT in modern medicine. *Acad Radiol.* 2014;21(2):232–249.

77. Hess S, Blomberg BA, Rakheja R, et al. A brief overview of novel approaches to FDG PET imaging and quantification. *Clin Transl Imaging.* 2014;2:11.

78. Sollini M, Berchiolli R, Kirienko M, et al. PET/MRI in infection and inflammation. *Semin Nucl Med.* 2018;48(3):225–241.

79. Auletta S, Galli F, Lauri C, Martinelli D, Santino I, Signore A. Imaging bacteria with radiolabelled quinolones, cephalosporins and siderophores for imaging infection: a systematic review. *Clin Transl Imaging.* 2016;4:229–252.

80. Auletta S, Varani M, Horvat R, Galli F, Signore A, Hess S. PET radiopharmaceuticals for specific bacteria imaging: a systematic review. *J Clin Med.* 2019;8(2):197.

81. Doroudinia A, Tavakoli M. A case of coronavirus infection incidentally found on FDG PET/CT scan. *Clin Nucl Med.* 2020;45: e303–e304

82. Liu C, Zhou J, Xia L, et al. 18F-FDG PET/CT and serial chest CT findings in a COVID-19 patient with dynamic clinical characteristics in different period. *Clin Nucl Med.* 2020;45:495–496.

83. Playe M, Siavellis J, MD, Braun T, Soussan M. FDG PET/CT in a patient with mantle cell lymphoma and COVID-19: typical findings. *Clin Nucl Med.* 2020;45:e305–e306.

84. Prabhu M, Raju S, Chakraborty D, et al. Spectrum of 18F-FDG uptake in bilateral lung parenchymal diseases on PET/ CT. *Clin Nucl Med.* 2020;45:e15–e19.

85. Sinha P, Sinha S, Schleh E, Schlehr JM. COVID-19: incidental diagnosis by 18F-FDG PET/CT. *Clin Nucl Med.* 2020;00:00–00.

86. Artigas C, Lemort M, Mestrez F, et al. COVID-19 pneumonia mimicking immunotherapy-induced pneumonitis on 18F-FDG PET/ CT in a patient under treatment with nivolumab. *Clin Nucl Med.* 2020;00:00–00.

87. Goetz C, Fassbender TF, Meyer PT. Lung scintigraphy imaging features in a young patient with COVID-19. *Clin Nucl Med.* 2020;00: 00–0.0

88. Qin C, Liu F, Yen TC, et al. 18F-FDG PET/CT findings of COVID-19: a series of four highly suspected cases. *Eur J Nucl Med Mol Imaging.* 2020;47(5):1281–1286.

89. Xu X, Yu C, Qu J, et al. Imaging and clinical features of patients with 2019 novel coronavirus SARS-CoV-2. *Eur J Nucl Med Mol Imaging.* 2020;47:1275–1280.

90. Albano D, Bertagna F, Bertolia M, et al. Incidental findings suggestive of COVID-19 in asymptomatic patients undergoing nuclear medicine procedures in a high prevalence region. *J Nucl Med.* 2020;61(5): 632–636.

91. Zou S, Zhu X. FDG PET/CT of COVID-19. *Radiology.* 2020;296(2): E118.

92. Huang HL, Allie R, Gnanasegaran G, et al. COVID-19—nuclear medicine departments, be prepared! *Nucl Med Commun.* 2020;41: 297–299.

93. Paez D, Gnanasegaran G, Fanti S, et al. COVID-19 pandemic: guidance for nuclear medicine departments. *Eur J Nucl Med Mol Imaging.* 2020.

94. Notghi A, Pandit M, O'Brien J, et al. COVID-19: Guidance for infection prevention and control in nuclear medicine. *BNMS.* 2020:12. https://cdn.ymaws.com/www.bnms.org.uk/resource/resmgr/news_&_press_office/news/26-03-2020_nuclear_medicine_.pdf. Accessed 18 April, 2020.

95. Deng Y, Lei L, Chen Y, et al. The potential added value of FDG PET/ CT for COVID-19 pneumonia. *Eur J Nucl Med Mol Imaging.* 2020.

96. Joob B, Wiwanitkit V. 18F-FDG PET/CT and COVID-19. *Eur J Nucl Med Mol Imaging.* 2020.

97. Lutje S, Marinova M, Kutting D, et al. Nuclear medicine in SARS-CoV-2 pandemia: 18F-FDG-PET/CT to visualize COVID-19. *Nuklearmedizin.* 2020.

98. Polverari G, Arena V, Ceci F, et al. 18F-FDG uptake in asymptomatic SARS-CoV-2 (COVID-19) patient, referred to PET/CT for Non-Small Cells Lung Cancer restaging. *J Thorac Oncol.* 2020. doi:10.1016/j.jtho.2020.03.022

99. Kirienko M, Padovano B, Serafini G, et al. CT, [18F]FDG-PET/CT and clinical findings before and during early COVID-19 onset in a patient affected by vascular tumour. *Eur J Nucl Med Mol Imaging.* 2020 Apr 25:1–2. [Epub ahead of print].

100. Boulvard Chollet XLE, Romero Robles LG, Garrastachu P, et al. 18F-FDG PET/CT in Hodgkin Lymphoma with unsuspected COVID-19. *Clin Nucl Med.* 2020;45(8):652–653.

101. Czernin J, Fanti S, Meyer PT, et al. Imaging clinic operations in the times of COVID-19: strategies, precautions and experiences. *J Nucl Med.* 2020 Apr 1:jnumed.120.245738.

102. Skali H, Murthy VL, Al-Mallah MH, et al. Guidance and best practices for nuclear cardiology laboratories during the coronavirus disease 2019 (COVID-19) pandemic: an information statement from ASNC and SNMMI. *Zenodo.* 2020:13. http://doi.org/10.5281/zenodo.3738020. Accessed Apr 16, 2020.

103. Tulchinsky M, Fotos JS, Slonimsky E. Incidental CT findings suspicious for Covid-19 associated pneumonia on nuclear medicine exams: recognition and management plan. *Clin Nucl Med.* 2020;45:531–533.

104. Lu Y, Zhu X, Yan SX, Lan X. Emerging attack and management strategies for nuclear medicine in responding to COVID-19—ACNM member experience and advice. *Clin Nucl Med.* 2020;45:534–535.

PREGUNTAS DE AUTOEVALUACIÓN DEL CAPÍTULO

1. Hombre de 35 años de edad con fiebre, disnea y tos. ¿Cuál es el diagnóstico más probable?

   A. Bronquitis crónica

   B. Fibrosis quística

   C. Síndrome de Mounier-Kuhn

   D. Policondritis recidivante

2. Hombre de 82 años de edad con insuficiencia renal, dificultad para orinar y dolor abdominal. ¿Cuál es el diagnóstico más probable?

   A. Tumor carcinoide

   B. Enfermedad de Crohn

   C. Enfermedad por IgG_4

   D. Linfoma

   E. Sarcoidosis

   F. Tuberculosis

3. Mujer de 23 años de edad con fiebre y malestar general. ¿Cuál es su diagnóstico más probable?

   A. Cardioangioesclerosis

   B. Arteritis de células gigantes

   C. Panarteritis nudosa

   D. Arteritis de Takayasu

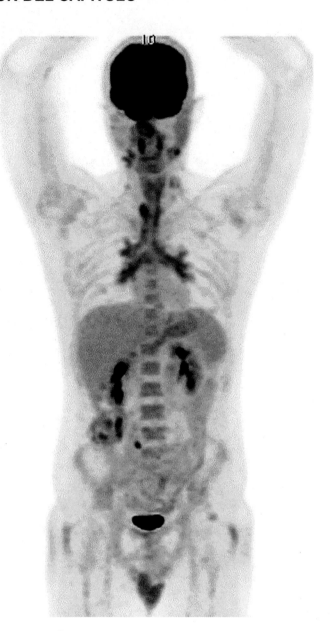

Respuestas a las preguntas de autoevaluación del capítulo

1. El hallazgo anómalo es el aumento de la actividad broncotraqueal central con un valor máximo estandarizado de captación (SUV_{max}, *maximum standardized uptake value*) de 13.8. Esta actividad es mucho mayor que la esperada para la bronquitis crónica (A), la fibrosis quística (B) o el síndrome de Mounier-Kuhn (C). La actividad broncotraqueal central aumentada es típica de la policondritis recidivante (D).

2. Los hallazgos anómalos son el aumento de la actividad bilateral hiliar, renal, pancreática, aortoilíaca y pancreática. No se espera que el tumor carcinoide (A), la enfermedad de Crohn (B), el linfoma (D), la sarcoidosis (E) y la tuberculosis (F) presenten todos estos hallazgos. La respuesta correcta es la enfermedad por IgG_4 (C). Son frecuentes las adenopatías y la afectación pancreática. Pueden aparecer nefritis, prostatitis y vasculitis. La pancreatitis crónica con obstrucción biliar era un problema recurrente en este paciente.

3. Hay un aumento de la actividad arterial aórtica, cefálica braquial e ilíaca. La cardioangioesclerosis (A) y la arteritis de células gigantes (B) serían lo más inusual en esta mujer de 23 años de edad. Se espera que la panarteritis nudosa afecte a arterias más pequeñas que las observadas en esta paciente. Por tanto, la respuesta correcta es la arteritis de Takayasu.

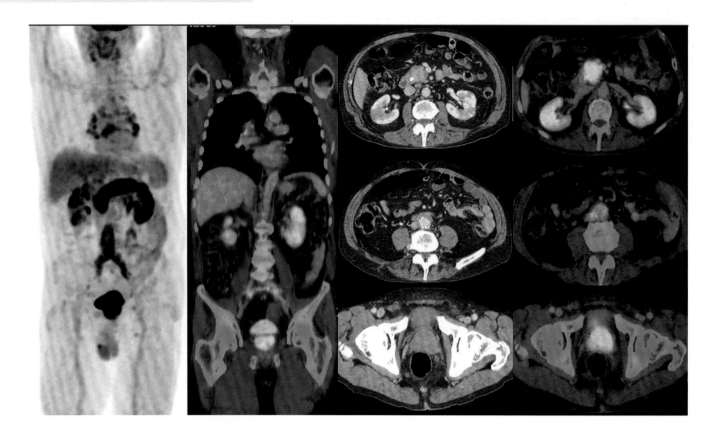

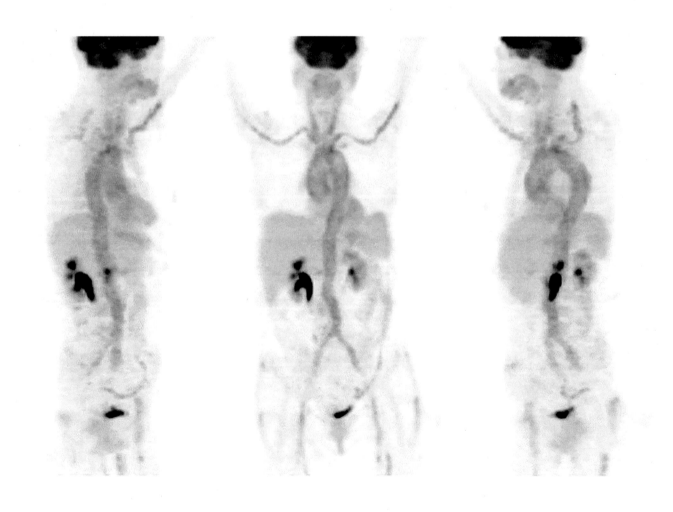

Medicina nuclear cardiovascular 10

Patrick M. Colletti

OBJETIVOS DE APRENDIZAJE

1. Determinar el funcionamiento del miocardio con la ventriculografía isotópica.
2. Interpretar los volúmenes miocárdicos y la fracción de eyección con la perfusión miocárdica por medio de la tomografía computarizada por emisión de fotón único (SPECT, *single photon emission computed tomography*).
3. Seleccionar el fármaco de perfusión miocárdica óptimo con base en el desempeño requerido.
4. Elegir el método de provocación de esfuerzo miocárdico adecuado en función del cuadro clínico del paciente.
5. Interpretar e informar una SPECT de perfusión miocárdica.
6. Aplicar técnicas de medicina nuclear para evaluar la viabilidad del miocardio.
7. Determinar el método ideal para el diagnóstico de una infección cardiovascular.
8. Seleccionar y optimizar los métodos para el diagnóstico de la sarcoidosis miocárdica.
9. Diagnosticar e interpretar la SPECT de miocardio con pirofosfato en la sospecha de amiloidosis miocárdica.

FUNCIONAMIENTO DEL MIOCARDIO

La función miocárdica se examina con imágenes de ventriculografía isotópica y de perfusión miocárdica. La ventriculografía isotópica, también conocida como *MUGA* (*multiple gated acquisition*), por sus siglas en inglés, es una técnica cuantitativa que se realiza con mayor frecuencia cuando se requieren fracciones de eyección del ventrículo izquierdo confiables y reproducibles, normalmente para evaluar y dar seguimiento a pacientes tratados con fármacos cardiotóxicos (1).

La sangre se marca con tecnecio-99m (^{99m}Tc) (tabla 10-1) bien con una técnica modificada *in vivo* o, de forma más confiable, con técnica *in vitro*. En ambos métodos se usa el agente reductor pirofosfato de estaño para proporcionar el ion de estaño al eritrocito, donde el pertecnetato se unirá posteriormente a la hemoglobina.

Una vez realizado el marcaje, se adquieren imágenes secuenciales en sincronía con el electrocardiograma (ECG) en las proyecciones anterior, oblicua anterior izquierda y lateral. Se selecciona la mejor proyección oblicua anterior izquierda para la separación de los ventrículos. La inclinación caudocefálica puede ayudar a separar el ventrículo izquierdo de la aurícula izquierda. La imagen de la telediástole se adquiere en la onda «R» y el ciclo R-R se divide en 24 imágenes con una ventana de tolerancia R-R fijada entre el 10 y el 20% (1).

La fracción de eyección del ventrículo izquierdo se calcula como:

$$FEVI = \{[VTD - VTS]/[VTD - Fd]\} \times 100\%$$

donde:
FEVI = fracción de eyección del ventrículo izquierdo
VTD = volumen telediastólico
VTS = volumen telesistólico
Fd = recuentos de fondo

La colocación de las tres regiones de interés es importante, ya que una mala colocación ocasiona cálculos erróneos de la fracción de eyección (fig. 10-1).

En la figura 10-2 se muestra la cardiotoxicidad de la adriamicina en una mujer de 55 años de edad con cáncer de mama que padece disnea; las imágenes telediastólicas están en *rojo*, las telesistólicas en *verde* y el fondo en *amarillo*.

Fila superior: exploración inicial antes de la quimioterapia; FEVI = 60% a 65 latidos por minuto (lpm).

Fila inferior: exploración de seguimiento al finalizar la quimioterapia; FEVI = 30% a 93 lpm. Observe la imagen telesistólica visualmente dilatada.

La función miocárdica también puede cuantificarse de forma confiable con la SPECT de perfusión miocárdica o con la tomografía por emisión de positrones (PET, *positron emission tomography*). De hecho, los volúmenes miocárdicos medidos con SPECT y PET son similares a los medidos con resonancia magnética (RM) cardíaca (2). Una ventaja importante de la SPECT y la PET es la facilidad con la que se determinan estos volúmenes después de ubicar el miocardio y permitir que la computadora proporcione los resultados del volumen telediastólico, el volumen telesistólico, la FEVI y la masa miocárdica.

En la tabla 10-2 se observan algunos volúmenes cardíacos típicos con la FEVI calculada y el gasto cardíaco para una frecuencia cardíaca determinada. Podemos ver que la FEVI es una medición general de la salud del ventrículo izquierdo y la simple medición de la FEVI está fuertemente asociada con los resultados cardíacos. La FEVI normal es del 65% con un rango de entre el 50 y el 80%. En corazones más pequeños, la FEVI pueden estar erróneamente elevada en la MUGA o la SPECT de perfusión miocárdica debido a que una luz telesistólica pequeña puede quedar oculta por el desenfoque de las paredes miocárdicas.

Tabla 10-1 TÉCNICAS DE MARCAJE DE ERITROCITOS

Técnica de marcaje	Ventajas	Desventajas
In vivo	Sencillo y veloz No hay riesgo de manipulación de la sangre	Marcaje incompleto con mayor actividad de fondo Más sensible a los fármacos que provocan confusión
In vivo/in vitro	Más rápido que el marcaje *in vitro*	Marcaje menos eficaz que el *in vitro* Poca manipulación de la sangre
In vitro	Máxima eficacia y estabilidad del marcaje	Riesgo de manipulación de la sangre Errores en la identificación de la sangre del paciente Requiere más conocimientos técnicos Más caro, más tardado

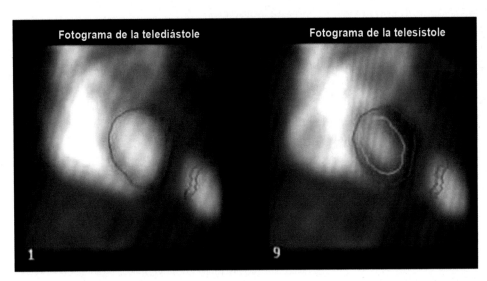

Fotograma de la telediástole   Fotograma de la telesístole

FIG. 10-1 ● **Región de interés de fondo colocada sobre el bazo.** La colocación equivocada de la región de interés de fondo sobre el bazo genera una medición erróneamente incrementada que se resta al denominador y da lugar a un denominador menor y, por lo tanto, a una fracción de eyección falsamente incrementada. La FEVI calculada en este caso fue del 90%. La repetición con un fondo correctamente colocado entre el bazo y el ventrículo izquierdo da como resultado la FEVI correcta del 60%.

Tabla 10-2 ANÁLISIS DEL VOLUMEN MIOCÁRDICO

Enfermedad	VTD (mL)	VTS (mL)	Volumen sistólico (mL)	Fracción de eyección (%)	Gasto cardíaco (L/min)
Normal	150	50	100	67%	6L a 60 lpm
Miocardiopatía dilatada	300	200	100	33%	6L a 60 lpm
IAM	150	100	50	33%	3L a 60 lpm 6L a 120 lpm
IM crónico	300	200	100	33%	6L a 60 lpm
Insuficiencia aórtica	300	100	200 (100 + 100 I)	67% (con un 50% de FI)	6L + 6L a 60 lpm
Rotura del músculo papilar	150	50	100 (50 + 50 I)	67% (con un 50% de FI)	3L + 3L a 60 lpm 6L + 6L a 120 lpm
Rotura del músculo papilar + IAM	150	100	50 (25 + 25 I)	33% (con un 50% de FI)	3L + 3L a 120 lpm

FI: fracción de insuficiencia (%); I: insuficiencia (regurgitación); IAM: infarto agudo de miocardio; IM: infarto de miocardio; lpm: latidos por minuto; VTD: volumen telediastólico; VTS: volumen telesistólico.

Por lo tanto, normalmente se informan todas las FEVI muy elevadas cuando son mayores del 80%.

Perfusión miocárdica

La perfusión miocárdica suele hacerse con la administración intravenosa de tetrofosmina marcada con ^{99m}Tc (^{99m}Tc-tetrofosmina) o sestamibi marcado con ^{99m}Tc (^{99m}Tc-sestamibi) durante la prueba con caminadora o después de administrar el vasodilatador coronario regadenosón en reposo. A continuación, se realiza una SPECT y se reconstruyen las imágenes en los ejes transversal, longitudinal vertical y longitudinal horizontal (3). De esta manera, la perfusión miocárdica regional relativa puede evaluarse visualmente y con un análisis informático.

Las características de los radiofármacos de perfusión miocárdica (4,5) se resumen en la tabla 10-3.

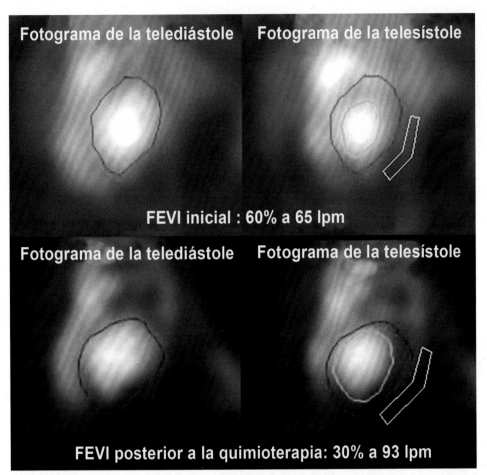

Fotograma de la telediástole   Fotograma de la telesístole

FEVI inicial : 60% a 65 lpm

Fotograma de la telediástole   Fotograma de la telesístole

FEVI posterior a la quimioterapia: 30% a 93 lpm

FIG. 10-2 ● **Ejemplo de los resultados en un paciente con una FEVI del 60% al inicio que disminuye al 30% debido a la cardiotoxicidad de la adriamicina.** FEVI: fracción de eyección del ventrículo izquierdo.

Tabla 10-3 FÁRMACOS PARA LA PERFUSIÓN DEL MIOCARDIO

Fármaco	Semivida	Energía (keV)	Extracción (%)	Dosis (mCi)	Radiación (mSv)
^{201}Tl-cloruro	73.1 h	68-80, 135, 167	85	3	7
^{99m}Tc-sestamibi	6 h	140	65	10-30	5
^{99m}Tc-tetrofosmina	6 h	140	54	10-30	5
^{82}Rb-cloruro	75 s	511	65	40	2.8
^{13}N-amoníaco	9.6 min	511	80	40	8
^{18}F-flurpiridaz*	109 min	511	94	14	6.4

*Radiofármaco en investigación.

Aunque lo ideal es que los pacientes se esfuercen en la caminadora, muchos de ellos no pueden hacer el ejercicio adecuado para realizar la gammagrafía de perfusión miocárdica. Lo más habitual es que los pacientes sean estresados con fármacos hiperémicos como el dipiridamol, la adenosina, el regadenosón o con el estimulador de los receptores adrenérgicos β1 dobutamina. Los fármacos utilizados en el esfuerzo miocárdico se resumen en la tabla 10-4.

Debido a que la mayoría de las SPECT de perfusión miocárdica con gammacámara requieren de 10 min por toma o 6 min para la realización de la mitad de la exploración, está claro que los datos no se adquieren con la suficiente rapidez para estimar el flujo sanguíneo miocárdico absoluto en mL/min por gramos de miocardio. La PET de perfusión miocárdica puede adquirirse rápido, de modo que puede alcanzarse una resolución temporal de entre 0.2 y 10 s por base de datos (4,5). Curiosamente, la imagen de SPECT dinámica, rápida, con tecnología de cristal de cadmio, cinc y telurio puede alcanzar una resolución temporal de 3 s con la capacidad de cuantificar el flujo sanguíneo miocárdico con ^{99m}Tc-sestamibi o ^{99m}Tc-tetrofosmina (6).

En la práctica actual, la SPECT de perfusión miocárdica se interpreta visualmente, con o sin interpretación asistida por computadora. La actividad relativa de cada región miocárdica se compara con la de todas las demás regiones del miocardio. Los defectos evidentes que se observan solo en las imágenes posteriores al esfuerzo se interpretan como isquemia miocárdica, mientras que los defectos regionales observados tanto en reposo como en esfuerzo son infarto, miocardio hibernado o artefacto de atenuación. Las causas de falsos positivos y falsos negativos en la SPECT de perfusión miocárdica se resumen en la tabla 10-5.

La ausencia de defectos de perfusión miocárdica inducidos por el esfuerzo en la SPECT se observa normalmente en pacientes sin estenosis arterial coronaria relevante. Los pacientes con miocardiopatía dilatada

Tabla 10-4 FÁRMACOS DE ESFUERZO MIOCÁRDICO

Fármaco	Función	Administración
Adenosina	Fármaco hiperémico	140 µg/kg por minuto i.v. durante 6 min
Dipiridamol	Fármaco hiperémico	0.142 mg/kg por minuto i.v. durante 4 min
Regadenosón	Agonista del receptor de adenosina A2A	5 mL (0.4 mg) i.v. en bolo
Dobutamina	Estimulador del receptor adrenérgico β1	5-40 mg/kg por minuto i.v. en lapsos de 3 min
Nitroglicerina	Fármaco vasodilatador coronario	0.4 mg por vía sublingual o 1 disparo en aerosol
Aminofilina	Revierte los efectos de los fármacos hiperémicos	100 mg i.v. durante 30-60 s

Tabla 10-5 CAUSAS DE ERRORES EN LA SPECT DE PERFUSIÓN MIOCÁRDICA

Falso positivo	Falso negativo
Atenuación abdominal: inferior en los hombres	«Disminución» debido a la extracción reducida del marcador
Atenuación en las mamas: anterior y lateral en las mujeres	Enfermedad trivascular «estable»
Desenfoque de movimiento	Esfuerzo inadecuado
La actividad abdominal distorsiona la SPECT miocárdica	La cafeína reduce la respuesta hiperémica

SPECT: tomografía computarizada por emisión de fotón único.

suelen tener dilatación del ventrículo izquierdo con una fracción de eyección ventricular izquierda reducida. Los pacientes con presiones auriculares izquierdas aumentadas y tiempos de circulación pulmonar prolongados también pueden tener incremento en el tamaño de los pulmones, como se muestra en la figura 10-3.

La isquemia arterial coronaria se presenta en la SPECT de perfusión miocárdica como defectos inducidos por el esfuerzo que se normalizan en reposo. Estos defectos pueden asociarse con anomalías del movimiento de la pared inducidas por el esfuerzo y con la dilatación regional, como en las figuras 10-4 y 10-5. En la figura 10-5 también se observa cómo la enfermedad arterial coronaria multivaso puede presentarse como un único defecto en la región más afectada, ya que estas técnicas demuestran la perfusión relativa, no la absoluta en mL/min por gramos de miocardio. En la figura 10-5 se puede sospechar de una enfermedad multivaso solo por la dilatación relativa del ventrículo izquierdo inducida por el esfuerzo muy evidente.

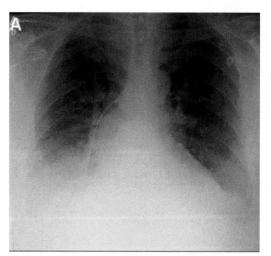

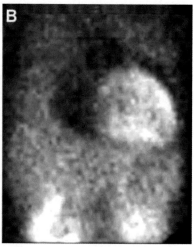

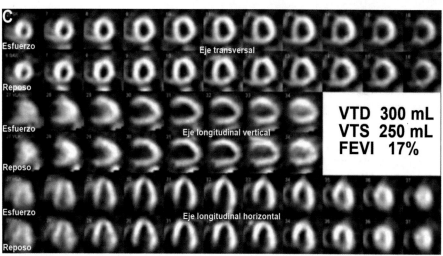

FIG. 10-3 ● Disnea en un hombre de 62 años de edad con miocardiopatía dilatada. En la radiografía de tórax anteroposterior de un paciente sentado (**A**) se observan cardiomegalia, derrames bilaterales y dilatación venosa del lóbulo superior. La proyección posterior a la administración de regadenosón y ^{99m}Tc-tetrofosmina (**B**)demuestra una marcada retención pulmonar bilateral típica, debida a un tiempo de circulación pulmonar prolongado y una presión auricular izquierda elevada. La tomografía computarizada por emisión de fotón único de perfusión miocárdica (**C**) demuestra un ventrículo izquierdo dilatado sin defectos de perfusión. El ventrículo izquierdo está muy dilatado, con volumen telediastólico de 300 mL y fracción de eyección ventricular izquierda muy reducida, del 17%. FEVI: fracción de eyección del ventrículo izquierdo; VTD: volumen telediastólico; VTS: volumen telesistólico.

Esfuerzo — Reposo — Esfuerzo — Reposo — Esfuerzo — Reposo

Eje transversal

Eje longitudinal vertical

Eje longitudinal horizontal

VTD 300 mL
VTS 250 mL
FEVI 17%

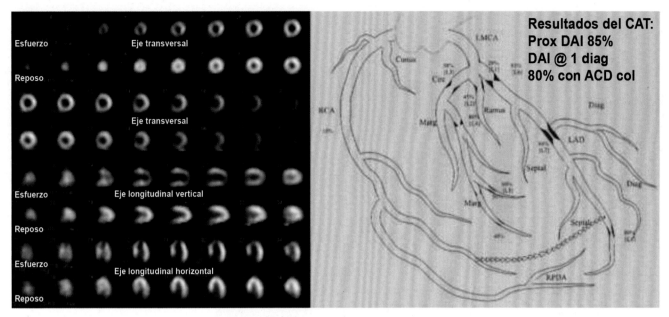

FIG. 10-4 ● **Isquemia septal apical en un hombre de 52 años de edad con estenosis del 85% de la DAI proximal y del 80% de la descendente anterior derecha media en la primera rama diagonal.** En la tomografía computarizada por emisión de fotón único de perfusión miocárdica (*izquierda*) se constata un gran defecto septal apical inducido por el esfuerzo con regadenosón con dilatación asociada. En los resultados de la angiografía coronaria (*derecha*) se muestran dos lesiones significativas de la DAI con vasos colaterales de la arteria coronaria derecha normal. ACD: arteria coronaria derecha; DAI: descendente anterior izquierda.

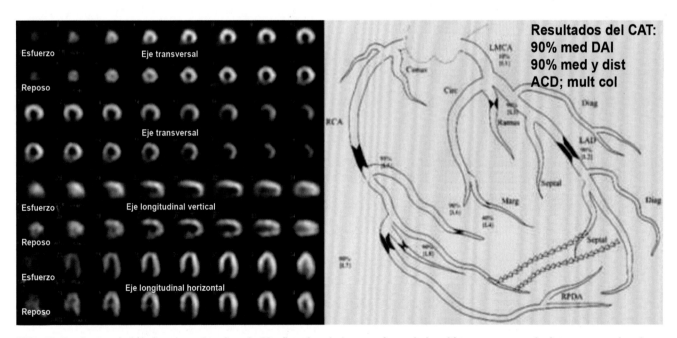

FIG. 10-5 ● **Isquemia inferior en un hombre de 58 años de edad con enfermedad multivaso grave y oclusiones coronarias derechas con múltiples vasos colaterales.** En la tomografía computarizada por emisión de fotón único de perfusión miocárdica (*izquierda*) se observa un gran defecto de la pared inferior inducido por el esfuerzo con dilatación asociada. En los resultados de la angiografía coronaria (*derecha*) se observan múltiples lesiones significativas con oclusión de la arteria coronaria derecha y múltiples vasos colaterales limitados por la oclusión del 90% de la arteria coronaria descendente anterior media. ACD: arteria coronaria derecha; DAI: descendente anterior izquierda.

VIABILIDAD MIOCÁRDICA

¿Por qué es importante la viabilidad? La revascularización del miocardio viable mejora la calidad de vida, mientras que revascularizar el miocardio no viable aumenta el riesgo y potencialmente asigna de forma incorrecta recursos vasculares como la arteria mamaria interna izquierda que podrían aplicarse de forma más eficaz en otro lugar.

El movimiento y el engrosamiento de la pared y la captación de cualquier fármaco de perfusión miocárdica o de fluorodesoxiglucosa (FDG) son indicios de la viabilidad del miocardio. Los indicios de inviabilidad incluyen el retraso en el realce del contraste con agentes extracelulares basados en el gadolinio y el yodo, así como la ausencia de actividad de la FDG. El adelgazamiento del miocardio a menos de 5 mm también es típico de inviabilidad.

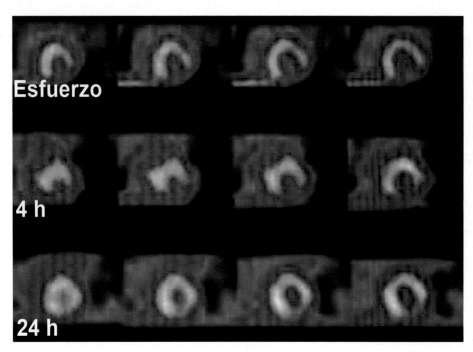

Esfuerzo

4 h

24 h

FIG. 10-6 ● **En el estudio con talio a las 24 h se demuestra la viabilidad.** Este hombre de 60 años de edad se presentó con dolor torácico y disnea. En las imágenes del eje transversal con regadenosón se constató un gran defecto de la pared inferior con dilatación transitoria. El volumen luminal aparente se reduce en la exploración a las 4 h con reducción del defecto inferior pero con un gran defecto inferior aparentemente fijo típico del infarto con isquemia circundante. A las 24 h, el defecto residual ya es mínimo, demostrando la viabilidad casi total de la pared inferior. En la angiografía coronaria se demostró la estenosis del 85% de la arteria coronaria derecha.

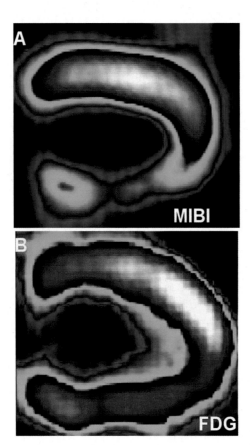

FIG. 10-7 ● **Con la FDG se constata una gran área de viabilidad de la pared inferior.** Esta mujer de 61 años de edad, con hipertensión e hiperlipidemia, acudió con disnea y dolor torácico. Con el cateterismo cardíaco se demostró estenosis coronaria significativa de tres vasos y acinesia inferior. En la imagen vertical longitudinal (no mostrada) de esfuerzo con sestamibi (MIBI) y en reposo (**A**) se observó un gran defecto fijo de la pared inferior sin movimiento de esta. En las imágenes verticales longitudinales con ^{18}F-FDG, posteriores a la carga de insulina y glucosa, se constató la viabilidad de la pared inferior (**B**). Miocardio hibernado.

Mientras que la ecocardiografía con dobutamina y la RM cardíaca con realce de contraste son métodos eficaces para evaluar la viabilidad del miocardio, los métodos de medicina nuclear pueden ser muy eficaces. La evidencia de perfusión miocárdica mediante el uso de talio, sestamibi, tetrofosmina, rubidio o amoníaco excluye la necesidad de realizar más análisis de viabilidad.

El talio-201 puede ser bastante eficaz para demostrar la viabilidad del miocardio. Los defectos de perfusión observados inicialmente, inducidos por el esfuerzo o en reposo, pueden llenarse a las 4 o 24 h, ya que el talio se desprende de las zonas normalmente perfundidas y parece aumentar en las zonas con perfusión defectuosa, incluido el miocardio hibernado (fig. 10-6). Este proceso puede potenciarse con la administración de nitroglicerina, dilatadora de las arterias coronarias, con 0.4 mg por vía sublingual o un disparo en aerosol.

La PET con ^{18}F-FDG es apropiada para evaluar la viabilidad miocárdica, ya que el miocardio isquémico o hibernado metaboliza selectivamente la glucosa, en comparación con el miocardio sano que metaboliza de manera selectiva los ácidos grasos (fig. 10-7). La insulina es necesaria para el metabolismo miocárdico de glucosa, por lo que el control de la insulina es importante cuando se desea la captación miocárdica de FDG, como en el análisis de viabilidad miocárdica (7,8), o cuando no se desea, como en la obtención rutinaria de estudios de imagen en pacientes con cáncer, sobre todo cuando se va a analizar el miocardio en busca de lesiones tumorales o por sarcoidosis (9). Como alternativa, la heparina en dosis bajas puede tener una actividad lipolítica capaz de reducir notablemente los ácidos grasos; esto hace que el miocardio metabolice selectivamente la glucosa como preparación para obtener imágenes de la viabilidad miocárdica con FDG (10). En las tablas 10-6 y 10-7 se comparan los métodos disponibles para evaluar la viabilidad miocárdica.

AFECCIONES INFECCIOSAS, INFLAMATORIAS Y RELACIONADAS CON DEPÓSITO

Mientras que las infecciones metastásicas resultantes de la endocarditis y los émbolos sépticos se detectan fácilmente con leucocitos marcados con [111]In (^{111}In-leucocitos) (11) o PET combinada con tomografía computarizada (TC) con ^{18}F-FDG (12-15), las vegetaciones valvulares causales son más difíciles de detectar (fig. 10-8).

La adición de SPECT/TC a la exploración de ^{111}In-leucocitos puede ser útil, aunque la disponibilidad rutinaria de la PET/TC con ^{18}F-FDG

Tabla 10-6 PREPARACIÓN DEL PACIENTE PARA LA PET MIOCÁRDICA CON ¹⁸F-FDG

Estudios de viabilidad (7,8) *Ayuno de 6 h seguido de carga de glucosa más insulina*		Sarcoidosis (9) *Dieta alta en grasas y baja en hidratos de carbono 3 días antes de la PET/TC con FDG*	
Glucemia en ayuno <250 mg/dL	Carga de glucosa por vía oral (25-100 g por vía oral)	Alimentos permitidos	Aves de corral, pescado y carne; huevos; mantequilla no dulce; queso no procesado; aceite animal y vegetal; verduras sin almidón; agua, café o té sin leche ni azúcar
Glucemia en ayuno >250 mg/dL	La glucosa no es necesaria		
GS a los 45-90 min después de la carga de glucosa:	Dosis de insulina sugerida:		
130-140 mg/dL	1 U de insulina regular		
140-160 mg/dL	2 U de insulina regular	Alimentos prohibidos	Azúcar, sustitutos del azúcar, pastas, pan, arroz, cereales, verduras con almidón, frutas, leche, caramelos o goma de mascar, salsa para barbacoa o ensaladas, alcohol en cualquier forma
160-180 mg/dL	3 U de insulina regular		
180-200 mg/dL	5 U de insulina regular		
>200 mg/dL	Vuelva a evaluar al paciente; considere la evaluación después de 5 U de insulina regular*	Al menos 4 h antes de la administración de la FDG	Pollo frito o tocino; tortilla con 4 huevos; al menos 2 cucharadas de aceite de oliva; agua o café negro

*Puede ser ventajoso retrasar la evaluación a 60-90 min en pacientes con diabetes.

GS: glucosa en sangre; FDG: fluorodesoxiglucosa; PET: tomografía por emisión de positrones; TC: tomografía computarizada.

Tabla 10-7 ESTUDIOS DE VIABILIDAD MIOCÁRDICA

Método	Ventajas	Desventajas
Ecocardiograma con dobutamina	Muestra la viabilidad y la función (30 min)	Riesgo por la dobutamina Menos útil con MCD
Talio a las 24 h	Evaluar la isquemia	Baja sensibilidad Retraso de 24 h
PET con FDG	Viabilidad metabólica (2 h)	Menor disponibilidad; necesita un pinzamiento de insulina-glucosa
Retraso en la RM-RC	Disponible, rápido (20 min), fácil de visualizar	Muestra la inviabilidad Dificultad con los dispositivos cardíacos
Retraso en la TC-RC	Disponible, rápido (20 min), fácil de visualizar	Muestra la inviabilidad Contraste, radiación

FDG: fluorodesoxiglucosa; MCD: miocardiopatía dilatada; PET: tomografía por emisión de positrones; RC: realce con contraste; RM: resonancia magnética; TC: tomografía computarizada.

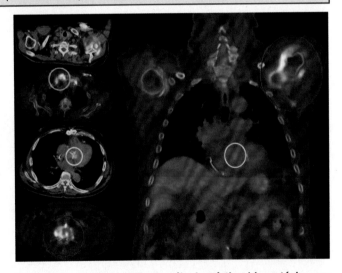

FIG. 10-8 ● **Endocarditis de válvula aórtica bioprotésica por *Staphylococcus aureus* con sepsis y múltiples infecciones en un hombre de 62 años de edad.** En la PET/TC con ¹⁸F-FDG se observan infecciones piógenas sintomáticas en el hombro izquierdo (*círculos rojos*), en la articulación esternoclavicular derecha (*círculo verde*) y en el espacio discal L3-L4 (*círculo azul*) con un valor de captación estandarizado (SUV, *standardized uptake value*) máximo: 16-23. Hay actividad relativamente menor con SUV máximo de 6 en la válvula aórtica protésica (*círculos amarillos*), que fue positiva para vegetaciones por ecocardiografía transesofágica.

puede ser ventajosa. Idealmente, los pacientes evaluados con la PET/TC con FDG para infecciones cardíacas deben ser preparados para su estudio de forma similar a los pacientes con cáncer o sarcoidosis miocárdica (dieta baja en hidratos de carbono y alta en grasas) (9), ya que el metabolismo miocárdico normal de la FDG altera la evaluación de la infección y la inflamación.

La sarcoidosis miocárdica se asocia con arritmias ventriculares de difícil tratamiento, como la taquicardia ventricular multifocal y la fibrilación ventricular. Los pacientes con sarcoidosis miocárdica suelen ser tratados con un cardiodesfibrilador implantable (CDI), terapia inmunosupresora y cobertura crónica con corticoesteroides. La presencia de un CDI hace que la RM cardíaca sea menos práctica para la mayoría de los pacientes con sarcoidosis miocárdica. Además, la RM cardíaca puede ser difícil de interpretar debido a la distribución heterogénea de la afección, especialmente si el paciente tiene una arritmia. Así, la PET/TC con ¹⁸F-FDG se ha hecho más popular para el diagnóstico y el

seguimiento de la actividad de las lesiones miocárdicas de la sarcoidosis (16-18). La preparación adecuada del paciente con una dieta baja en hidratos de carbono y alta en grasas es esencial para que las exploraciones con la PET/TC con FDG sean satisfactorias (*véase* tabla 10-6). En las figuras 10-9 y 10-10 se observan exploraciones típicas de la PET/TC con FDG de pacientes con sarcoidosis miocárdica.

La amiloidosis miocárdica es causada por depósitos de amiloides relacionados con proteínas de cadena ligera (AL) o transtiretina (TTR) mal plegadas. Los pacientes con amiloidosis TTR miocárdica pueden experimentar insuficiencia cardíaca. El depósito miocárdico de amiloide asociado con la TTR de tipo natural (*wild-type*) puede causar una

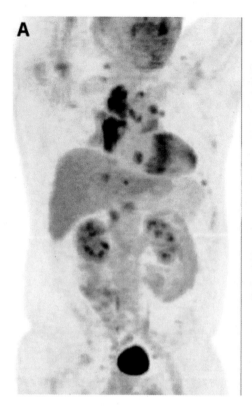

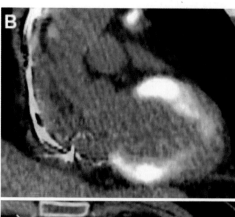

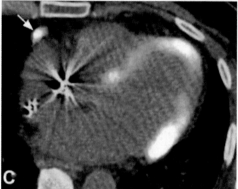

FIG. 10-9 ● **Sarcoidosis generalizada con afectación miocárdica.** A este hombre de 52 años de edad se le colocó un cardiodesfibrilador, hace 8 años, por arritmias ventriculares relacionadas con sarcoidosis miocárdica conocida con afectación ganglionar. Fue tratado inicialmente con metotrexato y ha estado en terapia crónica con corticoesteroides. En la proyección de máxima intensidad derecha anterior con PET/TC (**A**) se demuestra que los ganglios linfáticos torácicos (SUV máximo: 15 en un ganglio linfático subcarinal), los ganglios linfáticos abdominales (SUV máximo: 5.5 en un ganglio linfático peripancreático) y los ganglios linfáticos pélvicos son hipermetabólicos. En la proyección de máxima intensidad y las imágenes coronal (**B**) y axial (**C**) de PET con FDG se observa hipermetabolismo en parches dentro del miocardio del ventrículo izquierdo que afecta la pared lateral (SUV máximo: 10), el tabique interventricular (SUV máximo: 6.5), la pared superior (SUV máximo: 9.7), la pared inferior (SUV máximo: 9) y la punta del corazón (SUV máximo: 6.5), típico de la sarcoidosis miocárdica activa. La *flecha* en C denota un nodo paracardíaco derecho hiperactivo, SUV máximo: 8.

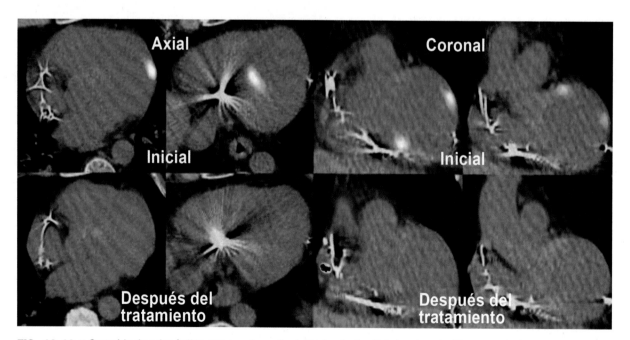

FIG. 10-10 ● **Sarcoidosis miocárdica antes y después del tratamiento.** Este hombre de 56 años de edad presentó inicialmente un bloqueo auriculoventricular de alto grado con taquicardia ventricular interrumpida y extrasístoles recurrentes. Se le colocó un cardiodesfibrilador implantable y se confirmó inicialmente la existencia de sarcoidosis cardíaca activa mediante lesiones miocárdicas hipermetabólicas focales, SUV máximo: 7, en proyecciones axiales y coronales de la fila superior. Las lesiones miocárdicas ya no se observan en la repetición de la PET/TC con FDG posterior al tratamiento inicial con metotrexato seguido de corticoesteroides crónicos, proyecciones axiales y coronales de la fila inferior.

miocardiopatía restrictiva. La miocardiopatía por TTR se observa hasta en el 3% de los hombres afrodescendientes de edad avanzada. Esto se observa con mayor frecuencia en los hombres mayores de 70 años de edad. Curiosamente, en las autopsias de hombres mayores de 80 años de edad se suelen mostrar depósitos de amiloide derivados de la TTR. Es probable que la insuficiencia cardíaca requiera una cantidad suficiente de amiloide para causar un engrosamiento medible de la pared miocárdica (19,20).

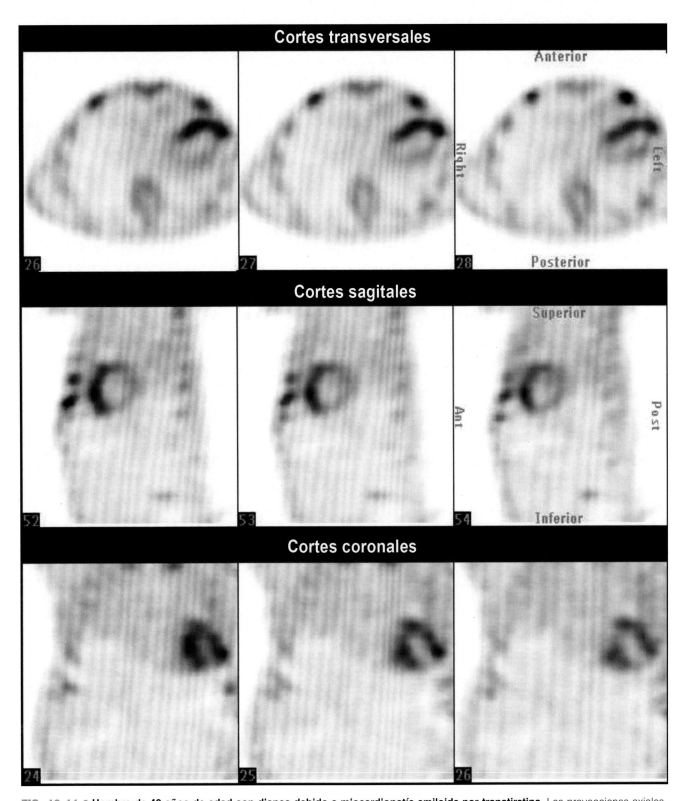

FIG. 10-11 ● **Hombre de 48 años de edad con disnea debido a miocardiopatía amiloide por transtiretina.** Las proyecciones axiales, sagitales y coronales de la tomografía computarizada por emisión de fotón único con pirofosfato marcado con ⁹⁹ᵐTc (⁹⁹ᵐTc-pirofosfato) demuestran claramente la actividad miocárdica de grado 2 a 3 típica de la miocardiopatía amiloidea por transtiretina.

No se requiere preparación especial para la exploración de los depósitos de amiloide. Se administra una dosis de 10-20 mCi de ⁹⁹ᵐTc-pirofosfato por vía intravenosa y se lleva a cabo la adquisición de imágenes 1 o 3 h después mediante SPECT o SPECT/TC. Las imágenes pueden calificarse de manera visual en una escala de 0 a 3, en la que el grado 0 no presenta actividad miocárdica, el grado 1 tiene actividad miocárdica menor que las costillas, el grado 2 muestra actividad miocárdica igual a las costillas y el grado 3 tiene actividad miocárdica mayor que las costillas. Los grados 2 y 3 se consideran positivos (fig. 10-11) (20,21).

Referencias

1. Hesse B, Lindhardt TB, Acampa W, et al. EANM/ESC guidelines for radionuclide imaging of cardiac function. *Eur J Nucl Med Mol Imaging.* 2008;35:851.

2. Berman DS, Germano G. The clinical value of assessing left ventricular function from gated SPECT perfusion studies. *Rev Port Cardiol.* 2000;(Suppl. 1):131–137.

3. Henzlova JM, Cerqueira MD, Hansen CL, Taillefer R, Yao SS. ASNC imaging guidelines for nuclear cardiology procedures stress protocols and tracers. *J Nucl Cardiol.* 2009;16:331–344.

4. Maddahi J, Packard RRS. Cardiac PET perfusion tracers: current status and future directions. *Semin Nucl Med.* 2014 Sep;44(5):333–343.

5. Packard RR, Huang SC, Dahlbom M, Czernin J, Maddahi J. Absolute quantitation of myocardial blood flow in human subjects with or without myocardial ischemia using dynamic flurpiridaz F 18 PET. *J Nucl Med.* 2014;55:1438–1444.

6. Agostini D, Roule V, Nganoa C, Roth N, Baavour R, Parienti JJ, et al. First validation of myocardial flow reserve assessed by dynamic ⁹⁹ᵐTc-sestamibi CZT-SPECT camera: head to head comparison with ¹⁵O-water PET and fractional flow reserve in patients with suspected coronary artery disease. The WATERDAY study. *Eur J Nucl Med Mol Imaging.* 2018;45:1079–1090.

7. Dilsizian V, Bacharach SL, Beanlands RS, et al. Imaging guidelines for nuclear cardiology procedures: PET myocardial perfusion and metabolism clinical imaging. *J Nucl Cardiol.* 2009;16:651.

8. https://www.professionalradiology.com/media/documents/Cardiac%20Pet.pdf. Accessed January, 15, 2020.

9. Lu Y, Grant C, Xie K, et al. Suppression of myocardial 18F-FDG uptake through prolonged high-fat, high-protein, and very-low-carbohydrate diet before FDG-PET/CT for evaluation of patients with suspected cardiac sarcoidosis. *Clin Nucl Med.* 2017;42:88–94.

10. Asmal AC, Leary WP, Thandroyen F, et al. A dose-response study for the anticoagulant and lipolytic activities of heparin in normal subjects. *Br J Clin Pharmacol.* 1979;7:531–533.

11. Erba PA, Conti U, Lazzeri E, et al. Added value of 99mTc-HMPAO-labeled leukocyte SPECT/CT in the characterization and management of patients with infectious endocarditis. *J Nucl Med.* 2012;53:1235–1243.

12. Amraoui S, Tlili G, Sohal M, et al. Contribution of PET imaging to the diagnosis of septic embolism in patients with pacing lead endocarditis. *JACC Cardiovasc Imaging.* 2016;9:283–290.

13. Calais J, Touati A, Grail N, et al. Diagnostic impact of 18F-fluorodeoxyglucose positron emission tomography/computed tomography and while blood cell SPECT/computed tomography in patients with suspected cardiac implantable electronic device chronic infection. *Cir Cardiovasc Imaging.* 2019;12:e007188.

14. Chen W, Sajadi MM, Dilsizian V. Merits of FDG PET/CT and functional molecular imaging over anatomic imaging with echocardiography and CT angiography for the diagnosis of cardiac device infections. *JACC Cardiovasc Imaging.* 2018;11:1679–1691.

15. Mahmood M, Kendi AT, Ajmal S, et al. Meta-analysis of 18F-FDG PET/CT in the diagnosis of infective endocarditis. *J Nucl Cardiol.* 2019;26:922–935.

16. Youssef G, Leung E, Mylonas I, et al. The use of 18F-FDG PET in the diagnosis of cardiac sarcoidosis: a systematic review and meta-analysis including the Ontario experience. *J Nucl Med.* 2012;53:241–248.

17. Schatka I, Bengel FM. Advanced imaging of cardiac sarcoidosis. *J Nucl Med.* 2014;55:99–106.

18. Ohira H, Tsujino I, Ishimaru S, et al. Myocardial imaging with 18F-fluoro-2-deoxyglucose positron emission tomography and magnetic resonance imaging in sarcoidosis. *Eur J Nucl Med Mol Imaging.* 2008;35:933–941.

19. Ruberg FL, Berk JL. Transthyretin (TTR) cardiac amyloidosis. *Circulation.* 2012;126:1286–300.

20. https://www.asnc.org/Files/Practice%20Resources/Practice%20Points/ASNC%20Practice%20Point-99mTechnetiumPyrophosphateImaging 2016.pdf. Accessed January 16, 2020.

21. Falk RH, Quarta CC, Dorbala S. How to image cardiac amyloidosis. *Circ Cardiovasc Imaging.* 2014;7:552–562.

PREGUNTAS DE AUTOEVALUACIÓN DEL CAPÍTULO

1. ¿Cuál es la causa más frecuente de un falso positivo en la exploración de la perfusión miocárdica con SPECT?

   A. Atenuación

   B. Esfuerzo inadecuado

   C. Movimiento

   D. «Respuesta disminuida» del marcador

2. ¿Cuál es la causa más frecuente de un falso negativo en la exploración de la perfusión miocárdica con SPECT?

   A. Atenuación

   B. Esfuerzo inadecuado

   C. Movimiento

   D. «Respuesta disminuida» del marcador

Respuestas a las preguntas de autoevaluación del capítulo

1. A Atenuación. Para el ⁹⁹ᵐTc, 4.6 cm de tejido reducirán los recuentos transmitidos en un 50%. Las imágenes en decúbito prono pueden ser muy útiles para reducir el artefacto de atenuación del tejido abdominal, como se observa más frecuentemente en los hombres. La corrección adecuadamente realizada de la atenuación, por ejemplo con SPECT/TC, puede resultar muy útil para reducir los artefactos de la atenuación abdominal o mamaria. Los artefactos de movimiento pueden causar, algunas veces, exploraciones falsas positivas. El esfuerzo inadecuado y la respuesta disminuida son causas de exploraciones falsas negativas.

2. D La «respuesta disminuida» del marcador es la causa más frecuente de los exploraciones falsas negativas. Esta es causada por extracción incompleta de primer paso en el miocardio. En la tabla 10-1 se comparan los agentes de perfusión miocárdica disponibles. El fármaco popular para la SPECT, ⁹⁹ᵐTc-tetrofosmina, tiene una fracción de extracción reducida (54%) en comparación con el ²⁰¹Tl (85%).

El esfuerzo inadecuado (B) también puede causar falsos negativos. Esto no suele ocurrir porque el personal del laboratorio puede convertir fácilmente una prueba de esfuerzo inadecuada en la caminadora en un estudio con regadenosón en el que el flujo sanguíneo coronario aumenta hasta cinco veces la perfusión de referencia.

La atenuación (A) y el movimiento (C) suelen estar asociados con exploraciones falsas positivas.

Gammagrafía pulmonar 11

Søren Hess

OBJETIVOS DE APRENDIZAJE

1. Resumir los retos básicos del diagnóstico de la embolia pulmonar.
2. Describir las estrategias básicas de imagen en la embolia pulmonar.
3. Realizar e interpretar la gammagrafía pulmonar de ventilación y de perfusión (gammagrafía V/Q).
4. Utilizar la exploración V/Q para la resolución de problemas no relacionados con el embolia pulmonar.

INTRODUCCIÓN

La *embolia pulmonar* (EP) *aguda* es una enfermedad frecuente, ubicua y potencialmente mortal. Se estima que su incidencia general anual es de 300 000-700 000 personas en los Estados Unidos y Europa, con tasas de incidencia anual de 75 a 269/100 000 que aumentan con la edad hasta 700/100 000 en pacientes mayores de 70 años de edad. Con el incremento de la edad demográfica, se espera que las incidencias aumenten y que los médicos de prácticamente todos los campos de la medicina clínica tendrán que atender a los pacientes con sospecha de EP, no solo en los entornos usualmente asociados con altas incidencias, como los servicios de urgencias, con una incidencia notificada de 1/400, sino también en pacientes con afecciones médicas o psiquiátricas crónicas. Se dispone de un tratamiento anticoagulante eficaz para reducir la morbilidad y la mortalidad, pero este se asocia con efectos secundarios potencialmente peligrosos como las hemorragias. Por lo tanto, es imperativo hacer el diagnóstico de manera precisa para instituir el tratamiento correcto y oportuno, pero también para limitar el número de pacientes expuestos a los riesgos de la anticoagulación. Sin embargo, la EP es un diagnóstico clínico notoriamente difícil debido a los signos y síntomas inespecíficos; los estudios de imagen suelen ser necesarios para confirmar o excluir el diagnóstico. En este capítulo se describen las características básicas de la gammagrafía V/Q (1,2).

ASPECTOS CLÍNICOS DE LA EMBOLIA PULMONAR

Los trabajos básicos sobre el trombo y el émbolo, incluidas las definiciones clínicas, se remontan a mediados del siglo XIX y al patólogo y politólogo alemán Rudolph Virchow: un *trombo* es un coágulo que se forma en la vasculatura y un *émbolo* es un fragmento desprendido de un trombo y transportado por el torrente sanguíneo a otro lugar donde se aloja. Aunque la EP se refiere por lo regular a un coágulo de sangre en el pulmón, el fragmento inicial también puede surgir de la grasa, el aire, el líquido amniótico o incluso el cemento de las prótesis articulares o la vertebroplastia. Sin embargo, con mayor frecuencia la EP se origina por las trombosis venosas profundas (TVP) de las extremidades inferiores, y existe una estrecha relación entre la TVP de las extremidades inferiores y la EP, que se denominan conjuntamente *tromboembolias venosas* (TEV). Casi el 50% de las TVP proximales evolucionan hacia la EP y

la TVP de las extremidades inferiores puede encontrarse en la mayoría de los casos de EP, mientras que la EP no sintomática o silenciosa se observa en el 40% de las TVP (3,4).

La base fisiopatológica de la TVP comienza con la llamada *tríada de Virchow*, que describe los tres factores de riesgo generales de la TVP: estasis (p. ej., inmovilización por viajes prolongados o reposo en cama), daño endotelial (p. ej., cirugía o catéteres permanentes) e hipercoagulabilidad (p. ej., trastornos hereditarios o secundarios a embarazo, enfermedad o medicación). Aunque los factores descritos por la tríada de Virchow pueden aumentar el riesgo de formación de TVP, abordar estos factores de riesgo (p. ej., moverse durante los vuelos para reducir el riesgo de TEV) puede ser preventivo. Por ello, es importante considerar que el riesgo aumenta con el incremento de los factores de riesgo presentes. Por ejemplo, el riesgo de TVP en vuelos de larga distancia sigue siendo bajo para el viajero medio sin factores de riesgo adicionales (3,5).

Aunque la anamnesis y la exploración física son importantes para determinar la presencia de posibles factores de riesgo, los signos y síntomas suelen ser inespecíficos (tabla 11-1). En los pacientes sintomáticos, la disnea de inicio agudo, el dolor torácico, el síncope y la hemoptisis suelen estar presentes solos o combinados, pero estos síntomas también están presentes de manera aislada o mixta en muchos pacientes que acuden al servicio de urgencias sin EP. Lo mismo ocurre con los hallazgos clínicos. Aunque la frecuencia cardíaca, la presión arterial, la saturación arterial de oxígeno y la frecuencia respiratoria deben registrarse en los pacientes con síntomas cardiopulmonares agudos, no se encuentran diferencias abismales en los signos fisiológicos entre los pacientes con o sin EP (6).

El electrocardiograma y las radiografías de tórax también son estudios importantes, principalmente para realizar los diagnósticos diferenciales. Se describen varios hallazgos específicos asociados con la EP, por ejemplo, el patrón S1Q3T3 en el electrocardiograma (onda S en la derivación I, onda Q en la derivación III y onda T invertida en la derivación III), así como el signo de Westermark en la radiografía de tórax (oligohemia focal). Ambos signos son, de hecho, inespecíficos: el patrón S1Q3T3 es un signo general de sobrecarga del hemicardio derecho no específico de EP y ninguno de los dos signos está presente en más del 10% de los casos (3,6).

Para mejorar la selección de los pacientes a los que se les deben realizar más estudios, se han desarrollado puntuaciones de predicción clínica. Por ejemplo, la puntuación de Well, con base en varios factores

Tabla 11-1 **PROPORCIÓN DE SÍNTOMAS, SIGNOS Y RESULTADOS DIAGNÓSTICOS BÁSICOS SELECCIONADOS EN PACIENTES CON Y SIN EMBOLIA PULMONAR (DE ACUERDO CON LA REF. 6)**

	EP	Sin EP
Síntomas		
Disnea	50-78%	29-50%
Dolor torácico	39-44%	28-30%
Síncope	6-26%	6-13%
Hemoptisis	8-9%	4-5%
Signos		
Taquicardia	24%	23%
Hipotensión	3%	2%
ECG		
Distensión cardíaca derecha	50%	12%
S1Q3T3	12%	-
Radiografía de tórax		
Derrame pleural	23%	-
Oligohemia	8%	-

de disposición, síntomas y signos, estratifica a los pacientes según la probabilidad clínica de EP en baja (~10%), intermedia (~30%) o alta (~65%), respectivamente; o también como «EP probable» (~30%) o «EP improbable» (~12%). Junto con el dímero D, un producto de degradación de la fibrina que aumenta en la TEV y en muchas afecciones no embólicas, las puntuaciones clínicas pueden orientar si se justifica o no realizar un estudio diagnóstico por imagen más detallado. Esto es cada vez más importante dado que la tasa real de confirmación de EP en pacientes a los que se les realizan pruebas diagnósticas ha disminuido significativamente en las últimas décadas, según algunos informes del 50% al 5%, lo que sugiere una importante sobreutilización de los procedimientos diagnósticos avanzados (5).

ESTRATEGIAS GENERALES DE IMAGEN EN LA EMBOLIA PULMONAR

El diagnóstico clínico de la EP sigue siendo difícil (6), y según la literatura internacional actual, incluyendo una guía reciente y un metaanálisis de nuestro propio grupo, siguen existiendo controversias respecto a la modalidad diagnóstica de elección en pacientes con sospecha de EP (5,7-11).

A lo largo de los años, se han utilizado varios estudios de imagen ante la sospecha de EP, es decir, la angiografía pulmonar por catéter, la resonancia magnética, la gammagrafía V/Q, la angiografía por tomografía computarizada (ATC) y la tomografía por emisión de positrones (PET, *positron emission tomography*) (8,12-14). En los últimos años, la elección se ha reducido a la ATC y a la gammagrafía V/Q: ambas tienen cabida en la sospecha de EP, pero con diferentes ventajas y deficiencias, y siguen existiendo controversias en cuanto a los estudios de imagen de primera línea (8).

La ATC está disponible las 24 h del día en la mayoría de los hospitales, ofreciendo pruebas directas rápidas para la EP o para otros diagnósticos importantes. Es posible que no pueda ser útil en las EP periféricas más pequeñas que se asocian con la hipertensión pulmonar crónica. La dosis de radiación al tejido mamario puede ser una consideración en mujeres jóvenes (15). Los medios de contraste se administran con el riesgo de reacciones alérgicas y pueden estar relativamente contraindicados en pacientes con insuficiencia renal (7-9).

Por otro lado, con la gammagrafía V/Q la carga de radiación puede ser menor y no se usan medios de contraste, pero el acceso a este estudio y a los radiofármacos suele ser limitado en algunos entornos clínicos. El uso de los estudios de ventilación o de aerosol puede ser un reto en los pacientes con dificultad respiratoria (7). Anteriormente, la gammagrafía V/Q se caracterizaba por un número considerable de estudios no diagnósticos y no ofrecía diagnósticos alternativos (7,15-17). Los avances recientes en la obtención de imágenes en 3D y la fusión con la TC de baja dosis han mejorado esta situación (7,8,18).

ASPECTOS PRÁCTICOS DE LA GAMMAGRAFÍA V/Q

Los principios básicos de la gammagrafía V/Q han permanecido prácticamente inalterados durante más de 50 años y, como su nombre lo indica, se basan en la evaluación combinada de la perfusión y la ventilación.

La perfusión pulmonar se evalúa mediante la inyección intravenosa de micropartículas radiomarcadas (p. ej., macroagregados de albúmina marcados con tecnecio-99m [^{99m}Tc-MAA]). El adulto habitual recibe de 200000-500000 partículas, que componen una dosis administrada al paciente de 100-200 MBq, mezcladas uniformemente con la sangre venosa que se distribuye uniformemente por la vasculatura pulmonar antes de alojarse en las arteriolas precapilares, ya que las partículas son más grandes (10-90 micrómetros [μm]) que el diámetro del vaso (< 15 μm). Posteriormente, la gammacámara registra la distribución del marcador, pero si la vasculatura está bloqueada por un émbolo, las partículas no llegarán a los vasos distales. Así, las regiones obstruidas permanecen desprovistas de radioactividad y aparecen como defectos fotopénicos de perfusión en las imágenes gammagráficas con aspecto en forma de cuña, como consecuencia de la anatomía segmentaria de los pulmones (19). Parece contradictorio inducir esencialmente múltiples microémbolos, pero, debido a la inmensidad de la vasculatura pulmonar, las partículas solo bloquean transitoriamente menos del 0.1% del lecho capilar. Después se hidrolizan en partículas más pequeñas y se fagocitan con una semivida biológica de 3-4 h. La dosis debe reducirse en mujeres embarazadas y niños. El número de partículas debe reducirse a 50000 o 100000 en pacientes con sospecha de derivación de derecha-izquierda (para reducir al mínimo el riesgo de émbolos sistémicos) o de hipertensión pulmonar (para reducir el riesgo de deterioro pulmonar grave, ya que las partículas se alojan más centralmente debido a la reducción de la luz) (20), mientras que a los lactantes y niños se les suelen prescribir de 10000-50000 partículas.

Las imágenes de perfusión suelen complementarse con una evaluación de la ventilación para incrementar la especificidad y ayudar a diferenciar los defectos de perfusión primarios causados por la EP de los defectos de perfusión debidos a vasoconstricción hipóxica secundaria al deterioro de la ventilación. Las imágenes de ventilación se basan en la inhalación de gas radiomarcado (xenón-133 [^{133}Xe] o kriptón-81m [^{81m}Kr]) o aerosol (ácido dietilentriaminopentaacético [DTPA] marcado con ^{99m}Tc o nanopartículas de carbono marcadas con ^{99m}Tc) que se distribuye por las zonas ventiladas de los pulmones.

El ^{81m}Kr gaseoso, con una semivida física de 13 s, tiene que ser respirado continuamente por medio de una mascarilla; la mayoría de los pacientes con problemas respiratorios pueden inhalarlo y, como tiene una energía γ diferente (190 keV) que el ^{99m}Tc-MAA (140 keV), todo el examen puede realizarse como un análisis simultáneo de isótopos dobles. Sin embargo, con las semividas cortas del ^{81m}Kr y su isótopo padre, el ^{81m}Rb, la vida del generador es igualmente breve. Ya no está disponible en los Estados Unidos, donde el ^{133}Xe es el gas radioactivo disponible para los estudios de ventilación.

El ^{133}Xe tiene una energía de 80 keV, por lo que, idealmente, los estudios de ventilación con xenón se realizan antes que los de perfusión con ^{99m}Tc-MAA. Dado que el ^{133}Xe tiene una semivida física de 5 días, su vida útil es prolongada y se usa para evaluar la respiración única (capacidad vital), la reinhalación de 2 min (equilibrio del volumen pulmonar total) y la realización de imágenes secuenciales de atenuación cada 20 s para demostrar el atrapamiento de aire. Dado que la semivida biológica de atenuación pulmonar normal es de 20 s, la actividad pulmonar residual aparente debería reducirse normalmente en un 50% en cada imagen secuencial. La semivida biológica corta del ^{133}Xe predomina en la reducción de la exposición a la radiación asociada con la semivida física de 5 días del ^{133}Xe.

La reciente escasez y el consiguiente aumento de precio del ^{133}Xe han hecho que se utilicen estudios de imagen del espacio aéreo alternativos con radioaerosoles. Como el ^{99m}Tc suele estar más disponible, el radioaerosol de ^{99m}Tc-DTPA ha sustituido al ^{133}Xe en muchas consultas. Los aerosoles no se distribuyen tan uniformemente como los gases radioactivos y pueden quedar retenidos en la mucosa de las vías respiratorias centrales en pacientes con enfermedades pulmonares obstructivas. Especialmente, las inhalaciones relativamente profundas que se requieren para lograr una distribución uniforme pueden no ser alcanzables en todos los pacientes (19,21). En Europa y Australia, las nanopartículas de carbono marcadas con ^{99m}Tc, con sus partículas ultrafinas más parecidas al gas, están sustituyendo al ^{99m}Tc-DTPA con una distribución pulmonar más fiable.

A inicios de la gammagrafía V/Q, las imágenes planares en proyección 4 a 8 eran el pilar principal. Sin embargo, es posible que en las imágenes planares no se visualicen bien todos los segmentos pulmonares, ya que las zonas fotopénicas pueden quedar oscurecidas por la radioactividad de los segmentos adyacentes, especialmente en los segmentos medianos basales del lóbulo inferior derecho. Así, en los últimos años la tomografía computarizada por emisión de fotón único (SPECT, *single photon emission computed tomography*) o la SPECT combinada con TC se han utilizado mucho. En un metaanálisis reciente se ha determinado que la SPECT y la SPECT/TC son equivalentes, o incluso mejores que la ATC, pero la literatura comparativa es reducida. Además, los tiempos de adquisición pueden ser más tardados y los pacientes con insuficiencia respiratoria podrían no tolerarlo (7,8).

INTERPRETACIÓN DE LA GAMMAGRAFÍA V/Q: EMBOLIA PULMONAR O AUSENCIA DE EMBOLIA PULMONAR

El talón de Aquiles de la gammagrafía V/Q siempre han sido los criterios de interpretación; a lo largo de los años se han presentado, revisado o invalidado varios de ellos. En los inicios de las imágenes planares se utilizaba un abordaje simplista basado en las suposiciones básicas antes mencionadas, es decir, los defectos de perfusión segmentaria en forma de cuña en áreas con ventilación preservada (discordancia o «*mismatch*») orientaban al diagnóstico de EP, mientras que las áreas con perfusión y ventilación disminuidas (concordancia o «*match*») no. No obstante, con este abordaje, la sensibilidad y la especificidad solo se situaron en torno al 80% y, por consiguiente, el 20% se diagnosticó erróneamente, lo que no es despreciable en una enfermedad que puede ser mortal con tratamiento y como consecuencia directa del mismo (7,13). En 1990, en el estudio multicéntrico *Prospective investigation of pulmonary embolism diagnosis* (PIOPED) se introdujo un esquema de interpretación más elaborado, con criterios mucho más avanzados y algo complicados basados en diversos parámetros más allá de la mera «discordancia y concordancia»; por ejemplo, el número, el tamaño y la forma de los defectos de perfusión (tabla 11-2a). En ese momento, los resultados se informaron de forma probabilística, es decir, las exploraciones se dividieron en exploraciones normales o positivas con probabilidad alta, intermedia, baja o muy baja de EP. Cuando las exploraciones se consideraron concluyentes y diagnósticas (p. ej., las exploraciones de alta probabilidad y las de muy baja probabilidad o normales) tomadas en conjunto, mostraron altas sensibilidad y especificidad (>95%). Sin embargo, solo alrededor de la

mitad de las exploraciones entraban en alguna de las dos categorías; las restantes (probabilidad intermedia y baja) se consideraron no diagnósticas, con un riesgo general de EP del 30%, pero muy dependientes de la probabilidad previa a la prueba. Para los médicos remitentes, las V/Q imprecisas se convirtieron en una molestia. Para superar esto, los criterios PIOPED se revisaron varias veces, pero la tasa no diagnóstica siguió siendo relativamente alta (7,22). También se ha intentado mejorar la eficacia diagnóstica mediante el uso de imágenes planares exclusivas de perfusión; con el Prospective Investigative Study of Acute Pulmonary Embolism Diagnosis (PISA-PED) se lograron alcanzar una sensibilidad y una especificidad relativamente altas (>90%), pero el requisito previo era la interpretación de las radiografías de tórax por personal muy experimentado y los resultados no eran fácilmente reproducibles (7,23). Las incertidumbres de las imágenes planares con altas tasas no diagnósticas ayudaron a allanar el camino a la ATC cuando se introdujo la TC helicoidal a principios de la década de 1990: ofrecía varias ventajas con respecto a la gammagrafía V/Q, principalmente una clasificación más dicotómica de los pacientes como positivos o negativos para la EP y diagnósticos diferenciales clínicamente relevantes, pero también un examen más sencillo y rápido, así como disponibilidad más generalizada a todas horas. Las desventajas eran el uso de medios de contraste y la dosis de radiación a ciertos órganos importantes. Además, cabe destacar que los informes iniciales de la TC helicoidal, con sensibilidades y especificidades del 90-100%, se basaban en la evaluación de los vasos centrales únicamente; en cuanto se incluían las ramificaciones subsegmentarias, la sensibilidad descendía drásticamente hasta ~50% (7,8,13). Aunque los avances tecnológicos han mejorado esta situación en los últimos años, la sensibilidad general de la ATC (80-85%) sigue siendo inferior a la de la SPECT/TC de última generación (98%), con una especificidad (95%) y tasas de no diagnóstico comparables (1-5%) (8). Las mejoras de la SPECT/TC V/Q no solo se fundamentan en los evidentes avances de la tecnología, sino también en la implementación de novedosos criterios de interpretación, que paradójicamente se basan en el patrón dicotómico «discordancia o concordancia» más simplista (tabla 11-2b y fig. 11-1). Estos criterios proporcionan mayor sensibilidad y especificidad (>95%) con una tasa de no diagnosticados del 1-3%. Esto es, al menos, comparable con la ATC. También es importante recordar que la ATC está relativamente contraindicada en una proporción significativa de pacientes, por ejemplo, hasta un 25% está excluido de los estudios clínicos debido a una función renal deteriorada (7,8). Otro punto de referencia para la modalidad de elección es la capacidad de proporcionar diagnósticos diferenciales relevantes. Actualmente, la SPECT/TC de última generación proporciona tantos diagnósticos no trombóticos como la ATC, por ejemplo, neumonía, enfermedad pulmonar obstructiva crónica (EPOC) y tumores (4).

Como se ha mencionado, la ATC puede pasar por alto las EP periféricas más pequeñas, pero sigue habiendo controversia en cuanto a la importancia clínica de las EP subsegmentarias: algunos defienden eventos futuros de EP potencialmente extensos y otros que simplemente representan una importante función de filtro fisiológico de los pulmones para los émbolos pequeños. Por lo general, los pacientes con EP subsegmentaria única sin enfermedad cardiopulmonar subyacente pueden ser tratados de forma conservadora, mientras que la intervención antitrombótica puede considerarse en pacientes con reserva cardiopulmonar reducida o factores de riesgo de EP persistentes (4).

Algunas alteraciones clínicas pueden provocar falsos positivos, por ejemplo, los tumores pulmonares centrales que compriman los vasos, pero en menor medida los bronquios, o las vasculitis que generan una inflamación luminal obstructiva. Sin embargo, un tumor pulmonar central a menudo será visible con la SPECT/TC y las vasculitis pulmonares son enfermedades relativamente raras. Cuando ambos marcadores tienen como base el ^{99m}Tc, la mayor actividad del marcador de perfusión necesaria da lugar a mejores estadísticas de recuento, por lo que los defectos de perfusión (p. ej., en las fisuras interlobulares) pueden perfilarse con mayor claridad que las imágenes de ventilación, más borrosas,

Tabla 11-2a CRITERIOS PIOPED MÁS RECIENTES (REVISADOS) (DE ACUERDO CON LA REF. 15)

Probabilidad alta

- Dos o más defectos de perfusión segmentarios grandes (>75% de un segmento) sin las correspondientes anomalías ventilatorias o radiográficas, o sustancialmente mayores que las anomalías ventilatorias concordantes o radiográficas en el tórax
- Dos o más defectos de perfusión segmentarios moderados (≥25% pero ≤75% de un segmento) sin anomalías ventilatorias concordantes o radiográficas en el tórax y un defecto segmentario discordante grande
- Cuatro o más defectos de perfusión segmentarios moderados sin anomalías ventilatorias o radiográficas en el tórax

Probabilidad intermedia (indeterminada)

- No entrar dentro de las categorías de probabilidad normal, muy baja, baja o alta
- Límite alto o límite bajo
- Difícil de clasificar como baja o alta
- Defecto de perfusión segmentario discordante único y moderado con radiografía de tórax sin anomalías

Probabilidad baja

- Defectos de perfusión no segmentarios (p. ej., derrame muy pequeño que ocasiona el borramiento del ángulo costodiafragmático, cardiomegalia, agrandamiento de la aorta, hilio y mediastino con elevación del diafragma)
- Defectos de perfusión segmentarios grandes o moderados que no afecten más de cuatro segmentos en un pulmón ni más de tres segmentos en una región pulmonar, con defectos ventilatorios concordantes de tamaño igual o mayor; radiografía de tórax sin alteraciones o con anomalías menores que los defectos de perfusión

Probabilidad muy baja

- Tres o menos defectos de perfusión segmentarios pequeños con radiografía de tórax sin alteraciones
- Anomalías de perfusión no segmentarias; puede ser cardiomegalia o agrandamiento del hilio, elevación del hemidiafragma, presencia de atelectasia lineal o derrame en el ángulo costodiafragmático sin otros defectos de perfusión en ninguno de los dos pulmones
- Defecto de perfusión más pequeño que la lesión radiográfica correspondiente
- Más de dos defectos V/Q concordantes con radiografía de tórax regionalmente normal y algunas áreas de perfusión sin alteraciones en otras partes de los pulmones
- De uno a tres pequeños defectos de perfusión segmentarios (<25% de un segmento)
- Defecto solitario triplemente concordante (definido como un defecto V/Q concordante con opacidad radiográfica del tórax asociada) en la zona pulmonar media o superior confinado a un solo segmento
- Signo de la franja: consiste en un fragmento largo y estrecho de tejido pulmonar perfundido entre un defecto de perfusión y la superficie pleural adyacente (se ve mejor en una proyección tangencial)
- Derrame pleural igual a un tercio o más de la cavidad pleural sin otro defecto de perfusión en ninguno de los pulmones

Normal

- No hay defectos de perfusión
- La perfusión delinea exactamente la forma de los pulmones, como se ve en la radiografía de tórax (pueden observarse impresiones hiliares y aórticas, la radiografía de tórax o el estudio de ventilación pueden ser anómalos)

Tabla 11-2b CRITERIOS DE INTERPRETACIÓN DICOTÓMICA MÁS RECIENTES PARA LA SPECT Y LA SPECT/TC RECOMENDADOS POR LA EANM (DE ACUERDO CON LA REF. 4)

Embolia pulmonar

- Discordancia V/Q de al menos un segmento o dos subsegmentos compatibles con la anatomía vascular pulmonar (defectos en forma de cuña con la base proyectada hacia la periferia pulmonar)

No hay embolia pulmonar

- Patrón de perfusión normal de acuerdo con los límites anatómicos de los pulmones
- Defectos V/Q concordantes o discordantes inversos de cualquier tamaño, forma o número en ausencia de discordancia
- Discordancia que no sigue un patrón lobular, segmentario o subsegmentario

Sin diagnóstico de embolia pulmonar

- Anomalías V/Q generalizadas no típicas de una enfermedad específica

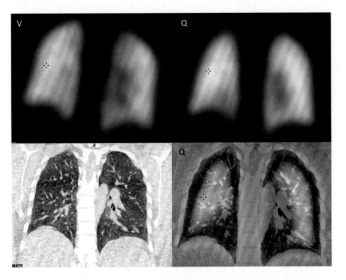

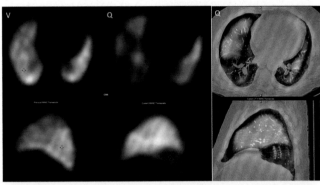

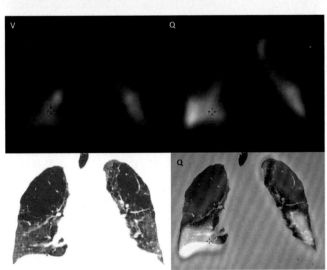

FIG. 11-1 ● Patrones V/Q clásicos. **A.** Patrón V/Q normal; ventilación coronal (*arriba a la izquierda*) y perfusión (*arriba a la derecha*), TC de dosis baja (*abajo a la izquierda*) y SPECT/TC híbrida de perfusión (*abajo a la derecha*). **B.** Patrón V/Q discordante; la ventilación transaxial y sagital (*columna de la izquierda*), la perfusión (*columna del centro*) y la SPECT/TC híbrida de perfusión (*columna de la derecha*) muestran defectos de perfusión segmentarios en forma de cuña discordantes, típicos de la EP. **C.** Patrón V/Q concordante e inverso; la ventilación coronal (*arriba a la izquierda*), la perfusión (*arriba a la derecha*), la TC de dosis baja (*abajo a la izquierda*) y la SPECT/TC híbrida de perfusión (*abajo a la derecha*) muestran la distribución del marcador y la morfología típica de la EPOC bullosa conocida y sin EP.

aunque coincidan. Esto puede causar una interpretación falsa positiva, pero la TC puede ayudar, y tales defectos muy probablemente tienen una presentación no segmentaria que no se traduce en EP (4,7).

La sospecha de recurrencia en pacientes con coágulos en las exploraciones V/Q previas puede suponer un reto. Aunque la tasa de resolución del coágulo por lo general es alta, con la normalización completa de la perfusión en los meses posteriores al incidente, en algunos pacientes quedan defectos de perfusión sin resolver. Como se ha informado que en la recidiva existe predilección por los sitios donde se ubicaron los coágulos previamente, puede ser difícil concluir si los coágulos son antiguos o nuevos. Generalmente, los coágulos más antiguos no disueltos o solo parcialmente disueltos se presentan con defectos de perfusión no segmentarios con una concordancia ventilatoria variable. Para facilitar el seguimiento de la evaluación de la recidiva, puede considerarse la realización de una gammagrafía V/Q después de 6-12 meses o al terminar el tratamiento, esto para proporcionar una nueva base de referencia en los pacientes con factores de riesgo irreversibles o persistentes de TEV (7).

La EP no resuelta también puede evolucionar hacia la EP crónica, una afección menos frecuente y potencialmente riesgosa para transformarse en hipertensión pulmonar tromboembólica crónica (HPTC), que a su vez puede provocar insuficiencia cardíaca derecha, arritmias y, en última instancia, la muerte. La gammagrafía V/Q tiene una sensibilidad significativamente mayor que la ATC en el diagnóstico de las EP periféricas de la HPTC, es decir, 97% frente a 50%, y en general hay poca concordancia entre las dos modalidades, aunque la ATC y el cateterismo cardíaco derecho son importantes en el tratamiento posterior una vez establecido el diagnóstico (4).

USO EN LA EMBOLIA NO PULMONAR

Diversos patrones de distribución observados en la gammagrafía V/Q, que no son indicativos de EP, pueden contribuir en afecciones no relacionadas con la embolia. Por ejemplo, la EPOC suele caracterizarse por diversos grados de ventilación irregulares y discordancia inversa, aunque también pueden encontrarse patrones similares en la neumonía. En los patrones de perfusión no segmentarios y antigravitatorios, por ejemplo, el aumento de la perfusión en los segmentos pulmonares anteriores con el paciente en decúbito supino pueden indicar la presencia de insuficiencia cardíaca izquierda y generar falsos positivos al estar menos afectada la ventilación. Aunque estos usos pueden tener una relevancia clínica importante, en general están menos establecidos y no se aplican ampliamente en comparación con los diagnósticos de EP (4).

En otros entornos clínicos, la metodología se utiliza directamente para evaluar una afección específica diferente de la EP, por ejemplo, la derivación de derecha a izquierda. Se recomienda precaución en este caso debido al riesgo de embolia sistémica de las partículas inyectadas. Sin embargo, las partículas pueden utilizarse para evaluar y cuantificar dicha derivación. El tamaño de las partículas macroagregadas se adapta al calibre de los vasos precapilares, por lo que se alojan casi exclusivamente antes de entrar en el circuito sistémico, pero en caso de una derivación anatómica de derecha a izquierda (p. ej., persistencia del agujero oval), las partículas pueden eludir la captación pulmonar. Del mismo modo, en la derivación fisiológica de derecha a izquierda (p. ej., en el síndrome hepatopulmonar) el diámetro de los vasos se dilata a través de mecanismos que no se conocen del todo, pero que permiten el paso de las partículas a los vasos sistémicos. Se puede sospechar de una derivación no diagnosticada si se detecta visualmente la captación del marcador fuera de la vasculatura pulmonar, por ejemplo, en los riñones, que suelen estar incluidos en el campo de visualización. Si se sospecha o se diagnostica una derivación, el ^{99m}Tc-MAA es el método más disponible para cuantificarlo basándose en la distribución del marcador (p. ej., la fracción de actividad inyectada que se relaciona con la dosis corporal total en el cerebro o en los riñones, lo que puede tener implicaciones pronósticas) (24). La cuantificación de la perfusión también se utiliza para estimar el funcionamiento pulmonar después del tratamiento en pacientes programados para la resección de tumores o intervenciones que reducen el volumen, como las válvulas endobronquiales o la resección de bullas (25).

Mientras que las indicaciones no relacionadas con la EP mencionadas anteriormente aprovechan el marcador de perfusión, la medición de la eliminación mucociliar se basa en la inhalación del coloide en aerosol de ventilación nebulizado marcado con ^{99m}Tc; los cilios y el mecanismo de eliminación mucociliar forman parte de una estrategia de defensa bronquial para reducir la inflamación o el impacto de las partículas nocivas inhaladas. Por lo tanto, si la función de los cilios se ve alterada, se produce inflamación, como se observa en la discinesia ciliar. Esta técnica poco utilizada es especialmente adecuada para descartar la discinesia ciliar primaria, pero en pocos hospitales del mundo se utiliza esta prueba y solo en pacientes seleccionados (26,27).

ASPECTOS A TENER EN CUENTA

- Los síntomas de la EP son inespecíficos y el diagnóstico clínico es notoriamente difícil.

- La evaluación básica de la EP incluye lo siguiente: gasometría arterial, ECG, radiografía de tórax y dímero D, pero los resultados son inespecíficos y sirven principalmente para establecer un diagnóstico diferencial.
- Las puntuaciones de predicción clínica, como la puntuación de Wells, pueden ayudar a decidir si se justifica realizar el diagnóstico avanzado por imagen en caso de sospecha.
- La gammagrafía V/Q es un método válido ante la sospecha de EP y tanto la SPECT como la SPECT/TC son comparables con la ATC.
- Los informes deben ser clasificados como «EP presente» o «EP ausente» y solo un pequeño porcentaje debe ser caracterizado como «sin diagnóstico» de manera ternaria.
- Si los resultados de los estudios de imagen son discordantes con la probabilidad clínica, se recomienda realizar más estudios.
- Una gammagrafía V/Q normal excluye la EP.
- Una gammagrafía V/Q positiva y una alta probabilidad clínica confirman la EP.
- Se debe considerar la realización de exploraciones de seguimiento en pacientes con factores de riesgo persistentes.
- Las indicaciones no relacionadas con la EP incluyen la derivación de derecha a izquierda, la evaluación preoperatoria del funcionamiento pulmonar y las mediciones de la eliminación mucociliar.

Referencias

1. Konstantinides SV, Barco S, Lankeit M, Meyer G. Management of pulmonary embolism: an update. *J Am Coll Cardiol.* 2016;67(8):976–990.
2. Serhal M, Barnes GD. Venous thromboembolism: a clinician update. *Vasc Med (London, England).* 2019;24(2):122–131.
3. Dalen JE. Pulmonary embolism: what have we learned since Virchow? Natural history, pathophysiology, and diagnosis. *Chest.* 2002;122(4):1440–1456.
4. Bajc M, Schumichen C, Gruning T, et al. EANM guideline for ventilation/perfusion single-photon emission computed tomography (SPECT) for diagnosis of pulmonary embolism and beyond. *Eur J Nucl Med Mol Imaging.* 2019;46(12):2429–2451.
5. Konstantinides SV, Meyer G, Becattini C, et al. 2019 ESC Guidelines for the diagnosis and management of acute pulmonary embolism developed in collaboration with the European Respiratory Society (ERS). *Eur Heart J.* 2019;41(4):543–603.
6. Madsen PH, Hess S. Symptomatology, clinical presentation and basic work up in patients with suspected pulmonary embolism. *Adv Exp Med Biol.* 2017;906:33–48.
7. Hess S, Madsen PH. Radionuclide diagnosis of pulmonary embolism. *Adv Exp Med Biol.* 2017;906:49–65.
8. Hess S, Frary EC, Gerke O, Madsen PH. State-of-the-Art imaging in pulmonary embolism: ventilation/perfusion single-photon emission computed tomography versus computed tomography angiography - controversies, results, and recommendations from a systematic review. *Semin Thromb Hemost.* 2016;42(8):833–845.
9. Mortensen J, Gutte H. SPECT/CT and pulmonary embolism. *Eur J Nucl Med Mol Imaging.* 2014;41 Suppl 1:S81–S90.
10. Roach PJ, Schembri GP, Bailey DL. V/Q scanning using SPECT and SPECT/CT. *J Nucl Med.* 2013;54(9):1588–1596.
11. Laurence IJ, Redman SL, Corrigan AJ, Graham RN. V/Q SPECT imaging of acute pulmonary embolus - a practical perspective. *Clin Radiol.* 2012;67(10):941–948.
12. Madsen PH, Hess S, Jorgensen HB, Hoilund-Carlsen PF. [Diagnostic imaging in acute pulmonary embolism in Denmark. A survey]. *Ugeskrift for laeger.* 2005;167(41):3875–3877.
13. Hess S, Madsen PH, Jorgensen HB, Hoilund-Carlsen PF. [Diagnostic imaging in acute pulmonary embolism. The use of spiral computed tomography, lung scintigraphy and echocardiography]. *Ugeskrift for laeger.* 2005;167(41):3870–3875.
14. Hess S, Madsen PL, Iversen ED, et al. Efficacy of FDG PET/CT imaging for venous thromboembolic disorders: preliminary results from a prospective, observational pilot study. *Clin Nucl Med.* 2015;40(1):e23–e26.
15. Freeman LM, Stein EG, Sprayregen S, Chamarthy M, Haramati LB. The current and continuing important role of ventilation-perfusion scintigraphy in evaluating patients with suspected pulmonary embolism. *Semin Nucl Med.* 2008;38(6):432–440.
16. Marmolin ES, Moller L, Johansen A, Madsen PH, Hess S. [Therapeutic consequences of lung scintigraphy in patients with intermediate probability of pulmonary embolism]. *Ugeskrift for laeger.* 2009;171(19):1594–1597.
17. Siegel A, Holtzman SR, Bettmann MA, Black WC. Clinicians' perceptions of the value of ventilation-perfusion scans. *Clin Nucl Med.* 2004;29(7):419–425.
18. Alis J, Latson LA Jr., Haramati LB, Shmukler A. Navigating the Pulmonary perfusion map: dual-energy computed tomography in acute pulmonary embolism. *J Comput Assist Tomogr.* 2018;42(6):840–849.
19. Bajc M, Neilly JB, Miniati M, et al. EANM guidelines for ventilation/perfusion scintigraphy: Part 1. Pulmonary imaging with ventilation/perfusion single photon emission tomography. *Eur J Nucl Med Mol Imaging.* 2009;36(8):1356–1370.
20. Ciofetta G, Piepsz A, Roca I, et al. Guidelines for lung scintigraphy in children. *Eur J Nucl Med Mol Imaging.* 2007;34(9):1518–1526.
21. Bajc M, Neilly B, Miniati M, Mortensen J, Jonson B. Methodology for ventilation/perfusion SPECT. *Semin Nucl Med.* 2010;40(6):415–425.
22. Value of the ventilation/perfusion scan in acute pulmonary embolism. Results of the prospective investigation of pulmonary embolism diagnosis (PIOPED). *JAMA.* 1990;263(20):2753–2759.
23. Miniati M, Pistolesi M, Marini C, et al. Value of perfusion lung scan in the diagnosis of pulmonary embolism: results of the Prospective Investigative Study of Acute Pulmonary Embolism Diagnosis (PISA-PED). *Am J Respir Crit Care Med.* 1996;154(5):1387–1393.
24. Madsen PH, Hess S, Madsen HD. A case of unexplained hypoxemia. *Respir Care.* 2012;57(11):1963–1966.
25. Mortensen J, Berg RMG. Lung scintigraphy in COPD. *Semin Nucl Med.* 2019;49(1):16–21.
26. Munkholm M, Mortensen J. Mucociliary clearance: pathophysiological aspects. *Clin Physiol Funct Imaging.* 2014;34(3):171–177.
27. Munkholm M, Nielsen KG, Mortensen J. Clinical value of measurement of pulmonary radioaerosol mucociliary clearance in the work up of primary ciliary dyskinesia. *EJNMMI Res.* 2015;5(1):118.

PREGUNTAS DE AUTOEVALUACIÓN DEL CAPÍTULO

1. ¿Cuál es la explicación más probable de estos resultados?

   A. Abscesos

   B. Bullas

   C. Émbolos

   D. Metástasis

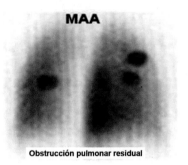

2. ¿Qué hallazgo gammagráfico se muestra?

   A. Signo de cisura

   B. Joroba de Hampton

   C. Signo del borde

   D. Signo de la franja

   E. Signo de Westermarck

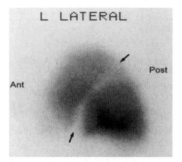

3. ¿Qué hallazgo gammagráfico se muestra?

   A. Signo de fisura

   B. Joroba de Hampton

   C. Signo del borde

   D. Signo de la franja

   E. Signo de Westermarck

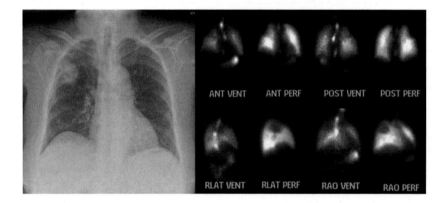

Respuestas a las preguntas de autoevaluación del capítulo

1. Los abscesos (A), las bullas (B) y las metástasis (D) son los defectos fotopénicos más frecuentes. En este caso, la respuesta correcta es émbolos (C). Esto se ha informado con muchos radiofármacos. Especialmente cuando la sangre se mezcla inesperadamente con el marcador, se forman coágulos radioactivos en la jeringa del marcador, se inyectan en el paciente y posteriormente quedan atrapados en los pulmones.

2. Este es el «signo de cisura» (A). El signo de cisura se observa más típicamente en el derrame pleural. Las otras opciones son incorrectas. La «joroba de Hampton» (B) es un signo radiográfico de opacidad pleural de infarto pulmonar. El «signo del borde» (C) es un signo gammagráfico hepatobiliar de colecistitis gangrenosa. El «signo de la franja» (D) es un signo de la gammagrafía de perfusión periférica a un defecto de perfusión. Esto no es un signo de EP. El «signo de Westermarck» (E) es una región radiográfica de hiperclaridad pulmonar con densidad vascular reducida como signo de EP.

3. Este es un ejemplo de anomalía triplemente concordante en la perfusión, la ventilación y la radiografía. En general, no se trata de EP si se observa en la parte superior o media del pulmón. El signo específico que se presenta aquí es el «signo de la franja» (D) de perfusión que se observa periféricamente a un defecto de perfusión. Este tampoco es un signo de EP. Esta región triplemente concordante demostró la presencia de cáncer de pulmón de células no pequeñas en la biopsia pulmonar broncoscópica.

Gammagrafía gastrointestinal y hepatobiliar

12

James Connelly, Jan Fjeld y Mona-Elisabeth Revheim

OBJETIVOS DE APRENDIZAJE

1. Describir los métodos para evaluar el funcionamiento gastrointestinal en diferentes partes del tubo digestivo.

2. Enumerar los marcadores más utilizados para el sistema digestivo y el aparato hepatobiliar.

3. Explicar los métodos para evaluar tipos específicos de enfermedades digestivas, incluyendo las enfermedades de las glándulas salivales, el reflujo gastroesofágico, el divertículo de Meckel, la hemorragia gastrointestinal, la enteropatía con pérdida de proteínas y la recirculación de los ácidos biliares.

4. Enumerar diferentes usos de la gammagrafía hepatobiliar para obtener imágenes en diversas indicaciones clínicas.

5. Describir los marcadores y métodos para identificar y obtener diferentes imágenes de los tejidos hepático y esplénico.

ESTUDIOS DEL FUNCIONAMIENTO GASTROINTESTINAL

Los síntomas digestivos pueden ser difusos, inespecíficos y difíciles de precisar debido a la longitud y la motilidad del sistema digestivo y a la correlación entre las diferentes regiones. La medicina nuclear proporciona un abordaje relativamente fisiológico para obtener imágenes de todo o parte del tubo digestivo durante el consumo de una comida y su progreso a través del esófago, el estómago, el intestino delgado, el colon y la eliminación. Normalmente, la investigación se limita a la parte del tubo digestivo más afectada, siendo el vaciamiento gástrico la más frecuente. Sin embargo, conviene recordar que la motilidad regional depende tanto de la entrada como de la salida, por lo que debe incluirse alguna representación de esta en el estudio de imagen. Existe una estrecha relación con las técnicas radiológicas y endoscópicas. Mientras que la medicina nuclear no proporciona el detalle anatómico que los otros métodos ofrecen, si proporciona una perspectiva general complementaria y métodos de imagen dinámica lenta que no se tienen con los rayos X, la tomografía computarizada (TC) o incluso con la resonancia magnética (RM).

GAMMAGRAFÍA DE VACIAMIENTO GÁSTRICO

El vaciamiento gástrico anómalo puede ser consecuencia de varias enfermedades que conducen a una velocidad demasiado lenta o rápida. Los síntomas y signos que indican alteraciones del vaciamiento gástrico son difíciles de interpretar y el problema es frecuentemente psicológico. Por lo tanto, es necesario un método objetivo para evaluar el vaciamiento gástrico. Con el alimento radiomarcado y la gammagrafía dinámica es fácil evaluar el vaciamiento gástrico.

La velocidad del vaciamiento depende, en gran medida, de la comida. Por ello, es necesario utilizar alimentos estandarizados y establecer intervalos de referencia para estos (1). Además, existe una variación biológica relativamente amplia en la velocidad de vaciamiento gástrico, lo que conduce a intervalos de referencia amplios, incluso cuando se utilizan alimentos estandarizados (2). En el caso de una persona que tiene una velocidad de vaciamiento cercana a la mitad del intervalo de referencia

normal con una comida específica, es necesaria una desviación relativamente grande de la tasa normal para evitar un resultado falso negativo.

Los métodos de prueba de medicina nuclear con alimentos sólidos se consideran el procedimiento de elección para medir el vaciamiento gástrico, pero los estudios de vaciamiento con líquidos también son de interés, especialmente en niños pequeños y en pacientes alimentados por medio de sondas. El examen puede modificarse a un método de doble isótopo con una mezcla de alimentos sólidos y líquidos marcados de forma variable. Por ejemplo, comida sólida con ácido dietilentriaminopentaacético (DTPA) marcado con indio-111 (^{111}In-DTPA), que se bebe con agua y acompaña la comida sólida de prueba marcada con tecnecio-99m (^{99m}Tc). Sin embargo, su utilidad parece limitada.

El retraso en el vaciamiento se observa ante la presencia de obstáculos mecánicos en el píloro (cáncer o úlcera con estenosis), diabetes mellitus con neuropatía autónoma, hipotiroidismo, posvagotomía, enfermedades del tejido conjuntivo, amiloidosis, uremia, anorexia y depresión, así como de forma idiopática. Se puede observar el vaciamiento rápido anómalo después de la cirugía gástrica y en pacientes con síndrome de Zollinger-Ellison, síndrome carcinoide, úlceras duodenales, hipertiroidismo o diabetes en la fase inicial.

Fundamentos de la gammagrafía

A un alimento estandarizado se le añade radioactividad, casi siempre un radiofármaco marcado con ^{99m}Tc (3). El radiofármaco añadido debe ser de un tipo que no se absorba en el tubo digestivo y debe seguir al alimento radiomarcado durante todo el trayecto. Algunos ejemplos son el coloide de azufre marcado con ^{99m}Tc (^{99m}Tc-coloide de azufre) o el DTPA. Después de la ingesta del alimento de prueba se mide la velocidad de vaciamiento gástrico por medio de gammagrafía dinámica, desde el momento de la ingesta y durante los 60 o 90 min siguientes, en ocasiones durante un período más prolongado, cuando el vaciamiento es lento.

Indicaciones

- Dispepsia inexplicable.
- Para detectar o excluir la gastroparesia, sobre todo en pacientes con diabetes tipo 1 y neuropatía autonómica.

- Verificar el síndrome de evacuación gástrica rápida.
- Identificar el reflujo gastroesofágico.
- Proporcionar seguimiento de los trastornos de la motilidad identificados previamente.

Contraindicaciones, precauciones especiales y efectos secundarios

- No hay contraindicaciones. No se describen los efectos secundarios. La lactancia puede continuar sin interrupción.

Protocolo de estudio general

Se indica ayuno (sin alimentos ni bebidas) durante al menos 4 h; se prefieren 8 h de ayuno durante la noche. Para el estudio, lo más conveniente es la mañana siguiente en combinación con un ayuno nocturno.

Los diabéticos deben posponer su dosis de insulina matutina hasta después de la comida de prueba. Si es posible, hay que llevar dosis de medicamentos que afectan al vaciamiento del estómago a primera hora de la mañana y tomarlas inmediatamente después del estudio. Los opiáceos, los antagonistas del calcio, los anticolinérgicos, los antidepresivos, la levodopa, los antihistamínicos H_2, los inhibidores de la bomba de protones y los antiácidos con aluminio tienden a lentificar la velocidad de vaciamiento. La eritromicina, la metoclopramida y la cisaprida aumentan la velocidad de vaciamiento.

El índice de masa corporal (IMC), la edad y los antecedentes de tabaquismo tienen una importancia mínima para el vaciamiento gástrico. Sin embargo, el vaciamiento dependerá del volumen de la comida y de su composición, si la comida es sólida o líquida y si la persona está de pie, sentada o acostada. Por lo tanto, hay que procurar que las condiciones de prueba sean idénticas, incluida la normalización de la composición de los alimentos de prueba. Se utiliza una variedad de comidas estandarizadas. Los huevos y el pan se usan con frecuencia. En el caso de las harinas de huevo, solo se puede utilizar la clara. La yema tiene un alto contenido en grasa y calorías, y ambos factores pueden reducir la velocidad del vaciamiento. Para los pacientes adultos, estos autores utilizan la clara de dos huevos revueltos en el microondas y los colocan entre dos mitades de una rebanada de pan blanco. El ^{99m}Tc-coloide de azufre se añade a la clara de huevo antes del procedimiento de calentamiento.

La adaptación individual de los volúmenes o la composición de las comidas en relación con las alergias u otras enfermedades, o las vías de administración, debe ser evaluada por un médico para así proporcionar la mejor administración posible. Los niños, en función de su edad, toman 150 mL de leche de vaca u otra nutrición líquida, o alimentos sólidos como los que se usan en los adultos, en cantidad reducida. En el caso de los pacientes alimentados por sonda, se debe verificar la posición de esta en el estómago. La fase de ingesta debe terminar en un máximo de 10 min.

La toma de imágenes debe comenzar justo al terminar la comida. El registro dinámico se realiza sobre la región abdominal:

- Simultáneamente, la imagen anterior y posterior, con una cámara de dos cabezas y el cálculo del promedio geométrico corregido por dispersión.
- Además del estómago, la parte inferior del esófago, el duodeno y la parte superior del intestino delgado deben estar en el campo de visión.
- Tiempo: cerca de 90 min (5 400 s), normalmente 90 s por imagen.

Para los niños muy inquietos, se pueden tomar imágenes estáticas en intervalos regulares (aproximadamente cada 10 min). Si la única cámara disponible tiene un detector, la proyección oblicua anterior izquierda es preferible a la proyección anterior. Puede ser conveniente seguir tomando más imágenes a lo largo del día. Las imágenes estáticas deben tomarse con matriz 256×256 cada 10 min aproximadamente.

Es importante contar con algunos puntos de referencia anatómicos en estas gammagrafías con muy poca anatomía, con excepción del tubo digestivo, por ejemplo, marcando el hombro derecho.

Interpretación e informe

Después de la ingestión, los alimentos sólidos permanecen durante algún tiempo en el estómago. En este período de retraso o fase de meseta, el peristaltismo prepara el alimento para su vaciamiento hacia el duodeno. A continuación, se observa una caída exponencial del contenido gástrico radioactivo después de un alimento sólido. Los hombres y las mujeres después de la menopausia tienen un vaciamiento gástrico algo más rápido que las mujeres premenopáusicas. Pero esta diferencia de sexo es pequeña y no son necesarios los rangos de referencia separados. La diferencia de vaciamiento entre los distintos grupos de pacientes frecuentemente se debe a la diferente duración de la fase de meseta inicial.

En comparación con los alimentos sólidos, las comidas líquidas de prueba son más deficientes a la hora de discriminar entre el vaciamiento normal y el patológico. Los diferentes líquidos también pueden diferir en su velocidad. El vaciamiento ocurre inmediatamente después de la ingesta, sin fase de meseta, y no hay diferencias significativas entre los sexos. En los adultos, la semivida normal es de 10-60 min. En los niños parece haber una diferencia especialmente grande en los patrones de vaciamiento según el volumen de leche ingerido y la metodología en general. La leche materna y el agua se vacían de forma exponencial, como ocurre con las comidas líquidas de prueba en los adultos, mientras que las comidas de prueba con leche de vaca o con fórmula infantil suelen tener largas mesetas. También se observa una caída rectilínea con un inicio inmediato. Se carece de valores de referencia aplicables de manera general a los niños.

Si los estudios de vaciamiento digestivo se llevan a cabo de forma coherente, los parámetros se reproducirán razonablemente bien con un coeficiente de variación de aproximadamente el 15%. El movimiento del paciente que hace que el estómago quede total o parcialmente fuera de la región de interés es una causa de error, que puede corregirse y observarse fácilmente si las gammagrafías se visualizan dinámicamente en relación con el procesamiento. El solapamiento entre la región gástrica de interés y la actividad del intestino delgado es otra causa de error.

Como en muchas consultas se realizan estudios de vaciamiento gástrico en 4 h, es útil recordar el *límite superior de la normalidad en dos desviaciones estándar por encima de la media para la retención gástrica* como: (1 h: 90%; 2 h: 60%; 3 h: 30%; 4 h: 10%).

REFLUJO GASTROESOFÁGICO Y ASPIRACIÓN PULMONAR

Los dos principales problemas del reflujo gastrointestinal son la esofagitis y la aspiración pulmonar. Al igual que en el vaciamiento gastrointestinal, la gammagrafía dinámica también es adecuada para controlar si un alimento ingerido sigue un curso retrógrado desde el estómago hacia el esófago y, posteriormente, hacia los pulmones.

La aspiración pulmonar puede producirse en situaciones de consciencia reducida después de un traumatismo o anestesia, también debido a una reducción del reflejo nauseoso. Sin embargo, los casos adecuados para realizar la exploración gammagráfica son aquellos en los que hay reflujo gastroesofágico confirmado y se sospecha que tienen un problema pulmonar causado por la aspiración del contenido ventricular ácido. La mayoría de los pacientes con este problema son niños (4).

En los pacientes en los que se sospecha que existe un problema de reflujo gástrico se aplican diversas exploraciones fuera del ámbito de la medicina nuclear. Con la radiografía con contraste del tubo digestivo superior se pueden detectar anomalías subyacentes en el esófago, el estómago y el duodeno, así como evaluar la motilidad esofágica. El esófago de Barrett con epitelio ectópico se puede identificar con la gammagrafía del divertículo de Meckel. La endoscopia y la biopsia del esófago pueden servir para detectar esofagitis. El estudio estándar para constatar el reflujo es la medición del pH en el esófago durante 24 h. Un descenso del pH por debajo de 4 durante más del 4% en un período de 24 h se considera patológico.

Los estudios gammagráficos del reflujo gastroesofágico no son invasivos y proporcionan una dosis de radiación muy baja. La sensibilidad para la detección del reflujo es mayor con los pacientes en decúbito supino y es equivalente a la sensibilidad de la medición del pH en el esófago. La principal limitación del método es que el período del evaluación es breve. No es posible controlar al paciente durante todo el día y la noche. Sin embargo, es probable que la gammagrafía sea el método disponible más eficaz para detectar la aspiración pulmonar (5).

Fundamentos de la gammagrafía

Un radiofármaco marcado con ^{99m}Tc que no se absorbe en el tubo digestivo es añadido al alimento de prueba. Tras la ingesta de este, el vaciamiento gástrico se mide mediante una gammagrafía dinámica, con los pulmones y la parte superior del abdomen dentro del campo de visión de la cámara. De este modo se observarán el vaciamiento gástrico, el reflujo hacia el esófago y la aspiración.

Indicaciones

- Confirmar el reflujo gastroesofágico.
- Aclarar si los problemas pulmonares se deben a la aspiración del contenido gástrico.

Contraindicaciones

- No hay contraindicaciones. No se describen efectos secundarios. La lactancia materna puede continuarse sin interrupción.

Protocolo de estudio general

El estudio debe comenzar por la mañana, después de que el paciente haya desayunado. Los pacientes hospitalizados se estudian con jugo o leche (al menos 150 mL). A los niños se les administran 10 mL de jugo, leche o un líquido de nutrición con 10 MBq de ^{99m}Tc-DTPA, seguidos de la mayor cantidad posible de jugo, leche o alimentos no radioactivos. Los bebés deben tener un biberón con leche u otro tipo de alimentación habitual. Los adultos reciben 75 mL de líquido con 10 MBq de ^{99m}Tc-coloide de azufre y después 75 mL de líquido no radioactivo. El paciente debe sentarse en una silla con la cámara en posición posterior sobre el tórax. El registro dinámico se realiza durante un tiempo total que suele ser de 60 s, 1 s por imagen. A continuación, después de beber, el paciente se recuesta en decúbito supino para realizar el registro dinámico sobre el tórax, normalmente durante un total de 2 700 s (45 min) a 30 s por imagen.

Es importante añadir un punto de referencia anatómico a las imágenes para saber dónde se encuentra el alimento radioactivo dentro del tubo digestivo. El paciente puede comer y beber de manera normal después del estudio. Si la indicación por la que se realizó el estudio es el reflujo hacia los pulmones, es apropiado realizar la toma de una imagen estática adicional en proyección frontal y posterior del tórax más tarde ese mismo día, así como a la mañana siguiente. Siguiendo la región de interés del estómago y del esófago durante un período de registro de aproximadamente 45 min, una curva de actividad temporal dará indicaciones sobre la presencia o ausencia del reflujo. Las imágenes estáticas también añadirán información valiosa.

Interpretación e informe

Casi todos los niños tienen reflujo gastroesofágico durante las primeras semanas de la vida. Algunos tienen síntomas, pero estos suelen desaparecer cuando el niño alcanza los 12 meses de edad. El reflujo persistente puede causar molestias al comer, «retraso en el desarrollo» y también síntomas respiratorios como la neumonía por aspiración y el asma. El período normal de tránsito por el esófago es de 6-15 s. Cualquier reflujo se califica según la duración y la extensión proximal. El reflujo gastroesofágico de corta duración hacia la parte inferior del esófago no debe

considerarse anómalo, pero la aspiración pulmonar detectable es evidentemente patológica.

La ausencia de signos de actividad focal en los pulmones, en las gammagrafías tardías, no excluye la presencia de aspiración, ya que el paciente puede haber tosido el aspirado o se ha dejado una cantidad insuficiente de actividad en el estómago durante el reflujo y la aspiración. Los estudios de imagen adicionales no tienen valor cuando el estómago está completamente vacío. La gammagrafía no puede sustituir a un estudio radiográfico de contraste cuando la representación de los detalles anatómicos es de interés o necesaria.

ESTUDIOS DEL INTESTINO DELGADO Y DEL TRÁNSITO INTESTINAL

Los estudios de los intestinos delgado y grueso se realizan como una continuación modificada de los estudios del vaciamiento gástrico (6). Los estudios sobre el tránsito intestinal existen desde hace tiempo, pero suelen realizarse de varias maneras. Para promover una práctica más estandarizada, la Society of Nuclear Medicine and Molecular Imaging (SNMMI) y la European Association of Nuclear Medicine (EANM) publicaron una guía conjunta en el 2013 (7).

Indicaciones

- Sospecha de gastroparesia
- Dispepsia
- Síndrome del intestino irritable
- Estreñimiento crónico, diarrea crónica
- Seudoobstrucción intestinal crónica idiopática
- Esclerodermia
- Enfermedad celíaca
- Síndromes de malabsorción

Procedimiento

La preparación para el tránsito intestinal es la misma que para el vaciamiento gástrico (que es el punto de partida de la exploración):

- Anotar las alergias o intolerancias alimentarias.
- Ayuno nocturno o de un mínimo de 8 h.
- Revisar el tratamiento farmacológico con antelación y suspender los medicamentos que influyen en la motilidad con al menos 48-72 h de antelación (medicamentos que lentifican el tránsito, como los opiáceos, los anticolinérgicos y los procinéticos, por ejemplo, eritromicina, laxantes) a menos que se trate de una evaluación destinada a un tratamiento continuo o posterior.
- Los pacientes diabéticos deben aspirar a ser normoglucémicos.
- Dieta normal 2 días antes y durante los 4-6 días de un estudio de colon.

Protocolos

Se recomiendan los siguientes procedimientos:

Se usan dos marcadores, el ^{99m}Tc y el ^{111}In; el galio-67 (^{67}Ga) es una alternativa al ^{111}In, pero se utiliza con poca frecuencia.

Opciones de estudio: a) tránsito intestinal completo (incluyendo vaciamiento gástrico, tránsito del intestino delgado y del colon), b) tránsito del intestino delgado (sin la sección colónica) o c) tránsito del colon. La principal diferencia entre los métodos es que la opción b se detiene después de 24 h, mientras que las opciones a y c implican la obtención de imágenes hasta las 72 h o más.

Los dos marcadores permiten dos protocolos para cada opción, ya sea como método de isótopo único o doble. En todos los protocolos, el estudio del intestino delgado y del colon se realiza con una fase líquida marcada con ^{111}In-DTPA (a menos que se trate de un tránsito de intestino delgado monofásico, para el que puede utilizarse ^{99m}Tc-DTPA) y con una fase sólida que puede marcarse con ^{99m}Tc-DTPA. En la práctica, esto significa

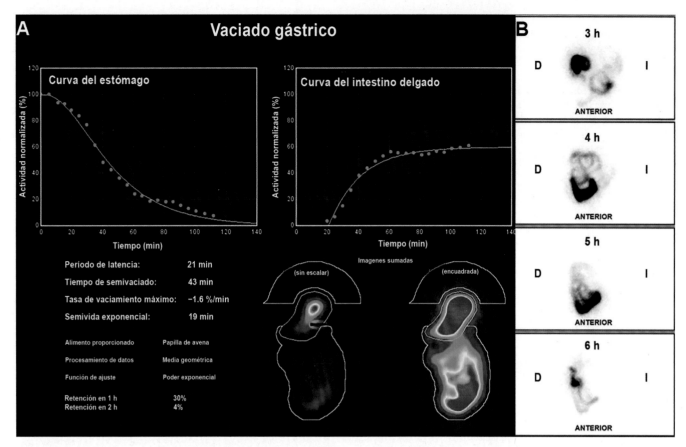

FIG. 12-1 ● Vaciamiento gástrico y tránsito en el intestino delgado en un paciente después de una comida sólida marcada con [99mTc]. **A.** Análisis en el que se observan las curvas derivadas para las regiones de interés sobre el estómago y el intestino delgado durante las primeras 2 h utilizando un protocolo de imágenes dinámicas. **B.** Imágenes horarias que mapean la progresión del marcador a través del intestino delgado y hacia el íleon terminal a las 5 h y hacia el ciego a las 6 h.

300 mL de agua marcada y una comida estándar (y para el vaciamiento gástrico sólido: tortilla francesa de clara de huevo, dos rebanadas de pan blanco, 30 g de mermelada de fresa y 120 mL de agua). Hay una excepción: para el tránsito del colon se ha establecido una cápsula con recubrimiento entérico que contiene partículas de carbón activado con [111In] que se disuelve en el intestino delgado y suministra un bolo de actividad en el íleon terminal; sin embargo, la cápsula no suele estar disponible.

El procedimiento general de la obtención de imágenes se basa en el estudio del tránsito intestinal completo.

- Campo de visión amplio, colimador de energía media para [111In] ± [99mTc], matriz de 128 × 128.
- Un marcador de posicionamiento de cobalto en la cresta ilíaca como referencia anatómica.
- Imágenes anteriores y posteriores durante 1 min en intervalos de 1 h durante 6 h para ambos métodos de fase líquida, [111In]-DTPA o [99mTc]-DTPA.
- Si hay una fase sólida marcada con [99mTc], entonces el protocolo de imagen de vaciamiento gástrico se usa inicialmente hasta 4 h.
- La toma de más imágenes durante 4 min a las 24, 48 y 72 h (y más si es necesario) para el [111In]. Si se utiliza [99mTc]-DTPA para el tránsito del intestino delgado, solo se realizan imágenes adicionales hasta las 24 h.
- Se corrige por la desintegración de los isótopos.

Análisis de imágenes

El tránsito del intestino se inicia como una exploración del vaciamiento gástrico y después se mapea el progreso del marcador a través del intestino delgado hasta que alcanza el íleon terminal y se transfiere al ciego, típicamente dentro de las 6 h posteriores a la ingesta.

El ejemplo de un estudio de vaciamiento gástrico junto con una curva de captación del intestino delgado durante 2 h se muestra en la figura 12-1A, seguido de las imágenes de cada hora y hasta las 6 h en la figura 12-1B. Las imágenes muestran el vaciamiento normal y la progresión a través del intestino delgado. Una medida cuantitativa del intestino delgado es el índice de tránsito a las 6 h con el que se miden los recuentos totales en el íleon terminal y el colon divididos entre el promedio total de los recuentos abdominales en las imágenes de 2-5 h. Se usa la media geométrica de los recuentos de la desintegración. En la tabla 12-1 se muestran los valores de referencia de los estudios basados en el protocolo de las guías.

Pueden surgir posibles errores de evaluación al identificar el íleon terminal y el ciego. El íleon terminal tiene la función de reservorio, por lo que la transferencia hacia el colon ocurre a una velocidad diferente. La imagen a las 24 h es una comprobación útil para ver si la transferencia es normal hacia el ciego y si una retención más proximal no ha sido malinterpretada como el íleon terminal. El tránsito lento hacia el ciego también puede ser secundario al retraso del tránsito colónico.

Tabla 12-1 VALORES DE REFERENCIA PARA LOS TIEMPOS DE TRÁNSITO DEL INTESTINO Y DEL COLON (REF. 7)

Índice de tránsito del intestino delgado a las 6 h	>50%
Vaciado del colon a las 24 h	>14%
48 h	>41%
72 h	>67%
Tránsito rápido en el colon	>40%

Idealmente, la evaluación del tránsito del colon tiene mucha actividad, desde el ciego hasta la eliminación, y es el incentivo para realizar el método de la cápsula, donde el marcador se libera en el íleon terminal. El método de la cápsula no suele estar disponible, por lo que el protocolo comienza con una combinación de comida estándar y agua con ^{111}In-DTPA y sigue con la obtención de imágenes cada hora y después cada día, como se ha descrito anteriormente. El análisis se basa en la medición de la media geométrica de los recuentos en los segmentos del colon, corregidos por la desintegración y normalizados con respecto a los recuentos abdominales totales iniciales. Normalmente se definen cinco o siete segmentos. Los recuentos en cada segmento pueden proporcionarse como porcentaje del total o como valor central geométrico, calculado multiplicando la fracción de los recuentos totales en un segmento por un factor de ponderación según lo distal que sea el segmento en el colon y sumando sobre todos los segmentos. En la figura 12-2 se muestra el análisis de un caso de tránsito de colon normal.

Existen tres patrones anómalos de tránsito lento en el colon. El tránsito lento generalizado se caracteriza por un retraso en la progresión con una retención general del marcador que afecta a múltiples segmentos. En la figura 12-3A se muestra un caso. La inercia colónica se caracteriza por la acumulación retardada del marcador antes del ángulo esplénico del colon. La obstrucción funcional de la salida se produce cuando hay una acumulación del marcador en la región rectosigmoidea pero sin una eliminación proporcional. En la figura 12-3B se muestra un caso de retraso rectosigmoideo, aunque el tránsito colónico total es relativamente normal. Mediante el uso de protocolos estandarizados, los valores de referencia pueden proporcionar una orientación útil. Estos protocolos y valores de referencia deben definirse cuidadosamente a escala local o seguir las directrices establecidas.

Hay una gran cantidad de factores que pueden afectar al tránsito intestinal como la medicación, las cirugías previas, las lesiones y la edad. Los estudios de tránsito forman parte de un panel de procedimientos e investigaciones para identificar la causa subyacente y solo proporcionan una pieza del rompecabezas para establecer el diagnóstico, generalmente mucho más grande, asociado con la enfermedad intestinal.

FUNCIÓN DE LAS GLÁNDULAS SALIVALES

Las glándulas salivales constan de tres pares de glándulas exocrinas. Las más grandes son las glándulas parótidas, ubicadas inmediatamente después de la rama mandibular con un conducto que se extiende hacia adelante y se abre en la región bucal media. Las segundas más grandes son las glándulas submandibulares, que se sitúan medialmente al borde inferior posterior de la mandíbula. Los conductos de estas glándulas se extienden anteriormente para salir a través de las carúnculas sublinguales a ambos lados del frenillo. Por último, las glándulas sublinguales están localizadas en la parte anterior de la submucosa en el suelo de la boca y también drenan hacia ambos lados del frenillo.

La gammagrafía de glándulas salivales se estableció como método en la década de 1970. Existen varios protocolos descritos en la literatura

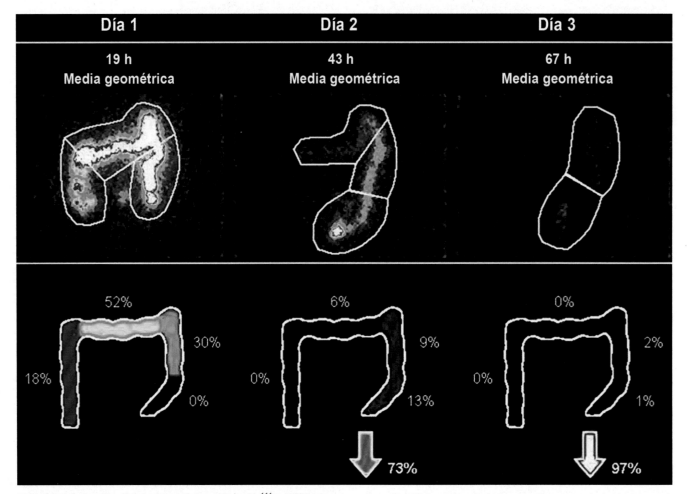

FIG. 12-2 ● Estudio de tránsito colónico utilizando ^{111}In-DTPA para demostrar el análisis segmentario (segmentos ascendente, transversal, descendente, rectosigmoideo y de eliminación) y los porcentajes de actividad total en cada segmento. Tránsito normal.

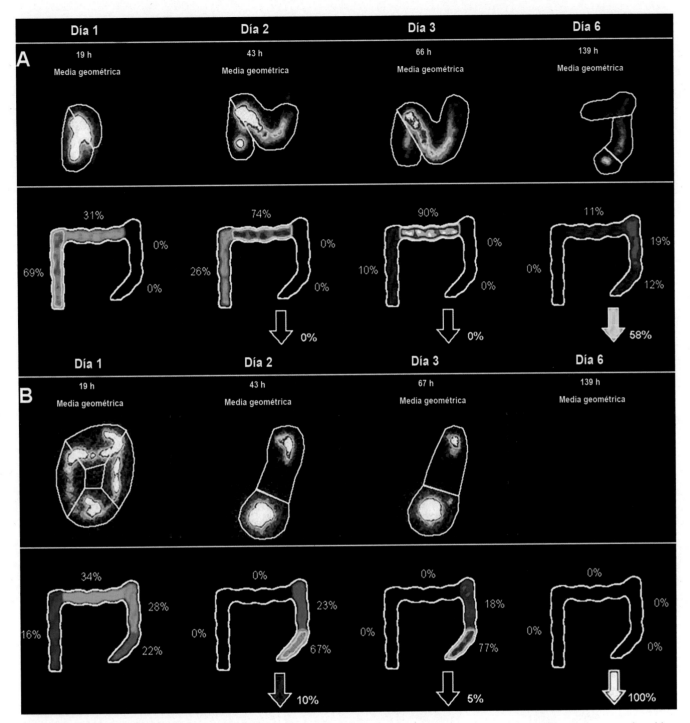

FIG. 12-3 ● Estudio de tránsito colónico mediante ^{111}In-DTPA en el que se observa (**A**) un tránsito lento generalizado y (**B**) un retraso rectosigmoideo.

médica. La mayoría tienen como objetivo la semicuantificación de la función para evaluar el grado de xerostomía (sequedad de la boca) (8).

Una exploración dinámica posterior a la inyección intravenosa de pertecnetato marcado con ^{99m}Tc (^{99m}Tc-pernectato) permite seguir la captación del marcador en las glándulas salivales. Se supone que la captación es proporcional a la función glandular. Para evaluar la excreción, se ingiere jugo de limón hacia el final del registro para estimular el vaciamiento de las glándulas salivales. Esto también permite evaluar las condiciones de drenaje.

Indicaciones

- Síndrome de Sjøgren, para estimar el grado de xerostomía
- Sialoadenitis infecciosa (vírica o bacteriana)

- Cálculo de saliva o sospecha de obstrucción de las glándulas salivales por alguna otra razón
- Graduación del daño por radiación (inducido por el radioyodo o debido a la radioterapia externa)
- Xerostomía inexplicable

Contraindicaciones

- Se han descrito reacciones alérgicas, pero son extremadamente raras.
- Comprobar que el paciente no ha recibido recientemente contraste radiográfico, suplementos de yodo o protección tiroidea con perclorato (últimas 24 h) o que está tomando medicamentos que producen xerostomía como efecto secundario importante.

- No suele ser necesario realizar este estudio durante el embarazo o la lactancia. La European Nuclear Medicine Guide (9) sugiere que la lactancia materna se interrumpa durante 12 h y que se deseche la leche extraída durante ese tiempo.

Protocolo

Gammacámara con colimador de baja energía y alta resolución (LEHR, *low energy, high-resolution collimator*):

- El paciente debe estar en ayuno durante una hora antes del estudio.
- El paciente se coloca bajo la cámara con la cabeza en un reposacabezas y lo más atrás posible. Se administran 185-370 MBq de ^{99m}Tc- pertecnetato por vía intravenosa.
- Registro dinámico en posición anteroposterior, acercamiento (*zoom*) × 2, matriz 128 × 128, 20 s por imagen durante 50 min. Se pide al paciente que evite tragar, a menos que sea muy necesario, durante la realización del estudio.
- Después de 40 min, el paciente recibe 2 mL de jugo de limón concentrado utilizando una pipeta de plástico para asegurarse que la cabeza no se mueva. El paciente mantiene el jugo de limón en la boca de 15-20 s antes de tragarlo. La toma de imágenes continúa durante otros 10 min.
- Dosis efectiva 4.7 mSv/370 MBq. El colon y la glándula tiroides reciben la mayor dosis equivalente.

- Las imágenes se procesan definiendo cinco regiones de interés ovaladas situadas sobre la cavidad bucal y las cuatro glándulas salivales principales, respectivamente, así como dos regiones de fondo más pequeñas, temporal y submentoniana, respectivamente, cerca de las glándulas parótidas y submandibulares, como se muestra en la figura 12-4. Se producen curvas de actividad temporal para cada glándula.
- Parámetros como la fracción de eyección después de la estimulación con jugo de limón, las puntuaciones de aspecto visual, los parámetros de la curva de captación y los intervalos de tiempo de excreción pueden medirse y utilizarse como medidas objetivas de la xerostomía y para seguir la progresión en el tiempo.

Aplicaciones

La gammagrafía de las glándulas salivales se utiliza casi siempre junto con las técnicas radiológicas y, con frecuencia, después de la biopsia, por lo que se conoce el diagnóstico. Principalmente proporciona un medio para evaluar la función.

La captación y la secreción normales se muestran en las figuras 12-4A y 12-4B. En las figuras 12-4C y 12-4D se observa a un paciente con xerostomía posterior el tratamiento de un carcinoma de tiroides seguido de una recidiva metastásica con dos ciclos de yodo radioactivo. Prácticamente no hay captación del marcador en las glándulas parótidas, que se percibieron atróficas tanto en la TC como en la ecografía. También hay una captación significativamente reducida en las glándulas

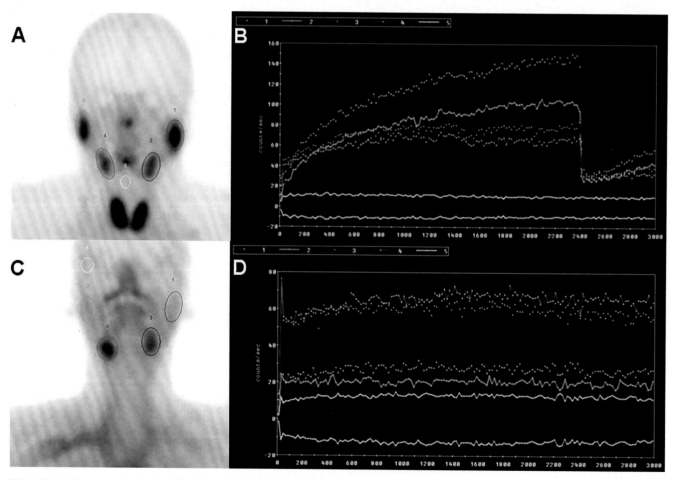

FIG. 12-4 ● Gammagrafía de las glándulas salivales. La captación normal se muestra en **A** y **B**. **A.** Captación sumada de todas las imágenes que definen las regiones de interés sobre las glándulas parótidas (región 1 y 2 *rojo/verde*), sobre las glándulas salivales (región 3 y 4 *azul/morado*) y sobre el fondo (región 5, *blanco*). **B.** Curvas de actividad temporal para cada región de interés. El jugo de limón se administra después de 2 400 s (*línea roja vertical de puntos*). En **C** y **D** se observa a un paciente tratado por carcinoma de tiroides con xerostomía posterior a la radiación y se procesan como en **A** y **B**. Hay una reducción considerable de la captación del marcador en las glándulas, prácticamente insignificante en las glándulas parótidas, y no hay ninguna excreción significativa estimulada por el jugo de limón.

submandibulares, sin respuesta a la estimulación con el jugo de limón. En los estudios se sugiere que la glándula parótida es más susceptible a experimentar daños por la radiación, que los síntomas subjetivos de xerostomía están más asociados con la disfunción de la glándula submandibular y que existe una relación dosis-respuesta entre la dosis de radiación y los parámetros de disfunción salival.

Los parámetros de actividad de la cavidad bucal también son útiles para discriminar entre los pacientes sanos y los que presentan diferentes estadios del síndrome de Sjøgren (8).

La mayor causa de errores surge de la inconsistencia en la instilación del jugo de limón. La inhibición competitiva del marcador por parte de otras fuentes de yoduro es menos significativa, por ejemplo, con el contraste de los rayos X, los complementos alimenticios o aniones similares como el perclorato, que se ha utilizado en otras investigaciones de medicina nuclear para bloquear o proteger la glándula tiroidea.

GAMMAGRAFÍA DEL DIVERTÍCULO DE MECKEL

El divertículo de Meckel es un divertículo congénito en el íleon, con una incidencia del 2%. La mayoría de las personas viven sin ningún problema relacionado con él (ni siquiera saben que han nacido con esta variante anatómica) y solo entre el 25 y el 40% de ellas experimentarán síntomas debido a este divertículo que se localiza a 50 o 100 cm de la válvula ileocecal. Como el 25% de los divertículos contienen mucosa gástrica heterotópica, este defecto congénito puede ser el origen de una hemorragia digestiva. Es más frecuente en la infancia antes de los 5 años de edad. Con menor frecuencia, el divertículo de Meckel también puede ocasionar complicaciones como diverticulitis, obstrucción o perforación. Estas son más frecuentes en los pacientes adultos. Es muy raro que los pacientes que tienen complicaciones relacionadas con el divertículo de Meckel sean mayores de 40 años de edad.

Fundamentos de la gammagrafía

Además de las glándulas tiroideas y salivales, el ^{99m}Tc-pertecnetato se concentra en las células de la mucosa gástrica; el objetivo de la gammagrafía es buscar la mucosa gástrica ectópica y no la hemorragia en sí. El paciente clásico es un niño, por lo demás sano, del que se sospecha que tiene una hemorragia digestiva antes de los 5 años de edad; la mayoría de las veces son menores de 2 años de edad. Dentro de este grupo relativamente inusual de niños con una hemorragia digestiva, la presencia del divertículo acompañado de mucosa gástrica ectópica es la explicación frecuente.

Tabla 12-2 **PREPARACIÓN PARA LA EXPLORACIÓN DEL DIVERTÍCULO DE MECKEL**
Adultos y niños
Inhibidor de los receptores H$_2$ el día antes de la consulta. Bloqueador del receptor H$_2$ la misma mañana. El ayuno aumenta la sensibilidad, pero no es obligatorio. Los medios de contraste de rayos X de investigaciones anteriores en el tubo digestivo pueden atenuar la radiación γ.

Indicaciones

- Pacientes con hemorragia digestiva en los que se sospecha que la mucosa gástrica ectópica es el origen de la hemorragia.

Protocolo de estudio general

Se administra el antagonista del receptor H$_2$ para estabilizar y aumentar la retención del ^{99m}Tc-pertecnetato en la mucosa gástrica tópica y la ectópica; esto aumenta la sensibilidad al incrementar la intensidad de la captación en el divertículo de Meckel y reducir la posibilidad de que el contenido intestinal de ^{99m}Tc-pertecnetato liberado desde la mucosa gástrica hacia el intestino se interprete erróneamente como un divertículo de Meckel (tabla 12-2) (10,11).

Con el paciente en posición de decúbito supino, se administra ^{99m}Tc-pertecnetato (3 MBq/kg de peso) por vía intravenosa en una vena periférica, normalmente en la región antecubital. El registro dinámico se hace en dos series diferentes:
- 5 s/cuadro durante el primer minuto de adquisición planar.
- Adquisición planar de 1 min/cuadro durante los siguientes 60 min.

La finalidad de adquirir imágenes angiográficas dinámicas durante el primer minuto es revelar deformaciones vasculares que, de otro modo, pueden confundirse con mucosa ectópica. La segunda serie está diseñada para detectar el divertículo de Meckel, donde la captación suele ser máxima después de 20 min. Si en 60 min no se ve ningún foco en las imágenes planares, no tiene valor seguir con las toma de imágenes.

Si se sospecha un divertículo con base en imágenes planares, la tomografía de emisión de fotón único (SPECT, *single-photon emission computed tomography*) combinada con TC puede proporcionar una localización más precisa.

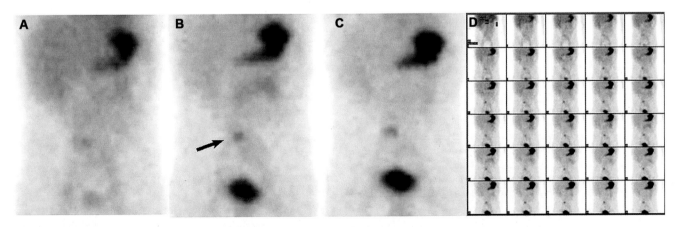

FIG. 12.5 ● Gammagrafía de divertículo de Meckel. Paciente de 9 años de edad con dolor abdominal intermitente. La presencia de sangre en el recto, la rectoscopia y la colonoscopia fueron negativas. En las gammagrafías se observa una captación focal en los cuadrantes derecho e inferior del abdomen 8-10 min después de la inyección de ^{99m}Tc-pertecnetato compatible con epitelio gástrico ectópico en un divertículo de Meckel (**A**). La actividad aumenta y persiste durante los 60 min de la obtención (**B** y **C**).

Interpretación e informe

La captación focal en la parte terminal del íleon se interpreta como un divertículo de Meckel con mucosa gástrica ectópica.

En niños con antecedente de hemorragia digestiva, la sensibilidad, la especificidad y la precisión diagnóstica en la detección del epitelio ectópico son del 85%, el 95% y el 90%, respectivamente. Es fácil pasar por alto esta afección cuando el divertículo se encuentra en la pelvis y está en contacto con la vejiga, a menos que se realice la evacuación de la vejiga y se realice una SPECT complementaria. También debe haber cierto volumen de epitelio ectópico para que la detección gammagráfica sea exitosa. La sensibilidad es mucho menor en los adultos, hasta del 60%, y la precisión diagnóstica es inferior al 50%. Los adultos más bien desarrollarán diverticulitis, íleo mecánico y perforación.

Cuando se confirma la existencia del divertículo de Meckel con mucosa gástrica ectópica (fig. 12-5, p. 123), se pueden realizar otros estudios, casi siempre endoscópicos, para confirmar la hemorragia.

El jugo gástrico radioactivo que ha pasado al intestino delgado y la actividad del aparato urinario pueden confundirse con un divertículo de Meckel. Con mayor frecuencia, los falsos positivos son causados por enfermedades intestinales en las que se necesita realizar una intervención quirúrgica, como tumores intestinales, deformaciones arteriovenosas, inflamación, invaginación o íleo mecánico debido a otras causas. Sin embargo, la dinámica de captación en estas alteraciones diferirá de la captación en el epitelio ectópico. Los falsos positivos suelen tener una mayor captación, es decir, un rubor vascular, inmediatamente después de la inyección. Los verdaderos positivos, es decir, la mucosa gástrica, rara vez se visualiza antes de los 20 min después de la inyección intravenosa. La duplicación gastrointestinal es una anomalía inusual que puede interpretarse erróneamente como un divertículo de Meckel.

En el tórax, los quistes neuroentéricos y el esófago de Barrett mostrarán una captación de ^{99m}Tc-pertecnetato. Si el paciente ha sido examinado previamente en búsqueda de una hemorragia digestiva con una técnica de marcaje *in vivo* o *in vivo/in vitro*, el ^{99m}Tc-pertecnetato inyectado por vía intravenosa marcará los eritrocitos durante varios días e incluso semanas después del estudio en lugar de concentrarse en la mucosa gástrica. Sin embargo, esto no es un problema con el marcaje puro de eritrocitos *in vitro*.

RECIRCULACIÓN DE ÁCIDO BILIAR

Los ácidos biliares se derivan del colesterol y se sintetizan en el hígado (ácidos biliares primarios) o son producidos por las bacterias del colon (ácidos biliares secundarios). Los ácidos biliares son necesarios para la digestión y la absorción de las grasas y las vitaminas liposolubles; estos se hacen hidrosolubles por su conjugación con los aminoácidos taurina o glicina en el hígado. Las sales de sodio y potasio de estos conjugados forman sales biliares.

Existe una circulación enterohepática de ácidos biliares. Se secretan desde el hígado hacia el intestino y se absorben mediante un sistema de transporte específico de la membrana celular en el íleon, llevando la bilis desde la luz intestinal hacia la sangre. La reducción de esta captación desde el íleon hacia la sangre es el tema de esta sección. Diversas enfermedades digestivas pueden afectar el mecanismo de captación de los ácidos biliares y dar lugar a una malabsorción secundaria de estos. Estas enfermedades incluyen la enfermedad de Crohn, la enfermedad celíaca, el sobrecrecimiento bacteriano en el intestino delgado y una variedad de otras enfermedades del intestino delgado y el páncreas. En ocasiones no se encuentra ninguna otra enfermedad aparte de la malabsorción de los ácidos biliares, una alteración conocida como *malabsorción primaria de los ácidos biliares*.

Fundamentos de la gammagrafía

El homotaurocolato marcado con selenio-75 (^{75}Se-HCAT) es un ácido biliar sintético. Tras la ingesta oral, alrededor del 95% del preparado se absorbe, principalmente en el íleon, y sigue el ciclo enterohepático.

Tabla 12-3 RETENCIÓN DEL HOMOTAUROCOLATO MARCADO CON ^{75}Se

Retención después de 7 días:	
> 15%	Normal
10-15%	Malabsorción leve
5-10%	Malabsorción moderada
<5%	Malabsorción grave

La semivida biológica normal (para cerca del 97% de la actividad inyectada) es de 2.6 días o más, es decir, se conserva el 15% o más después de 7 días (tabla 12-3).

Indicaciones

- Evaluación de la malabsorción de los ácidos biliares.
- Determinación de la función del íleon en las enfermedades intestinales inflamatorias.
- Cuantificación de la pérdida de la reserva de los ácidos biliares.
- Estudio de otros factores que afectan al ciclo enterohepático.

Protocolo de estudio general

Los fármacos secuestradores de ácidos biliares deben ser suspendidos 24 h antes del estudio y durante todo el período de exploración de 7 días. No se deben tomar medicamentos contra la diarrea desde el día anterior y, si es posible, durante todo un período de 7 días.

Día 1: el paciente ingiere una cápsula con 370 MBq de ^{75}Se-HCAT junto con un vaso de agua. Después de 2 h, se mide el contenido corporal inicial de HCAT mediante el recuento realizado con una gammacámara sin el colimador. Se cuentan 5 min. La cámara debe estar en posición anterior y posterior sobre el abdomen. Se hace el recuento de fondo sin que el paciente esté en la sala de la cámara. Retire de la sala las fuentes radioactivas de cualquier tipo y asegúrese un blindaje eficaz contra otras fuentes radioactivas en las salas cercanas.

Día 7: repita el procedimiento de recuento del día 1. Garantice la posición de la cámara y la distancia entre la cámara y el cuerpo exactamente reproducibles en las mediciones de los días 1 y 7. Calcule el porcentaje de radioactividad retenida después de 7 días. Utilice la media geométrica de los recuentos anteroposterior y posteroanterior, ajustada por el fondo y la desintegración.

La aplicación de una retención del 15% como límite inferior de la normalidad da una especificidad del 99%, mientras que la retención del 8% como límite superior de la enfermedad proporciona una especificidad del 97% (12).

ENTEROPATÍA CON PÉRDIDA DE PROTEÍNAS

La pérdida de proteínas plasmáticas hacia la luz intestinal disminuye su concentración, lo que ocasiona disminución de la presión osmótica y edema. La pérdida de proteínas puede ser un problema importante, como en el caso de la linfangiectasia intestinal primaria u otros tipos. También puede estar relacionada con enfermedades intestinales en las que la pérdida de proteínas es moderada y es una de las muchas consecuencias de la enfermedad.

Fundamentos de la gammagrafía

La medición del cloruro marcado con ^{111}In (^{111}In-cloruro) en las heces es un método sensible para detectar la pérdida patológica elevada de proteínas gastrointestinales. La cantidad excretada especificada como porcentaje de la dosis inyectada es una buena medida semicuantitativa para evaluar la cantidad de fuga de proteínas. Para la recolección diaria de heces y la toma de muestras de sangre durante todo el período del estudio, es posible cuantificar la fuga del plasma en mililitros por día relacionando la cantidad excretada en las heces con la concentración media de plasma del día anterior, y después calcular el valor medio de varios días de mediciones.

La pérdida de proteínas digestivas implica la exudación de plasma. Para medir la pérdida de proteínas, se puede utilizar una proteína plasmática de alto peso molecular radiomarcada que no se reabsorbe tras la fuga en el tubo digestivo. El precursor del método actual fue la inyección de cloruro marcado con cromo-51 (^{51}Cr-cloruro). Debido a la energía γ del ^{51}Cr (320 keV) y al hecho de que más del 90% de los fotones se convierten internamente, el ^{51}Cr no es adecuado para la gammagrafía. Los métodos actuales se basan en el marcaje de proteínas plasmáticas con cloruro marcado con ^{111}In (^{111}In-cloruro). Los iones ^{111}In son trivalentes y se comportan como el hierro trivalente. Si no está completamente saturada de hierro, la transferrina tendrá capacidad de unión a los iones de indio y puede ser marcada con ^{111}In incubando plasma de citrato con ^{111}In-cloruro. El transportador de hierro, la transferrina, tiene un peso molecular cercano a la proteína plasmática albúmina, cuantitativamente dominante, y modelará esta molécula en una situación de pérdida de proteínas plasmáticas. Por lo tanto, en los pacientes con pérdida de proteínas digestivas también habrá una mayor excreción de transferrina marcada con ^{111}In (^{111}In-transferrina). El ^{111}In libre después de la digestión de la transferrina ^{111}In en el tubo digestivo no se reabsorbe. El ^{111}In tiene características que permiten la visualización gammagráfica de la fuga de proteínas. La semivida física es de 2.8 días, lo que permite la cuantificación en heces a partir de varios días de su recolección.

La transición de otros radionúclidos al ^{111}In-cloruro como método de rutina comenzó a principios de la década de 1990 (13). El ^{111}In-cloruro originalmente se produjo para el marcaje *in vitro* de anticuerpos para su uso *in vivo*. En consecuencia, una muestra de plasma citratado se incuba con el ^{111}In-cloruro *in vitro* antes de la inyección. El citrato se une al ^{111}In en un complejo negativo que impide la precipitación, pero porque la afinidad de los iones de indio por la transferrina es mucho mayor que su afinidad por el citrato y los iones de ^{111}In trivalentes se unirán a la transferrina desaturada de la muestra de plasma. Los posibles excesos de citrato marcado con ^{111}In se eliminan mediante intercambiadores de aniones.

Después de la inyección intravenosa del plasma autólogo que contiene transferrina radiomarcada, la pérdida de proteínas plasmáticas puede seguirse con la gammagrafía y el recuento de radioactividad. Existen dos métodos diferentes de cuantificación: recolección y recuento en heces o recuento de cuerpo entero. El recuento de todo el cuerpo requiere la exclusión de cualquier mecanismo de disminución de proteínas que no sea una enteropatía, principalmente la proteinuria (14).

Indicaciones

- Detección y cuantificación de la pérdida anómala de proteínas digestivas.
- Localización del sitio de la fuga.
- Seguimiento de la actividad de la enfermedad en pacientes con enfermedades digestivas o intestinales con pérdida anómala confirmada de proteínas digestivas.

Protocolo de estudio general

El paciente no debe tomar suplementos de hierro las últimas 24 h antes del estudio, ya que los sitios de unión de la transferrina pueden estar saturados con hierro; ninguna otra preparación del paciente.

Se toma una muestra de sangre para determinar las concentraciones plasmáticas de hierro y transferrina y se calcula la saturación de transferrina. A continuación, la muestra de sangre para el radiomarcaje se mezcla con ^{111}In-cloruro. La evaluación de la eficacia del marcaje se realiza mediante una columna de intercambio aniónico que eluye las proteínas no cargadas mientras los aniones, incluido cualquier indio unido a citrato, se fijan a la columna.

Se inyecta al paciente el plasma marcado con ^{111}In y se realiza la obtención de imágenes con la gammacámara en posición anterior sobre el abdomen. Como se mencionó en la introducción, existen dos procedimientos alternativos para la localización y cuantificación de la pérdida

de proteínas digestivas: 1) recolección y recuento de heces combinado con estudios de imagen para localizar el sitio de la fuga intestinal; 2) recuento de todo el cuerpo combinado con estudios de imagen para localizar el lugar de la fuga.

1. Recolección de heces combinada con toma de imágenes.
   Todas las heces deben recolectarse durante 5 días. Es importante señalar que la recolección debe ser completa. La gammagrafía anterior y posterior de la región abdominal y pélvica para localizar el sitio de la fuga comienza inmediatamente después de la inyección en el día 1, normalmente con períodos de adquisición de 10 min que comienzan 5, 30, 60, 120, 180, 240 y 360 min después de la inyección. Dependiendo del resultado de las imágenes planares, la SPECT o la TC puede ser útil. El paciente acude para una última toma de imágenes el día 2 y para la entrega de las heces recolectadas el día 5.
2. Recuento de todo el cuerpo combinado con estudios de imagen.
   La gammagrafía anterior y posterior de las regiones abdominal y pélvica para localizar el sitio de la fuga se inicia inmediatamente después de la inyección, con el mismo procedimiento descrito anteriormente para los estudios de imagen combinados con la recolección de las heces. El recuento de todo el cuerpo se realiza con una gammacámara no colimada, con una distancia de unos 4 m entre el paciente y la cámara. El tiempo de obtención es de 5 min y se corrige el fondo. El recuento de todo el cuerpo se repite el día 2 después del procedimiento de obtención de imágenes y, posteriormente, se realizan más recuentos de todo el cuerpo los días 4 y 5.

Interpretación e informe

Normalmente, la transferrina no está totalmente saturada de hierro y la eficacia del marcaje es al menos del 80%, por lo general del 90%. Si el paciente ha ingerido preparados ferrosos en las últimas 24 h antes de la inyección, el marcaje podría ser deficiente.

En la gammagrafía, la captación en la médula ósea no tiene alteraciones. Además, es posible que se presenten fugas en el intestino, pero rara vez en las primeras 6 h. Ocasionalmente, el colon se visualiza como un fenómeno normal después de 24 h. La actividad de los riñones y la vejiga por lo general no se visualiza. La semivida normal en el plasma es de 15-20 h.

En condiciones de mayor pérdida de proteínas digestivas, la fuga es visible después de 3-4 h. Las gammagrafías realizadas aproximadamente 6 h después de la inyección de plasma marcado tienden a localizar mejor la fuga. Es importante tener en cuenta que la fuga inicial de plasma hacia el tubo digestivo se mueve con el contenido intestinal. Si la pérdida de proteínas digestivas solo aumenta ligeramente, es probable que el sitio de la fuga no va a poder localizarse con el método. Solo las fugas importantes se ubican con una certeza razonable. Las fugas en el estómago son difíciles de visualizar porque puede ser complicado separar la radioactividad del estómago de la actividad de la sangre en el hígado y el bazo.

La pérdida de proteínas digestivas durante la recolección de heces por 5 días superior al 1.2% se define como anómala. La excreción fecal del 1.2-2.5% se describe como ligeramente incrementada, del 2.4-4% como moderadamente incrementada, y de más del 4% como pérdida de proteínas digestivas evidentemente incrementada. La pérdida del 15% o más es poco frecuente. Cuando se aplica el recuento de cuerpo entero, la pérdida normal cuantificada en el día 5, es decir, después de 96 h, se ha medido a 1.8% ± 1.3% (15).

GAMMAGRAFÍA DE HEMORRAGIA DIGESTIVA

La hemorragia del tubo digestivo es un problema médico frecuente. La mayoría de los casos se diagnostican mediante endoscopia superior, rectoscopia o colonoscopia. Sin embargo, cuando el origen de la hemorragia se sitúa en el intestino delgado o en la parte superior del colon, la localización por medio de endoscopia convencional puede ser difícil. Por ello, la localización gammagráfica es una opción que se basa en la fuga extravascular de un marcador radioactivo intravascular. Como alternativa, la angiografía es un método más preciso para localizar la hemorragia, pero es un requisito que sea activa durante la inyección de contraste radiológico y el flujo sanguíneo debe ser de al menos 1 mL/min. La endoscopia capsular inalámbrica, en la que el paciente ingiere una cápsula con un radiotransmisor que toma imágenes frecuentemente mientras pasa por el tubo digestivo, también es una opción. El peristaltismo intestinal mueve la cápsula a lo largo del tubo digestivo y todo el tubo queda disponible para su evaluación. La enteroscopia con doble balón es otra opción.

Fundamentos de la gammagrafía

Los eritrocitos autólogos se marcan *in vitro* con ^{99m}Tc-pertecnetato. La fuga de eritrocitos radiomarcados circulantes hacia el estómago o los intestinos indica la presencia de hemorragia.

Debe evitarse el marcaje *in vivo* puro de los eritrocitos. El marcaje eritrocitario defectuoso y el incremento en la concentración de ^{99m}Tc-pertecnetato libre provocarán gammagrafías con poco contraste, amplias actividades urinarias y absorción de ^{99m}Tc en la tiroides, las glándulas salivales y el estómago. La absorción en las glándulas salivales y en el estómago conduce a la liberación de radioactividad en el tubo digestivo. Incluso después de un procedimiento de marcaje *in vitro,* con una eficacia de marcaje del 98%, la radioactividad puede verse ocasionalmente en el colon después de 24 h debido al ^{99m}Tc-pertecnetato libre.

Las hemorragias digestivas suelen ser intermitentes. Conocer la hora de la última hemorragia es un dato importante para la interpretación de las imágenes. A diferencia de los métodos alternativos, la gammagrafía puede prolongarse cuando la velocidad de recuento de la gammacámara sea lo suficientemente alta. Con los eritrocitos marcados con ^{99m}Tc, es posible darle seguimiento al paciente con gammagrafías adicionales durante unas 24 h, a veces hasta 30 h.

Indicaciones

- Localizar una hemorragia digestiva que no pone en riesgo la vida pero que requiere transfusión como parte del tratamiento cuando la ubicación no pueda ser identificada por endoscopia.
- Cuando no sea posible detectar una hemorragia oculta.

Protocolo de estudio general

No se requiere ninguna preparación, pero es mejor si el estómago del paciente no está lleno de comida. El marcaje de los eritrocitos puede reducirse si el paciente ha recibido una inyección intravenosa de medios de contraste para rayos X en las últimas 24 h. Además, los medios de contraste residuales en el tubo digestivo después de un procedimiento radiológico previo pueden blindar la radioactividad en los intestinos (16). El pulso y la presión arterial deben medirse a la llegada para asegurarse de que el paciente no tiene hipotensión. Dado que el estudio implica la inyección de eritrocitos autólogos manipulados *in vitro*, es importante evitar la reinyección de dichos productos sanguíneos marcados en el paciente equivocado. El perclorato de sodio se administra para reducir la captación de pertecnetato en la tiroides, las glándulas salivales y la mucosa gástrica.

Se extrae una muestra de 2 mL de sangre y se marcan los eritrocitos. La restitución de los eritrocitos debe hacerse dentro de los 30 min siguientes a la finalización del marcaje. Inmediatamente después de la reinyección de los eritrocitos marcados, se puede realizar la gammagrafía dinámica de dos fases con registro de fotogramas del abdomen, preferiblemente en proyecciones anteriores y posteriores simultáneas con una cámara de doble cabeza:

- Primera fase 3 s/obtención durante 60 s.
- Segunda fase 120 s/obtención durante 60 min.
- Si estos dos procedimientos no arrojan resultados positivos, continúe repitiendo en series dinámicas cortas (aproximadamente por 10 min), posteriormente de 2, 3, 4 y 6 h, en ocasiones también imágenes estáticas a la mañana siguiente.

El uso de la SPECT o TC puede mejorar la localización. La dosis mínima para los niños es de 90 MBq. Si es difícil extraer sangre, el marcaje *in vivo* puede ser una solución.

En ocasiones, un marcaje deficiente puede ser un problema. Algunos medicamentos tienen este efecto, como la ciclosporina, el nifedipino, el verapamilo, la apresolina, el propranolol y la digoxina. La cefalosporina cefotaxima también puede interferir de forma similar a los fármacos antineoplásicos etopósido e idarrubicina. Otros fármacos neoplásicos, como la doxorrubicina, el 5-fluorouracilo, la ciclofosfamida, la vincristina y el cisplatino, no interfieren.

Interpretación e informe

Una porción del ^{99m}Tc se libera de los eritrocitos, por lo que siempre se visualiza la vejiga, mientras que la intensidad en las vías urinarias y los riñones suele estar en una intensidad correspondiente a la actividad intravascular. La actividad progresiva fuera del torrente sanguíneo y de las vías urinarias indica la presencia de hemorragia. La actividad seguirá la trayectoria del contenido intestinal y se desplazará distalmente en el tubo digestivo (fig. 12-6). Es esencial que los resultados de las imágenes se examinen en modo «cine».

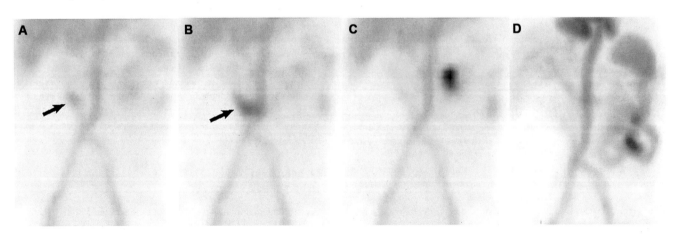

FIG. 12-6 ● Gammagrafía por hemorragia digestiva. Hombre de mediana edad que presentó melena postoperatoria y anemia posterior a trasplante de hígado debido a cirrosis hepática secundaria a hepatitis C. La gastroduodenoscopia fue negativa. Inmediatamente después de la inyección de eritrocitos radiomarcados se obtuvo una gammagrafía dinámica de 2 fases del abdomen. La actividad focal se observó 31 min después en el lado derecho de la aorta (**A**), desplazándose inicialmente hacia el lado derecho (**B**), y después hacia el lado izquierdo del abdomen (**C**). Gammagrafías seriadas 120 s/adquisición durante 60 min (**D**). Con base en la localización y el patrón de movimiento de la actividad, el foco de la hemorragia estaba (y posteriormente se confirmó) en el duodeno descendente.

Tabla 12-4 EXPLORACIONES GAMMAGRÁFICAS HEPATOBILIARES Y ESPLÉNICAS FRECUENTES

	Exploración	Marcador	Mecanismo	Métodos alternativos
Función hepática y biliar	Gammagrafía biliar	Derivados del IDA ^{99m}Tc	Depuración y eliminación de la bilirrubina	CPRM o con contraste biliar específico, CPRE
Función hepática	-	GSA marcado con ^{99m}Tc	Captación por parte de los hepatocitos	Volumetría por TC o RM
Hemangioma cavernoso del hígado	Gammagrafía hepática de eritrocitos	Eritrocitos marcados con ^{99m}Tc	Visualización de la vasculatura y del flujo relativo	RM, TC, ecografía
Función reticuloendotelial del hígado, bazo y médula ósea	Gammagrafía coloide de hígado y bazo	Coloide marcado con ^{99m}Tc	Captación por las células de Küpffer en el hígado, los macrófagos del bazo y la médula	RM
Esplenúnculos, esplenosis	Exploración de eritrocitos desnaturalizados	Eritrocitos marcados con ^{99m}Tc	Captación de macrófagos en la pulpa roja del bazo	RM

CPRE: colangiopancreatografía retrógrada endoscópica; CPRM: colangiopancreatografía por resonancia magnética; GSA: galactosilo albúmina sérica humana: IDA: ácido iminodiacético; RM: resonancia magnética; TC: tomografía computarizada.

La ventaja de este método es la posibilidad de detectar hemorragias intermitentes. La hemorragia oculta no se puede identificar debido a que 5 mL de sangre es la cantidad mínima detectable. Sin embargo, esto presupone que el volumen de sangre no se diluye. El peristaltismo activo en el intestino delgado tiende a diluir el volumen de sangre intraluminal y a reducir la velocidad de recuento. Como regla general, para detectar una hemorragia, el flujo debe ser de al menos 0.3 mL/min, lo que corresponde a una necesidad de transfusión de unos 450 mL de sangre por 24 h. Sin embargo, ocasionalmente se pueden detectar las hemorragias con un tercio de este volumen. La sensibilidad y especificidad para la detección de la hemorragia dependiente de la transfusión es de aproximadamente el 90%.

La localización del foco hemorrágico es más difícil que la detección de la hemorragia en sí. Se necesita tiempo antes de que la relación entre el objetivo y el fondo de la hemorragia sea lo suficientemente alta. La hemorragia puede localizarse de forma incorrecta y distal a su origen, especialmente si el foco se ubica en el intestino delgado. En el colon, donde el movimiento del contenido intestinal es más lento, la detección es más fácil. Sin embargo, puede producirse un movimiento retrógrado de la sangre y entonces el foco hemorrágico se determina incorrectamente cerca del punto de partida. Un requisito previo para la localización razonablemente correcta del origen de la hemorragia digestiva es que las imágenes se vean en modo cine. Las estructuras vasculares, como las varices mesentéricas, los cuerpos cavernosos del pene y la actividad de las vías urinarias (como en la pelvis de un riñón trasplantado) no deben interpretarse erróneamente como una hemorragia digestiva.

GAMMAGRAFÍA HEPATOBILIAR Y ESPLÉNICA

Las imágenes hepatobiliares han experimentado muchos cambios desde que se realizó la gammagrafía biliar por primera vez en la década de 1960. Muchas investigaciones previas a la TC y la ecografía, como la evaluación de la cirrosis, han adquirido un interés histórico. Sin embargo, el principio de la medicina nuclear respecto a la función de los estudios de imagen, combinado con la SPECT y la tomografía por emisión de positrones (PET, *positron emission tomography*), se traduce en que las técnicas de imagen iniciales están encontrando su lugar en las modernas al combinar la anatomía radiológica con la función de la medicina nuclear.

Hay varias estrategias para evaluar el hígado; en la tabla 12-4 se mencionan los marcadores más utilizados junto con sus mecanismos. El método de imagen predominante, la gammagrafía biliar, se basa en la captación del marcador por el hígado y su eliminación por el sistema biliar hacia el duodeno. Esto permite visualizar la cinética de captación en el parénquima hepático y facilita la evaluación indirecta de su funcionamiento. El seguimiento del proceso de eliminación ofrece una herramienta para evaluar la presencia de atresia biliar extrahepática, la obstrucción, la colecistitis y la evaluación después de cirugías hepática y biliar.

GAMMAGRAFÍA BILIAR

La precursora de la gammagrafía del hígado y las vías biliares fue la prueba de rosa de Bengala marcada con ^{131}I (^{131}I-rosa de Bengala). Esta prueba se basó en el radiomarcaje del colorante fluorescente rosa de Bengala, que tiene una larga historia de uso en microscopía y algunos usos clínicos. Después de la inyección intravenosa, se utilizó la depuración plasmática de ^{131}I-rosa de Bengala como prueba de función hepática, se evaluaron las curvas de tiempo de la actividad hepática y se midió el porcentaje de la dosis inyectada que se excretó por medio de las heces. Posteriormente, se desarrollaron radiofármacos marcados con ^{99m}Tc que también se absorben rápidamente en los hepatocitos, se excretan a través de la bilis y permiten obtener imágenes dinámicas del parénquima hepático, los conductos biliares, la vesícula biliar y la excreción de bilis hacia el intestino delgado. Desde la década de 1990 existen derivados del ácido iminodiacético hepatobiliar (HIDA, *hepatobiliary iminodiacetic acid*) marcados con ^{99m}Tc. El trimetil-bromo-iminodiacético se utiliza con frecuencia debido a su mayor extracción hepática y rendimiento en pacientes con disfunción hepática. El marcador se extrae rápidamente de la sangre, casi exclusivamente por los hepatocitos, por medio de un mecanismo similar al de otras aminas orgánicas. No se metaboliza ni se conjuga de forma significativa y se excreta rápidamente (la semivida es inferior a 20 min). Normalmente, alrededor del 98% se excreta sin cambios a través de la bilis. Como tal, los derivados del HIDA pueden utilizarse para evaluar la función hepática y la excreción biliar de una manera dinámica similar a la de la gammagrafía renal MAG3 y la función renal (17).

La gammagrafía con HIDA marcado con ^{99m}Tc puede complementarse con varias intervenciones farmacológicas. Los análogos de la hormona gastrointestinal, la colecistocinina, estimulan la secreción hepática y biliar, la contracción de la vesícula biliar y la relajación del esfínter de Oddi. El *CCK-8* (*sincalide*), un octapéptido sintético, es el extremo C de 8 aminoácidos de la colecistocinina. La semivida del CCK-8 en la sangre es de cerca de 2.5 min, por lo que se administra en infusión o en bolo lento. Una alternativa a este es una comida grasa, como 300 mL de leche entera. Aunque intuitivamente este método es más fisiológico, es menos reproducible, y los datos de referencia tienen un rango normal más amplio. La morfina ocasiona la contracción del esfínter de Oddi, reduce la excreción de la bilis hacia el duodeno, aumenta la presión del conducto biliar y se utiliza para estimular el llenado de la vesícula biliar. Tiene una semivida de 2.5 h. El fenobarbital induce las enzimas hepáticas microsómicas y aumenta la conjugación y excreción de la bilirrubina, además de incrementar el flujo biliar. Se suele administrar durante las exploraciones para diagnosticar la atresia biliar en los neonatos.

Radiofármacos

Los radiomarcadores actuales se basan en análogos del ácido iminodiacético marcados con ^{99m}Tc. Los más usuales son el ácido trimetil-bromoiminodiacético marcado con ^{99m}Tc y el ácido isopropil-diminodiacético marcado con ^{99m}Tc. La European Nuclear Medicine Guide (9) recomienda actividades en adultos entre 111 y 185 MBq. Se sugieren actividades más altas en pacientes con hiperbilirrubinemia. Las actividades pediátricas se ajustan en función del peso, por ejemplo, utilizando la calculadora de dosis pediátrica de la EANM, hasta un mínimo de 20 MBq. La dosis efectiva para el HIDA marcado con ^{99m}Tc es de 16 microSv/MBq o de 1.8-3 mSv. El intestino grueso recibe la dosis más alta, seguido de la vesícula biliar, dependiendo de la fisiología individual del paciente.

Indicaciones

- Variantes de dolor en el cuadrante superior derecho o síndromes de dolor biliar funcional con hallazgos radiológicos normales o discinesia biliar.
- Medición de la fracción de eyección de la vesícula biliar (FEVB) en la colecistitis crónica o discinesia vesicular (enfermedad crónica de la vesícula biliar sin cálculos).
- Complicaciones posquirúrgicas, incluida la sospecha de fuga u obstrucción biliar postraumática o postoperatoria (trasplante de hígado, cirugía de las vías biliares, procedimiento de Kasai).
- Síndrome poscolecistectomía o disfunción del esfínter de Oddi.
- Reflujo enterogástrico y síndrome del asa aferente. Reflujo biliar hacia el esófago después de una gastrectomía.
- Anomalías congénitas del sistema biliar; atresia biliar, quistes coledocianos.
- Evaluación de los trasplantes de hígado.
- Revisión funcional del hígado antes de la resección hepática.
- Colecistitis.

Contraindicaciones

- La concentración de bilirrubina plasmática muy aumentada (p. ej., > 600 mmol/L) indica un alto grado de lesión hepatocelular, de modo que la captación hepática y la excreción biliar se visualizan mal y la dinámica de la investigación está alterada.
- El CCK-8 está contraindicado en pacientes que previamente hayan tenido efectos secundarios graves o tengan diagnóstico de una obstrucción intestinal.
- La inyección intravenosa rápida de dosis significativamente superiores a los 20 ng de sincalide, por kilogramo de peso corporal, suele provocar molestias abdominales (dolor cólico transitorio y náuseas). Idealmente, el CCK-8 se administra en una infusión de 1 h.

Protocolo de estudio general

Preparación del paciente

Para verificar que la vesícula biliar no está contraída en aquellos pacientes a los que se les realiza una evaluación por discinesia biliar, se requiere un ayuno de entre 2 y 6 h. Si el llenado de la vesícula biliar no es un punto importante, el ayuno no es necesario; por ejemplo, en la atresia biliar.

Técnica

- Imágenes planares dinámicas del hígado y el sistema biliar utilizando una gammacámara de campo de visión amplio con un colimador de propósitos generales de baja energía.
- Fotogramas cortos (p. ej., fotogramas de 1-2 s) en el momento de la inyección y durante 60 s para observar la fase vascular. Después, fotogramas de 1 min durante 60-90 min.
- Si la vesícula biliar no se visualiza a los 60 min, las proyecciones lateral derecha y oblicua anterior izquierda pueden ser útiles para distinguir la posible captación de la vesícula biliar del hígado.

Con la gammagrafía hepatobiliar normal (fig. 12-7), la actividad hepática se maximiza en 12 min, con una actividad hepática normal T1/2 de menos de 20 min. Las vías biliares se visualizan en 5-20 min y la vesícula biliar se llena entre 10-40 min. La actividad se observa en el duodeno y el intestino delgado después de 15-60 min si hay vesícula biliar o menos de 10 min después de la colecistectomía.

Las causas de error de la gammagrafía hepatobiliar (18) son las siguientes:

- Actividad en el duodeno y en la pelvis renal o dilatación del conducto cístico que puede confundirse con la actividad de la vesícula biliar.
- La falta de visualización de la vía biliar debe interpretarse con precaución en todos los pacientes con concentraciones de bilirrubina > 300 mmol/L.
- La falta de visualización también puede deberse al ayuno breve (< 2-4 h) o muy prolongado (> 24 h), a la obstrucción del colédoco de alto grado o a una enfermedad grave intercurrente.
- La morfina y los preparados relacionados pueden causar espasmo del esfínter de Oddi y causar un patrón similar a la obstrucción del colédoco.
- La actividad del pañal (posiblemente con contaminación de la piel) puede interpretarse como actividad intestinal.

Dolor epigástrico posprandial

La gammagrafía se ha basado en la demostración de la ausencia de llenado de la vesícula biliar en un protocolo estándar y la ausencia de llenado en la imagen tardía o después de la administración de morfina para inducir un aumento en la presión del conducto biliar. Aunque la gammagrafía tiene una sensibilidad (97%) y una especificidad (94%) muy elevadas, la exploración gammagráfica de la colecistitis aguda ha sido sustituida esencialmente por la ecografía, con la que se pueden visualizar los cálculos biliares y los signos de inflamación en una fracción del tiempo más breve que en la gammagrafía o la colangiopancreatografía por resonancia magnética (CPRM).

En pacientes con dolor de tipo biliar, sin cálculos biliares ni signos de inflamación en la ecografía o hallazgos en otros estudios, la gammagrafía biliar es útil para evaluar la vesícula biliar. Tanto el llenado como el vaciado de la vesícula biliar son evaluaciones útiles. Normalmente, dentro de la primera hora después de la inyección se produce una rápida eliminación de la reserva de sangre y la captación y excreción hepáticas, el drenaje biliar con el llenado de la vesícula biliar y la transferencia del marcador hacia el intestino delgado. Si la vesícula biliar no se visualiza después de 60 min, se puede administrar una inyección de morfina intravenosa (0.04 mg/kg) lentamente, durante 2 o 3 min, con el fin de aumentar el tono del esfínter de Oddi y la presión biliar para facilitar el llenado de la vesícula biliar. Si el marcador ya se ha difuminado hacia el intestino delgado, se debe administrar una nueva inyección de marcador antes de la morfina. Posteriormente, se realiza el estudio de imagen durante otros 30 min. Si no se visualiza la vesícula biliar después de esta maniobra, el estudio es compatible con una colecistitis aguda.

El vaciado de la vesícula biliar puede evaluarse utilizando colecistocinina para estimular la contracción de la vesícula. Una FEVB inferior al 38% se considera anómala y compatible con una colecistitis

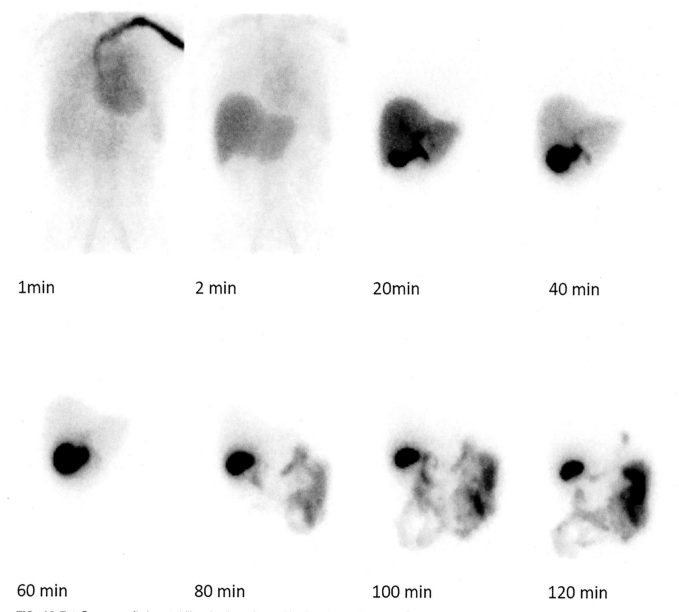

| 1min | 2 min | 20min | 40 min |

| 60 min | 80 min | 100 min | 120 min |

FIG. 12-7 ● Gammagrafía hepatobiliar sin alteraciones. Hombre de mediana edad con dolor epigástrico posprandial sin causas aparentes durante varios años, acompañado de náuseas ocasionales, distensión abdominal y heces pálidas. En los primeros 60 min se observa un estudio normal con llenado de la vesícula. Durante los siguientes 60 min se detecta el vaciado de la vesícula biliar durante la infusión de colecistocinina. La fracción de eyección de la vesícula biliar es del 65%.

crónica o una discinesia biliar. El valor normal suele ser superior al 50% (75 ± 20%). Se describen varios protocolos para la administración de colecistocinina con infusiones que van de 3-60 min, aunque el protocolo de 60 min es el mejor validado. En la figura 12-7 se muestra un caso de medición de la FEVB. Los primeros 60 min siguen el protocolo estándar. A continuación se administró una infusión intravenosa de colecistocinina (0.02 µg/kg durante 60 min). La FEVB se calcula a partir de la región de interés de la vesícula biliar como los recuentos a los 60 min después de la infusión de colecistocinina divididos entre los recuentos antes de la infusión de colecistocinina.

Complicaciones posquirúrgicas

El tiempo de las exploraciones de medicina nuclear (de minutos a horas) puede ser ventajoso cuando se buscan complicaciones después de la cirugía. El estudio en medicina nuclear de las complicaciones tempranas, como las hemorragias y los problemas vasculares, ha sido sustituido en gran medida por los estudios radiológicos. La excepción es cuando el problema es intermitente o de baja gravedad y hay múltiples sitios potenciales de complicación. Un ejemplo es la fuga biliar después de una cirugía compleja, como el trasplante de hígado o la reconstrucción del intestino delgado después de una cirugía gástrica o pancreática.

La gammagrafía biliar puede ser útil en la resolución de problemas de complicaciones quirúrgicas tardías que pueden estar relacionadas con la excreción y el drenaje biliar. Se puede evaluar la permeabilidad de la derivación y el efecto sobre la función. Es posible investigar el cólico persistente después de la colecistectomía en ausencia de hallazgos radiológicos. En las guías se sugiere el uso de una infusión de colecistocinina 10 min antes y durante una exploración con gammagrafía biliar

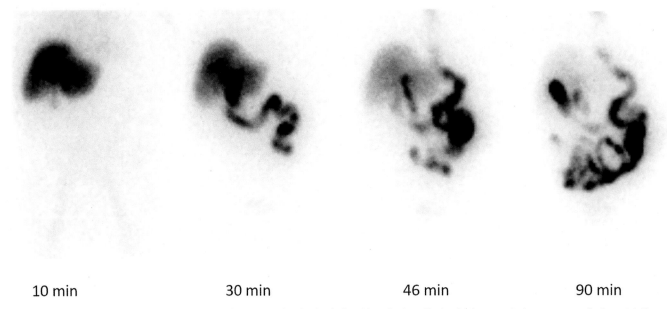

| 10 min | 30 min | 46 min | 90 min |

FIG. 12-8 ● Paciente con reflujo biliar posterior a una cirugía de derivación gástrica. En las imágenes de la gammagrafía hepatobiliar se observa la captación hepática normal y la excreción biliar hacia la anastomosis yeyunal. Durante los primeros 45 min hay un flujo biliar anterógrado hacia el intestino delgado. Después de 45 min se observa un reflujo biliar retrógrado hacia la bolsa gástrica y hacia el esófago que persiste hasta el final del estudio.

estándar en pacientes con sospecha de disfunción del esfínter de Oddi. La gammagrafía biliar también puede ser útil en casos de reflujo gástrico o biliar esofágico recurrente posquirúrgico (fig. 12-8). En los casos de infusión de colecistocinina, la imagen retardada y la SPECT o TC pueden ser herramientas útiles para demostrar el problema.

Atresia biliar

Se trata de una enfermedad inusual que ocurre en los recién nacidos y se caracteriza por el estrechamiento, la obstrucción o la ausencia de conductos biliares. La incidencia varía según la etnia, entre 1:5 000 y 1:15 000. Es necesario hacer un diagnóstico rápido ya que el tratamiento quirúrgico, como el procedimiento de Kasai (hepatoportoenterostomía),

puede retrasar la insuficiencia hepática y la necesidad de un trasplante de hígado. El bebé presenta ictericia neonatal y el objetivo del estudio es diferenciar la atresia de otras causas de ictericia neonatal.

El fenobarbital en dosis de 5 mg/kg, durante 5 días antes del estudio, aumenta la conjugación y la excreción de bilirrubina, así como el aumento del flujo biliar. No es necesario que el bebé esté en ayuno. La captación del marcador en el intestino delgado descarta la atresia, pero el retraso o la ausencia de tránsito del marcador hacia el intestino delgado no es específico de atresia. Si no se observa el tránsito del marcador hacia el intestino delgado, se realizan imágenes planares tardías por hasta 24 h. En la figura 12-9 se observa un ejemplo de conducto colédoco permeable en un lactante ictérico sin atresia biliar.

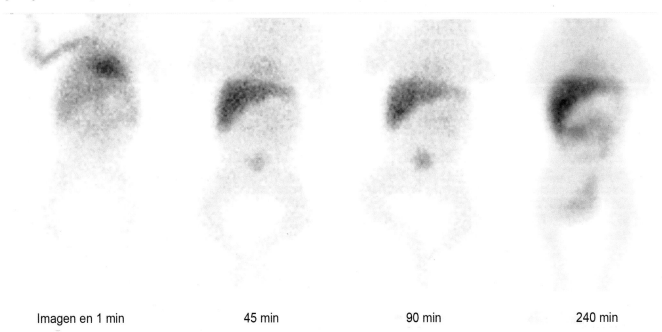

| Imagen en 1 min | 45 min | 90 min | 240 min |

FIG. 12-9 ● Gammagrafía hepatobiliar para investigar la hiperbilirrubinemia conjugada en un neonato. En las imágenes se observa la veloz captación del marcador en el hígado, pero una excreción biliar muy lenta y el tránsito del marcador hacia el intestino delgado, que solo se observa en la imagen tardía a las 4 h. El tránsito del marcador hacia el intestino delgado descarta el diagnóstico de atresia biliar.

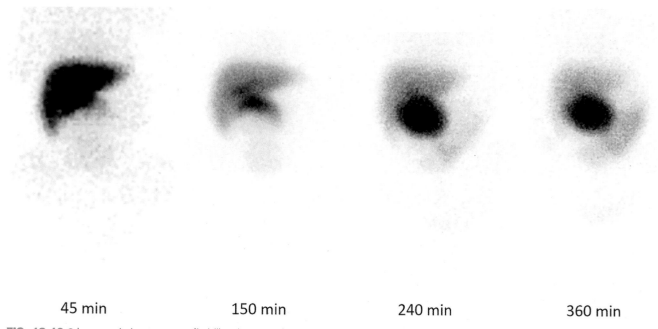

| 45 min | 150 min | 240 min | 360 min |

FIG. 12-10 ● Imagen de la gammagrafía biliar de un paciente con quistes del colédoco tipo 4A en la clasificación de Todani, en la que se incluye un gran quiste en el conducto colédoco proximal que se superpone al conducto cístico, así como un quiste intrahepático central. La eliminación lenta del marcador en el hígado sugiere un grado de obstrucción biliar.

Quistes del colédoco

Los quistes del colédoco son infrecuentes (menos de 1/150 000 nacimientos) y son más frecuentes en Asia y en las mujeres (3:1). Los quistes se clasifican según el sistema Todani en función de su número y posición. La mayoría de los casos se diagnostican durante la infancia, aunque también pueden diagnosticarse después. El abordaje es predominantemente la escisión quirúrgica, aunque el Todani tipo 3 con un quiste en el extremo distal del conducto colédoco puede ser tratado por colangiopancreatografía retrógrada endoscópica (CPRE). Los quistes del colédoco aumentan el riesgo de colangiocarcinoma, incluso después de la extirpación, y es necesario realizar un seguimiento continuo. En la figura 12-10 se observa un ejemplo de quiste del colédoco tipo 4A en la clasificación de Todani.

Funcionamiento hepático y planificación quirúrgica antes de la resección hepática

El hígado tiene tanto una capacidad de regeneración como una relativa sobrecapacidad funcional en las personas sanas. Esto hace que la resección hepática, para tratar los tumores hepáticos primarios y las metástasis, sea un procedimiento con morbilidad y mortalidad limitadas, aunque se requiere una evaluación confiable de la capacidad hepática remanente posquirúrgica para mantener su función. Existen varios métodos establecidos para evaluar el funcionamiento hepático, como los estudios de sangre y sistemas de puntuación clínica como la puntuación Child-Pugh-Turcotte. La volumetría hepática, mediante TC o RM, proporciona un método para evaluar la fracción hepática remanente, pero asume una proporcionalidad lineal entre el volumen y la función. En los estudios se ha demostrado que la resección hepática en el hígado sano es segura cuando hay un volumen residual del 25-30%. En el hígado enfermo, el umbral se eleva al 40%, aunque se trata de un valor empírico con muchas advertencias. Lo ideal sería que los métodos que tienen una medición de la función distribuida espacialmente, la cual pueda ser visualizada en una imagen, fueran una forma de combinar ambos abordajes y proporcionar potencialmente una evaluación más confiable e individualizada de la función hepática remanente.

Se han desarrollado métodos utilizando una serie de radiomarcadores que se enumeran en la tabla 12-1. La mebrofenina es la más disponible y existen varios métodos en la literatura médica que describen los protocolos, la evaluación cuantitativa y los valores funcionales umbrales basados en ellos. En la tabla 12-4 se presenta un método desarrollado en Ámsterdam (19). En esa ciudad se ha desarrollado un método cuantitativo para la evaluación de la función hepática (19). Después de una preparación estándar del paciente, utilizando una cámara SPECT o TC con colimador LEHR, se mide la captación hepática dinámica de mebrofenina en 38 fotogramas de 10 s/fotograma, en proyecciones planares anteriores y posteriores. La SPECT o TC se realiza inmediatamente después de la fase dinámica para 60 fotogramas a 8 s/fotograma junto con una TC de dosis baja (p. ej., 20 mA, 110 kV) sin contención de la respiración. Se adquiere una fase de excreción dinámica durante 20 fotogramas a 60 s/fotograma, matriz 128 × 128, en proyecciones anteriores y posteriores.

La tasa de absorción de la mebrofenina (TAM) se calcula a partir de las series dinámicas, calculando primero la media geométrica de cada fotograma; después las curvas de tiempo/actividad para el hígado, la sangre (ventrículo izquierdo y raíz aórtica) y el campo de visión total; y, finalmente, ajustando las curvas a un modelo cinético apropiado. La TAM se calcula como el porcentaje del total de mebrofenina administrada que se acumuló en el hígado por minuto (%/min) y normalizado a la superficie corporal (%/min por m²). La TAM se utiliza como medida de la función hepática general. Los métodos funcionales pueden utilizarse para evaluar la función y planificar intervenciones como la embolización de la vena porta y la asociación de partición hepática y ligadura portal para hepatectomía por etapas (ALPPS, *associating liver partition and portal vein ligation for staged hepatectomy*), cuyo objetivo es estimular la hipertrofia lobular antes de la resección.

En la figura 12-11 se observa el ejemplo de un paciente al que se le realizó la embolización de la vena porta derecha antes de la hemihepatectomía derecha por metástasis. Hay hipertrofia significativa del lóbulo izquierdo en un espacio de semanas y la función lobular izquierda, medida como la TAM normalizada, aumenta del 1% al 2.7%/min por m². En los estudios de la literatura médica se sugiere que un valor de 2.7%/min por m² es un límite inferior conservador para la función del remanente hepático futuro (RHF) en pacientes a los que se les realiza resección hepática por tumores biliares. La variabilidad de este umbral en función del tipo de enfermedad aún no se ha establecido.

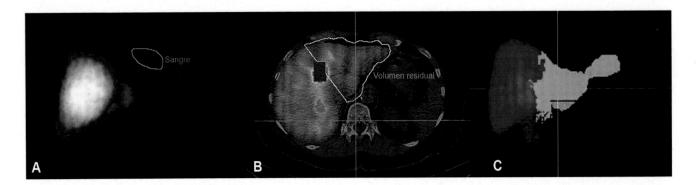

Imagen dinámica previa a la intervención de las regiones de interés con segmentación izquierda y derecha del hígado; RHF previsto

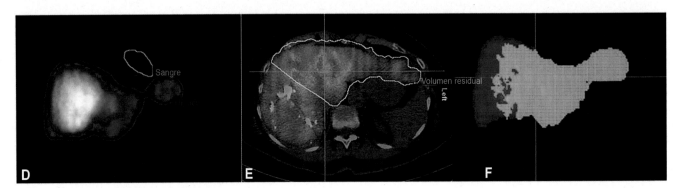

Imagen dinámica posterior a la intervención de las regiones de interés con segmentación izquierda y derecha del hígado; RHF previsto

FIG. 12-11 ● Planificación de imágenes gammagráficas del hígado, antes y después de la embolización de la vena porta derecha, previas a la hemihepatectomía derecha por metástasis. **A.** Ejemplo de imagen planar al principio de la exploración dinámica con regiones de interés para calcular la tasa de captación de mebrofenina. **B.** Región de interés del lóbulo hepático izquierdo, con el conducto biliar central enmascarado. **C.** Hígado segmentado. **D.** Imagen de gammagrafía dinámica temprana después de la embolización de la vena porta derecha. **E.** Imagen híbrida en la que se observa el material de embolización en el lóbulo derecho. **F.** Hígado segmentado mostrando hipertrofia del lóbulo izquierdo y reducción del lóbulo derecho. RHF: remanente hepático futuro.

EVALUACIÓN DEL HÍGADO ANTES DE LA RADIOTERAPIA INTERNA SELECTIVA

En este tratamiento se utiliza la embolización con pequeñas perlas (microesferas) marcadas con ^{90}Y que emiten partículas β y resultan en radioterapia localizada. Hay dos indicaciones principales:

- Tratamiento de tumores hepáticos primarios no resecables o de diversos tipos de metástasis hepáticas.
- Tratamiento neoadyuvante de tumores antes de la resección o el trasplante de hígado.

Los tumores derivan su circulación de la irrigación arterial hepática, por lo que el tratamiento se consigue al drenar selectivamente la arteria lobular o segmentaria que irriga la región tumoral. El tumor suele tener un alto flujo sanguíneo y las partículas se acumulan en gran medida en las regiones vasculares del tumor. En gran parte, el parénquima hepático normal obtiene su suministro de sangre de la vena porta, tiene una demanda arterial relativamente baja y solo recibe una fracción menor de la dosis de tratamiento. Existe el riesgo de que el tumor ocasione una derivación arteriovenosa de modo que parte de la dosis pase por el tumor hacia la vena hepática, y esto debe evaluarse antes de administrar la radioterapia interna selectiva (RTIS). Esto se hace como parte del trabajo de planificación de la angiografía, donde una vez seleccionada la posición del catéter para el tratamiento se administra una inyección de macroagregado de albúmina marcado con ^{99m}Tc (^{99m}Tc-MAA). La angiografía también se usa para evaluar y evitar o embolizar cualquier arteria pequeña que conecte la circulación hepática y gastroduodenal, que también puede evaluarse en la gammagrafía con ^{99m}Tc-MAA. Inmediatamente después de la angiografía, se realiza la prueba de imagen planar de tórax y abdomen y, posiblemente, una SPECT o TC para establecer la distribución más precisa del marcador en el hígado y los pulmones. La derivación sistémica del hígado hacia los pulmones se calcula como la proporción de la actividad total en los pulmones. Una dosis muy alta de partículas que se derivan hacia los pulmones conlleva el riesgo de neumonitis por radiación y, en última instancia, de fibrosis pulmonar. En las guías se sugiere reducir, entre el 10 y el 20%, las dosis de microesferas administradas para las derivaciones. La terapia está contraindicada en una derivación superior al 20%. En la figura 12-12 se muestra un paciente con un gran carcinoma hepatocelular y una derivación hepatosistémica del 11%.

Otras aplicaciones

Cabe mencionar que el coloide marcado con ^{99m}Tc ha tenido utilidad en el pasado para evaluar la cirrosis hepática, así como para identificar lesiones como el adenoma hepático, la hiperplasia nodular focal, el carcinoma y las metástasis. Aparte de ser un método alternativo para evaluar la reserva funcional del hígado, la gammagrafía con coloide marcado con ^{99m}Tc ha sido sustituida casi por completo por técnicas radiológicas.

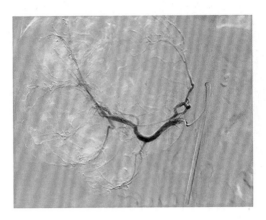

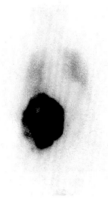

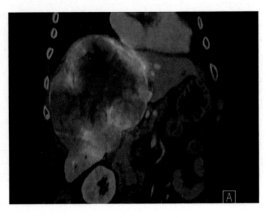

A **B** **C**

FIG. 12-12 ● Tratamiento con radioterapia interna selectiva (RTIS) de un paciente con un carcinoma hepatocelular grande. **A.** Angiograma del tumor durante la evaluación diagnóstica en el que se muestra la posición del catéter para el tratamiento. **B.** Gammagrafía planar después de la inyección del ^{99m}Tc-MAA desde el catéter. La mayor parte del marcador está en el tumor, pero hay un 11% de derivación hacia los pulmones. **C.** PET/TC con ^{90}Y del tumor, después del tratamiento, en la que se observa una distribución predominantemente periférica del marcador en el tumor centralmente necrótico. El ^{90}Y puede ser explorado con las imágenes Bremsstrahlung o la PET con ^{90}Zr. La dosis de ^{90}Y se reduce en función del grado de derivación pulmonar. La fracción de derivación pulmonar inferior al 10% no requiere una reducción de la dosis. Una fracción de derivación pulmonar entre el 10 y el 15%, como en este paciente, requiere una reducción de la dosis del 20%. La fracción de derivación pulmonar entre el 15 y el 20% requiere una reducción de la dosis del 40%. Una fracción de derivación pulmonar superior al 20% suele hacer que la RTIS con ^{90}Y sea inapropiada a menos que se pueda localizar y ocluir la derivación.

Ocasionalmente se siguen realizando imágenes de la sangre con eritrocitos marcados con ^{99m}Tc para visualizar el hemangioma cavernoso, donde se observa disminución de la perfusión y aumento de la captación de la sangre, en lugar de la RM.

En una publicación reciente sobre la PET cuantitativa de las funciones hepáticas, realizada por Keiding y cols. (20), se examinó el uso de la PET dinámica para evaluar la función. Gracias a la alta resolución espacial y temporal que ofrece la PET, se pueden medir parámetros relacionados con diversos modelos de compartimentos cinéticos. La ^{18}F-fluoro-D-galactosa (^{18}F-FDGal) se metaboliza casi exclusivamente en los hepatocitos y proporciona una medida del metabolismo hepático de los hidratos de carbono. Muestra que el valor de absorción estándar medido en una exploración estática, entre 10 y 20 min después de la inyección, se correlaciona linealmente con la tasa de depuración metabólica y puede sustituir a la cuantificación de la exploración dinámica. Esto proporciona el equivalente en la PET de la evaluación de la función hepática mediante la gammagrafía biliar con mebrofenina, como se ha descrito anteriormente, para estimar de forma preoperatoria el RHF metabólico.

El marcador de la PET más disponible, ^{18}F-FDG, tiene una cinética más compleja debido al metabolismo competitivo con la glucosa. Sin embargo, hay una serie de estudios con los que se investiga el uso de la ^{18}F-FDG para medir los efectos de la insulina y los fármacos en el hígado, así como el efecto de enfermedades como el hígado graso no alcohólico en el metabolismo de la glucosa. La PET también proporciona una herramienta potencialmente útil para medir la secreción de ácidos biliares (p. ej., ^{11}C-CSar), el metabolismo de los lípidos (p. ej., ^{11}C-palmitato) y el metabolismo de los aminoácidos (p. ej., ^{11}C-metionina).

GAMMAGRAFÍA ESPLÉNICA

El bazo tiene funciones hematológicas, linfáticas y del sistema reticuloendotelial o mononuclear fagocítico. Entre los radiomarcadores típicamente utilizados se encuentran los siguientes:

- Eritrocitos desnaturalizados con calor (HDRBC, *head-denatured red blood cells*) y marcados con ^{99m}Tc

- ^{99m}Tc-coloide de azufre o fitato
- Eritrocitos marcados con ^{99m}Tc

Hay varios estudios en los que se demuestra que el método HDRBC es más sensible que el coloide de azufre en la obtención de imágenes del bazo. Alrededor del 90% de los HDRBC se localizan en el bazo, en comparación con el 5-10% del marcador coloidal, donde la mayoría se absorbe en el hígado. Sin embargo, el coloide tiene la ventaja de no requerir manipulación de la sangre, lo que requeriría de procedimientos más complicados y un mayor control de calidad.

Los HDRBC tienen una forma alterada y se vuelven más esféricos y menos flexibles, por lo que se detienen en el lecho capilar esplénico. Los eritrocitos desnaturalizados son atrapados y eliminados por el bazo. Como resultado, el marcador radioactivo se localiza en el tejido esplénico y esto proporciona un medio para identificar el bazo y cualquier otro tejido esplénico. Las imágenes se toman de 1-2 h después de reintegrar la sangre marcada (21). La gammagrafía de leucocitos radiomarcados tiene la ventaja de ser una técnica bien establecida para la infección, pero la preparación es más complicada que la de los HDRBC.

Indicaciones

- Los bazos accesorios, o esplenúnculos, son un hallazgo frecuente, que con frecuencia surgen como variantes del desarrollo, suelen estar localizados en el bazo y a menudo son fáciles de identificar.
- La dispersión más generalizada del tejido esplénico, la esplenosis, puede verse después de un traumatismo o una intervención quirúrgica y es posible que sea más difícil de distinguir de otras posibles lesiones.
- Una indicación cada vez más frecuente es descartar el tejido esplénico como causa de una lesión hipervascular en el páncreas.
- Evaluar el hipoesplenismo funcional y la asplenia, por ejemplo, en la anemia de células falciformes o la amiloidosis.

Protocolo

En el método de eritrocitos desnaturalizados (9) se utiliza una modificación del método general de radiomarcaje de eritrocitos con el paso adicional de una suave desnaturalización por calor antes de la reinyección.

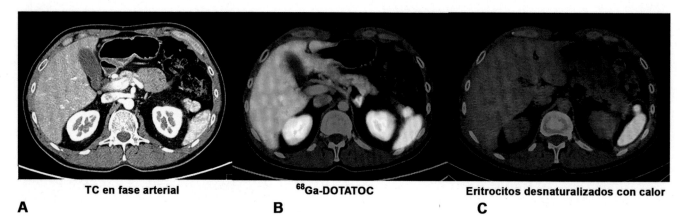

TC en fase arterial	**⁶⁸Ga-DOTATOC**	**Eritrocitos desnaturalizados con calor**
A	**B**	**C**

FIG. 12-13 ● Gammagrafía esplénica. Paciente con una lesión en la punta de la cola del páncreas que (**A**) es hipervascular en la TC arterial, (**B**) es positiva para DOTATOC marcado con ⁶⁸Ga y (**C**) muestra una fuerte captación de eritrocitos desnaturalizados por calor en la gammagrafía, compatible con tejido esplénico.

- El paciente no necesita ninguna preparación específica.
- Preparación de los eritrocitos con pirofosfato de estaño *in vitro* o *in vivo* (p. ej., utilizando un *kit* comercial de pirofosfato) y administración de la inyección intravenosa de aproximadamente 4 mg de cloruro de estaño/12 mg de pirofosfato de sodio y esperar 30 min.
- Tratamiento con 6 mL de sangre heparinizada con 75 MBq de ^{99m}Tc-pertecnetato.
- Incubación de la sangre marcada en un baño de agua estabilizado térmicamente entre 49-50 °C durante 35 min.
- Comprobación de los agregados (fotogramas con hipercoagulabilidad bajo el microscopio).
- Reincorporación (inyección) de la muestra de sangre.
- Imagen después de 60-90 min. Las guías de la EANM sugieren la obtención de imágenes planares seguidas de una SPECT o TC del abdomen o de otras zonas en cuestión. Si la indicación del estudio es realizar la caracterización de las lesiones conocidas más que determinar la extensión, entonces puede ser más productivo proceder directamente la SPECT o TC.

El objetivo es obtener imágenes de la mayor resolución posible, ya que las lesiones suelen ser pequeñas y estar muy cerca de la alta captación dentro del bazo (utilizar colimador LEHR, reconstrucción iterativa).

Un ejemplo se muestra en la figura 12-13, donde hay una lesión hipervascular y positiva al marcador de receptores de somatostatina en la cola del páncreas. Con otras técnicas radiológicas no se ha podido diferenciar si esta lesión es tejido esplénico ectópico o un tumor neuroendocrino bien diferenciado.

Cabría esperar una alta eficacia diagnóstica para la detección de tejido esplénico ectópico; sin embargo, hay ejemplos en los que el tejido esplénico verificado citológicamente ha sido negativo en la gammagrafía. Como la gammagrafía también puede utilizarse para evaluar el hipoesplenismo funcional, es posible que parte del tejido esplénico ectópico tenga una función alterada debido a su ubicación. Otras causas de error son la preparación deficiente, la variación de la temperatura de desnaturalización térmica, el pequeño tamaño de la lesión y la elevada actividad de fondo cercana.

AGRADECIMIENTOS

Los autores agradecen al Dr. Alp Notghi por haber facilitado los casos de tránsito intestinal y colónico.

Referencias

1. Knight LC, Kantor S, Doma S, Parkman HP, Maurer AH. Egg labeling methods for gastric emptying scintigraphy are not equivalent in producing a stable solid meal. *J Nucl Med.* 2007;48(11):1897–1900.
2. Hunt JN, Stubbs DF. The volume and energy content of meals as determinants of gastric emptying. *J Physiol.* 1975;245(1):209–225.
3. Donohoe KJ, Maurer AH, Ziessman HA, Urbain JL, Royal HD, Martin-Comin J, et al. Procedure guideline for adult solid-meal gastric-emptying study 3.0. *J Nucl Med Technol.* 2009;37(3):196–200.
4. Bar-Sever Z. Scintigraphic evaluation of gastroesophageal reflux and pulmonary aspiration in children. *Semin Nucl Med.* 2017;47(3): 275–285.
5. Falk GL, Beattie J, Ing A, Falk SE, Magee M, Burton L, et al. Scintigraphy in laryngopharyngeal and gastroesophageal reflux disease: a definitive diagnostic test? *World J Gastroenterol.* 2015;21(12):3619–3627.
6. Maurer AH, Camilleri M, Donohoe K, Knight LC, Madsen JL, Mariani G, et al. The SNMMI and EANM practice guideline for small-bowel and colon transit 1.0. *J Nucl Med.* 2013;54(11):2004–2013.
7. Solnes LB, Sheikhbahaei S, Ziessman HA. Nuclear scintigraphy in practice: gastrointestinal motility. *AJR Am J Roentgenol.* 2018;211(2):260–266.
8. Aung W, Murata Y, Ishida R, Takahashi Y, Okada N, Shibuya H. Study of quantitative oral radioactivity in salivary gland scintigraphy and determination of the clinical stage of Sjogren's syndrome. *J Nucl Med.* 2001;42(1):38–43.
9. Hustinx R, Muylle K. European Nuclear Medicine Guide. European Association of Nuclear Medicine. 2018. https://www.eanm.org/publicpress/european-nuclear-medicine-guide/(accessed July 18, 2021)
10. Spottswood SE, Pfluger T, Bartold SP, Brandon D, Burchell N, Delbeke D, et al. SNMMI and EANM practice guideline for meckel diverticulum scintigraphy 2.0. *J Nucl Med Technol.* 2014;42(3):163–169.
11. ACR–SPR Practice parameter for the performance of gastrointestinal scintigraphy. 2020. https://www.acr.org/-/media/ACR/Files/Practice-Parameters/GI-Scint.pdf (accessed 7/18/2021)
12. Merrick MV, Eastwood MA, Ford MJ. Is bile acid malabsorption underdiagnosed? An evaluation of accuracy of diagnosis by measurement of SeHCAT retention. *Br Med J.* 1985;290(6469): 665–668.
13. Aburano T, Yokoyama K, Kinuya S, Takayama T, Tonami N, Hisada K, et al. Indium-111 transferrin imaging for the diagnosis of protein-losing enteropathy. *Clin Nucl Med.* 1989;14(9):681–685.
14. Simonsen JA, Braad PE, Veje A, Gerke O, Schaffalitzky De Muckadell OB, Hoilund-Carlsen PF. (111)Indium-transferrin for localiza-

tion and quantification of gastrointestinal protein loss. *Scand J Gastroenterol.* 2009;44(10):1191–1197.

15. de Kaski MC, Peters AM, Bradley D, Hodgson HJ. Detection and quantification of protein-losing enteropathy with indium-111 transferrin. *Eur J Nucl Med.* 1996;23(5):530–533.

16. Dam HQ, Brandon DC, Grantham VV, Hilson AJ, Howarth DM, Maurer AH, et al. The SNMMI procedure standard/EANM practice guideline for gastrointestinal bleeding scintigraphy 2.0. *J Nucl Med Technol.* 2014;42(4):308–317.

17. Tulchinsky M, Ciak BW, Delbeke D, Hilson A, Holes-Lewis KA, Stabin MG, et al. SNM practice guideline for hepatobiliary scintigraphy 4.0. *J Nucl Med Technol.* 2010;38(4):210–218.

18. Low CS, Ahmed H, Notghi A. Pitfalls and limitations of radionuclide hepatobiliary and gastrointestinal system imaging. *Semin Nucl Med.* 2015;45(6):513–529.

19. Rassam F, Olthof PB, Richardson H, van Gulik TM, Bennink RJ. Practical guidelines for the use of technetium-99m mebrofenin hepatobiliary scintigraphy in the quantitative assessment of liver function. *Nucl Med Commun.* 2019;4(40):297–307.

20. Keiding S, Sorensen M, Frisch K, Gormsen LC, Munk OL. Quantitative PET of liver functions. *Am J Nucl Med Mol Imaging.* 2018;8(2):73–85.

21. Armas R, Thakur ML, Gottschalk A. A simple method of spleen imaging with 99mTc-labeled erythrocytes. *Radiology.* 1979;132(1):215–216.

PREGUNTAS DE AUTOEVALUACIÓN DEL CAPÍTULO

1. Se explora a un paciente con una gammagrafía de las glándulas salivales. En el estudio se observa la captación y la excreción ligeramente reducidas en las glándulas parótidas y submandibulares; además, la captación es asimétricamente reducida en las glándulas parótidas, considerablemente menor en la glándula parótida derecha.

   ¿Cuál de las siguientes opciones explica los resultados?

   A. Radioterapia para el cáncer de amígdalas

   B. Cálculo salival

   C. Lupus

   D. Tratamiento con tolterodina por la inestabilidad de la vejiga

2. Las imágenes de la SPECT o TC con leucocitos radiomarcados y de la TC con contraste son de un paciente con varias lesiones por encima

y por debajo del diafragma. ¿Cuál es la explicación más probable de los resultados?

A. Tumor neuroendocrino pancreático metastásico

B. Hemangiomas

C. Hipoesplenismo funcional

D. Esplenosis traumática

Respuestas a las preguntas de autoevaluación del capítulo

1. A. La opción A es la causa más probable, ya sea como resultado de un tratamiento reciente y una respuesta subaguda, o por el efecto a largo plazo de una dosis importante de radiación en la amígdala derecha cercana, realizada normalmente con 60-70 Gy. Los cálculos salivales (B) suelen ser sintomáticos, más frecuentemente en los conductos de la glándula submandibular. Los casos agudos se investigan mediante radiografía, TC o ecografía. Los efectos crónicos pueden provocar inflamación, atrofia y xerostomía. Aproximadamente entre el 14 y el 18% de los pacientes con lupus (C) presentan también el síndrome de Sjøgren, que suele ser bilateral. La tolterodina (D) es un antimuscarínico no selectivo que se utiliza para tratar la urgencia y la incontinencia urinarias. La xerostomía es un efecto secundario frecuente. El efecto puede diferir entre las glándulas submandibulares y las parótidas, lo que refleja sus funciones fisiológicas ligeramente diferentes. Tanto la respuesta C como la D demuestran actividad de las glándulas salivales ampliamente simétrica y disminuida.

2. D. El bazo está ausente, pero hay zonas focales de gran actividad, que son compatibles con una probable esplenosis postraumática como explicación de los hallazgos de las imágenes. El paciente tenía antecedentes de traumatismo esplénico, esplenectomía, y se investigó la extensión de la esplenosis. La gammagrafía de leucocitos radiomarcada no es adecuada para la evaluación por imagen de los tumores neuroendocrinos. Los hemangiomas pueden mostrar una leve captación con la gammagrafía de leucocitos radiomarcados, pero el radiomarcador preferido para evaluar los hemangiomas son los eritrocitos radiomarcados. El hipoesplenismo funcional tuvo una menor captación de leucocitos radiomarcados.

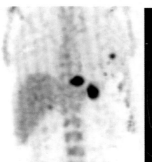
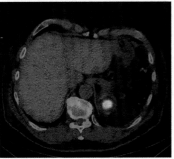

A   **B**

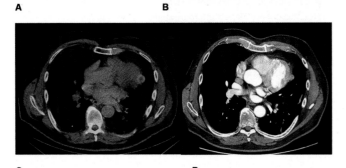

C   **D**

Gammagrafía renal 13

Hossein Jadvar

OBJETIVOS DE APRENDIZAJE

1. Reconocer los distintos radiomarcadores que se utilizan en la gammagrafía renal.

2. Mencionar una serie de enfermedades renales que pueden evaluarse de manera eficaz con la gammagrafía.

3. Describir la utilidad y las limitaciones de la tomografía por emisión de positrones con ^{18}F-fluorodesoxiglucosa en la evaluación con imágenes del carcinoma de células renales.

La gammagrafía ofrece información diagnóstica, basada en imágenes, sobre la estructura y el funcionamiento renal. Muchos radiomarcadores de fotón único se utilizan desde hace tiempo en la rutina clínica de la gammagrafía renal. Están diseñados para proporcionar información fisiológica que complemente las modalidades de imagen basadas principalmente en la estructura, como la ecografía, la tomografía computarizada (TC) y la resonancia magnética (RM). Con la rápida expansión del uso de la tomografía por emisión de positrones (PET, *positron emission tomography*) y, más recientemente, de los sistemas híbridos de imagen estructural y funcional, como la PET/TC, se han desarrollado oportunidades adicionales para la evaluación cuantitativa por imagen de las enfermedades renales, tanto en el ámbito clínico como en el de la investigación. En este capítulo se revisa la contribución única de la gammagrafía, incluida la PET, en la evaluación por imagen de la estructura y el funcionamiento renal, en primer lugar, con una breve discusión de los radiofármacos utilizados en la gammagrafía renal. Después de una revisión de los patrones normales, se detallarán varios procesos patológicos en los que ha contribuido la gammagrafía.

RADIOFÁRMACOS

Ácido dietilentriaminopentaacético marcado con [99m]Tc

El ácido dietilentriaminopentaacético marcado con [99m]Tc (^{99m}Tc-DTPA) es el ácido que se usa de forma habitual para evaluar la tasa de filtración glomerular (TFG). La sustancia ideal para medir la TFG solo se elimina por filtración glomerular y no se secreta ni se reabsorbe. El ^{99m}Tc-DTPA satisface el primer requisito, pero tiene grados variables de unión a proteínas que desvían su cinética del ácido ideal, como la inulina. Para una dosis de 20 mCi (740 MBq), la exposición de los riñones y la vejiga urinaria a la radiación es de 1.8 y 2.3 rad, respectivamente (1).

Ortoyodohipurato marcado con [131]I

El mecanismo de eliminación renal del ortoyodohipurato marcado con [131]I (^{131}I-OIH) es de aproximadamente un 20% por TFG y un 80% por secreción tubular. El ^{131}I-OIH es una alternativa aceptable del ácido *para*-aminohipúrico (PAH) para determinar el flujo plasmático renal, aunque su eliminación es un 15% inferior. El PAH no es eliminado en

su totalidad por los riñones, ya que alrededor del 10% del PAH arterial permanece en la sangre venosa renal. Por tanto, el ^{131}I-OIH mide el flujo plasmático renal *efectivo* (FPRE). La eficiencia de la extracción tubular del ^{131}I-OIH es del 90% y no hay excreción hepatobiliar. El OIH también puede marcarse con ^{123}I, que no solo proporciona una cinética urinaria equivalente a la del marcador ^{131}I, sino que también ofrece una mejor calidad de imagen debido a la dosis administrada, que es mayor, en vista de su exposición más favorable a la radiación. Para una dosis de 300 µCi (11 MBq) de OIH ^{131}I, las exposiciones a la radiación de los riñones y la vejiga urinaria son de 0.02 y 1.4 rad, respectivamente. Unas cuantas gotas de yodo no radioactivo (p. ej., una solución saturada de yoduro de potasio) por vía oral reducen al mínimo la captación tiroidea de ^{131}I libre (1).

Mercaptoacetiltriglicina marcada con [99m]Tc

La mercaptoacetiltriglicina marcada con [99m]Tc (^{99m}Tc-MAG3) tiene propiedades similares a la OIH, pero proporciona ventajas significativas como una mejor calidad de la imagen y menor exposición a la radiación. La fracción de extracción tubular de la MAG3 es inferior a la del OIH, entre el 60 y 70%. También hay un 3% de excreción hepatobiliar que aumenta con la insuficiencia renal. Sin embargo, a pesar de estas características, la MAG3 es una sustancia utilizada con frecuencia en la evaluación gammagráfica del funcionamiento renal. Para una dosis de 10 mCi (370 MBq), las exposiciones a la radiación de los riñones y la vejiga urinaria son de 0.15 y 4.4 rad, respectivamente (1).

Ácido dimercaptosuccínico marcado con [99m]Tc

El ácido dimercaptosuccínico marcado con [99m]Tc (^{99m}Tc-DMSA) se ubica en la corteza renal con una concentración elevada y tiene una tasa de excreción urinaria lenta. Alrededor del 50% de la dosis inyectada se acumula en la corteza renal en 1 h. El marcador se une a las células renales tubulares proximales. Debido a la alta retención del DMSA en la corteza renal, se ha convertido en un elemento útil para la adquisición de imágenes del parénquima renal. Para una dosis de 6 mCi (11 MBq), las exposiciones a la radiación de los riñones y la vejiga urinaria son 3.78 y 0.42 rad, respectivamente (1).

^{18}F-fluorodesoxiglucosa

El radiomarcador emisor de positrones de uso más habitual en la PET es la fluorodesoxiglucosa (FDG). La desoxiglucosa marcada con ^{18}F es una forma modificada de la glucosa en la que el grupo hidroxilo en la posición 2 se sustituye por el emisor de positrones ^{18}F. La FDG se acumula en las células en proporción al metabolismo de la glucosa. Los transportadores de glucosa de la membrana celular facilitan el transporte de glucosa y FDG a través de la membrana celular. Tanto la glucosa como la FDG son fosforiladas en la posición 6 por la hexocinasa. La conversión de glucosa-6-fosfato o FDG-6-fosfato de nuevo en glucosa o FDG, respectivamente, se ve afectada por la enzima fosfatasa. En la mayoría de los tejidos, también el canceroso, hay poca actividad de la fosfatasa. El FDG-6-fosfato no puede experimentar más conversiones y, por tanto, queda confinado en la célula. La FDG se elimina por medio de la orina. La dosis típica de FDG es de 0.144 mCi/kg (mínimo 1 mCi y máximo 20 mCi). La pared de la vejiga urinaria recibe la mayor dosis de radiación por parte de la FDG (2,3). La dosis de radiación depende de la tasa de excreción, el tamaño variable de la vejiga, el volumen de esta en el momento de la administración de la FDG y la curva estimada de tiempo de actividad de la vejiga. Para la dosis típica de 15 mCi de FDG y vaciado a 1 h después de la inyección del marcador, la dosis media de radiación absorbida estimada en la pared de la vejiga de un adulto es de 3.3 rad (0.22 rad/mCi) (4). Las dosis en otros órganos se sitúan entre 0.75 y 1.28 rad (0.050-0.085 rad/mCi) para una dosis media en órganos de 1 rad (4).

FUNCIONAMIENTO RENAL NORMAL

La TFG y el FPRE pueden evaluarse mediante técnicas de imagen nuclear cuantitativas y dinámicas. La TFG cuantifica la cantidad de filtrado formado por minuto (normal: 125 mL/min en adultos). Solo el 20% del flujo plasmático renal se filtra a través de la membrana semipermeable del glomérulo. El filtrado no contiene proteínas y se reabsorbe casi por completo en los túbulos. La filtración se mantiene en un rango de presiones arteriales con autorregulación. La sustancia ideal para la determinación de la TFG es la inulina, que solo se filtra pero no se secreta ni se reabsorbe (1,5).

El ^{99m}Tc-DTPA suele usarse para evaluar la perfusión renal y la filtración glomerular, aunque entre el 5 y 10% del DTPA inyectado se une a proteínas y el 5% permanece en los riñones a las 4 h. En un protocolo típico de adquisición de imágenes se incluyen proyecciones posteriores del flujo de 5 s durante 1 min, seguidas de imágenes de 1 min por fotograma durante 20 min. La TFG puede obtenerse por medio del método Gates, en el que se usan imágenes de captación renal durante el segundo y tercer minuto posteriores a la administración del DTPA. Las regiones de interés se dibujan sobre los riñones y se aplica la corrección de la actividad de fondo. La gammacámara cuenta con una dosis estándar para la normalización. La corrección de la atenuación de los fotones en profundidad se realiza a partir de una fórmula en la que se relaciona el peso corporal y la estatura. Se puede obtener una TFG dividida para cada riñón, lo que no es posible con el método de depuración de la creatinina (1,5).

El FPRE (normal: 585 mL/min en adultos) puede obtenerse utilizando imágenes con el OIH y la MAG3 (6). Sin embargo, el OIH ha sido sustituido en gran medida por la MAG3 debido a sus mejores características de imagen y dosimetría (debido al radiomarcaje con ^{99m}Tc). En la actualidad, la MAG3 es la sustancia de elección para la toma de imágenes renales, principalmente por la eliminación renal combinada de la MAG3, tanto por filtración como por extracción tubular, lo que permite obtener imágenes de alta calidad incluso en los pacientes con función renal deteriorada. El protocolo de adquisición de imágenes incluye imágenes en proyección posterior de 1 s durante 60 s (estudio de flujo), seguidas de imágenes de 1 min durante 5 min y después de imágenes de 5 min durante 30 min. La función tubular relativa puede obtenerse dibujando las regiones renales de interés corregidas por la actividad de fondo. Se realiza un renograma para representar la captación del marcador renal a lo largo del tiempo; la primera parte tiene una pendiente

pronunciada que se produce en unos 6 s después de la actividad aórtica máxima (fase I), que representa la perfusión, seguida de la extensión al valor máximo, que representa tanto la perfusión renal como la eliminación renal temprana (fase II). La siguiente fase (fase III) es descendente y representa la eliminación. La perfusión normal de los riñones es simétrica (50 ± 5%). La actividad máxima del renograma se produce en torno a los 2 o 3 min (frente a los 3-5 min con el DTPA) en los adultos normales, y a los 30 min más del 70% del marcador se elimina y está presente en la vejiga (fig. 13-1) (1,5).

La estructura cortical renal puede visualizarse con el DMSA, que se correlaciona fuertemente con la filtración glomerular diferencial y el flujo sanguíneo renal diferencial. La adquisición de imágenes se inicia entre 90 y 120 min después de la administración del marcador, aunque pueden obtenerse imágenes hasta en 4 h. Se obtienen imágenes planares en las proyecciones anterior, posterior, anterior izquierda; anterior derecha y oblicua posterior derecha y oblicua posterior izquierda. También se suele realizar una tomografía computarizada por emisión de fotón único (SPECT, *single-photon emission computed tomography*). En una exploración normal, se observa una captación cortical renal distribuida de manera uniforme. Las variaciones normales incluyen la joroba de dromedario (impresión esplénica en el riñón izquierdo), la lobulación fetal, el riñón en herradura, la ectopia fusionada cruzada y la columna de Bertin con hipertrofia. Las imágenes renales también permiten evaluar con precisión el tamaño relativo del riñón, la posición, el eje y si hay presencia de infarto cortical (fig. 13-2) (1,5).

APLICACIONES CLÍNICAS

Insuficiencia renal

En la insuficiencia renal, las disfunciones glomerulares y tubulares se traducen en gammagrafías y renogramas anómalos. La captación renal de MAG3 es prolongada, con estasis tubular del marcador y eliminación disminuida o ausente. Se ha observado que, en los pacientes con insuficiencia renal aguda, la demostración de la actividad renal de MAG3 más que la hepática en 1-3 min indica una probable recuperación, mientras que cuando la captación renal es menor que la hepática, puede ser necesario realizar diálisis (7). En la insuficiencia renal crónica hay una disminución de la perfusión renal, de la extracción del marcador cortical y de la eliminación. Sin embargo, este patrón de imagen es inespecífico y debe interpretarse en el contexto clínico (1).

Infección renal

La pielonefritis aguda se asocia con fiebre, dolor en fosa renal, leucocitosis y piuria. Las exploraciones con leucocitos radiomarcados (p. ej., leucocitos marcados con indio-111) y citrato marcado con galio-67 pueden ayudar a identificar la pielonefritis aguda. Sin embargo, estos métodos tienen como inconveniente un tiempo de adquisición de imágenes

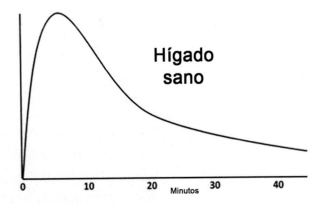

FIG. 13-1 ● Renograma normal con mercaptoacetiltriglicina marcada con ^{99m}Tc (^{99m}Tc-MAG3).

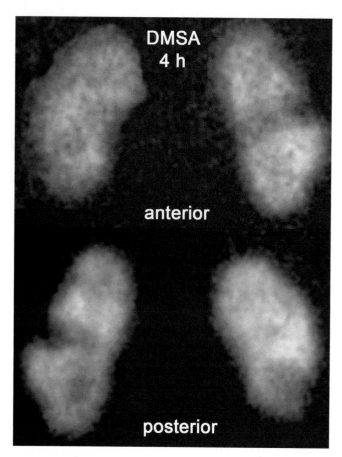

FIG. 13-2 ● En la gammagrafía planar anterior y posterior con ácido dimercaptosuccínico marcado con ^{99m}Tc (^{99m}Tc-DMSA), obtenida 4 h después de la administración del radiomarcador, se observaron defectos corticales periféricos pequeños (*lateral superior*) y más grandes (*lateral medio*) en el riñón izquierdo, compatibles con infartos renales. La SPECT (no mostrada) puede utilizarse para definir mejor la extensión de los defectos corticales renales. SPECT: tomografía computarizada por emisión de fotón único.

prolongado (más de 24 h) y mayor exposición a la radiación. En el entorno clínico adecuado, las imágenes corticales con el DMSA son muy sensibles para detectar la pielonefritis aguda (8). La pielonefritis aguda tiene regiones segmentarias de disminución de la captación del marcador con un patrón ovalado, redondo o en cuña. También puede haber una disminución generalizada y difusa de la captación renal que, asociada con un riñón normal o ligeramente agrandado, es sospechosa de un proceso infeccioso agudo. La base fisiopatológica de la disminución de la captación cortical del DMSA en la infección está relacionada con la disminución de la distribución del marcador a la zona infectada y con la lesión infecciosa directa en las células tubulares, que compromete su función y captación del marcador. Un defecto cortical en forma de cuña con disminución regional del tamaño renal es compatible con una cicatrización postinfecciosa. Los infartos renales también pueden tener un aspecto similar (1,5).

Enfermedad renal obstructiva

Una solicitud clínica frecuente es la de evaluar la uropatía obstructiva. Aunque la prueba de Whitaker sigue siendo el estándar para determinar la obstrucción, el renograma con diurético es un procedimiento mucho menos invasivo y es una prueba excelente para evaluar la uropatía obstructiva. En general, se recomienda que el paciente esté bien hidratado. En los niños y adultos sin control vesical se puede utilizar una sonda para asegurar el vaciado de la vejiga y reducir la presión en el aparato urinario. A menudo se usa la gammagrafía con MAG3. La furosemida se administra por vía intravenosa (1 mg/kg; dosis más alta en casos de insuficiencia renal) cuando la pelvis renal y el uréter están distendidos al máximo (9). Esto puede ocurrir 10-15 min después de la administración del marcador o tardar 30-40 min. Se dibujan las regiones de interés alrededor de cada pelvis renal con las regiones de fondo como formas de media luna laterales a cada riñón. Después de la administración de la furosemida, el vaciado rápido del sistema colector con un descenso posterior de la curva del renograma es compatible con una dilatación sin obstrucción. Se puede descartar la obstrucción si el semitiempo de eliminación ($T_{1/2}$) del vaciado de la pelvis renal es inferior a 10 min. Una curva que alcanza una meseta o sigue aumentando después de la administración de la furosemida refleja un patrón obstructivo con un $T_{1/2}$ del vaciado superior a los 20 min (fig. 13-3). Un descenso lento después de

FIG. 13-3 ● Renograma con mercaptoacetiltriglicina marcada con ^{99m}Tc (^{99m}Tc-MAG3) anómalo después de la administración de furosemida en el que se observa hidronefrosis izquierda y disminución de la cinética de depuración urinaria izquierda causada por una obstrucción de la unión ureteropiélica.

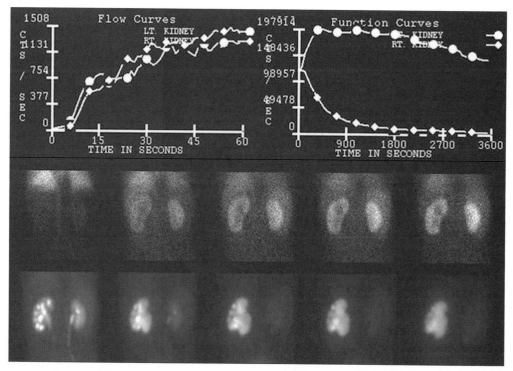

la administración de furosemida puede indicar una obstrucción parcial. También puede observarse una aparente mala respuesta a la furosemida en caso de dilatación pélvica grave (efecto reservorio). Otros obstáculos son la técnica incorrecta de la inyección del diurético o del radiomarcador, el deterioro de la función renal y la deshidratación, en la que el retraso en el tránsito y la excreción del marcador puede no ser superado por el efecto de un diurético. Los riñones de los neonatos (< 1 mes de edad) pueden ser demasiado inmaduros para responder a la furosemida y no son candidatos adecuados para la gammagrafía renal con diuréticos (1,5).

Enfermedad renovascular

La inhibición de la enzima convertidora de angiotensina (ECA) impide la conversión de angiotensina I en angiotensina II. En la estenosis de la arteria renal, la angiotensina II constriñe las arteriolas eferentes como mecanismo compensatorio para mantener la TFG a pesar de la disminución del flujo sanguíneo renal aferente. Por tanto, la inhibición de la ECA en la estenosis de la arteria renal reduce la TFG al interferir con el mecanismo compensatorio.

Antes del estudio, el paciente debe estar bien hidratado. Deben suspenderse los inhibidores de la ECA (captopril durante 2 días, enalapril o lisinopril durante 4-5 días), ya que de lo contrario puede reducirse la sensibilidad diagnóstica del estudio. Los diuréticos deben suspenderse preferentemente durante una semana. La deshidratación resultante de los diuréticos puede potenciar el efecto del captopril y contribuir a la hipotensión. El captopril (25-50 mg) triturado y disuelto en 250 mL de agua se administra por vía oral seguido de la supervisión de la presión arterial cada 15 min durante 1 h. Como alternativa, se administra enalaprilat (40 µg/kg hasta 2.5 mg) por vía intravenosa durante 3-5 min. Se puede realizar una gammagrafía basal antes del renograma con captopril (protocolo de 1 día) o al día siguiente, solo si el estudio con captopril es anómalo (protocolo de 2 días).

El riñón afectado en la hipertensión renovascular (HRV) suele tener una curva de renograma con una pendiente inicial reducida, retraso en el tiempo hasta la actividad máxima, retención cortical prolongada y pendiente descendente lenta después del punto máximo. Estos hallazgos se deben a la lentificación del tránsito del marcador debido al aumento de la retención de solutos y agua en respuesta a la inhibición de la ECA. En los estudios con ^{99m}Tc-MAG3 y ^{131}I-OIH, la reducción del flujo de orina provoca retraso y disminución de la atenuación del marcador en el sistema colector. El ^{99m}Tc-DTPA muestra una captación reducida en el lado afectado (10).

En los informes de consenso sobre los métodos y la interpretación del renograma con ECA, se elaboró un sistema de puntuación de las curvas del renograma (11-13). Se ha recomendado que se apliquen las categorías de probabilidad alta (> 90%), intermedia (10-90%) y baja (< 10%) al renograma con captopril, con base en el cambio de la puntuación de la curva del renograma entre los renogramas iniciales y los posteriores a la administración del fármaco. Entre las mediciones cuantitativas, la función renal relativa, el tiempo hasta la actividad máxima y la relación entre la actividad renal a los 20 min y el punto de actividad máxima (20/punto) se utilizan más que otros parámetros. Para la gammagrafía renal con MAG3, el cambio del 10% en la función renal relativa, el aumento de la actividad máxima de 2 min o más y el incremento del parénquima en 20 por punto de actividad máxima del captopril de 0.15 representan una alta probabilidad de HVR (14).

El renograma con captopril tiene una sensibilidad del 80-95% y una especificidad del 50-94% para la detección de la HVR (10). Con la estenosis renovascular bilateral, la detección de la estenosis por medio del renograma estimulado por captopril puede ser más complicada (10). Es más la excepción que la regla que la estenosis renovascular bilateral tenga hallazgos simétricos en el renograma con captopril. En los estudios realizados en modelos caninos con estenosis bilateral de la arteria renal se constató que el captopril producía cambios sorprendentes en la curva de tiempo-actividad de cada riñón y que son más significativos en el riñón con mayor estenosis (10).

Evaluación para trasplante renal

El trasplante renal es un procedimiento habitual en los Estados Unidos. Los pacientes con enfermedad renal en etapa terminal que reciben trasplantes con éxito tienen una mayor calidad de vida que los que son tratados con diálisis de manera crónica. Existen varias complicaciones asociadas con el trasplante renal. Entre estas se encuentran: compromiso vascular (trombosis arterial o venosa), formación de linfoceles, extravasación urinaria, necrosis tubular aguda (NTA), toxicidad por medicamentos y rechazo de órganos. La gammagrafía proporciona información imagenológica importante sobre estas posibles complicaciones para impulsar una intervención correctiva (15).

La complicación más temprana puede ser el rechazo hiperagudo, que suele manifestarse inmediatamente después del trasplante y se debe a los anticuerpos citotóxicos preformados. Otras complicaciones tempranas pueden ser la disminución repentina de la diuresis y la obstrucción urinaria aguda. En la gammagrafía con DTPA o MAG3 se observa ausencia de perfusión y función con trombosis completa de la arteria o vena renal. Un hallazgo sensible pero inespecífico de rechazo agudo es cuando hay una disminución > 20% en la relación entre la actividad renal y la actividad aórtica (16).

La gammagrafía renal realizada pocos días después del trasplante suele mostrar perfusión intacta, pero excreción retrasada y disminuida del marcador y cierta retención cortical de marcador. Esto suele deberse a la NTA y es más frecuente con los injertos procedentes de cadáveres que los de donantes vivos (fig. 13-4). Si la perfusión y la función siguen disminuyendo, se considera que hay rechazo. Sin embargo, la NTA, la obstrucción, la toxicidad por medicamentos (ciclosporina) y el rechazo pueden tener un aspecto gammagráfico relativamente similar. El diagnóstico diferencial debe considerarse en el contexto clínico y el intervalo desde el trasplante, aunque dos o más de estas alteraciones pueden coexistir. En un estudio, una segunda fase no ascendente de la curva del renograma con MAG3 fue predictiva de la disfunción del injerto. No obstante, los pacientes con NTA no eran significativamente más propensos a tener una curva no ascendente que los que tenían un rechazo

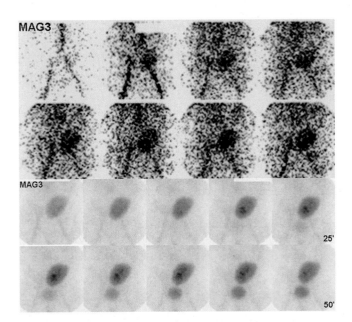

FIG. 13-4 ● En la imagen renal planar anterior con mercaptoacetiltriglicina marcada con ^{99m}Tc (^{99m}Tc-MAG3) se muestra un trasplante renal pélvico izquierdo en funcionamiento. La retención cortical leve del ^{99m}Tc-MAG3 está relacionada con la necrosis tubular aguda leve. Obsérvese la acumulación progresiva de orina excretada en la vejiga urinaria. 25' y 50' denotan 25 y 50 min (desde el momento de la administración del radiomarcador), respectivamente.

agudo. La curva ascendente era inespecífica y podía observarse tanto en los injertos normales como en los que no funcionaban bien (17).

En la gammagrafía renal, la extravasación de la orina puede observarse como una acumulación de radiomarcador excretado afuera del trasplante y de la vejiga urinaria. Las pequeñas fugas de orina y el deterioro del funcionamiento del trasplante renal dificultan la identificación de una fuga en la gammagrafía. Sin embargo, en las imágenes secuenciales, un defecto de concentración que muestra actividad posterior con el tiempo suele representar un urinoma o una fuga urinaria. Si la actividad disminuye con la micción, el hallazgo probable es un urinoma. Un defecto fotopénico crónico puede representar un hematoma o un linfocele (18). Para evaluar una probable enfermedad obstructiva se considera la realización de la gammagrafía con diuréticos, como ya se ha comentado.

CÁNCER RENAL

El carcinoma de células renales (CCR) surge del epitelio tubular renal y representa la mayoría de los tumores renales en los adultos. El tumor es angioinvasivo y se asocia con metástasis hematógenas y linfáticas generalizadas, especialmente en el pulmón, el hígado, los ganglios linfáticos, el hueso y el cerebro. Las metástasis están presentes en alrededor del 50% de los pacientes en la presentación inicial. La nefrectomía radical es el principal tratamiento para las fases tempranas de la enfermedad, aunque también puede realizarse la nefrectomía paliativa en caso de enfermedad avanzada con hemorragia intratable. Las metástasis solitarias también se pueden resecar. El CCR tiene mala respuesta al tratamiento con quimioterapia. La radioterapia se utiliza para paliar las localizaciones metastásicas, en concreto, el hueso y el cerebro. La inmunoterapia con modificadores de la respuesta biológica, como la interleucina 2 y el interferón α, y más recientemente con los inhibidores de puntos de control, es la que más impacto tiene en el tratamiento de la enfermedad metastásica (19). La supervivencia a los 5 años puede ser del 80-90% en los estadios iniciales de la enfermedad, mientras que la enfermedad avanzada tiene un mal pronóstico (20).

En los estudios preliminares de imágenes con PET del CCR se ha revelado un papel prometedor en la evaluación de tumoraciones renales indeterminadas, en la estadificación preoperatoria y la evaluación de la carga tumoral, en la detección de metástasis óseas y no óseas, en la reestadificación después de la terapia y en la determinación del efecto de los hallazgos imagenológicos en el abordaje clínico (21-26). Sin embargo, en otros pocos estudios con PET se han demostrado resultados menos entusiastas y ninguna ventaja sobre los métodos estándar de imagen (27-29).

Se ha informado una tasa relativamente alta de falsos negativos (del 23% en la PET con FDG) en la estadificación preoperatoria del CCR en comparación con el análisis histológico de las muestras quirúrgicas. En un estudio reciente, la PET tuvo sensibilidad del 60% (frente al 91.7% con TC) y especificidad del 100% (frente al 100% con TC) para los tumores primarios del CCR. Para las metástasis en los ganglios linfáticos retroperitoneales o la recidiva en el lecho renal, la PET tuvo sensibilidad del 75% (frente al 92.6% con TC) y especificidad del 100% (frente al 98.1% con TC). La PET tuvo sensibilidad del 75% (frente al 91.1% con TC de tórax) y especificidad del 97.1% (frente al 73.1% con TC de tórax) para las metástasis pulmonares. La PET tuvo una sensibilidad del 77.3% y especificidad del 100% para las metástasis óseas, en comparación con el 93.8% y el 87.2% de la TC y la gammagrafía ósea combinadas (30). Para la reestadificación del CCR, se ha informado una sensibilidad del 87% y especificidad del 100% (31). En una investigación comparativa de la gammagrafía ósea y la PET con FDG para detectar metástasis óseas en el CCR, se reveló una sensibilidad del 77.5% y especificidad del 59.6% para la gammagrafía ósea y sensibilidad del 100% y especificidad del 100% para la PET (26). En otro informe se constató un valor predictivo negativo del 33% y un valor predictivo positivo del 94% para una nueva

estadificación del CCR (22). En otros estudios se ha informado una precisión incrementada en la caracterización de las tumoraciones renales indeterminadas con una relación de captación tumor/riñón de 3:1 para las malignidades (21).

Estas observaciones mixtas probablemente estén relacionadas con la expresión heterogénea del transportador de glucosa 1 (GLUT-1) en el CCR, que puede no correlacionarse con el grado o la extensión del tumor (32,33). Un estudio negativo puede no descartar la enfermedad mientras que uno positivo es altamente sospechoso de malignidad. Si el tumor tiene afinidad por la FDG, la PET puede ser una modalidad de imagen recomendada para el seguimiento después del tratamiento y la vigilancia (fig. 13-5). Además, se ha demostrado que la PET con FDG puede cambiar el manejo clínico en hasta el 40% de los pacientes con cáncer renal localmente recurrente y metastásico sospechoso (24).

La precisión diagnóstica de la PET con FDG no parece mejorar con el análisis semicuantitativo de imágenes, lo que probablemente se deba a la variabilidad fundamental del glucometabolismo en el CCR (29). En un estudio, los valores de captación estandarizados (SUV, *standarized uptake value*) máximo y promedio para los tumores renales primarios positivos para malignidad con FDG fueron 7.9 ± 4.9 y 6 ± 3.6, respectivamente. Los SUV máximo y promedio de las tumoraciones renales metastásicas fueron 6.1 ± 3.4 y 4.7 ± 2.8, respectivamente. No hubo diferencias significativas en los valores SUV máximo y promedio entre las tumoraciones renales primarias y metastásicas (34). Dado que la FDG se elimina por medio de la orina, la intensa actividad urinaria puede confundir la detección de lesiones en el lecho renal y en sus proximidades. Se ha propuesto la administración intravenosa de furosemida para mejorar la depuración de la orina del sistema colector renal, aunque el beneficio exacto de dicha intervención para mejorar la detección de la lesión sigue sin estar definido.

Se han investigado otros marcadores para la PET (p. ej., acetato marcado con colina-11, fluoromisonidazol marcado con flúor-18, antígenos de membrana específicos radiomarcados de la próstata) en la evaluación de imágenes de pacientes con CCR, pero se necesitan más estudios para establecer el papel exacto de estos y otros marcadores distintos a la FDG en este entorno clínico (35-37). Además, a pesar de existir varios estudios que sustentan la sinergia diagnóstica de los sistemas combinados de imagen PET/TC o PET/RM, su impacto en el desenlace clínico de los pacientes necesita de más investigaciones (38-40).

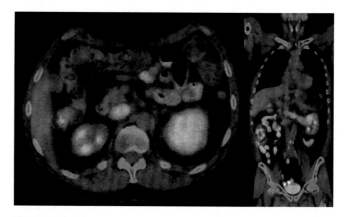

FIG. 13-5 • Carcinoma de células renales. En las imágenes axiales (*imagen izquierda*) y coronales (*imagen derecha*) fusionadas de la PET/TC con FDG se observa una tumoración renal izquierda hipermetabólica con la extensión del hipermetabolismo a lo largo del trayecto de la vena renal izquierda hasta la vena cava inferior (VCI), compatible con un tumor renal izquierdo asociado de la vena renal izquierda y un trombo tumoral de la VCI. FDG: fluorodesoxiglucosa.

Referencias

1. Perlman SB, Bushnell DL, Barnes WE. Genitourinary System. In: Wilson MA editor. *Textbook of nuclear medicine.* Lippincott-Raven Publishers: Philadelphia; 1998. p. 117–136.
2. Mejia AA, Nakamura T, Masatoshi I, et al. Estimation of absorbed doses in humans due to intravenous administration of fluorine-18-fluorodeoxyglucose in PET studies. *J Nucl Med.* 1991;32:699–706.
3. Hays MT, Watson EE, Thomas SR, et al. MIRD dose estimate report No. 19: radiation absorbed dose estimates from 18F-FDG. *J Nucl Med.* 2002;43:210–214.
4. Jones SC, Alavi A, Christman D, et al. The radiation dosimetry of 2[F-18]fluoro-2-deoxy-D-glucose in man. *J Nucl Med.* 1982;23:613–617.
5. Kuni CC, duCret RP. Genitourinary system. In: *Manual of nuclear medicine imaging.* Thieme Medical Publishers: New York; 1997. p. 106–128.
6. Bagni B, Portaluppi F, Montanari L, et al. ^{99m}Tc-MAG3 versus ^{131}I-orthoiodohippurate in the routine determination of effective renal plasma flow. *J Nucl Med Allied Sci.* 1990;34:67–70.
7. Lin EC, Gellens ME, Goodgold HM. Prognostic value of renal scintigraphy with Tc-99m MAG3 in patients with acute renal failure. *J Nucl Med.* 1995;36:232P–233P.
8. Bjorgvinsson E, Majd M, Eggli KD. Diagnosis of acute pyelopnephritis in children: comparison of sonography and ^{99m}Tc-DMSA scintigraphy. *AJR Am J Roentgenol.* 1991;157:539–543.
9. Saremi F, Jadvar H, Siegel M. Pharmacologic interventions in nuclear radiology: indications, imaging protocols, and clinical results. *Radiographics.* 2002;22:477–490.
10. Nally JV Jr, Black HR. State-of-the-art review: captopril renography--pathophysiological considerations and clinical observations. *Semin Nucl Med.* 1992;22:85–97.
11. Taylor A, Nally J, Aurell M, et al. Consensus report on ACE inhibitor renography for detecting renovascular hypertension. Radionuclides in Nephrourology Group. Consensus Group on ACEI Renography. *J Nucl Med.* 1996;37:1876–1882.
12. Taylor AT Jr, Fletcher JW, Nally JV Jr, et al. Procedure guideline for diagnosis of renovascular hypertension. Society of Nuclear Medicine. *J Nucl Med.* 1998;39:1297–1302.
13. Nally JV Jr, Chen C, Fine E, et al. Diagnostic criteria of renovascular hypertension with captopril renography: a consensus statement. *Am J Hypertens.* 1991;4:749S–752S.
14. Fine EJ. Interventions in renal scintigraphy. *Semin Nucl Med.* 1999;29:128–145.
15. Dubovsky EV, Russell CD, Erbas B. Radionuclide evaluation of renal transplants. *Semin Nucl Med.* 1995;25(1):49–59.
16. Dunagin P, Alijani M, Atkins F, et al. Application of the kidney to aortic blood flow index to renal transplants. *Clin Nucl Med.* 1983;8:360–364.
17. Lin E, Alavi A. Significance of early tubular extraction in the first minute of Tc-99m MAG3 renal transplant scintigraphy. *Clin Nucl Med.* 1998;23:217–222.
18. Fortenbery EJ, Blue PW, Van Nostrand D, et al. Lymphocele: the spectrum of scintigraphic findings in lymphoceles associated with renal transplant. *J Nucl Med.* 1990;31:1627–1631.
19. Bedke J, Stuhler V, Stenzi A, Brehmer B. Immunotherapy for kidney cancer: status quo and the future. *Curr Opin Urol.* 2018;28:8–14.
20. Frank IN, Graham Jr S, Nabors WL. Urologic and male genital cancers. In: Holleb AI, Fink DJ, Murphy GP editors. *Clinical Oncology.* American Cancer Society; 1991. p. 272–274.
21. Goldberg MA, Mayo-Smith WW, Papanicolaou N, et al. FDG PET characterization of renal masses: preliminary experience. *Clin Radiol.* 1997;52:510–515.
22. Jadvar H, Kherbache HM, Pinski JK, Conti PS. Diagnostic role of [F-18]-FDG positron emission tomography in restaging renal cell carcinoma. *Clin Nephrol.* 2003;60:395–400.
23. Mankoff DA, Thompson JA, Gold P, et al. Identification of interleukin-2-induced complete response in metastatic renal cell carcinoma by FDG PET despite radiographic evidence suggesting persistent tumor. *AJR Am J Roentgenol.* 1997;169:1049–1050.
24. Ramdave S, Thomas GW, Berlangieri SU, et al. Clinical role of F-18 fluorodeoxyglucose positron emission tomography for detection and management of renal cell carcinoma. *J Urol.* 2001;166:825–830.
25. Wahl RL, Harney J, Hutchins G, Grossman HB. Imaging of renal cancer using positron emission tomography with 2-deoxy-2-(^{18}F)-fluoro-D-glucose: pilot animal and human studies. *J Urol.* 1991;146(6):1470–1474.
26. Wu HC, Yen RF, Shen YY, et al. Comparing whole body 18F-2-deoxyglucose positron emission tomography and technetium-99m methylene diphosphate bone scan to detect bone metastases in patients with renal cell carcinomas - a preliminary report. *J Cancer Res Clin Oncol.* 2002;128:503–506.
27. Majhail NS, Urbain JL, Albani JM, et al. F-18 fluorodeoxyglucose positron emission tomography in the evaluation of distant metastases from renal cell carcinoma. *J Clin Oncol.* 2003;21:3995–4000.
28. Seto E, Segall GM, Terris MK. Positron emission tomography detection of osseous metastases of renal cell carcinoma not identified on bone scan. *Urology.* 2000;55:286.
29. Zhuang H, Duarte PS, Pourdehand M, et al. Standardized uptake value as an unreliable index of renal disease on fluorodeoxyglucose PET Imaging. *Clin Nucl Med.* 2000;25:358–360.
30. Kang DE, White RL Jr, Zuger JH, et al. Clinical use of fluorodeoxyglucose F 18 positron emission tomography for detection of renal cell carcinoma. *J Urol.* 2004;171(5):1806–1809.
31. Safaei A, Figlin R, Hoh CK, et al. The usefulness of F-18 deoxyglucose whole-body positron emission tomography (PET) for re-staging of renal cell cancer. *Clin Nephrol.* 2002;57:56–62.
32. Miyakita H, Tokunaga M, Onda H, et al. Significance of 18F-fluorodeoxyglucose positron emission tomography (FDG-PET) for detection of renal cell carcinoma and immunohistochemical glucose transporter 1 (GLUT-1) expression in the cancer. *Int J Urol.* 2002;9:15–18.
33. Nagase Y, Takata K, Moriyama N, et al. Immunohistochemical localization of glucose transporters in human renal cell carcinoma. *J Urol.* 1995;153(3 Pt 1):798–801.
34. Kumar R, Chauhan A, Lakhani P, Xiu Y, Zhuang H, Alavi A. 2-Deoxy-2-[F-18]fluoro-D-glucose-positron emission tomography in characterization of solid renal masses. *Mol Imaging Biol.* 2005;7(6):431–439.
35. Lawrentschuk N, Poon AM, Foo SS, et al. Assessing regional hypoxia in human renal tumors using 18F-fluoromisonidazole positron emission tomography. *BJU Int.* 2005;96:540–546.
36. Shreve P, Chiao PC, Humes HD, et al. Carbon-11-acetate PET imaging in renal disease. *J Nucl Med.* 1995;36:1595–1601.
37. Ahn T, Roberts MJ, Abduljabar A, et al. A review of prostate-specific membrane antigen (PSMA) positron emission tomography in renal cell carcinoma (RCC). *Mol Imaging Biol.* 2019;21:799–807.
38. Ma H, Shen G, Liu B, et al. Diagnostic performance of 18F-FDG PET or PET/CT in restaging renal cell carcinoma: a systematic review and meta-analysis. *Nucl Med Commun.* 2017;38:156–163.
39. Liu Y. The place of FDG PET/CT in renal cell carcinoma: value and limitations. *Front Oncol.* 2016;6:201.
40. Kelly-Morland C, Rudman S, Nathan P, et al. Evaluation of treatment response and resistance in metastatic renal cell cancer (mRCC) using integrated ^{18}F-fluorodeoxyglucose (18F-FDG) positron emission tomography/magnetic resonance imaging (PET/MRI); the REMAP study. *BMC Cancer.* 2017;17:392.

PREGUNTAS DE AUTOEVALUACIÓN DEL CAPÍTULO

1. ¿Cuál de los siguientes radiomarcadores es el más adecuado para la evaluación por imágenes del infarto renal?

   A. FDG

   B. Acetato marcado con ^{11}C

   C. ^{99m}Tc-DMSA

   D. ^{99m}Tc-DTPA

2. ¿Cuál afirmación es correcta respecto al CCR?

   A. Existe una expresión heterogénea del transportador de glucosa 1 en el CCR

   B. La PET con FDG no tiene ningún papel en la evaluación por imagen del CCR

   C. La precisión diagnóstica de la PET con FDG mejora con el análisis semicuantitativo de imágenes

   D. La falta de eliminación de la FDG a través de la orina es ventajosa en la PET con FDG para CCR

Respuestas a las preguntas de autoevaluación del capítulo

1. C   El ^{99m}Tc-DMSA se localiza en la corteza renal en gran concentración. Aunque los otros radiomarcadores mencionados también pueden servir para mostrar el infarto renal por la disminución relativa de la actividad en la corteza renal infartada, no son el radiomarcador principal para la adquisición de imágenes gammagráficas específicas del infarto renal.

2. A   Aunque la PET con FDG es útil en la evaluación por imágenes del CCR en situaciones clínicas específicas, la heterogeneidad de los resultados puede deberse fundamentalmente a la expresión heterogénea del transportador de glucosa 1 en el CCR. En los estudios se ha sugerido que, en general, la precisión diagnóstica de la PET con FDG no mejora con el análisis semicuantitativo de las imágenes. La FDG se elimina por la orina.

Tomografía por emisión de positrones, PET/TC y PET/RM

14

Farshad Moradi y Andrei H. Iagaru

OBJETIVOS DE APRENDIZAJE

1. Describir las principales aplicaciones clínicas de la tomografía por emisión de positrones en combinación con la tomografía computarizada (TC) con fluorodesoxiglucosa (FDG).
2. Nombrar varios radiomarcadores de la PET y su utilidad común en la gammagrafía.
3. Describir las afecciones clínicas en las que la PET en combinación con la resonancia magnética (RM) puede ofrecer más ventajas que la PET combinada con la TC.

INTRODUCCIÓN

Radiofármacos y equipo

Radionúclidos de la tomografía por emisión de positrones de uso clínico y de investigación en humanos

El ^{18}F es un emisor de positrones y actualmente es el radionúclido más utilizado en la tomografía por emisión de positrones (PET, *positron emission tomography*). La energía relativamente baja que genera un corto alcance del positrón emitido conduce a una calidad de imagen superior en comparación con la mayoría de los demás emisores de positrones. La semivida de 109 min del ^{18}F es adecuada para la mayoría de las aplicaciones clínicas y permite la acumulación de radiofármacos en las estructuras diana y la atenuación de la actividad de fondo antes de una desintegración significativa. El ^{18}F se produce en un ciclotrón y es posible distribuirlo a centros especializados en la adquisición de imágenes que estén a muchas horas de distancia del ciclotrón y de la unidad de radioquímica.

El ^{13}N, utilizado como amoníaco (NH$_3$) para la adquisición de imágenes de perfusión miocárdica, y el ^{11}C, que se usa ampliamente en la investigación debido a su química favorable para los compuestos orgánicos, producen positrones con energías más altas que las del ^{18}F, aunque el efecto sobre la calidad de la imagen para uso en humanos no es significativo. Sin embargo, las semividas más cortas de 10 y 20 min, respectivamente, requieren que el ciclotrón productor se encuentre en las inmediaciones de los centros de imagen, lo que limita la disponibilidad de estos radiomarcadores para su uso clínico generalizado.

El ^{82}Rb y el ^{15}O, que se utilizan para evaluar la perfusión miocárdica o cerebral, emiten positrones de alta energía (esto da lugar a una disminución de la resolución de la imagen debido al mayor recorrido de los positrones) y tienen semividas muy cortas (1.27-2 min), por lo que es necesario disponer de un generador o ciclotrón *in situ*.

Los radiometales emisores de positrones, como el ^{68}Ga, se utilizan cada vez más en la práctica clínica debido a su aplicabilidad en el marcaje de compuestos pequeños y macromoléculas. El ^{68}Ga se obtiene con mayor frecuencia de un sistema generador de ^{68}Ge/^{68}Ga (1), aunque recientemente se han informado esfuerzos exitosos para implementar su producción con ciclotrón. Las imágenes experimentan sobrecarga en comparación con el ^{18}F debido a la mayor energía de los positrones y a la dispersión compleja.

Los radiometales con semividas más prolongadas son especialmente útiles para marcar anticuerpos monoclonales y permitir la adquisición de imágenes durante varios días. Sin embargo, la lenta desintegración limita la cantidad de actividad administrada en humanos debido a la preocupación por la radiación. Algunos radiometales no son emisores puros de positrones y producen rayos γ que pueden interferir (directa o indirectamente) con la detección por coincidencia en las cámaras de la PET, difuminando la imagen y produciendo errores de cuantificación (2). Algunos radiometales (p. ej., ^{90}Y) (3) emiten principalmente partículas β de alta energía (electrones) que son útiles para la radioterapia interna, pero producen algunos positrones que permiten obtener imágenes de su biodistribución con la PET. En la tabla 14-1 se muestra una lista resumida de los principales radionúclidos de interés clínico para la PET.

Diseño de tomógrafos para la PET

Los tomógrafos PET utilizan un conjunto de detectores de 360° para recolectar los pares de fotones emitidos por un radionúclido emisor de positrones que interactúa con un electrón. Los anillos detectores están apilados, lo que da lugar a un campo de visión axial de 15-26 cm. Recientemente se han introducido sistemas de campo de visión axial más largos que cubren todo el torso o toda la longitud del cuerpo (6,7). Permitir la detección de coincidencias entre diferentes anillos detectores (adquisición en modo 3D) aumenta significativamente la sensibilidad de la cámara PET en comparación con las versiones más antiguas que utilizan el modo 2D, en el que se usan finos tabiques de plomo o volframio (tungsteno) para eliminar los fotones que se originan fuera del plano de cada anillo detector con el fin de evitar la saturación de los detectores. La eliminación de los colimadores y la eficiencia geométrica de los detectores en anillo proporcionan gran sensibilidad, que es órdenes de magnitud más alta que la tomografía computarizada por emisión de fotón único (SPECT, *single photon emission computed tomography*) u otras técnicas de imagen molecular de uso clínico.

La aniquilación de cada positrón durante la interacción con un electrón da lugar a dos fotones simultáneos que se mueven en direcciones opuestas (con una pequeña desviación de 180° debido a la conservación del momento de las partículas originales). Si se detectan ambos fotones, la fuente puede ser localizada en la línea que conecta las ubicaciones de los eventos de centelleo correspondientes. Dependiendo de lo lejos que esté la fuente de cada detector, puede haber una corta diferencia de

Tabla 14-1 PROPIEDADES FÍSICAS Y CARACTERÍSTICAS DE LOS RADIONÚCLIDOS QUE SE USAN EN LA PET PARA APLICACIONES CLÍNICAS E INVESTIGACIÓN EN HUMANOS (2,4,5)

Radionúclidos	Semivida	Desintegración β+ (alternativa)	Rango, media (máximo), mm	Producción	Ejemplos
^{18}F	110 min	97% de captura electrónica (CE)	0.7 (2.6)	Ciclotrón	^{18}F-FDG, ^{18}F-FACBC ^{18}F-NaF, ^{18}F-DCFPyL
^{68}Ga	68 min	88.9%# (CE)	3.6 (10.3)	Generador ^{68}Ge/^{68}Ga	^{68}Ga-DOTATATE, ^{68}Ga-DOTATOC, ^{68}Ga-DOTANOC, ^{68}Ga-PSMA-11
^{13}N	10 min	100%	1.7 (5.6)	Ciclotrón	^{13}N NH$_3$
^{11}C	20.4 min	99.8% (CE)	1.3 (4.5)	Ciclotrón	Acetato marcado con ^{11}C
^{15}O	2 min	99.9% (CE)	3 (9)	Ciclotrón	^{15}O-H$_2$O
^{82}Rb	1.27 min	95.5%# (CE)	7.5 (18.6)	Generador ^{82}Sr/^{82}Rb	Cloruro de rubidio
^{64}Cu	12.7 h	17.9% (39% β−, 45% CE, 0.5% γ)	0.7 (2.9)	Ciclotrón	^{64}Cu-ATSM
^{89}Zr	3.3 días	23% (CE)	1.3 (3.8)	Ciclotrón	Trastuzumab marcado con ^{89}Zr
^{124}I	4.2 días	12.7%# (CE)	3.4 (11.7)	Ciclotrón	^{124}I
^{90}Y	64 h	0## (99.98% β−)	1 (3)	Generador ^{90}Sr/^{90}Y	Microesferas de resina marcadas con ^{90}Y, microesferas de vidrio marcadas con ^{90}Y

#Esquemas complejos de desintegración con emisión γ coincidente.

##Producción de pares (0.0032%).

tiempo entre los eventos de centelleo (menos de 3 ns para un anillo de 70 cm de diámetro), un hecho que las cámaras de tiempo de vuelo utilizan para precisar aún más la fuente a lo largo de la línea de respuesta. El aumento de la ventana de tiempo en sistemas con menor resolución temporal (típicamente 6-12 ns) aumenta la posibilidad de registrar coincidentemente fotones de eventos de aniquilación no relacionados, disminuyendo así la calidad de la imagen. Por el contrario, los nuevos tomógrafos con mejor resolución temporal tienen una calidad de imagen superior.

La alta energía de los fotones coincidentes (511 keV) requiere del uso de cristales de centelleo con un número atómico (Z) efectivo alto y gran densidad para mantener una buena eficiencia de detección (poder de detención) y reducir el grosor. Los cristales más gruesos afectan la calidad de la imagen al reducir las resoluciones espacial, temporal y energética; también pueden aumentar los costos. Los cristales más utilizados son el óxido de bismuto y germanio (BGO, *bismuth germanium oxide*), el oxiortosilicato de lutecio (LSO, *lutetium oxyorthosilicate*) y el oxiortosilicato de lutecio e itrio (LYSO, *lutetium–yttrium oxyorthosilicate*). La emisión lumínica es menor que el del yoduro de sodio (NaI) (menos resolución energética y menos rechazo a la dispersión eficiente). El BGO tiene el mayor poder de detención (eficiencia), pero su emisión lumínica (correspondiente a la resolución energética) y su resolución temporal son menores que las de otros cristales. Los cristales LSO y LYSO, utilizados en las cámaras de tiempo de vuelo, tienen tiempos de desintegración rápidos que reducen al mínimo el tiempo muerto (lo que permite tasas de recuento más altas que el BGO, especialmente en el modo 3D) y ofrecen una resolución temporal de < 1 ns (esto se traduce en una franja de 30 cm a lo largo de la línea de respuesta). Con la optimización de la electrónica para la PET de tiempo de vuelo, los sistemas modernos tienen una resolución de tiempo de 500 ps o mejor (8) (400 ps utilizando detectores de silicio basados en fotomultiplicadores PET [9]). La información temporal mejora la calidad de la imagen y aumenta la relación señal-ruido, especialmente en los pacientes de mayor volumen, a medida que aumenta la resolución temporal del sistema (10).

Los cristales gammagráficos están acoplados a tubos fotomultiplicadores o dispositivos de estado sólido sensibles a fotón único (fotomultiplicadores de silicio o fotodiodos de avalancha) que, a diferencia de los tubos fotomultiplicadores, funcionan en presencia de campos magnéticos externos fuertes (p. ej., PET/RM). La emisión del fotomultiplicador se amplifica, se digitaliza y se lee. Los sistemas más modernos mejoran la relación señal-ruido convirtiendo directamente los fotones en una señal digital.

Reconstrucción de imágenes

Las líneas de respuesta determinadas por cada par de fotones detectados coincidentemente se organizan en proyecciones. Las proyecciones dentro de un plano (como en el modo 2D) construyen una sinografía que puede retroproyectarse para reconstruir una imagen (generalmente después de corregir el sobremuestreo aplicando un filtro, es decir, una retroproyección filtrada). La imagen puede ser refinada por un algoritmo reiterativo de maximización de expectativas (ME) implementado para la eficiencia computacional dividiendo los datos en conjuntos ordenados (OSEM, *ordered subset expectation maximization*). Con los métodos bayesianos se intenta mejorar aún más la calidad de la imagen reconstruida aprovechando el conocimiento en imagenología (p. ej., la concentración no negativa del marcador y con solo pequeñas variaciones entre vóxeles vecinos). Los métodos de reconstrucción bayesiana regularizada tienen mejor recuperación del contraste para las estructuras pequeñas y mayor uniformidad del tejido en comparación con la OSEM (11).

Además de corregir los eventos aleatorios y los eventos de dispersión, la reconstrucción también debe tener en cuenta la atenuación de los fotones debida principalmente a la dispersión de Compton, que es proporcional a la densidad del absorbente. La PET es más sensible que la SPECT al artefacto de atenuación (incluso teniendo menor absorción de los fotones de 511 keV en comparación con los emisores γ típicos), ya que no se registraría una coincidencia si alguno de los fotones producidos en la desintegración del positrón está atenuado. La atenuación puede medirse directamente utilizando una fuente de barras de germanio (que aumenta considerablemente el tiempo de exploración y ya no se utiliza en los tomógrafos clínicos actuales), o a partir de la TC (que es muy rápida, aunque la atenuación medida puede ser diferente debido a la disminución en la energía de los fotones por el efecto fotoeléctrico, especialmente cuando hay metal o material de contraste tomográfico). Los errores en el registro respiratorio o el movimiento pueden introducir artefactos. Los datos de la RM no pueden utilizarse directamente para la corrección de la atenuación, sino que el mapa (cartografía) de atenuación debe estimarse con base en los factores de atenuación conocidos de los diferentes tipos de tejido, como los grasos o blandos (12). La información sobre el tiempo de vuelo puede utilizarse para estimar la atenuación y es posible usarla junto con los mapas de atenuación derivados de la RM para corregir las partes del cuerpo que están fuera del campo de visión de la RM, o las desviaciones de la atenuación debidas a implantes metálicos, aire interno o huesos densos que se visualizan y caracterizan mal en las secuencias de la RM (13).

Imagen híbrida: PET/TC

Los sistemas de PET integrados consisten en la combinación de la PET con la TC o la RM; juntos conforman un sistema único para adquirir imágenes de los pacientes (cama), en la misma posición para ambas modalidades, y así obtener información funcional y anatómica registrada simultáneamente.

Las imágenes se adquieren utilizando tomógrafos PET y TC en tándem (PET/TC). La TC proporciona información anatómica y estructural detallada que guía la interpretación de la PET, mejorando la sensibilidad y especificidad de los hallazgos, especialmente en áreas de captación fisiológica heterogénea como el intestino en la PET con FDG o la columna vertebral degenerativa en la PET con fluoruro de sodio (NaF). Además, las imágenes de la TC se utilizan para crear mapas de corrección de la atenuación. Para disminuir al mínimo la radiación adicional del componente TC, se reduce la corriente del tubo de rayos X (mA reducida, 60-100 mA). Se prefiere una tensión de tubo alta (normalmente 120 o 140 kVp) para reducir el efecto fotoeléctrico. El uso de material de contraste intravenoso u oral en ciertas aplicaciones mejora la delineación de las lesiones y la anatomía normal, pero en la mayoría de los casos el beneficio de la administración de contraste es limitado y la presencia del contraste puede introducir pequeños errores de cuantificación. Si es necesario, en la misma sesión se pueden realizar estudios adicionales de TC con contraste o TC con correlación respiratoria 4D para la planificación de la radioterapia interna.

Para reducir al mínimo los artefactos de movimiento y registro en el tórax y la parte superior del abdomen, se debe instruir a los pacientes para que contengan la respiración en la espiración final normal durante la TC. En los pacientes voluminosos, pueden observarse artefactos relacionados con el truncamiento (parte del cuerpo fuera del haz de la TC). La PET/TC suele ser bien tolerada y requiere menos tiempo de exploración en comparación con los tomógrafos PET o los sistemas PET/RM tradicionales. Los pacientes claustrofóbicos o con dificultades para permanecer quietos pueden beneficiarse de la sedación.

PET/RM

Tanto la PET como la RM se utilizan clínicamente como modalidades de imagen funcional. Características como la relación transversal (representada en las imágenes ponderadas en T2), la difusión restringida o el realce pueden ser útiles para identificar y caracterizar diversas enfermedades, como el cáncer o la inflamación, y estas características pueden ser complementarias a la información específica que puede medirse con la PET, como el metabolismo o la expresión del receptor de somatostatina (SSTR, *somatostatin receptor*). La RM puede proporcionar excelentes detalles anatómicos y estructurales y un contraste de los tejidos blandos que ayuda a la interpretación de las imágenes de la PET. Los sistemas PET/RM pueden servir en situaciones en las que ni la PET ni la RM son suficientes, por sí solas, para obtener la información diagnóstica necesaria para la toma de decisiones clínicas sin necesidad de hacer dos exámenes por separado, especialmente en aplicaciones en las que se desea un registro de alta fidelidad o, como en la población pediátrica, en las que es prioritario eliminar la TC para minimizar la radiación.

El tomógrafo de la PET convencional utiliza tubos fotomultiplicadores que son susceptibles a los grandes campos magnéticos presentes permanentemente en un entorno de RM. La llegada de los sistemas basados en el silicio permitió la adquisición simultánea de la PET y la RM. Con la optimización de los algoritmos de corrección de la atenuación basados

en la RM o la PET, las imágenes resultantes tienen una calidad de diagnóstico similar a la de los sistemas PET/TC con detectores comparables y un tiempo de adquisición aceptable. En la adquisición de imágenes del cráneo o de todo el cuerpo, el tiempo en la cama del tomógrafo suele estar limitado por la parte del estudio que se realiza con la RM. La duración del estudio suele ser mayor que la de una PET/TC, lo que permite obtener recuentos más altos de imágenes PET para la misma cantidad de actividad administrada. Alternativamente, esta actividad puede reducirse para minimizar la radiación y obtener al mismo tiempo una calidad similar a la de la PET/TC.

Uno de los principales inconvenientes de la RM es la evaluación del parénquima pulmonar y los nódulos pulmonares. Las secuencias basadas en el eco de gradiente, como las imágenes ecoplanares ponderadas por difusión (IEPD) o las secuencias basadas en Dixon, son especialmente susceptibles a las diferencias de campo magnético entre el aire y el tejido. Por tanto, los nódulos pulmonares subcentimétricos pueden pasar desapercibidos, especialmente en las imágenes ponderadas en T1 con retención de la respiración. Las imágenes ponderadas en T2 con disparo respiratorio mejoran la sensibilidad para los nódulos pulmonares (60%) pero requieren más tiempo para obtenerse (3-5 min) (14). Se han informado precisiones diagnósticas de ~80% utilizando secuencias ultracortas o de tiempo de eco cero (15). A menudo se necesita una TC torácica específica cuando la captación focal en el pulmón en la PET no se visualiza bien en la RM o si la imagen pulmonar con TC es el estándar de atención para estadificación o reestadificación.

La comodidad del paciente se ve afectada por el tamaño reducido del orificio, el ruido acústico, los efectos secundarios de la RM, como el calor y la estimulación de los nervios periféricos, y la mayor duración del estudio. Los pacientes claustrofóbicos pueden requerir sedación o anestesia; en los niños también es posible que se requiera usar anestesia general.

Cuantificación

Las imágenes reconstruidas se corrigen para tener en cuenta la atenuación, la dispersión y los eventos aleatorios, así como la desintegración del radionúclido. Las imágenes corregidas reflejan la cantidad de radioactividad (radiofármaco y sus metabolitos radioactivos) durante la ventana de tiempo de adquisición por volumen calibrado a un tiempo específico. Los valores de actividad bruta resultantes (a menudo expresados en kBq/mL) dependen de la cantidad de radioactividad administrada y de varios otros factores que no son directamente útiles desde el punto de vista clínico. La comparación de la actividad bruta dentro de un volumen de interés con un valor de referencia razonable puede proporcionar información importante sobre la distribución del radiomarcador en el momento de la adquisición con PET. Los valores de referencia se derivan de las imágenes PET (la actividad en la sangre en el mediastino o el hígado) o se estiman a partir de la radioactividad administrada y el volumen de distribución esperado.

La actividad fisiológica en las estructuras específicas puede utilizarse como referencia para la puntuación visual o cualitativa. Por ejemplo, la sangre y el parénquima hepático sirven para evaluar la respuesta en el linfoma por medio de PET con FDG (escala de 5 puntos de Deauville o Lugano), mientras que el hígado se usa para seleccionar a los pacientes con tumores neuroendocrinos bien diferenciados antes de la terapia con radionúclidos del receptor de péptidos (TRRP) (escala de Krenning). La sustancia blanca cerebelosa puede ayudar a evaluar la carga de placas corticales con la PET en busca de amiloide.

Una medida semicuantitativa frecuentemente utilizada, los valores de captación estandarizados (SUV, *standardized uptake values*), usa la distribución uniforme del radiomarcador en todo el cuerpo (la dosis dividida entre el peso corporal) como valor de referencia para la normalización de la actividad:

SUV = actividad medida/(dosis administrada/peso corporal)

Por ejemplo, 100 MBq de FDG administrados a un paciente de 100 kg son congruentes con 1 MBq/kg (o 1 kBq/g) si se distribuyen uniformemente por el cuerpo. En este caso, la actividad medida de 2 kBq/g puede expresarse como un SUV de 2 g/mL. Las variantes de los SUV, como el SUV_{lbm} y el SUV_{bsa}, sustituyen el peso corporal por la masa corporal magra o la superficie corporal, respectivamente, lo que puede reflejar mejor el volumen real de distribución de la FDG y de otros radiomarcadores. Los SUV, independientemente del método de normalización, pueden variar significativamente entre sesiones y entre diferentes tomógrafos. Cuando los protocolos de exploración se mantienen similares, una disminución del 25% o un aumento del 33% en los SUV suelen indicar un cambio real. Con un control meticuloso de los parámetros fisiológicos y de exploración, la variabilidad puede reducirse hasta a un 10% (16).

En la mayoría de las consultas se informa mayor actividad en la región de la lesión (SUV_{max}). Los SUV_{max} reducen los efectos parciales del volumen en las zonas de heterogeneidad y necrosis, así como en los límites de la lesión y, a diferencia de otras medidas, como el tamaño de la lesión, el volumen y la actividad media (SUV_{media}), no depende de la manera en que el operador delimita la lesión.

El volumen de la lesión en la PET puede estimarse automáticamente mediante el umbral y la inclusión de los vóxeles cercanos a una determinada fracción de los $SUV_{máx}$ (normalmente el 40-42%) o un número fijo (p. ej., 2.5 g/mL para la PET con FDG) (17). Para la PET con FDG se utiliza el término *volumen tumoral metabólico* (VTM) y la actividad sumada de todos los vóxeles dentro de la lesión (usando el mismo umbral para la segmentación) se denomina *glucólisis tumoral total* (GTT). El SUV_{pico} es una variación del SUV_{max} que, en lugar de emplear el vóxel único de máxima actividad, mide la actividad dentro de una región preestablecida (p. ej., una esfera de 1 cm^3) centrada en la ubicación del vóxel máximo. Los PET Response Criteria in Solid Tumors (PERCIST 1.0) utilizan el SUV_{pico} y la normalización basada en la masa corporal magra en lugar del peso corporal.

La PET dinámica (adquisición de imágenes en múltiples intervalos de tiempo) permite visualizar la cinética del radiomarcador *in vivo* (18). Las imágenes PET son superposiciones de las actividades del radiomarcador y sus metabolitos radioactivos en diferentes compartimentos, como la sangre y las áreas extracelulares e intracelulares. Los modelos cinéticos que describen cómo evolucionan las actividades de cada compartimento a lo largo del tiempo en función de otros compartimentos pueden desentrañar las señales subyacentes y obtener mediciones cuantitativas de parámetros fisiológicos específicos, como la tasa metabólica de la glucosa. El contenido informativo de los datos de la PET es inadecuado para apoyar modelos complejos y sofisticados. Para medir la función de entrada puede ser necesario un muestreo de plasma arterial continuo o en varios momentos. Para medir los parámetros cinéticos o fisiológicos deseados, suelen usarse modelos simplificados o herramientas como la técnica de análisis gráfico multitemporal (19), que pueden proporcionar estimaciones más sólidas que los modelos complejos que se aproximan a los valores reales.

Radiación

La radiación efectiva para el paciente está determinada principalmente por la radioactividad administrada, la biodistribución y la semivida efectiva. Muchos radiofármacos para la PET de uso clínico, incluida la FDG, tienen una eliminación urinaria alta y la hidratación y la micción frecuente pueden reducir la radiación general y, en concreto, la que llega a la pared de la vejiga. La TC contribuye a la radiación del paciente. Sin embargo, la exposición a la radiación asociada con la PET/TC con FDG realizada con una TC de baja dosis puede ser muy inferior a la de una TC multifásica de diagnóstico con contraste.

En los pacientes obesos, el aumento de la atenuación y la dispersión afectan la calidad de la imagen. Puede ser necesario ajustar el tiempo de adquisición en función del índice de masa corporal (IMC) o del peso del paciente y, en el caso de los detectores de LSO y LYSO, puede mejorar la calidad de la imagen en comparación con el aumento de la dosis administrada.

La PET/RM elimina la radiación de la TC y permite reducir la radioactividad administrada gracias al mayor tiempo de adquisición de la RM.

Radiofármacos de la PET

Con la PET se pueden obtener imágenes y cuantificar los procesos biológicos a escala celular y subcelular por medio del uso de ligandos radioactivos y sustancias químicas que se dirigen a mecanismos moleculares específicos, como transportadores de la membrana celular, receptores peptídicos, enzimas o antígenos. Se analizan en detalle algunos de los marcadores más utilizados.

FDG

La FDG es un análogo de la glucosa que es captado por las células vivas sanas o neoplásicas. La captación de la FDG en los tumores malignos depende en gran medida del transportador 1 de glucosa (GLUT1, *glucose transporter 1*) independiente de la insulina y, en menor medida, del GLUT3, que están sobreexpresados en la mayoría de los tumores malignos (20). El GLUT1 también se expresa en las células inflamatorias. La FDG citoplasmática entra en el primer paso de la vía glucolítica a través de la fosforilación por parte de la hexocinasa II pero, a diferencia de la glucosa, no experimenta un metabolismo posterior y queda atrapada en el citosol. En la mayoría de los tejidos, la tasa de desfosforilación y regresión de la célula es insignificante. El grado de acumulación de la FDG está, por tanto, muy ligado al metabolismo normal de la glucosa en la mayoría de los tejidos, aunque las diferencias en las tasas de reacción enzimática o la afinidad de la glucosa y la FDG por los transportadores pasivos o activos dan lugar a algunas diferencias en la biodistribución en determinados órganos (la más significativa en la captación tubular renal, que ocasiona la eliminación urinaria significativa de la FDG). Una pequeña cantidad de FDG también puede ser excretada en el sistema biliar o en el intestino.

Metabolismo de la glucosa y efecto Warburg

Otto Warburg observó que las células malignas metabolizan preferentemente la glucosa por glucólisis, incluso cuando hay suficiente oxígeno (21). La glucólisis es el principal medio de producción de trifosfato de adenosina (ATP, *adenosine triphosphate*) en un entorno hipóxico debido a que el cáncer ha superado su suministro de sangre o a una angiogénesis anómala. Ocurren cambios similares en el metabolismo de la glucosa en el estroma tumoral y en los fibroblastos asociados con el cáncer (22). La glucólisis es un proceso ineficiente en comparación con la oxidación y junto con la alta demanda de energía de las células en proliferación y las células inflamatorias asociadas con el cáncer, ocurre una mayor utilización de la glucosa que requiere la sobreexpresión de los transportadores de glucosa y una alta actividad de la hexocinasa.

La hipótesis es que la glucólisis permite que las células cancerígenas sinteticen ATP rápidamente, promueve el flujo de metabolitos hacia las vías biosintéticas, altera el microambiente tisular permitiendo la alteración de la arquitectura y la evasión inmunitaria y favoreciendo la transducción de señales (23).

Biodistribución fisiológica de la FDG

La mayor captación fisiológica de FDG se observa en los tejidos normales y puede ser intensa en los tejidos, como en la sustancia gris cerebral o el miocardio (24). La biodistribución de FDG se ve muy afectada por la insulina y se requiere un mínimo de 4 h de ayuno para minimizar la captación dependiente de la insulina en los músculos esqueléticos. La única excepción son los estudios PET de viabilidad miocárdica con FDG, en los que la insulina es necesaria para aumentar la captación en el miocardio viable. Incluso pequeñas cantidades de azúcar o de hidratos de carbono simples en las bebidas «sin azúcar» pueden inducir la liberación de insulina endógena (fig. 14-1). En los pacientes con diabetes controlada o en los que reciben corticoesteroides, el aumento en la concentración de la glucosa plasmática puede competir con la FDG, lo que da lugar a una captación intracelular más lenta y a la depuración sanguínea. Se puede utilizar el protocolo estándar de la PET si la concentración de glucosa en plasma es < 200 mg/dL antes de la inyección (25,26). Si la concentración de glucosa está más incrementada, es preferible reprogramar el estudio hasta

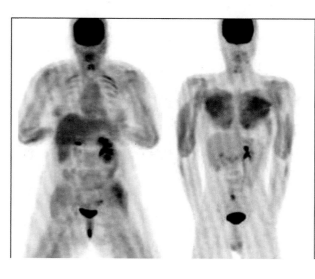

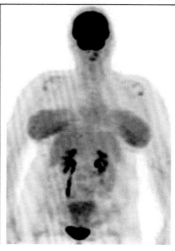

FIG. 14-1 ● Captación excesiva de FDG muscular fisiológica. A la *izquierda*, el paciente se comió unas papas fritas 2.5 h antes del estudio. La concentración de glucosa en plasma era normal en el momento de la inyección. *Centro:* el paciente dijo haber hecho ejercicio en el gimnasio el día anterior al estudio. *Derecha:* captación fisiológica en la mama y el útero en una paciente posparto.

lograr un mejor control glucémico. Si esto no es posible, se puede considerar la administración subcutánea de insulina de acción rápida con la inyección de FDG después de la duración del efecto de la insulina (3-5 h). Aumentar el tiempo de captación puede mitigar algunos de los efectos de la hiperglucemia. Excepto en el caso de las formas de insulina de acción prolongada (duración > 18 h), que son equivalentes a la liberación de insulina basal, la FDG no debe administrarse dentro de la duración del efecto de la insulina (5-8 h para la insulina regular y 12-16 h para la insulina de acción intermedia). Aunque los fármacos hipoglucemiantes orales pueden alterar la biodistribución de la FDG, especialmente en los intestinos (27), los pacientes con diabetes mellitus tipo 2 controlados por medicación oral deben, por lo general, seguir tomando sus medicamentos. El estudio puede realizarse preferentemente a última hora de la mañana posterior a un ayuno adecuado (25). Los pacientes con enfermedad renal aguda o grave que toman metformina y reciben contraste yodado intravenoso pueden tener que suspenderlo temporalmente (28).

El ejercicio físico y las actividades extenuantes pueden aumentar temporalmente la captación independiente de la insulina en los músculos esqueléticos y deben evitarse al menos 6 h (preferiblemente 24 h) antes del estudio.

La alta captación fisiológica de la FDG en la sustancia gris cortical y profunda limita la sensibilidad de la PET para las lesiones intracraneales. Las imágenes del cerebro deben revisarse cuidadosamente para detectar tanto la captación focal como la fotopenia, que pueden indicar edema vasógeno o alteración de la corteza. La captación aumentada en la sustancia gris de la columna vertebral no suele ser evidente (debido al artefacto de volumen parcial), excepto en la columna cervical y el cono medular.

La alta captación fisiológica está invariablemente presente en los músculos extraoculares (y ocasionalmente en los palpebrales), los milohioideos y otros músculos del suelo de la boca, la glotis y los músculos cricoaritenoideos. La captación en los músculos largo del cuello y suboccipital, y otros músculos del cuello, puede observarse debido al uso excesivo, la tensión, el espasmo o la rigidez. La captación en las glándulas salivales es variable y a menudo leve. Puede observarse una asimetría debida a la atrofia o a la inflamación. Con frecuencia se observa una intensa actividad en la glándula sublingual (29) y en los músculos del suelo de la boca (30). Una glándula submandibular ptósica o transferida puede simular una tumoración y una linfadenopatía. La captación del masetero o del pterigoideo puede indicar esfuerzo o tensión. Chupar o masticar inmediatamente antes o durante el tiempo del estudio provoca una intensa captación en los músculos buccinadores y de la masticación y debe evitarse. La captación intensa en el tejido linfoide faríngeo puede ser fisiológica en los niños y adultos jóvenes. La captación difusa de la FDG en la tiroides no es normal, pero con frecuencia orienta a una tiroiditis subclínica.

En los pacientes con disnea puede observarse la captación fisiológica en los músculos escalenos e intercostales y en el diafragma. La captación miocárdica es muy variable y puede ser intensa incluso en los pacientes con ayuno adecuado. Para reducir al mínimo la actividad fisiológica del miocardio (necesaria en la evaluación de la inflamación o las masas cardíacas), es útil una dieta restringida en hidratos de carbono (durante 8 y hasta 48 h) antes del ayuno. La captación fisiológica puede observarse en el timo sano, que suele ser atrófico después de los 40 años de edad, pero puede detectarse una hiperplasia tímica (rebote) con una alta captación fisiológica después de la quimioterapia.

En ocasiones, el parénquima hepático normal se utiliza como región de referencia en la exploración PET con FDG. La captación hepática suele ser homogénea y ligeramente superior a la actividad de la reserva sanguínea. La captación hepática puede verse afectada por la regulación metabólica y por alteraciones como la esteatosis. Aunque los hepatocitos son muy activos metabólicamente, la baja afinidad del GLUT2 (el principal transportador de glucosa en los hepatocitos y los túbulos renales) a la FDG y el aumento de la desfosforilación limitan la captación fisiológica de la FDG en los hepatocitos y los carcinomas hepatocelulares diferenciados.

Las glándulas suprarrenales y el páncreas tienen una captación menor que el parénquima hepático. Se puede observar un aumento de la captación en la hiperplasia suprarrenal y en los adenomas (especialmente en los adenomas funcionantes). La captación fisiológica de la pared intestinal es variable. La alta captación, principalmente en el colon en los pacientes con metformina, después de un enema reciente o el uso de estimulantes laxantes puede enmascarar las lesiones. Los esfínteres pueden tener alta captación fisiológica.

A diferencia de la glucosa, la FDG se reabsorbe mal en el filtrado glomerular. Para limitar al mínimo la interferencia de la actividad intensa en la orina con la evaluación de los órganos pélvicos, los pacientes deben vaciar la vejiga antes de la toma de imágenes con PET. Si es posible, las imágenes de la pelvis deben ser tempranas para minimizar el llenado de la vejiga durante la adquisición (explorando desde los muslos hacia la base del cráneo). La administración de un diurético 30 min antes del diagnóstico por imagen puede mejorar la evaluación de las neoplasias pélvicas o uroteliales.

Puede observarse una elevada captación fisiológica en los fibromas degenerados, el útero posparto, el endometrio durante la menstruación y el cuerpo lúteo. En los testículos suele haber una captación fisiológica de leve a moderada. Es posible percibir una alta captación fisiológica en las mamas durante la lactancia (aunque la FDG no se excreta significativamente en la leche). Puede observarse una captación asimétrica si se utiliza preferentemente una de las mamas para la lactancia.

La captación leve suele estar presente en la médula ósea hematopoyética del esqueleto axial y apendicular proximal. La captación focal en los islotes de médula roja en el esqueleto apendicular, que refleja el resto de la médula roja, podría simular lesiones metastásicas. El aumento de la actividad y la captación puede observarse en respuesta a la anemia, a la recuperación de la quimioterapia y a la inflamación sistémica; suele ser intenso y en un plazo de 2-3 semanas después de la administración de factores estimulantes de colonias, lo que posiblemente oculta la afectación metastásica. La captación fisiológica en el bazo también puede aumentar y superar la captación hepática debido al mayor recambio de eritrocitos. El aumento de la captación en la médula ósea, clínicamente inexplicable, puede justificar una evaluación adicional. Después de la radiación de haz externo se observa la sustitución de la médula grasa con baja captación.

Con una preparación adecuada, se minimiza la captación fisiológica del músculo esquelético. Puede observarse una mayor captación en los músculos utilizados para la postura y la respiración. El esfuerzo, la tensión o la inflamación pueden dar lugar a una captación elevada que confirme la anatomía del músculo individual o de los grupos musculares implicados. Los tejidos adiposos subcutáneos y viscerales suelen tener una captación mínima, aunque se puede observar una leve captación en la obesidad y el síndrome metabólico (31). Se puede observar una evidente distribución de alta captación debido al tejido adiposo metabólicamente activo. Esto es más frecuente en los niños y adultos jóvenes, en particular después de la exposición al frío, y existe la posibilidad de que intervenga con la detección y la cuantificación de la captación en la lesión. Evitar la exposición al frío, así como el uso de benzodiazepinas o bloqueadores β, suele ser necesario para minimizar este efecto. Puede observarse captación focal debido a lesiones (traumatismos, sitios de inyección) y a la necrosis de la grasa. Los lipomas suelen carecer de captación y esto podría indicar un tumor lipomatoso atípico o un liposarcoma de bajo grado. Puede ser que se detecte mayor captación en los tumores de grasa parda (hibernomas), que no se diferencian con certeza de otras lesiones.

Limitaciones de la FDG

La PET con FDG tiene una sensibilidad y una precisión diagnóstica limitadas en las neoplasias de escasa malignidad que tienen baja celularidad (adenocarcinomas pulmonares *in situ* o mínimamente invasivos, algunos cistoadenocarcinomas ováricos, adenocarcinomas mucinosos) o metabolismo de la glucosa disminuido (p. ej., tumores neuroendocrinos [TNE] bien diferenciados de bajo grado) o en tumores malignos en los que se utilizan otros nutrientes para la producción de ATP y la proliferación (liposarcoma, adenocarcinoma de próstata). Los hepatocitos y las neoplasias hepatocelulares bien diferenciadas pueden desfosforilar la FDG, que puede salir de la célula a través del GLUT2 bidireccional, reduciendo la acumulación intracelular. La captación de fondo (p. ej., en el caso de lesiones cerebrales primarias o metastásicas) puede afectar en gran medida la visibilidad de las lesiones pequeñas. Sin embargo, la limitación más importante de la PET con FDG se debe al hecho de que esta última no es específica para el cáncer y una variedad de condiciones fisiológicas y, en particular, la inflamación puede dar lugar a una alta captación. La captación inflamatoria por lo general reduce la precisión de la PET con FDG en la mayoría de las aplicaciones oncológicas, aunque en ciertos escenarios podría ser ventajosa (p. ej., en el linfoma de Hodgkin debido a la sobreabundancia de células reactivas en comparación con las células de Hodgkin o Reed-Sternberg).

Consideraciones técnicas

La preparación del paciente (ayuno, evitar el ejercicio extenuante, proporcionar recomendaciones específicas sobre la dieta o los medicamentos) reduce la captación fisiológica y aumenta la visibilidad de las lesiones (25). La concentración de glucosa en sangre debe medirse antes de administrar la FDG. Es necesario registrar el peso del paciente. Para los estudios del metabolismo cerebral, los pacientes deben estar en una habitación tranquila y poco iluminada durante varios minutos antes de la administración de la FDG y durante la fase de captación. La gammagrafía suele realizarse entre 45 y 75 min después de la administración del radiomarcador. Cuando se repite un estudio del mismo paciente para evaluar la progresión de la enfermedad o la respuesta al tratamiento, la demora entre la inyección y la exploración debe variar

idealmente menos de 10 min. La dosis efectiva de la sección PET del estudio es de aproximadamente 7 mSv en los adultos (para 370 MBq de actividad administrada).

^{68}Ga-DOTATATE

Hay varios análogos de la somatostatina marcados con ^{68}Ga en el uso clínico. Los SSTR están presentes en la superficie celular de casi todas las células, pero se expresan en gran medida (especialmente el receptor de tipo 2, SSRT2) en las células neuroendocrinas. El DOTA-Tyr3-Octreotato (DOTATATE), que fue aprobado por la Food and Drug Administration (FDA) de Estados Unidos, en 2016, para la localización de TNE SSTR positivos en pacientes adultos y pediátricos, se une principalmente a SSTR2. Otros marcadores de la PET SSTR también se unen con afinidad a los SSRT2, pero pueden hacerlo adicionalmente a SSTR5 (octreotida DOTA) o a SSTR3 y SSTR5 (NaI-octreotida DOTA). La biodistribución fisiológica de estos es similar y la sensibilidad y especificidad para los TNE bien diferenciados son comparables (32-34).

Distribución fisiológica

Se observa una alta expresión de los SSTR2 en la adenohipófisis (todos los tipos de células, pero en particular las que expresan somatotropina), los conductos estriados de las glándulas parótidas, las células neuroendocrinas o enterocromafines de la mucosa digestiva, los ganglios entéricos, las células secretoras de insulina y glucagón del páncreas, la zona reticular de la corteza suprarrenal, los glomérulos y los túbulos del riñón, las células de la granulosa luteinizada del ovario, las regiones basales de los túbulos testiculares, las células granulocíticas de la médula ósea, los macrófagos alveolares del pulmón y los centros germinales de los folículos linfáticos. El grado de captación en la PET depende de la celularidad y de la expresión de los SSTR en un tejido, así como de la absorción no específica. Al igual que en el caso de la pentetreotida marcada con ^{111}In (^{111}In-pentetreotida), las mayores captaciones ocurren en el bazo y los riñones (fig. 14-2). La intensa captación en casos de bazos accesorios y esplenosis puede simular una metástasis de un TNE. También se observa una intensa captación fisiológica en la hipófisis y las glándulas suprarrenales. La actividad excretada por la orina está presente en el sistema colector y en la vejiga.

Es frecuente observar una captación tiroidea difusa de leve a moderada. Los SSTR se sobreexpresan tanto en las células parafoliculares (células C) como en las células inflamatorias que pueden estar presentes en la tiroiditis. La absorción en el tubo digestivo es variable (de leve a moderada) y, por lo general, es mayor en el estómago. Se observa una captación fisiológica moderada en el cuerpo y la cola del páncreas. Se puede observar una intensa captación focal en el proceso unciforme del páncreas debido a la alta concentración de células de los islotes. La captación en el tejido mamario es variable y puede aumentar durante el embarazo o la lactancia. A veces se observa una captación uterina de leve a moderada.

Algunas lesiones benignas, como los hemangiomas óseos o los ganglios linfáticos reactivos, pueden tener una captación de moderada a intensa. Otras alteraciones que pueden mostrar una alta captación son las áreas de infección o inflamación activa (la mayoría de los leucocitos expresan altas cantidades de SSTR), incluyendo la artritis inflamatoria, las fracturas, la cicatrización de heridas quirúrgicas, la respuesta inflamatoria a la radiación y la neumonía o absceso, la prostatitis y las reacciones granulomatosas (especialmente si son «activas»). También puede observarse actividad osteoblástica en la captación normal (placas epifisarias activas) y en la enfermedad ósea (enfermedad de Paget, displasia fibrosa, algunas islas óseas).

Múltiples neoplasias se asocian con la sobreexpresión de los SSTR2 (tabla 14-2) y pueden presentar captación en la PET con DOTATATE.

Consideraciones técnicas

La PET puede realizarse entre 40 y 90 min después de la administración intravenosa de DOTATATE marcado con ^{68}Ga (^{68}Ga-DOTATATE). Los retrasos más prolongados pueden deteriorar la calidad de la imagen debido a la desintegración del ^{68}Ga. No es necesario ayunar ni restringir

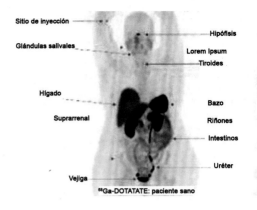

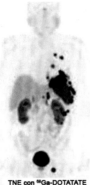

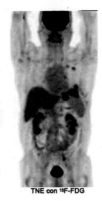

FIG. 14-2 ● Distribución fisiológica del ^{68}Ga-DOTATATE (*izquierda*). Comparación de la PET con ^{68}Ga-DOTATATE (*centro*) y FDG en un paciente con un tumor neuroendocrino (TNE) metastásico.

la actividad física antes de la administración del radiofármaco. La actividad típica administrada en adultos es de 4-5 mCi (o 2 MBq/kg hasta 200 MBq). Si el paciente está en tratamiento con análogos de la somatostatina, el análogo no radioactivo puede unirse competitivamente al SSTR. En algunos centros se retienen los análogos de la somatostatina de acción corta durante 1 día antes del estudio (aunque esto puede no ser factible en los pacientes intensamente sintomáticos) o programan el estudio 3 o 4 semanas después de la administración de los análogos de somatostatina de acción prolongada (normalmente justo antes de la siguiente dosis mensual programada de análogo de octreotida de acción prolongada) (34,35). Se recomienda la hidratación antes y 1 h después de la administración del radiomarcador para reducir la radiación en las vías urinarias. El Ga

libre se excreta en la leche materna, por lo que se aconseja a las pacientes que están lactando que no lo hagan durante 12 h (~10 de semivida del ^{68}Ga). El bazo recibe la mayor dosis de radiación (0.109 mGy/MBq). La dosis efectiva de la parte PET del estudio es de aproximadamente 4 mSv (0.021 mSv/MBq), que se compara favorablemente con unos 12 mSv para la ^{111}In-pentetreotida.

Las imágenes se interpretan visualmente junto con la historia clínica, el grado patológico y los hallazgos en otras modalidades de imagen. A diferencia de la FDG, el grado de captación y el SUV$_{max}$ no es necesariamente un indicador de la agresividad del tumor. Una alta captación de ^{68}Ga-DOTATATE por lo general indica un tumor bien diferenciado y menos agresivo. La ausencia de captación en una lesión o un hallazgo

Tabla 14-2 ASOCIACIÓN DE NEOPLASIAS CON LA EXPRESIÓN DE SSTR

SNC/SNP	
Adenomas hipofisarios	Por lo general, alta
• Gonadotropos, corticotropos y no funcionales	Baja o ausente
• Otros	Alta
Meningiomas	Alta
Meduloblastomas, neuroblastomas, TNE supratentoriales de la infancia y oligodendrogliomas	Alta
Astrocitoma	Baja, infrecuente
Tumores de la vaina nerviosa periférica (especialmente schwannomas)	Alta
Feocromocitomas y paragangliomas	Alta (>70%)
Pulmonar y gastrointestinal	
TNE gastroenteropancreáticos	Alta
• Gastrinoma	100%
• Tumores carcinoides	86%
• Insulinoma	58%
GIST	Alta (88-100%, asociada con resultados favorables)
Carcinomas colorrectales, carcinoma hepatocelular	Poco frecuente
Adenocarcinomas del páncreas	Baja (tejido pancreático inferior al normal)
TNE broncopulmonares	Variable (32-56%, más bajo que los TNE GEP)
Otros	
Tiroides	Alta
• Carcinoma medular de tiroides	Variable, frecuente
• Carcinoma papilar o folicular de tiroides	
TNE de otros órganos	Variable
• Carcinoma de células de Merkel	59%
• Timo, mama, cuello uterino o próstata	Hasta el 50%
Cánceres de próstata	Baja (13%, 50% si hay diferenciación endocrina)
Cáncer de mama, de cuello uterino, de endometrio, de ovario y melanoma	Poco frecuente
Linfoma	Baja

GEP: gastroenteropancreático; GIST: tumor del estroma gastrointestinal; SNC: sistema nervioso central; SNP: sistema nervioso periférico; SSTR: receptores de somatostatina; TNE: tumores neuroendocrinos.

incidental no es necesariamente un indicador de benignidad o seguridad, ya que los tumores poco diferenciados con baja captación suelen asociarse con un mal pronóstico. La escala de Krenning (tabla 14-3), que es una medida visual o cualitativa desarrollada originalmente para la gammagrafía con ^{111}In-pentetreotida, puede utilizarse para describir la actividad de las lesiones. La puntuación basada en la PET puede ser mayor que la de la gammagrafía, especialmente en el caso de las lesiones pequeñas (35). Los tumores con baja captación (escala de Krenning inferior a 2) suelen ser mejor visualizados mediante PET con FDG. La heterogeneidad de la captación debe evaluarse para detectar la presencia de hemorragia o necrosis dentro de la lesión en comparación con la posibilidad de una población mixta con diferentes grados histológicos. Dependiendo del grado de captación de las células tumorales, las lesiones pequeñas dentro del hígado o en el interior de los órganos (o adyacentes a estos) que tienen una captación fisiológica similar o mayor (p. ej., las glándulas suprarrenales o el bazo) podrían identificarse mejor en la RM o en la TC con contraste.

Fluciclovina

Los tumores malignos están asociados con un metabolismo de aminoácidos incrementado. El glutamato es el segundo nutriente más abundante en el plasma después de la glucosa y puede oxidarse a través del ciclo de Krebs y proporcionar energía para la supervivencia y la proliferación celular. Ciertas enfermedades malignas, como el cáncer de próstata, aumentan los transportadores de aminoácidos en la membrana celular. La fluciclovina (ácido amino-fluorociclobutano-carboxílico, ^{18}F-FACBC) es un aminoácido sintético que se transporta preferentemente a través del sistema ASCT-2, dependiente del sodio, y en menor medida a través del sistema LAT-1, independiente del sodio, ambos sobreexpresados en el cáncer de próstata. El ASCT-2 es el transportador más regulado de la glutamina y de otros aminoácidos en diferentes tumores malignos (36) y el grado de sobreexpresión se asocia con un comportamiento agresivo en el cáncer de próstata (37). La señalización del receptor de andrógenos y los oncogenes *MYC* y *mTOR* estimulan la expresión de ASCT-2 en las células del cáncer de próstata (38).

A diferencia de la FDG, la fluciclovina no se metaboliza en el citosol y, con el tiempo, se elimina a través de los mismos transportadores. Por tanto, la biodistribución de la fluciclovina cambia significativamente con el tiempo, con un pico de actividad entre los tumores y el tejido normal (que refleja principalmente la captación de primer paso debido a la sobreexpresión de los transportadores de aminoácidos) en un plazo de 4-10 min. Se inyecta una dosis en bolo de 370 MBq (10 mCi) por vía intravenosa, normalmente con el paciente en el tomógrafo, y la PET se inicia después de 3-5 min. La captación muscular fisiológica aumenta a medida que el estudio avanza desde la mitad del muslo hasta la base del cráneo. La afectación ganglionar metastásica en el cáncer de próstata es más frecuente en los ganglios pélvicos y retroperitoneales que por encima del diafragma. Incluso con una irrigación adecuada, en ocasiones se observa una intensa actividad residual en las venas de las extremidades superiores. El páncreas tiene la mayor captación fisiológica, seguido del hígado y la médula ósea. La excreción urinaria es limitada, aunque en los pacientes que han orinado menos de 30-60 min antes de la inyección puede observarse una actividad intensa en los uréteres o la vejiga; puede imitar o enmascarar la captación en los ganglios linfáticos retroperitoneales y el lecho prostático. Puede haber una captación fisiológica leve o moderada en la hipófisis, las glándulas salivales, el tejido linfoide faríngeo, la tiroides, el tejido glandular mamario, el tubo digestivo y el parénquima renal (39). La captación anómala incidental puede observarse en otras neoplasias (incluido el carcinoma papilar de células renales [CCR]) y en lesiones benignas como el meningioma o el schwannoma. La captación nodular fisiológica puede verse con la hiperplasia folicular. La captación simétrica en los ganglios linfáticos bilaterales axilares, hiliares, ilíacos externos e inguinales, en ausencia de una afectación previa conocida, puede asumirse como fisiológica. La captación nodular en una distribución que no es típica del cáncer de próstata puede tener una causa diferente (malignidad o inflamación).

La captación en el cáncer de próstata recurrente o metastásico suele ser significativamente mayor que en la médula ósea. La médula sana del cuerpo vertebral L3 se suele usar como referencia para la actividad fisiológica (a menos que sea sustituida por esclerosis o médula grasa). La captación focal en el lecho de la próstata o en los ganglios, menor que en la médula ósea pero mayor que en la reserva de sangre, es indeterminada y se recomienda el seguimiento. Sin embargo, los ganglios pequeños (largo < 1 cm) con captación cercana a la médula ósea o captación asimétrica en las vesículas seminales son sospechosos de malignidad. Las lesiones óseas, principalmente líticas, suelen mostrar una intensa captación. Las lesiones mixtas pueden tener una captación moderada. Debido a la elevada captación fisiológica de fondo en la médula ósea sana, las lesiones principalmente escleróticas pueden no ser discretamente visibles en la PET (40). Se ha informado una captación variable en diversas lesiones óseas primarias benignas y malignas como el osteoma osteoide y el mieloma múltiple. La captación leve asociada con la enfermedad discal degenerativa y la artropatía facetaria es menor de lo que suele observarse con la FDG.

Consideraciones técnicas

Al igual que en el caso de la FDG, debe evitarse el ejercicio extenuante durante al menos un día antes del estudio y se aconseja a los pacientes que estén en ayuno durante 4 h. Las imágenes se inician en la región pélvica entre 3 y 5 min después de la administración intravenosa. La dosis efectiva de radiación en todo el cuerpo es de aproximadamente 8 mSv en un adulto, que es ligeramente superior a la misma cantidad de la FDG, teniendo en cuenta la baja excreción renal de la fluciclovina (5% en 24 h).

Otros radiofármacos de la PET en aplicaciones oncológicas

NaF

Los iones de flúor se incorporan directamente a los cristales de hidroxiapatita recién formados en la matriz ósea como fluorapatita. La absorción de primer paso es mayor que la de los fosfonatos debido a la rápida reacción con la hidroxiapatita y a la mínima unión a las proteínas plasmáticas. En consecuencia, la captación esquelética y la eliminación plasmática son más rápidas que en la gammagrafía ósea usando marcadores de ^{99m}Tc, con una captación relativamente alta en el esqueleto axial en comparación con el esqueleto apendicular, lo que refleja un proceso dependiente del flujo. Las imágenes pueden comenzar tan pronto como 30-45 min después de la inyección, aunque debe considerarse un retraso de 90-120 min para las imágenes de las extremidades superiores e inferiores (41). La adquisición de imágenes con inyección simultánea de FDG y NaF es posible y puede permitir la evaluación de la afectación ósea y extraósea en una sola sesión (42). La PET con NaF y, en particular, la PET/TC o la PET/RM tienen mayor sensibilidad y especificidad en comparación con la gammagrafía ósea; también permiten realizar mediciones cuantitativas o semicuantitativas de la formación y el recambio óseo que pueden utilizarse para evaluar la actividad de la enfermedad y la respuesta al tratamiento en lesiones metastásicas, la enfermedad

Tabla 14-3	**ESCALA DE KRENNING. EL GRADO DE CAPTACIÓN EN LAS IMÁGENES DEL SSTR PUEDE PREDECIR LA RESPUESTA A LA TRRP (35,143)**

Puntuación	Intensidad
0	No hay captación
1	Muy baja
2	Menor o igual que la del hígado
3	Mayor que la del hígado
4	Mayor que la del bazo

de Paget y otros trastornos óseos metabólicos, los procesos óseos infecciosos o inflamatorios, las lesiones traumáticas y la sobrecarga ósea aguda y el dolor óseo. Aunque las principales indicaciones clínicas del NaF son para la evaluación del esqueleto, puede utilizarse como marcador molecular de investigación para la evaluación de la calcificación extraósea, como en la ateroesclerosis.

Antígeno de membrana específico de la próstata

Aunque no están aprobados por la FDA, los radioligandos del antígeno prostático específico de membrana (PSMA, *prostate specific membrane antigen*) se usan cada vez más en los Estados Unidos para la adquisición de imágenes del cáncer de próstata. El PSMA (folato hidrolasa o glutamato carboxipeptidasa II) es una enzima glucoproteínica transmembranaria altamente expresada en la superficie de las células del cáncer de próstata en comparación con las células sanas. La sobreexpresión del PSMA está presente en las superficies celulares de la mayoría de los cánceres de próstata y se correlaciona con la enfermedad avanzada, de alto grado, metastásica e independiente de los andrógenos (43), aunque puede no estar presente en algunos subtipos o lesiones y no ser paralela a la puntuación de Gleason o a las concentraciones de antígeno prostático específico (PSA, *prostate-specific antigen*).

Los sustratos de bajo peso molecular que se unen con alta afinidad al dominio catalítico del PSMA han sustituido a los anticuerpos monoclonales como sustancias diana preferidas, debido a su farmacocinética más rápida y a su mayor penetración en los tejidos, así como a su baja unión inespecífica a las células inflamatorias. Se ha demostrado que la adición de un enlace lipófilo aumenta aún más la afinidad de unión al PSMA. Se han utilizado el ^{11}C-DCMC y posteriormente el ^{18}F-DCFBC para la adquisición de imágenes del PSMA desde el año 2005 (44,45). El ^{18}F-DCPyL es un radioligando de segunda generación con mejor depuración plasmática, menor captación hepática y del músculo esquelético, así como mayor relación de captación del tumor respecto al fondo en comparación con el DCFBC (46). El ^{18}F-PSMA-1007 tiene una cinética similar a la del ^{18}F-DCPyL con eliminación urinaria reducida (47) y alta captación del tumor respecto al fondo 2-3 h después de la inyección del radiomarcador (48). Actualmente los conjugados inhibidor-quelante, glutamato-urea-lisina PSMA marcados con ^{68}Ga, se utilizan de forma generalizada para la adquisición de imágenes del cáncer de próstata en todo el mundo, a pesar de que la calidad de la imagen es inferior y la semivida del ^{68}Ga es menos adecuada que la del ^{18}F, aunque la interpretación de los estudios que utilizan PSMA marcado con ^{18}F puede ser más difícil debido a la mayor detección de captación benigna o inespecífica (49). Tanto los PSMA marcados con ^{18}F como con ^{68}Ga tienen mayor positividad y contraste entre el tumor y el fondo en el cáncer de próstata bioquímicamente recurrente que la colina radiomarcada, especialmente a concentraciones bajas de PSA en suero (< 1 ng/mL) (50,51).

La biodistribución fisiológica de los diferentes radioligandos de PSMA puede ser variable, pero la captación intensa suele estar presente en el parénquima renal y en las glándulas salivales y lagrimales.

La intensa actividad excretada en las vías urinarias puede oscurecer las lesiones adyacentes o causar artefactos de corrección de la dispersión alrededor de la vejiga. La incrementada captación hepática de los radioligandos PSMA de primera generación y PSMA-11 reduce la sensibilidad para la afectación hepática. La captación puede observarse en los ganglios simpáticos y de forma variable en el intestino. Se ha notificado una captación focal benigna en los ganglios linfáticos mediastínicos e hiliares con sarcoidosis probada por biopsia, infarto cerebral subagudo, adenoma folicular de tiroides, amiloidosis de la vesícula seminal y enfermedad de Paget (52). El PSMA se sobreexpresa en la neovasculatura en otras neoplasias distintas del cáncer de próstata. Se ha demostrado una captación anómala en el mieloma múltiple, el carcinoma papilar de tiroides, el tumor del estroma gastrointestinal (GIST, *gastrointestinal stromal tumor*), el carcinoma de células escamosas (CCE) y el CCR.

Marcadores de perfusión miocárdica en la PET

Las imágenes PET del corazón son superiores a la SPECT de perfusión miocárdica y permiten cuantificar el flujo sanguíneo miocárdico (en mL/min por gramos de tejido), así como la reserva de flujo coronario. Los artefactos de atenuación en la PET son significativamente menores, pero suelen estar presentes en las imágenes de la SPECT (incluso después de la corrección de la atenuación). La PET puede ser especialmente útil para minimizar los errores debidos a la atenuación de la pared torácica en pacientes obesos o mujeres. El cloruro de ^{82}Rb y el amoníaco con ^{13}N son los radiofármacos más utilizados para la PET de perfusión miocárdica. La característica principal de todos los radiofármacos utilizados para la adquisición de imágenes de perfusión miocárdica es la elevada extracción miocárdica de primer paso, aunque existen importantes diferencias técnicas entre ellos (tabla 14-4). Por ejemplo, no es factible realizar prueba de esfuerzo utilizando agua marcada con ^{15}O o ^{82}Rb debido a sus semividas extremadamente cortas. Sin embargo, debido a la rápida desintegración, se puede realizar un estudio completo con imágenes de perfusión en reposo y posterior al esfuerzo en menos de 30 min. Debido a la semivida más larga del ^{13}N, la prueba de esfuerzo puede realizarse antes de colocar al paciente en el tomógrafo (aunque el esfuerzo del ejercicio no es compatible con la cuantificación del flujo sanguíneo miocárdico, que requiere imágenes dinámicas que comienzan con la inyección del radiomarcador). Las secciones de reposo y de esfuerzo del estudio deben estar separadas por 4 o 5 semividas (~40 min) para reducir al mínimo la interferencia entre la actividad de la primera y la segunda inyección, aunque en algunas clínicas acortan los retrasos y aumentan la actividad administrada para la segunda inyección. Debido a la larga semivida del ^{18}F, el radiomarcador en investigación, los protocolos de exploración con flurpiridaz (que se une al complejo mitocondrial 1) suelen requerir dosis diferentes para el reposo y el esfuerzo (similares a los protocolos para los de perfusión con ^{99m}Tc). Un protocolo de 2 días podría permitir menor actividad administrada y menor radiación efectiva.

El cloruro de ^{82}Rb es un análogo del potasio y es extraído eficazmente del plasma por las células miocárdicas a través de las bombas de

Tabla 14-4 **RADIOMARCADORES DE PERFUSIÓN MIOCÁRDICA PARA LA PET (53)**

	Primer paso de extracción (reposo)	Resolución de la imagen (anchura a media altura [AMA])	Retención (pico de tensión)	Retraso de la imagen	Radiación
Cloruro de ^{82}Rb	65%	Baja (8 mm)	Baja (35%)	70-90 s (90-130 s para FEVI < 50%)	3-6 mSv
NH$_3$ con ^{13}N	90-95%	Alta (5 mm)	Alta (50%)	3-5 min (más tiempo en EPOC)	2 mSv
Agua con ^{15}O	~100%	Intermedia (6 mm)	Ninguna	Requiere imágenes dinámicas	1.5 mSv
^{18}F-flurpiridaz	95%	Alta (4 mm)	Alta (55%)		6 mSv

intercambio Na/K, aunque la extracción de primer paso no es tan alta como con el talio (^{201}Tl) que tiene un mecanismo de captación similar. En un generador de ^{82}Sr/^{82}Rb se extraen marcadores cada 6-10 min; esto lo hace adecuado para hospitales con un alto volumen de envíos para la adquisición de imágenes de perfusión miocárdica o para quienes no estén cerca de un ciclotrón. El generador debe sustituirse cada 4 u 8 semanas. Debido al elevado costo fijo del generador, el costo por dosis puede ser prohibitivo para los centros con poco volumen.

El amoníaco se difunde pasivamente como NH_3 a través de las membranas celulares. En el plasma, el NH_3 y el NH_4 están en equilibrio en función del pH, mientras que en el citoplasma el NH_4 queda atrapado por la síntesis de glutamina. Tras la inyección intravenosa, el NH_3 puede disociarse del plasma en los alvéolos y entrar en la fase gaseosa. Un retraso de 3-5 min entre la inyección y la adquisición de imágenes (más tiempo en los pacientes con fisiología obstructiva de las vías respiratorias) ayuda a la eliminación de la actividad pulmonar. Con el tiempo, los metabolitos marcados con ^{13}N (urea, glutamina, glutamato) se acumulan en la sangre y representan entre el 40 y el 80% de la actividad total 5 min después de la inyección de amoníaco con ^{13}N. La eliminación ocurre principalmente por los riñones (como urea con ^{13}N).

La imagen de perfusión miocárdica a menudo debe realizarse junto con la PET con FDG para evaluar la viabilidad o la inflamación del miocardio (sarcoidosis). La perfusión y la captación de FDG proporcionan información complementaria y la ausencia de ambas es necesaria para confirmar el infarto o la cicatrización. Aunque es posible comparar la SPECT de perfusión y la PET con FDG, el uso de la PET para la perfusión (especialmente con NH_3) permite una caracterización y delineación más precisa y detallada de las anomalías miocárdicas regionales.

Marcadores amiloide y tau en las imágenes cerebrales

El amiloide β es un biomarcador clave en la demencia por Alzheimer. El depósito de amiloide β precede en varios años a la aparición de síntomas cognitivos detectables (54). Con la introducción del compuesto B de ^{11}C-Pittsburgh (^{11}C-PiB) y la PET se realizó la visualización *in vivo* del depósito de amiloide en el cerebro (55). El ^{11}C-PiB es un análogo de la tioflavina-T, que se ha utilizado como colorante histológico de las placas de amiloide *in vitro*. Los radiomarcadores de ^{18}F que se han desarrollado desde entonces están actualmente en uso clínico e incluyen el flutemetamol, que es estructuralmente similar al ^{11}C-PiB y el florbetabén, así como el florbetapir, que son derivados del estilbeno. Estos radiomarcadores son lipófilos, atraviesan fácilmente la barrera hematoencefálica y se unen a los agregados amiloides de las placas neuríticas. El radiomarcador no unido se elimina de la sustancia gris sana, lo que crea un claro contraste visual con la retención inespecífica en la sustancia blanca debido a las interacciones lipófilas con la mielina. La ausencia o reducción de la distinción entre sustancia gris y blanca es compatible con las placas de amiloide neuríticas moderadas a intensas. Aunque existen algunas diferencias en la dosis administrada, el intervalo de tiempo recomendado entre la inyección y la adquisición de imágenes y los criterios exactos de interpretación, los radiomarcadores de ^{18}F son altamente compatibles con la PET con ^{11}C-PiB (56). La radiación efectiva para la dosis recomendada está entre 5.8 y 7 mSv.

Se ha planteado la hipótesis de que en la patogénesis de la enfermedad de Alzheimer (EA), la alteración amiloide viene seguida de la tau; después ocurre la neurodegeneración y, finalmente, el deterioro cognitivo (54,57). Los ovillos neurofibrilares de tau están presentes en otros trastornos neurodegenerativos, como la parálisis supranuclear progresiva, el síndrome de degeneración corticobasal, la demencia de la enfermedad de Parkinson (EP) y la demencia con cuerpos de Lewy (DCL) (58). A diferencia de los depósitos de amiloide β, los agregados de tau son principalmente intracelulares y estructuralmente heterogéneos, lo que dificulta su orientación mediante el uso de marcadores de la PET (59). Se han utilizado las propiedades de unión de las láminas β compartidas entre diferentes ovillos neurofibrilares de tau para su orientación (60). El FDDNP fue uno de los primeros marcadores PET utilizados para la adquisición de imágenes *in vivo* en la demencia por Alzheimer y se une tanto a los depósitos de amiloide β como a los ovillos neurofibrilares de tau (61). Los marcadores tau de primera y segunda generación, desarrollados posteriormente, son pequeñas moléculas que se unen con gran afinidad a la lámina β de tau, pero tienen una afinidad relativamente baja por los agregados amiloides y otras fibrillas (62), aunque hay algunas pruebas de unión inespecífica *in vivo* a los depósitos de sinucleína α y TDP-43. La FDA concedió la aprobación del ^{18}F-flortaucipir en mayo del 2020.

Aplicaciones clínicas en oncología

La PET con FDG y otros radiomarcadores se usa clínicamente para el diagnóstico y estadificación de los tumores malignos, así como para guiar el tratamiento posterior a la terapia inicial. En el diagnóstico, las indicaciones principales incluyen la diferenciación de lesiones benignas y malignas (p. ej., la evaluación de un nódulo sólido no calcificado o de un componente sólido en un nódulo subsólido de más de 8 mm de diámetro [63]), la detección de una neoplasia primaria desconocida (en un paciente con marcadores bioquímicos o un síndrome paraneoplásico o si se descubre una enfermedad metastásica como primera manifestación de cáncer), el cribado de pacientes con neoplasia endocrina múltiple (NEM) u otros síndromes asociados con la malignidad, la detección de una transformación maligna o la planificación del objetivo de la biopsia al encontrar una lesión o una región del tumor que presenta un compromiso óptimo entre el riesgo asociado con la biopsia y el rendimiento diagnóstico. En circunstancias específicas, la PET puede ser necesaria para confirmar el diagnóstico, por ejemplo, la PET con ^{68}Ga-DOTATATE en pacientes con lesiones anatómicas sospechosas de TNE en la imagen convencional, particularmente cuando no es posible realizar la biopsia.

El estándar de atención reconoce el papel de la PET en la estadificación de los tumores malignos conocidos en función de la sensibilidad y la especificidad de la PET en comparación con las imágenes convencionales y la probabilidad *a priori* de afectación metastásica con base en los hallazgos histológicos y clínicos. Las indicaciones de la PET para guiar la estrategia de tratamiento posterior incluyen (pero no se limitan a) la evaluación temprana de si un tratamiento es eficaz (p. ej., la PET provisional después de dos ciclos de quimioterapia en el linfoma de Hodgkin), la supervisión del efecto de la terapia, la documentación del grado de respuesta después de la finalización del tratamiento, la caracterización de las anomalías residuales en la exploración física o en otros estudios de imagen después del tratamiento, el registro de la carga de la enfermedad antes de iniciar un nuevo tratamiento, la planificación de la radioterapia adyuvante o la vigilancia y la detección de la recurrencia del cáncer, especialmente en presencia de marcadores tumorales aumentados. En el caso de los radiofármacos usados tanto para diagnóstico como para tratamiento (*theragnostic*), como el ^{68}Ga-DOTATATE y el DOTATATE marcado con ^{177}Lu (^{177}Lu-DOTATATE), la PET puede utilizarse para seleccionar a los pacientes o las lesiones que podrían beneficiarse de la terapia y también podría ser útil para la dosimetría.

En muchas aplicaciones oncológicas, las partes relevantes del cuerpo se encuentran dentro del tronco y las imágenes se realizan desde la base del cráneo hasta la mitad del muslo, a menos que haya lesiones conocidas o sospechosas en otras partes del cuerpo que deban incluirse. En las guías de la National Comprehensive Cancer Network (NCCN), se recomienda la cobertura de la base del cráneo hasta las rodillas para el cáncer de pulmón, aunque la utilidad de la inclusión de la parte inferior de los muslos no está clara y no es congruente con nuestra experiencia. En el caso de las lesiones cerebrales, la cobertura suele limitarse a la cabeza para poder optimizar la resolución y la relación señal-ruido. En los tumores malignos de cabeza y cuello, se realiza la adquisición de imágenes adicionales de la cabeza y el cuello (con los brazos hacia abajo a los lados del paciente). Las imágenes de todo el cuerpo, que abarcan desde la parte superior de la cabeza hasta los pies, son necesarias en determinadas aplicaciones como el melanoma, el carcinoma de células de Merkel, el linfoma cutáneo de linfocitos T, el mieloma múltiple, los sarcomas de tejidos blandos y de las extremidades, así como en los tumores malignos de la vaina del nervio periférico.

Cabe destacar que, en adelante, el término *PET* se refiere a las imágenes PET híbridas. La información anatómica es crucial para utilizar plenamente el potencial diagnóstico de la PET, sus sistemas por sí solos (que no pueden proporcionar información anatómica detallada) son excesivamente raros en la imagen oncológica. La PET/TC es el jinete de batalla de la imagen oncológica. Los sistemas de PET/RM están menos disponibles y, en general, hay menos experiencia con ellos que con la PET/TC. Sin embargo, la experiencia sugiere que en ciertas aplicaciones la PET/RM es superior en términos diagnósticos a la PET/TC, mientras que en la mayoría de las otras aplicaciones ambas son similares.

Linfoma

Los *linfomas* son un grupo heterogéneo de enfermedades que se desarrollan a partir de los linfocitos. Con más de cien tipos y subtipos clasificados con base en análisis histopatológicos, inmunohistoquímicos, citogenéticos y moleculares (64), sus comportamientos clínicos y perfiles de respuesta son muy variados. En conjunto constituyen la neoplasia hematológica más frecuente (casi el 5% de todos los cánceres, excluyendo las neoplasias cutáneas no melanomatosas). Un individuo estadounidense tiene un riesgo del 2% de desarrollar un linfoma a lo largo de su vida. La Organización Mundial de la Salud (2016) las clasifica en neoplasias linfoides, histiocíticas y dendríticas maduras en cinco grupos (neoplasias de linfocitos B maduros, neoplasias de linfocitos T y NK maduros, linfoma de Hodgkin [LH], trastornos linfoproliferativos postrasplante y neoplasias de células histiocíticas y dendríticas). El LH (cerca del 10% de los linfomas) tiene distintas características patológicas (células de Hodgkin o de Reed-Steinberg), epidemiológicas (distribución bimodal de la edad con picos a los 15-35 y 60-70 años), de comportamiento clínico (diseminación contigua) y de pronóstico (86% de supervivencia general a 5 años y hasta el 97% en pacientes menores de 20 años), y el tratamiento se basa en el estadio, en contraste con los linfomas no hodgkinianos (observados principalmente después de los 60 años de edad, sin diseminación contigua, con supervivencia general a los 5 años del 71% y tratamiento basado principalmente en el subtipo y no en el estadio). El LH de predominio linfocítico nodular es una variante asociada con un 10% de probabilidades de transformación en linfoma difuso de linfocitos B grandes (LDLBG). La mayoría (90%) de los linfomas no hodgkinianos surgen de linfocitos B maduros. El LDLBG es un linfoma agresivo que constituye la neoplasia linfoide más frecuente en los Estados Unidos (65). Tanto el LH como el LDLBG se asocian con una intensa captación de FDG y la actividad de la enfermedad puede caracterizarse en función del grado de captación en la PET mediante una evaluación visual (sangre y parénquima hepático como referencia en la escala de 5 puntos de Deauville o Lugano; tabla 14-5). La mayoría de los linfomas tienen afinidad por la FDG (mayor que la sangre), aunque el grado de captación puede ser variable, y en los linfomas indolentes, como el linfoma folicular, la captación suele ser menos intensa en comparación con el LDLBG. La PET/TC es el estándar de atención para la adquisición de imágenes de linfomas con afinidad por la FDG. La TC puede proporcionar información complementaria sobre la estadificación y está indicada para las histologías sin afinidad o si no se dispone de PET/TC. Para las histologías con afinidad baja o variable a la FDG, la TC con contraste puede ser preferible a la PET/TC. En ausencia de preocupación por una transformación agresiva, la PET/TC puede tener un valor limitado en ciertas histologías como la leucemia linfocítica crónica o el linfoma linfocítico pequeño, el linfoma linfoplasmocítico o la macroglobulinemia de Waldenström, la micosis fungoide o los linfomas de la zona marginal.

La estadificación del linfoma ganglionar primario se basa en la extensión de la enfermedad ganglionar y extraganglionar, la afectación de la médula ósea, el hígado, el bazo y el sistema nervioso central; también en parámetros clínicos como los síntomas B. En la enfermedad limitada

Tabla 14-5 ÍNDICES DE CAPTACIÓN MÁS INTENSA EN EL SITIO INICIAL DE LA ENFERMEDAD (74)

Índices	Captación
1	Sin captación (la lesión es similar al fondo en la PET)*
2	Captación ≤ mediastino
3	Captación > mediastino pero ≤ hígado
4	Captación moderadamente superior a la del hígado
5	Captación notablemente superior a la del hígado o lesiones nuevas
X	Es poco probable que las nuevas áreas de captación estén relacionadas con el linfoma

*En el anillo de Waldeyer o en los sitios extraganglionares con alta captación fisiológica o con activación dentro del bazo o la médula (p. ej., el factor estimulante de colonias de granulocitos), se puede inferir una respuesta metabólica completa si la captación es menor que la del tejido sano circundante.

(estadios I y II), la enfermedad ganglionar se limita a un lado del diafragma. La afectación extraganglionar, si ocurre, debe ser restringida y contigua a los ganglios afectados (una única lesión extraganglionar sin afectación ganglionar también es estadio I). El volumen es un factor pronóstico importante en algunos linfomas. La enfermedad avanzada incluye la afectación ganglionar o esplénica por encima y por debajo del diafragma (estadio III) o la presencia de enfermedad extraganglionar no contigua (estadio IV). La PET/TC con FDG ha demostrado ser más precisa que la TC (con una estadificación superior en la mayoría de los casos) y en potencia puede cambiar el tratamiento en el 25-45% de los pacientes (66). La PET/TC es más sensible y precisa que la biopsia de médula ósea en el LH (67) y en el LDLBG, aunque puede pasar por alto la afectación difusa de baja celularidad en ~3% de los pacientes con LDLBG (68).

La PET/TC con FDG forma parte de los criterios de respuesta en los linfomas que captan FDG desde el 2007 (69). La PET intermedia (entre el segundo y el tercer ciclo de quimioterapia) es altamente pronóstica en el LH (70) y los pacientes con una PET intermedia positiva pueden beneficiarse de la intensificación de la quimioterapia (71). La utilidad de la PET a mitad de tratamiento del LDLBG es menos clara, aunque los pacientes sin captación por imagen parecen tener mejores resultados (72,73). Sin embargo, realizar la PET/TC tras la finalización del tratamiento es el procedimiento estándar para evaluar la remisión en todos los linfomas que captan FDG. Debido a que la captación de la FDG no es específica de malignidad, puede realizarse una biopsia de las lesiones positivas en PET para confirmar la presencia de enfermedad antes de realizar la terapia de rescate. La PET/TC después de la quimioterapia de rescate es pronóstica en el LH y el LDLBG resistente al tratamiento y recidivante; podría utilizarse para seleccionar a los pacientes para la quimioterapia de dosis alta y el trasplante de células madre.

En los estudios publicados no se apoyan las exploraciones rutinarias de vigilancia después de la remisión. En el caso de las histologías curables, como el LH y el LDLBG, la probabilidad de recaída disminuye con el tiempo. Sin embargo, en los linfomas foliculares, de células del manto y otros linfomas incurables, la probabilidad de recurrencia continúa o aumenta con el tiempo, lo que obliga a dar seguimiento a los pacientes en intervalos de pocos meses. El seguimiento con la PET/TC debe estar motivado por indicaciones clínicas. La imagen puede ser necesaria para el seguimiento de la enfermedad residual intraabdominal o retroperitoneal que no puede ser evaluada mediante exploración clínica. Desgraciadamente, la probabilidad de un falso positivo en la PET puede ser superior al 20%, lo que limita la utilidad de las exploraciones rutinarias de vigilancia.

Tumores malignos de cabeza y cuello

Los cánceres de cabeza y cuello incluyen aquellos que surgen de la mucosa de la vía aerodigestiva superior (cavidad nasal y senos paranasales, labios y cavidad bucal, glándulas salivales, faringe, laringe), los cánceres cutáneos específicos de cabeza y cuello, así como una variedad de otras neoplasias (tiroides, linfoma, paragangliomas, sarcomas, melanoma y carcinoma de células de Merkel). Ocupan el sexto lugar de las neoplasias malignas en el mundo (el octavo en los varones estadounidenses). Más de la mitad de los pacientes presentan enfermedad M0 localmente avanzada (estadio III o IV) que se asocia con una elevada morbilidad y que suele tratarse con quimiorradiación. Hay un 50-60% de probabilidad de recidiva local y un 20-30% de probabilidad de descubrir metástasis en los 2 años siguientes al tratamiento.

Los CCE son la histología más frecuente en los cánceres de cabeza y cuello: representan el 90-95% de las lesiones de la cavidad bucal y la laringe. Los factores de riesgo son el tabaquismo (asociado con la mutación de *TP53*), el etanol (sobre todo para los cánceres de hipofaringe) y el virus del papiloma humano (VPH) (sobre todo el tipo 16, hasta el 70% de los cánceres de bucofaringe). Otras histologías incluyen el carcinoma verrugoso (una variante del CCE), el adenocarcinoma, el carcinoma adenoide quístico, el carcinoma mucoepidermoide, el carcinoma indiferenciado sinonasal y el carcinoma nasofaríngeo no queratinizado. Este último está fuertemente asociado con el virus de Epstein-Barr (VEB) (el 75% de los carcinomas nasofaríngeos en los Estados Unidos).

El sistema de estadificación de tumores, ganglios y metástasis (TNM, *tumor, node, metastasis*) es la base para evaluar el estado de la enfermedad, el pronóstico y el tratamiento de las neoplasias de cabeza y cuello. La estadificación clínica se basa en los antecedentes disponibles, la exploración física y los estudios de imagen disponibles. El diagnóstico por imagen suele realizarse, pero no es obligatorio para la estadificación clínica. Un TNM anómalo solo se utiliza si al paciente se le va a realizar una intervención quirúrgica.

La PET/TC con FDG es una herramienta importante para la estadificación y posterior tratamiento de las neoplasias de cabeza y cuello. La glucólisis está altamente regulada en los CCE de cabeza y cuello. La patogénesis de los CCE y la mutación del gen *P53* se asocian con el aumento del complejo del factor inducible por hipoxia-1 (HIF-1α), que se une a los elementos de respuesta a la hipoxia en la región promotora y, en consecuencia, da lugar a la sobreexpresión de GLUT1 y hexocinasa II, que facilitan la acumulación de FDG en las células malignas. La alta captación en el tumor primario se asocia con un comportamiento agresivo. La estadificación del tumor (T) es específica del lugar y en los cánceres cutáneos y de la cavidad bucal requiere medir la profundidad de la invasión, que es difícil de evaluar mediante la PET con FDG. La mejor manera de evaluar la estadificación T de los cánceres nasofaríngeos es con la RM. Tanto la TC como la RM son útiles para la delimitación anatómica de la lesión primaria y la evaluación de la afectación de estructuras adyacentes en otras localizaciones. La PET/TC y la PET/RM tienen una sensibilidad similar o superior a la de la TC o la RM para la estadificación del tumor (T). Pueden observarse falsos negativos debido a tumores pequeños (T1) o a una elevada actividad fisiológica de fondo. El artefacto dental es menos problemático en comparación con la TC o la RM; la PET ha demostrado ser superior a la RM para evaluar la extensión de la enfermedad en áreas de susceptibilidad al artefacto debido a los dientes (75). Un T4 (tumor >4 cm con profundidad de la invasión >10 mm o el tumor invade estructuras adyacentes) indica enfermedad local de moderada a muy avanzada y eleva el estadio a IV (excepto en los cánceres de bucofaringe mediados por el VPH).

La afectación ganglionar es un factor pronóstico importante en las neoplasias de cabeza y cuello. La estadificación de los ganglios se basa en el número, tamaño, extensión extraganglionar (basada en el examen clínico y la patología, pero no en la imagen) y alteración contralateral. Se ha informado afectación ganglionar oculta en más del 20% de los cánceres clínicamente N0 y su incidencia aumenta al incrementar el estadio T (76). La PET/TC y la PET/RM son más sensibles que la TC o la RM para la estadificación ganglionar y pueden identificar metástasis en los ganglios linfáticos que no están agrandados por criterios de tamaño. Los resultados recientemente publicados de los ensayos ACRIN 6685 demuestran un alto valor predictivo negativo (87%) y un impacto significativo en los planes quirúrgicos en el 22% de los pacientes (77). La PET/TC tiene alta sensibilidad (84-88%) y especificidad (75-84%) para la estadificación ganglionar en los CCE primarios ocultos de cabeza y cuello y puede detectar el sitio del primario en el 25-37% de los casos (78). Cuando no se puede identificar el sitio del cáncer primario, P16+ se estadifica como cáncer bucofaríngeo mediado por el VPH y EBER+ (región codificadora de Epstein-Barr) se estadifica como cáncer nasofaríngeo.

La PET con FDG se utiliza cada vez más después de la quimiorradiación y ha sustituido a la disección planificada del cuello en los cánceres avanzados de cabeza y cuello para documentar la respuesta y evaluar la enfermedad residual. Los pacientes que estuvieron con vigilancia guiada por PET/TC tienen una supervivencia similar, pero requirieron menos cirugías en comparación con los pacientes a los que se les realizó una disección de cuello planificada (79). Los pacientes con una respuesta metabólica completa (sin captación visualmente detectable en las localizaciones tumorales anteriores por encima del fondo) en la PET que se realizó 3 meses después del tratamiento tienen un riesgo muy bajo (~5%) de recurrencia local (80). La PET tiene sensibilidad muy alta (del 97%, en comparación con el 69% de la RM) y especificidad moderada (46% frente a 77%) para el CCE de cabeza y cuello recurrente después de la radioterapia o la quimiorradioterapia (81). En un estudio prospectivo, multicéntrico, de pacientes recién diagnosticados con cánceres de cabeza y cuello locorregionalmente avanzados (estadio IVa/b), se observó que la PET/TC con FDG 12 realizada semanas después de la finalización de la quimiorradiación tiene una alta precisión para la enfermedad residual (definida como una captación focal mayor que la de la sangre y el parénquima hepático) y un alto valor predictivo negativo (92%) para la recurrencia en un plazo de 9 meses (82).

El papel de la PET con FDG en la evaluación del carcinoma diferenciado de tiroides es limitado, pero puede considerarse en la estadificación y la evaluación de la respuesta a la terapia en pacientes de alto riesgo negativos al yodo radioactivo con concentración de Tg sérica elevada (generalmente >10 ng/mL) y subtipo histológico agresivo, como los cánceres de tiroides poco diferenciados y los carcinomas invasivos de células de Hürthle (83). En los carcinomas anaplásicos de tiroides, la PET/TC con FDG se recomienda tanto para la estadificación inicial como para la evaluación de la respuesta al tratamiento entre 3 y 6 meses después de la terapia inicial. La captación focal de FDG dentro de la tiroides se observa incidentalmente en ~1-2% de las PET oncológicas. Se recomienda la aspiración con aguja fina para los nódulos >1 cm confirmados por ecografía (35% de probabilidad de carcinoma de tiroides) o si se considera la posibilidad de afectación metastásica que puede alterar el abordaje (p. ej., en cánceres de cabeza y cuello, linfoma o melanoma). Para los nódulos < 1 cm o los pacientes con neoplasias malignas no tiroideas avanzadas, se considera alternativamente la vigilancia activa (84).

Los carcinomas de las glándulas salivales son un grupo heterogéneo poco frecuente de histologías con diferente potencial metastásico que surgen de las glándulas salivales mayores y menores. La incidencia de metástasis oculta en los ganglios linfáticos es algo menor que en los CCE y el papel de la disección del cuello está menos establecido (85). La PET/TC tiene mayor sensibilidad (88% frente a 53%) y especificidad similar (>90%) comparadas con la TC con contraste para la afectación ganglionar en los cánceres de glándulas salivales. La lesión primaria suele tener una captación intensa, aunque el VTM parece correlacionarse mejor con la supervivencia que el grado de captación (86). Los SUV no diferencian de forma confiable las lesiones benignas de las malignas. Se puede observar una intensa captación en el tumor de Warthin (cistoadenoma papilar linfomatoso) que está fuertemente asociada con el tabaquismo y el sexo masculino, puede ser bilateral y rara vez es maligno. Los adenomas pleomórficos también pueden tener una captación de moderada a intensa. La captación focal incidental en la glándula parótida suele ser benigna (87), excepto en los pacientes con linfoma y neoplasias de cabeza y cuello (88).

Los paragangliomas de cabeza y cuello surgen del sistema nervioso parasimpático y de quimiorreceptores, como el cuerpo carotídeo. A diferencia del feocromocitoma y los paragangliomas simpáticos, los paragangliomas de cabeza y cuello son casi siempre no secretores y la mayoría no tienen afinidad con la metayodobencilguanidina (MIBG). A menudo se descubren de forma incidental o debido a síntomas relacionados con el efecto de masa o la afectación de estructuras adyacentes. La PET con ^{18}F-fluorodopa y con ^{68}Ga-DOTATATE o con DOTATOC marcado con ^{68}Ga tiene mayor sensibilidad que la gammagrafía con MIBG para los paragangliomas de cabeza y cuello (89,90). Los paragangliomas hereditarios de cabeza y cuello se asocian con mayor frecuencia con mutaciones de la línea germinal en uno de los genes de la subunidad SDH. La PET con FDG tiene una sensibilidad superior en comparación con la TC/RM o la MIBG en la localización de paragangliomas primarios y metastásicos asociados con la mutación de la subunidad SDH (91).

El protocolo de PET para las neoplasias de cabeza y cuello (si no se realiza principalmente para la evaluación de la afectación metastásica a distancia) debe incluir una parte dedicada a la cabeza y el cuello con un campo de visión (CdV) pequeño, una matriz grande y mayor tiempo por lecho para mejorar la resolución y la sensibilidad para detectar metástasis ganglionares pequeñas (92). El protocolo de brazos hacia abajo y el vértice del cráneo (o la base) a la clavícula se realiza para evaluar la afectación metastásica a distancia. La PET/TC para tumores malignos de cabeza y cuello es más eficaz con la TC con contraste. Sin el contraste yodado es difícil evaluar los lugares específicos de la afectación de la enfermedad, que podrían elevar el estadio de un tumor (p. ej., es difícil determinar la presencia de afectación del músculo pterigoideo medial o lateral [ambos T4] por un carcinoma amigdalino) cuando se confía en la TC de gran CdV sin contraste para la correlación con la captación de la FDG.

Cáncer de pulmón y otras neoplasias torácicas

El cáncer de pulmón es la principal causa de mortalidad relacionada con el cáncer en los Estados Unidos, tanto en hombres como en mujeres. Los nódulos pulmonares se identifican con frecuencia en pacientes asintomáticos de alto riesgo que se realizan una TC de tórax de cribado y pueden identificarse incidentalmente en casi el 1% de las TC de tórax efectuadas por razones no relacionadas con el cáncer (93). La utilidad de la PET con FDG en la evaluación de nódulos pulmonares sólidos o parcialmente sólidos, encontrados incidentalmente, ha sido ampliamente estudiada (94,95). Combinar la evaluación visual de la captación de la FDG y los factores previos a la prueba proporciona buena precisión (96); incorporar la afinidad por la FDG mejora los modelos de predicción clínica para evaluar la probabilidad de malignidad en los nódulos pulmonares (97), excepto en el caso de las poblaciones situadas en zonas endémicas de nódulos inflamatorios benignos, como la tuberculosis (98). Según las directrices de la NCCN, se puede realizar una PET/TC con FDG para evaluar un nódulo pulmonar sólido encontrado incidentalmente de más de 8 mm o nódulos parcialmente sólidos persistentes con un componente sólido de 6 mm o más. Una captación mayor que la de la sangre del mediastino se considera positiva. En los datos actuales se sugiere una baja sensibilidad de la PET con FDG para los nódulos pulmonares de menos de 8 mm de diámetro (T1a). También puede observarse un resultado falso negativo en los tumores de baja celularidad (p. ej., adenocarcinomas mucinosos o lesiones principalmente en vidrio esmerilado) o una baja captación que suele observarse en las lesiones con comportamiento indolente e histología de bajo grado (p. ej., tumores carcinoides, carcinoma *in situ* y adenocarcinoma mínimamente invasivo).

El cáncer de pulmón no microcítico (CPNM) representa entre el 75 y el 80% de todos los cánceres de pulmón. La PET/TC con FDG se recomienda en la estadificación previa al tratamiento del cáncer de pulmón para evitar toracotomías inútiles y es superior a la TC en la detección de metástasis ganglionares y a distancia (99,100). Los ganglios linfáticos mediastínicos negativos a la PET se asocian con una baja probabilidad de afectación maligna en los tumores sólidos < 1 cm y en las lesiones puramente no sólidas < 3 cm; el muestreo previo a la resección es opcional en estos casos. El estadio N se basa en la localización de los ganglios metastásicos según el mapa de ganglios linfáticos de la International Association for the Study of Lung Cancer (N1: ganglios peribronquiales o hiliares ipsilaterales, N2: ganglios mediastínicos o subcarinales ipsilaterales, N3: ganglios mediastínicos o hiliares contralaterales o cualquier ganglio supraclavicular o escaleno) (101). La enfermedad N1 se considera, al menos, en estadio IIB, mientras que la enfermedad N2 es al menos estadio IIIA (tasas de supervivencia a 5 años del 53% y 36%, respectivamente). La enfermedad N3 corresponde al estadio IIIB (para tumores primarios < 5 cm, supervivencia del 26%) o IIIC (tumores > 5 cm o invasión a estructuras adyacentes o nódulo en el mismo pulmón; supervivencia del 13%) (102).

Las metástasis extratorácicas tienen importantes implicaciones para el abordaje y el pronóstico del cáncer de pulmón. La PET/TC con FDG tiene más sensibilidad y especificidad para la afectación hepática y suprarrenal que la TC; para la afectación ósea tiene una sensibilidad similar y mayor especificidad en comparación con la gammagrafía ósea. Los nódulos suprarrenales son un hallazgo incidental frecuente en la TC (103), mientras que la PET con FDG tiene una sensibilidad superior al 90% y una especificidad alta para las metástasis suprarrenales (104). La ausencia de captación de FDG en un nódulo suprarrenal es compatible con un adenoma suprarrenal benigno. La PET con FDG tiene una sensibilidad limitada para las metástasis cerebrales y se recomienda la RM cerebral en los pacientes con CPNM en estadio clínico II o superior.

Actualmente no se recomienda la PET con FDG de forma rutinaria para la vigilancia y el seguimiento de los pacientes con CPNM. Si se utiliza como herramienta de resolución de problemas después de la radiación, se requiere la confirmación histopatológica debido a la posible persistencia de captación inflamatoria posradiación hasta por 2 años.

Los cánceres de pulmón microcíticos representan el 14% de todas las neoplasias de pulmón y se caracterizan por el rápido tiempo de duplicación y de crecimiento, así como por el desarrollo temprano de metástasis generalizadas. Los pacientes suelen presentar una gran tumoración hiliar y ganglios linfáticos mediastínicos que provocan tos y disnea. La enfermedad en estadio clínico limitado puede tratarse con radioterapia.

La NCCN recomienda la PET/TC con FDG para la planificación precisa de la radioterapia interna, tanto para el CPNM como para el cáncer de pulmón microcítico. Puede mejorar la precisión en la delineación del sitio diana de la atelectasia y la consolidación postobstructiva, particularmente si no se puede administrar el contraste intravenoso (i.v.). La PET/TC está indicada (preferiblemente en las 4 semanas y no más de 8 semanas antes de la terapia, idealmente en la misma posición que el tratamiento) para la estadificación y la definición de la diana.

La PET/TC puede considerarse para la estadificación en los estadios clínicos I-III del mesotelioma pleural maligno y de histología epitelial o mixta, para evaluar la presencia de metástasis a distancia antes de la cirugía; la PET/TC debe realizarse antes de la pleurodesis. También puede considerarse para la planificación de la radioterapia. La intensa captación inflamatoria asociada con la pleurodesis puede persistir indefinidamente (105). En la pleurodesis con talco, la captación intensa suele corresponder a lesiones pleurales de alta atenuación en la TC.

La PET con FDG es una herramienta útil para la evaluación y la estadificación de otras neoplasias intratorácicas, como las tímicas (106), y puede considerarse para la evaluación de masas mediastínicas anteriores no quísticas descubiertas incidentalmente, así como de ganglios linfáticos mediastínicos inexplicables de más de 15 mm en el eje transversal sin características de textura benigna en la TC, y puede ayudar a guiar la planificación de la biopsia (107).

Tubo digestivo

Las neoplasias gastrointestinales (incluidas las de hígado, vesícula biliar y páncreas) representan más de una cuarta parte de los nuevos casos de cáncer y un tercio de la mortalidad por cáncer en todo el mundo (108). La incidencia del cáncer de esófago está aumentando en los Estados Unidos y actualmente es la séptima causa de muerte por cáncer en los varones estadounidenses. El pronóstico es malo y la tasa de supervivencia a 5 años varía entre el 45% (para la enfermedad local en el momento del diagnóstico) y el 5% (enfermedad metastásica) (109). El tabaquismo y el consumo de alcohol (sobre todo la combinación de ambos) son factores de riesgo importantes. El CCE es la histología más frecuente en todo el mundo. El adenocarcinoma, que suele aparecer en el esófago distal (75%), es la principal causa de cáncer de esófago en los Estados Unidos y está relacionado con la obesidad, la enfermedad por reflujo gastroesofágico (ERGE) y, en particular, la metaplasia de Barrett. A diferencia del resto del intestino, el esófago carece de barrera serosa que impida la rápida propagación del tumor primario a las estructuras adyacentes. Se recomienda realizar una PET/TC con FDG para la estadificación inicial y para la evaluación de la respuesta al tratamiento después de la quimiorradiación neoadyuvante y definitiva > 5-6 semanas después de la finalización del tratamiento; también podría considerarse para la vigilancia de la enfermedad T1b o superior, con un intervalo que depende del estadio (guía de la NCCN). La PET con FDG puede ayudar a determinar mejor los volúmenes de radioterapia interna y los límites de los campos. Ni la PET ni la TC pueden ayudar a diferenciar de forma confiable los tumores T1 a T3. La obliteración de los planos de grasa entre el tumor esofágico primario y las estructuras adyacentes en la TC permite establecer un tumor en estadio T4, pero esto es menos confiable en los pacientes con radioterapia interna previa o pacientes caquécticos. La evaluación de los ganglios linfáticos locales y regionales en la PET puede ser difícil debido a la intensa captación en la lesión esofágica primaria. Sin embargo, la PET tiene una excelente sensibilidad para detectar metástasis ganglionares y extraganglionares a distancia y puede ayudar a evitar cirugías innecesarias con intención curativa (110,111).

El cáncer gástrico es una de las principales causas de muerte por cáncer en todo el mundo. El papel de la PET con FDG en la estadificación de los cánceres de la unión gastroesofágica (en particular para la estadificación N) está bien establecido. Nuevos datos confirman que la PET con FDG de rutina también es útil para la estadificación de los cánceres gástricos no funcionales (112). La PET es más precisa que la TC para la afectación ganglionar y es más específica para la enfermedad peritoneal, a pesar de su baja sensibilidad. Las guías de la NCCN recomiendan el uso de la PET con FDG para la estadificación inicial (excepto si el paciente tiene metástasis a distancia conocidas) y la reestadificación de los pacientes a los que no se les puede realizar resección o que no son aptos, desde el punto de vista médico, después del tratamiento primario. La respuesta metabólica completa después de la terapia se correlaciona con un mejor pronóstico (113). El rendimiento diagnóstico de la PET con FDG es bajo para los cánceres gástricos tempranos o con histologías como las células en anillo de sello, así como los tipos mucinosos, que se asocian con una baja captación de FDG y la recurrencia peritoneal.

Los cánceres colorrectales son la segunda causa de muerte por cáncer en los Estados Unidos. El diagnóstico y la estadificación se realizan principalmente con colonoscopia y TC o RM con contraste. La RM es superior a la TC para la estadificación T de los cánceres de recto y la evaluación de las metástasis hepáticas. No hay pruebas suficientes sobre el uso de la PET/TC para la estadificación del cáncer colorrectal (114), y esta no está indicada de forma rutinaria para la estadificación de los cánceres colorrectales, a pesar de que tiene una mayor sensibilidad y especificidad que las imágenes convencionales (115). La PET con FDG permite la estadificación de pacientes con contraindicación al contraste o a la RM. Otras indicaciones incluyen la evaluación de un hallazgo equívoco en la TC con contraste en pacientes que, por lo demás, son candidatos a una cirugía con intención curativa. El hígado es el lugar más usual de metástasis en el cáncer colorrectal, con hasta un 25% de pacientes que presentan afectación hepática en el diagnóstico inicial. La PET/TC tiene alta sensibilidad para la afectación metastásica a distancia en el hígado (aunque la sensibilidad puede verse afectada por la quimioterapia

reciente) y otros órganos. En los pacientes con enfermedad M1 potencialmente curable puede ayudar a identificar otros sitios potenciales de afectación que alterarían el abordaje quirúrgico o podrían hacer que el paciente no fuera resecable. La PET no se recomienda de forma rutinaria para la vigilancia o para el seguimiento del tratamiento. Sin embargo, puede ayudar a identificar la recurrencia estructural en los pacientes con imágenes convencionales y colonoscopia negativas pero con aumento en la concentración de antígeno carcinoembrionario (116).

El cáncer anal es una neoplasia poco frecuente del sistema digestivo (109). La mayoría de los pacientes tienen una afectación locorregional que puede curarse con quimiorradiación. La PET/TC tiene una alta precisión diagnóstica (117) y se recomienda para la estadificación inicial y la planificación de la radioterapia de los CCE anales o marginales (118,119). La captación en la PET posterior al tratamiento es un factor predictivo de la recurrencia después de la quimiorradiación (120).

El carcinoma hepatocelular es la neoplasia hepática primaria más frecuente en los adultos y suele estar asociado con la hepatitis vírica o la cirrosis. En la cirrosis, los nódulos displásicos tienen el potencial de evolucionar a carcinoma. Los carcinomas hepatocelulares tienen una heterogeneidad considerable en cuanto a sus características clínicas, histopatológicas y de metabolismo. Los carcinomas hepatocelulares bien diferenciados suelen tener una baja captación de FDG pero una alta captación en las PET de investigación con ^{11}C-acetato o ^{18}F-colina. La alta captación de FDG se correlaciona con el alto grado del tumor y la fibrosis intratumoral (121,122); también con la tasa de recurrencia después del trasplante de hígado (123). La PET no es adecuada para el diagnóstico del carcinoma hepatocelular, pero podría considerarse para la evaluación de la enfermedad metastásica (124). En un metaanálisis reciente se mostró moderada sensibilidad y alta especificidad de la PET con FDG para detectar metástasis extrahepáticas o carcinoma hepatocelular local residual o recurrente.

La PET/TC no se recomienda de forma rutinaria para la estadificación del colangiocarcinoma o del adenocarcinoma de vesícula biliar, aunque en las nuevas pruebas se sugiere que puede ser útil para la detección de metástasis ganglionares regionales y de enfermedad metastásica a distancia en los pacientes con enfermedad potencialmente resecable.

La mayoría de las neoplasias pancreáticas, incluido el adenocarcinoma ductal, son de origen exocrino y se asocian con un mal pronóstico. La TC con contraste y la RM son las principales modalidades para la evaluación de las lesiones pancreáticas y la estadificación de las neoplasias pancreáticas. El papel de la PET con FDG en los carcinomas pancreáticos no está totalmente establecido; es útil en los pacientes que tienen ictericia o tumoración pancreática en las imágenes y hallazgos equívocos en la TC del protocolo pancreático. La PET parece ser más precisa para diferenciar las neoplasias mucinosas papilares intraductales benignas de las malignas en comparación con la TC o la RM (125). Puede observarse una alta captación en algunas afecciones benignas, como la pancreatitis aguda o autoinmunitaria, así como en el tumor sólido seudopapilar del páncreas, que es una neoplasia rara con bajo potencial de malignidad (126). Por el contrario, el adenocarcinoma mucinoso o los TNE bien diferenciados pueden causar resultados falsos negativos en la PET con FDG. La PET/TC y la PET/RM, utilizando análogos de la somatostatina radiomarcados, tienen una alta precisión diagnóstica para la detección y la estadificación en la mayoría de los TNE de páncreas, como se detalla más adelante en el capítulo.

La PET con FDG es superior a la imagen convencional para las estadificaciones N y M en el carcinoma ductal pancreático (127-129). Los pacientes con enfermedad localizada por TC que examinan detenidamente el tratamiento se benefician de la estadificación mediante la PET con FDG (130). Esta última puede considerarse después de una TC pancreática específica, en los pacientes de alto riesgo, para detectar metástasis extrapancreáticas (NCCN). En los pacientes con cáncer de páncreas localmente avanzado y resecable, la quimiorradiación concurrente o secuencial es el estándar actual de tratamiento. La PET con FDG puede demostrar la respuesta al tratamiento antes que la TC y es más sensible para evaluar la enfermedad residual (131,132).

Los GIST son neoplasias mesenquimatosas que constituyen aproximadamente el 1% de todas las neoplasias malignas gastrointestinales primarias, que suelen surgir del estómago y del intestino delgado proximal. La PET con FDG tiene alta sensibilidad para los GIST (133) y puede ser útil para detectar un sitio primario desconocido, resolver ambigüedades en las imágenes convencionales o como una estadificación adjunta en los pacientes con enfermedad marginalmente resecable o potencialmente resecable con riesgo considerable de morbilidad. La captación de la FDG puede disminuir notablemente 24 h después de iniciar el tratamiento con inhibidores de la tirosina-cinasa, como el imatinib (134). La respuesta metabólica precede a la respuesta estructural y se correlaciona mejor con la supervivencia libre de progresión y el resultado (134,135).

Neoplasias neuroendocrinas y paragangliomas

Las *neoplasias neuroendocrinas* son un grupo heterogéneo de neoplasias que surgen de las células endocrinas de las glándulas (adrenomedulares, hipofisarias, paratiroides) o de los islotes endocrinos del páncreas, la tiroides, el sistema respiratorio y el tuvo digestivo (136). La incidencia de las neoplasias neuroendocrinas (NNE) en los últimos 40 años ha aumentado continuamente en comparación con todas las neoplasias malignas (137). Todas la NNE tienen potencial maligno. Sin embargo, la probabilidad de hacer metástasis o invadir los tejidos adyacentes depende del lugar y del tipo de tumor, así como de su grado. Los tumores de grado 1 (índice Ki67 < 3% y tasa mitótica < 2/10 por campo de gran aumento) tienen mejor pronóstico que los de grado 2 (Ki67 3-20% y tasa mitótica 2-20/10 por campo de gran aumento) (138). Las NNE mal diferenciadas de grado 3 (Ki67 > 20% o tasa mitótica > 20/10 por campo de gran aumento) se asocian con un mal pronóstico. La clasificación de las NNE se basaba tradicionalmente en el sitio primario, aunque se ha propuesto un marco de clasificación uniforme (139).

Los tumores neuroendocrinos pueden ser funcionales (producen hormonas) o no funcionales. Los tumores carcinoides son las NNE más frecuentes y se derivan del intestino anterior embrionario (incluyendo la vía respiratoria inferior y el timo), el intestino medio o el intestino posterior. Los carcinoides del intestino anterior y medio producen 5-HIAA, responsable de los síntomas «carcinoides» como sibilancias, sofocos (bochornos), palpitaciones, calambres y diarrea. El feocromocitoma está asociado con hipertensión. Los síntomas relacionados con la producción excesiva de gastrina, insulina, glucagón, péptido intestinal vasoactivo o somatostatina pueden estar presentes en otras NNE gastroenteropancreáticas. La somatostatina inhibe y suprime la liberación de hormonas gastrointestinales. La octreotida y otros análogos de la somatostatina, como la lanreotida, que se unen con gran afinidad a los SSTR (especialmente los subtipos 2 y 5), pueden controlar los síntomas con pocos o ningún efecto secundario y tienen efectos antiproliferativos en los TNE.

Los TNE bien diferenciados no suelen tener afinidad por la FDG, aunque la PET con FDG sigue siendo útil para la estadificación de los bronquiales primarios y las NNE poco diferenciadas. La PET SSTR con ^{68}Ga-DOTATATE es un método sensible para detectar, estadificar y caracterizar la enfermedad y controlar los efectos de la terapia (140). En un metaanálisis de 10 estudios y 416 pacientes con TNE se demostró una alta precisión diagnóstica similar (del 96%) para la PET con ^{68}Ga-DOTATOC (que se une tanto a SSTR2 como a SSTR5) y con ^{68}Ga-DOTATATE (que se une con alta afinidad a SSTR2) (34). La PET SSTR tiene un alto impacto en el manejo de los pacientes con TNE, en comparación con las imágenes convencionales o con la ^{111}In-pentetreotida y la MIBG marcada con ^{123}I; puede llevar a modificaciones en el abordaje en la mayoría de los pacientes (141,142). Las imágenes con SSTR o PET con FDG tienen funciones complementarias en la evaluación de los TNE de bajo grado bien diferenciados frente a los TNE de alto grado mal diferenciados. Los TNE poco diferenciados e indiferenciados y los carcinomas neuroendocrinos pierden la expresión de SSTR en la membrana celular, pero demuestran una alta captación en la PET/TC con FDG.

Neoplasias urogenitales

La mayoría de los marcadores para PET de uso clínico tienen una eliminación urinaria significativa que puede interferir con la evaluación del parénquima renal, la vía urinaria y los órganos retroperitoneales y pélvicos. Los cotransportadores de sodio/glucosa 1 y 2 en los túbulos proximales tienen una baja afinidad por la FDG en comparación con la glucosa y la FDG permanece en el filtrado glomerular. Con la posterior absorción de agua, la FDG se concentra en la orina. La hidratación y los diuréticos de asa, como la furosemida, pueden reducir la actividad urinaria y aumentar la visibilidad de las lesiones con afinidad por la FDG que, de otro modo, quedarían oscurecidas o enmascaradas por el volumen parcial o la actividad dispersa.

El CCR es el tumor sólido más frecuente de los riñones y representa entre el 3 y el 4% de todos los tumores malignos. La captación de la FDG en las lesiones primarias del CCR es variable y puede solaparse con el parénquima normal y con lesiones benignas como el oncocitoma. El grado de captación depende del subtipo histológico y del grado (144,145): una alta captación se asocia con tumores agresivos y con una menor supervivencia (146). Los carcinomas cromófobos o de células claras de bajo grado están especialmente asociados con una baja captación. Algunas histologías poco frecuentes, como el CCR deficiente en succinato-deshidrogenasa, el carcinoma tubular mucinoso y el carcinoma de células fusiformes, o los CCR con desdiferenciación sarcomatoide, suelen mostrar una intensa captación.

En general, la FDG tiene una sensibilidad limitada para detectar la lesión renal primaria y no se considera el estándar de atención en la estadificación de rutina, aunque puede ser útil para caracterizar los hallazgos equívocos en otras modalidades y proveer más información (147). Las metástasis óseas se observan en un tercio de los pacientes con CCR avanzado y se asocian con una morbilidad significativa debido al dolor, las fracturas y la compresión de la médula espinal (148). Las lesiones óseas son típicamente osteolíticas y en la gammagrafía ósea pueden ser fotopénicas. La PET con FDG es superior a la gammagrafía ósea para la evaluación de la afectación ósea (149) y podría considerarse en los pacientes de alto riesgo con síntomas clínicos o indicadores de laboratorio de metástasis óseas, en particular en aquellos con sitios conocidos o sospechosos de metástasis extraóseas. La PET/TC con FDG tiene sensibilidad y especificidad del 85-90% para detectar metástasis o recidivas extrarrenales después de la nefrectomía (150,151).

La PET con FDG puede utilizarse en la estadificación del cáncer de vejiga invasivo (152) y es más precisa que las imágenes convencionales para las metástasis ganglionares o a distancia (153), aunque con frecuencia se pasa por alto la afectación ganglionar temprana (154). Las pacientes con enfermedad en estadio II o III son tratadas con quimioterapia neoadyuvante seguida de cistectomía radical. La captación persistente de FDG en el tumor primario tras la quimioterapia neoadyuvante predice la enfermedad residual y puede informar la decisión sobre una potencial cistectomía radical (155). La PET/TC puede considerarse después de la cistectomía (si no se ha realizado previamente o si se sospecha de enfermedad metastásica [152]) y es precisa para la reestadificación (156) y la planificación de la biopsia.

Neoplasias ginecológicas

La PET/TC con FDG (y la PET/RM) se utiliza cada vez más en la evaluación inicial, la planificación del tratamiento y el seguimiento de las neoplasias ginecológicas localmente avanzadas o metastásicas. El CCE, el adenocarcinoma cervical, los carcinomas de endometrio y los cánceres de ovario serosos o endometrioides de alto grado tienen afinidad por la FDG. Sin embargo, los carcinomas mucinosos o papilares pueden tener una baja captación. La extensión del tumor primario y la invasión de las estructuras adyacentes se evalúan mejor con la exploración ginecológica y con imágenes anatómicas, como la RM. La probabilidad de metástasis ganglionares y a distancia incrementa significativamente con el aumento de estadio del tumor primario. El tamaño o la morfología de los ganglios linfáticos en las imágenes anatómicas no pueden detectar o descartar de forma confiable la afectación metastásica y el realce de contraste, o el coeficiente de difusión restringido o aparente pueden proporcionar información adicional limitada. La PET con FDG puede representar y cuantificar la actividad metabólica en el tumor y los ganglios linfáticos, lo que resulta útil para el pronóstico, la evaluación de la carga y la actividad de la enfermedad, y el mapeo de la afectación ganglionar para la estadificación y la planificación del tratamiento (157), o puede identificar lesiones distantes que pueden conducir a un cambio en el tratamiento de la paciente que requiera una biopsia o una terapia sistémica.

La estadificación de las neoplasias ginecológicas se basa principalmente en los hallazgos clínicos y patológicos. El diagnóstico por imagen no es necesario y tradicionalmente no se utilizaba en la estadificación formal del cáncer de cuello uterino (158), pero recientemente se ha permitido en el sistema revisado de estadificación de la Federación Internacional de Ginecología y Obstetricia (FIGO) (159). La PET tiene una alta especificidad para la evaluación de la afectación ganglionar y extrapélvica en el cáncer de cuello uterino localmente avanzado (estadios FIGO IB2-IVA) o metastásico (160). La sensibilidad para la afectación ganglionar es mayor que la de las imágenes convencionales, aunque es considerablemente menor que la de la biopsia del ganglio centinela o la disección ganglionar (161,162). La probabilidad de metástasis ganglionares en el cáncer de cuello uterino en estadio temprano (estadios IA-IB1 de FIGO) es baja, y la PET con FDG puede tener un valor limitado en la evaluación previa al tratamiento (163). Por el contrario, se ha informado que la PET con FDG afecta el abordaje en el 40% de las pacientes con enfermedad en estadio IIIB (164). La radioterapia interna de intensidad modulada guiada por PET puede mejorar la supervivencia y disminuir la toxicidad relacionada con el tratamiento (165).

El CCE es la histología más frecuente en los cánceres vulvares y vaginales. La PET/TC con FDG es útil en la estadificación inicial (excepto en los carcinomas vulvares en fase inicial < 2 cm), en la planificación de la radioterapia interna y en la evaluación de la respuesta al tratamiento o de la posible recurrencia basada en los síntomas o en los hallazgos de la exploración. Con la PET se informa sobre el pronóstico y afecta el tratamiento en un número significativo de pacientes con cánceres vulvares y vaginales, aunque, como en el caso del cáncer de cuello uterino, la sensibilidad para la afectación ganglionar es limitada y no sustituye la estadificación quirúrgica en la fase inicial de la enfermedad (166,167). Ocasionalmente pueden presentarse falsos positivos en los ganglios linfáticos pélvicos o en los hallazgos a distancia en la PET (168).

El cáncer de endometrio es la neoplasia ginecológica más frecuente en los países desarrollados. La estadificación es quirúrgica (169). La PET con FDG sigue siendo útil en la estadificación inicial como indicación clínica si se sospecha de enfermedad extrauterina y para informar sobre el pronóstico (170), predecir qué pacientes se beneficiarán de una disección ganglionar extensa (171,172) y detectar metástasis a distancia, especialmente en los tumores de alto grado y no endometrioides (173). La PET/TC (y probablemente la PET/RM) es el mejor método de imagen para evaluar los ganglios linfáticos y las metástasis a distancia (174) y tiene una alta especificidad pero una sensibilidad baja a moderada para la afectación ganglionar o peritoneal en las pacientes con cáncer de endometrio de alto riesgo recién diagnosticado (175). No está claro el valor de la PET para predecir la metástasis en los ganglios linfáticos en el cáncer endometrial con ganglios negativos en la RM preoperatoria (176). La PET/RM preoperatoria es más precisa que la PET/TC para evualuar la invasión del miometrio y tiene una sensibilidad ligeramente mayor para la metástasis en los ganglios linfáticos regionales (177). La PET con FDG posterior al tratamiento en las pacientes sintomáticas o con aumento de biomarcadores tumorales tiene una alta sensibilidad y especificidad para la evaluación de la sospecha de recurrencia (172).

Los sarcomas uterinos representan una pequeña minoría de todos los cánceres uterinos. El leiomiosarcoma es el subtipo más frecuente (excluyendo los carcinosarcomas, que ahora se reclasificaron como una forma desdiferenciada o metaplásica del carcinoma endometrial) (178).

El estadio del tumor es el factor pronóstico más importante. La PET con FDG puede ayudar a caracterizar las lesiones uterinas (179), pero no es capaz de diferenciar de forma confiable los sarcomas uterinos de alto grado de los sarcomas estromales endometriales de bajo grado y los leiomiomas benignos (180). No obstante, una captación elevada se asocia con agresividad y es un marcador de pronóstico desfavorable (181). El leiomiosarcoma tiene un mal pronóstico incluso cuando está confinado en el útero. El pulmón es un lugar frecuente de metástasis a distancia o de recidiva tras la histerectomía. La PET/TC se recomienda para la estadificación inicial y la vigilancia de los sarcomas uterinos según esté clínicamente indicado.

El cáncer de ovario es la principal causa de muerte por cáncer ginecológico en los Estados Unidos. Con frecuencia se observa una captación focal fisiológica en los ovarios de las mujeres en edad fértil, mientras que la captación después de la menopausia es causa de preocupación por posible malignidad. El estudio inicial de cáncer de ovario, de tubas uterinas y peritoneal primario se realiza a partir de imágenes convencionales, aunque la PET con FDG puede considerarse para las lesiones indeterminadas que pueden modificar el tratamiento, o cuando se sospecha de una metástasis extraabdominopélvica (182). La PET/TC con FDG previa al tratamiento puede ser útil para informar sobre abordaje quirúrgicos u opciones de tratamiento alternativas (183). Posteriormente, con la PET se evalúa la enfermedad residual tras la citorreducción (184), se informa la decisión de realizar una cirugía citorreductora secundaria (185) y se detectan las recidivas, especialmente en pacientes sintomáticas con antígeno de cáncer (CA) 125 normal (186) o en aquellas con concentraciones séricas de CA-125 elevadas pero con imágenes convencionales no concluyentes. Al igual que con otras neoplasias ginecológicas, en la mayoría de los estudios se informa una alta especificidad y un valor predictivo positivo para la enfermedad metastásica ganglionar, peritoneal y a distancia, con una sensibilidad moderada y una precisión general superior en comparación con las imágenes convencionales (187).

Próstata

El cáncer de próstata es la neoplasia más frecuente en los varones y una de las principales causas de muerte por cáncer en los Estados Unidos y en el mundo (188). La histología más frecuente es el adenocarcinoma, que se cree que se origina en las células basales de los acinos de la próstata. El diagnóstico se basa en la biopsia, aunque es posible realizar el diagnóstico por imagen para guiar la biopsia, para justificar la decisión de realizar una biopsia o para volver a tomar una biopsia en determinados casos. La mayoría de los pacientes tienen la enfermedad localizada al momento del diagnóstico, aunque se ha informado de metástasis ganglionares y a distancia (normalmente en el esqueleto) en el 12 y el 6% de los pacientes, respectivamente. La extensión anatómica del estadio del tumor, la clasificación histológica (puntuación de Gleason, grupo de grado [189]) y el PSA sérico se utilizan conjuntamente para la estratificación de los pacientes en categorías de riesgo (190). Es poco probable que los pacientes de la categoría de bajo riesgo tengan afectación ganglionar o metastásica a distancia y puede que no se beneficien de la estadificación sistémica (191). La puntuación de Gleason se basa en las características arquitectónicas y la pérdida de diferenciación de los dos patrones histológicos más prevalentes en la muestra de tejido prostático (1: bien diferenciado; 5: anaplásico), y se correlaciona estrechamente con el comportamiento clínico y la tendencia a la metástasis del cáncer de próstata (192). La elección del tratamiento inicial (vigilancia activa, terapia definitiva y terapia de privación de andrógenos) se basa en la categoría de riesgo y en el estadio.

El PSA sérico es un biomarcador relativamente sensible y específico del cáncer de próstata. Un aumento detectable del PSA después del tratamiento locorregional definitivo puede representar un fracaso local o a distancia. La recidiva bioquímica sin enfermedad visible en las imágenes convencionales ocurre en un plazo de 10 años en hasta el 40% de los pacientes después de la prostatectomía (193). Gracias a los avances en la adquisición de imágenes moleculares del carcinoma de próstata, la PET se está convirtiendo en una herramienta de diagnóstico sensible y precisa, superior a la imagen convencional para justificar las terapias de rescate y como complemento del PSA para el seguimiento de la carga de la enfermedad. También es útil para la evaluación de la respuesta a los tratamientos sistémicos, como la terapia de privación de andrógenos, y para la selección de pacientes para el tratamiento con radionúclidos. Los protocolos híbridos de PET/RM prometen combinar los puntos fuertes de la RM multiparamétrica y de cuerpo entero con la PET, superando las posibles limitaciones de cada modalidad por sí misma en la evaluación del lecho prostático, los ganglios linfáticos, la médula ósea y otros órganos. Sin embargo, las grandes diferencias en la técnica y las secuencias de RM pueden limitar la generalización de los resultados en el entorno de investigación a las aplicaciones en el flujo de trabajo clínico general. El papel de la PET en el diagnóstico y el tratamiento del carcinoma de próstata metastásico resistente a la castración se analiza en un capítulo aparte.

La PET con FDG tiene una utilidad limitada en los carcinomas de próstata. La alta captación en la glándula prostática observada incidentalmente en el 1-2% de los estudios PET puede deberse a un cáncer de próstata oculto, lo que justifica la medición del PSA y una posible investigación adicional, aunque es posible que se observe una captación similar en condiciones benignas más frecuentes como la prostatitis (194). La alta captación es más usual en los tumores primarios agresivos con una puntuación de Gleason de 8-10 (195). Aunque la PET con FDG no está indicada en la estadificación y el tratamiento rutinarios del cáncer de próstata, puede ser útil en los pacientes con cáncer de próstata metastásico que tienen lesiones conocidas con afinidad por la FDG (196).

La PET con fluciclovina tiene alta sensibilidad (>90%) para los carcinomas de próstata de riesgo intermedio o alto y para la recurrencia del cáncer en la próstata, con una captación que se correlaciona fuertemente con la puntuación de Gleason (197,198). La excreción urinaria es baja y por lo general no interfiere con la evaluación de la próstata y los ganglios pélvicos (fig. 14-3) (la actividad excretada en la vejiga puede verse en pacientes que vacían inmediatamente antes del estudio). La fluciclovina fue aprobada por la FDA en el 2016 para la adquisición de imágenes con PET en varones con sospecha de recidiva de cáncer de próstata según la concentración sérica de PSA posterior a un tratamiento previo. Actualmente no se recomienda para la caracterización de las lesiones de próstata o la estadificación inicial del cáncer de próstata debido a la captación en la hiperplasia prostática benigna y a la sensibilidad limitada en comparación con la disección pélvica para la afectación de los ganglios pélvicos (199). Sin embargo, en el contexto de la recidiva bioquímica, la fluciclovina supera a las imágenes convencionales y a la capromab-pendetida marcada con ^{111}In en la localización de la recidiva con una positividad superior al 80% (200) y puede influir en el tratamiento de la mayoría de los pacientes (201). La tasa de positividad es relativamente baja para un PSA < 1 ng/mL (37% frente a 78-92% para PSA > 1 ng/mL) (202). Se ha informado que la PET/TC con fluciclovina es más sensible que la RM multiparamétrica para la recidiva en la próstata en pacientes a los que se les realizó prostatectomía (100% frente a 15.4-38.5%), con un valor predictivo positivo comparable (62% frente a 50-55.6%) a pesar de la captación en lesiones benignas (203).

El esqueleto es un lugar frecuente de afectación metastásica en el cáncer de próstata de alto riesgo. Actualmente, la gammagrafía ósea es la prueba estándar utilizada para la detección de metástasis óseas (191). Debido a la elevada captación fisiológica en la médula ósea y a la baja celularidad y captación en las metástasis de próstata principalmente escleróticas, la fluciclovina no es muy sensible para evaluar la afectación ósea (40). Se detectan menos lesiones en la PET con fluciclovina en comparación con la gammagrafía ósea, la RM o la PET/RM (204). La PET/TC con fluciclovina puede ser sensible y más precisa que la gammagrafía ósea para las lesiones en huesos (205) debido a la visibilidad de las lesiones escleróticas en la TC y a la mayor especificidad y ausencia de captación en los cambios degenerativos, aunque la TC tiene una capacidad limitada para caracterizar la actividad de la enfermedad y la respuesta al tratamiento en las lesiones óseas escleróticas.

La PET con NaF supera a la gammagrafía ósea, tiene mayor sensibilidad y una precisión diagnóstica similar a la de la RM de cuerpo entero para la evaluación de las metástasis óseas en la estadificación y reestadificación del cáncer de próstata de alto riesgo (206). A diferencia de la gammagrafía ósea, la PET con NaF puede utilizarse para la evaluación cuantitativa de la respuesta al tratamiento basada en los SUV (207,208). Debido a la interacción entre el cáncer y el entorno óseo, los marcadores bioquímicos y los marcadores de la PET, como la fluciclovina, los ligandos del PSMA u otros marcadores dirigidos a las células cancerosas ofrecen información complementaria a la PET con NaF al evaluar las lesiones óseas, y pueden utilizarse conjuntamente para proporcionar una mejor imagen de la carga de la enfermedad ósea en un paciente específico.

Las imágenes con PSMA y marcadores [68]Ga o ^{18}F cada vez están más disponibles y se usan para la adquisición de imágenes clínicas o de investigación en los pacientes con cáncer de próstata; tienen un rendimiento diagnóstico superior en comparación con otros marcadores PET de investigación como la ^{11}C-colina o la ^{18}F-fluorocolina (209). En el cáncer de próstata bioquímicamente recurrente, la PET con PSMA permite detectar metástasis con concentraciones de PSA más bajas, con una tasa de positividad del 45% para las concentraciones entre 0.2 y 0.5 ng/mL y del 95% para aquellas por encima de 2 ng/mL (210), que puede superar a la fluciclovina (211) y es muy superior a la imagen convencional. En nuestra experiencia, la PET con ^{18}F-DCFPyL (un ligando del PSMA) tuvo un impacto en el abordaje de la mayoría de los pacientes con cáncer de próstata bioquímicamente recurrente y con frecuencia fue útil para identificar lesiones no identificables en TC, RM, PET con fluciclovina, gammagrafía ósea o PET con NaF (212). La fluciclovina puede ser superior al PSMA en la evaluación del lecho de la prostatectomía y de la vejiga urinaria (213) (*véase* fig. 14-3). El uso del PSMA en el diagnóstico y el tratamiento se discute en un capítulo separado.

Cáncer de mama

El cáncer de mama es la neoplasia más frecuente en las mujeres en el mundo occidental. La mastografía por emisión de positrones o la PET mamaria específica no está indicada de forma rutinaria en el cribado o diagnóstico del cáncer de mama, pero es una herramienta diagnóstica útil en mujeres de alto riesgo o con mama densa cuando la RM mamaria con contraste no es una opción (214); también como complemento de la imagen mamaria convencional para la resolución de problemas en casos indeterminados. La captación focal de FDG encontrada incidentalmente en la mama se asocia con malignidad (38-83%) y se justifica el envío para la adquisición de imágenes específicas de la mama (215). Las lesiones malignas suelen tener una mayor captación que las benignas, como el cambio fibroquístico, el papiloma intraductal o el fibroadenoma.

La NCCN recomienda la PET/TC con FDG para la estadificación inicial del cáncer de mama cuando se sospecha clínicamente de enfermedad avanzada (estadio IIIA o superior). Existen pruebas de que, incluso en la enfermedad en estadio clínico II, la PET puede cambiar la estadificación y el tratamiento en un número importante de pacientes (216). El factor de predicción más importante de la supervivencia es la metástasis en los ganglios linfáticos axilares. La PET/TC tiene una alta especificidad para la afectación ganglionar axilar, aunque no puede sustituir a la biopsia en ganglio centinela. La captación focal de FDG en los ganglios linfáticos mamarios internos no es un hallazgo frecuente y quizá representa enfermedad metastásica (217). La PET con FDG tiene una sensibilidad similar a la de la gammagrafía ósea para detectar afectación metastásica a huesos, aunque es superior para encontrar metástasis óseas líticas. El NaF es superior a la gammagrafía ósea para evaluar la afectación ósea metastásica y ofrece información complementaria a la PET con FDG. Sin embargo, cuando la PET/TC con FDG indica claramente metástasis óseas, la gammagrafía ósea o la PET/TC con NaF pueden ser innecesarias.

Con frecuencia, la terapia neoadyuvante se administra a pacientes con cáncer de mama localmente avanzado o a aquellas con cáncer en fase inicial si no es posible llevar a cabo la cirugía conservadora de la mama por adelantado o cuando podría ocasionar un mal resultado estético. Las pacientes con subtipos agresivos, por ejemplo, los cánceres triple negativos o con receptor del factor de crecimiento epidérmico

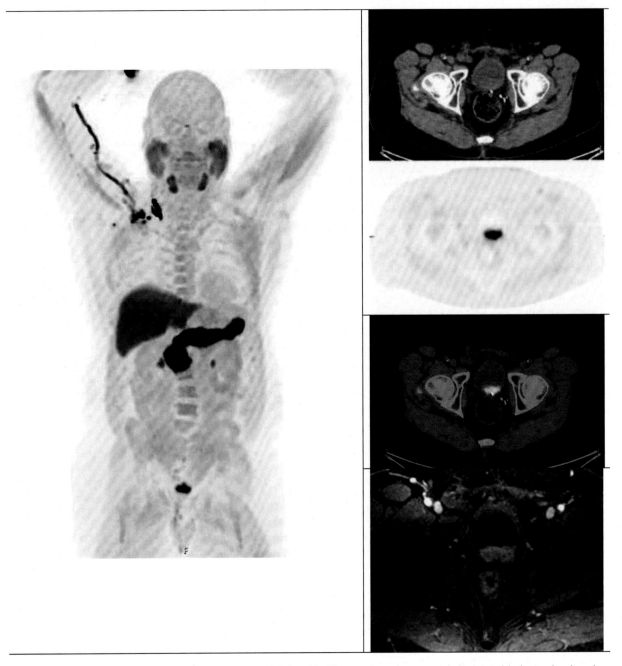

FIG. 14-3 ● PET/TC con fluciclovina. Obsérvese la actividad residual inyectada en las venas de la extremidad superior derecha y en las venas colaterales del hombro derecho. La captación fisiológica se observa en el páncreas, el hígado y, en menor medida, en los músculos esqueléticos y cardíacos. Con frecuencia se observa una pequeña cantidad de actividad excretada en los riñones después de la inyección en bolo, aunque la excreción posterior es mínima. La intensa actividad en la vejiga corresponde a una tumoración, también vista en las proyecciones axiales y posteriormente en la RM con gadolinio. La captación en la lesión fue difícil de caracterizar en la PET/TC posterior con 8F-DCFPyL (no mostrada) debido a la intensa actividad excretada en la vejiga.

humano 2 (HER2, *human epidermal growth factor receptor 2*) positivo, con tumores primarios de más de 10 mm, también pueden beneficiarse de la terapia neoadyuvante. En ausencia de sospecha clínica de progresión, el diagnóstico por imagen no suele estar indicado durante el tratamiento neoadyuvante, aunque en múltiples estudios se apoya un posible papel a futuro de la PET con FDG para el pronóstico temprano y la identificación de los pacientes que no responden con la terapia. La mayoría de las pacientes con respuesta metabólica completa al tratamiento neoadyuvante en el cáncer de mama *HER2* positivo logran una respuesta anatomopatológica completa al momento de la cirugía; esta respuesta era dos veces más probable si la captación se reducía en un 25% después de la terapia dirigida durante 6 semanas (42-44% frente a 19-21%) (218).

Una reducción del SUV_{max} del 42-65% (dependiendo del tipo de quimioterapia neoadyuvante) después de dos ciclos para el cáncer de mama triple negativo predice la respuesta anatomopatológica y la supervivencia (219). El momento y los criterios de respuesta ideales para la evaluación de la respuesta después o durante la terapia neoadyuvante con la PET (en comparación con otras modalidades) y las implicaciones en el abordaje siguen siendo temas de investigación (220,221), señalando que con la PET con FDG no se puede descartar de forma confiable un tumor residual viable (222).

La PET con FDG es superior a la imagen convencional para la detección de recidivas o metástasis del cáncer de mama (223). En un estudio realizado en pacientes que se realizaron una PET/TC después de la finalización del tratamiento, se detectó o descartó la malignidad con una precisión del 98%, pero dio lugar a un cambio de tratamiento en menos del 7% de las pacientes cuando se realizó sin sospecha clínica de recurrencia, en comparación con el 28% de las pacientes cuando se realizó debido a la sospecha clínica (224). En otros estudios se ha llegado a conclusiones similares (225).

Las terapias sistémicas pueden aliviar los síntomas, mejorar la calidad de vida y prolongar la supervivencia de las pacientes con cáncer de mama metastásico. El pronóstico y la elección de la terapia están influidos por los marcadores moleculares y, en particular, por la sobreexpresión de receptores hormonales y *HER2*. Se ha demostrado que la PET/TC evalúa de forma confiable la carga de enfermedad metastásica y la respuesta al tratamiento (226), incluidas las metástasis exclusivamente óseas (227), y que es superior a la TC con contraste para predecir la progresión o la supervivencia (228,229). Se ha demostrado que un cambio en los SUV son un factor temprano de predicción o la respuesta a la terapia endocrina (230), la terapia dirigida a *HER2* (231) y la quimioterapia (232).

Sarcomas y tumores de la vaina del nervio periférico

Los tumores malignos de la vaina del nervio periférico representan entre el 5 y el 10% de todos los sarcomas de tejidos blandos y son, en particular, una causa importante de mortalidad en los pacientes con neurofibromatosis de tipo 1 (NF-1). Los neurofibromas plexiformes tienen potencial de transformación sarcomatosa. Si se detectan a tiempo, la cirugía puede ser curativa, pero el pronóstico es malo si el diagnóstico se retrasa debido a la tendencia a la metástasis temprana (233). Las lesiones atípicas y malignas en la NF-1 tienen una mayor celularidad que los tumores benignos y suelen tener una alta captación en la PET con FDG (más de 2.5-3 veces el parénquima hepático); en un pequeño subgrupo de lesiones benignas y malignas la captación puede solaparse. Las características morfológicas de la RM y las imágenes ponderadas por difusión pueden proporcionar información complementaria a la PET con FDG para la evaluación de los tumores de las vainas nerviosas periféricas (234). Ambas modalidades pueden ser útiles para el cribado de los pacientes de alto riesgo con NF-1 y se recomienda la PET/TC con FDG en los pacientes sintomáticos para la detección de posibles tumores malignos (235). Actualmente no se recomienda ni la PET ni la RM de cuerpo entero para la adquisición de imágenes de rutina en los pacientes asintomáticos con NF-1, aunque la PET/TC con FDG puede ser útil para evaluar la carga tumoral interna de cuerpo entero, particularmente en los pacientes que tienen contraindicaciones para la RM o que no pueden tolerar un estudio prolongado. La PET con DOTATATE puede ser útil en las personas que desarrollan evidencia clínica o de laboratorio de feocromocitoma o paragangliomas extrasuprarrenales.

La neurofibromatosis de tipo 2 (NF-2) y la schwannomatosis son clínica y genéticamente distintas a la NF-1. La NF-2 no está asociada con predisposición a malignidad. Los tumores benignos de la vaina nerviosa periférica en la schwannomatosis pueden tener alta captación de FDG, lo que limita la utilidad de la PET con FDG en estos pacientes (235).

Los sarcomas comprenden neoplasias malignas heterogéneas de origen mesenquimatoso y pueden surgir en diferentes órganos. El GIST y el sarcoma uterino ya se han tratado anteriormente. Otros sarcomas de tejidos blandos pueden surgir en todo el cuerpo, pero en los adultos son más frecuentes en las extremidades (sobre todo en las inferiores) (236). El osteosarcoma y otros tumores óseos malignos son menos frecuentes que los sarcomas de tejidos blandos, excepto en los adolescentes y los adultos jóvenes. Aunque ciertas histologías, como el liposarcoma de bajo grado o el sarcoma sinovial, se asocian con bajo metabolismo de la glucosa (237), la PET/TC con FDG por lo general es útil y a menudo superior a las imágenes convencionales para la estadificación, el pronóstico y la planificación del tratamiento (238). Una alta captación de FDG en el sarcoma es un indicador de una menor supervivencia y de una rápida progresión de la enfermedad (239,240). En un estudio retrospectivo con 117 pacientes, la PET/TC con FDG mejoró la precisión de la estadificación cuando se combinó la imagen convencional con RM de localización del tumor y TC de cuerpo entero (241). La PET/RM puede utilizarse para evaluar el tumor, los ganglios y las metástasis a distancia en una sola sesión con una excelente concordancia con la estadificación convencional (242), aunque la PET/RM puede no identificar metástasis pulmonares subcentimétricas. La PET es más específica pero menos sensible que la TC para las alteraciones pulmonares. Para la afectación ósea, la PET con FDG es complementaria y, en general, más precisa que la gammagrafía ósea (243). La combinación de PET con FDG y NaF es factible y puede aumentar aún más la sensibilidad de la afectación ósea (42). La PET puede determinar la respuesta a la quimioterapia neoadyuvante en las lesiones profundas de más de 3 cm y es útil para evaluar la respuesta a la quimioterapia en los sarcomas metastásicos de tejidos blandos y óseos (244,245); los parámetros metabólicos pueden utilizarse como biomarcadores para el seguimiento de nuevos tratamientos como los inhibidores de la cinasa (246).

Melanoma, carcinoma de células de Merkel y linfomas cutáneos de linfocitos T

El melanoma maligno surge de los melanocitos de la piel, la úvea y las membranas mucosas. Los melanomas cutáneos son el cáncer de piel más agresivo y mortal. En los casos T1b (0.8-1 mm de grosor o melanomas ulcerados < 0.8 mm de grosor) o de enfermedad localmente avanzada con ganglios linfáticos regionales clínicamente negativos, se utiliza la biopsia del ganglio linfático centinela como procedimiento de estadificación. La presencia de metástasis locorregionales, ganglionares o no ganglionares, se asocia con un peor pronóstico (estadio III). El estadio IV se define como una metástasis a distancia en la piel, el tejido subcutáneo y los músculos esqueléticos, los ganglios no regionales (M1a), el pulmón (M1b), las vísceras (M1c) y el sistema nervioso central (SNC) (M1d). El incremento en la concentración de la lactato-deshidrogenasa sérica se asocia con una menor respuesta al tratamiento y con una corta supervivencia en la enfermedad metastásica (247).

En los pacientes con biopsia ganglionar positiva o enfermedad clínicamente avanzada, la PET/TC con FDG es superior a las modalidades de imagen anatómica como la TC y la RM para la estadificación, aunque la RM cerebral debe realizarse si se sospecha de afección en el SNC. La captación intensa de la FDG suele estar presente en el melanoma y la PET con FDG es altamente sensible para las metástasis ganglionares y a distancia, con excepción de las lesiones < 5 mm (sensibilidad del 23% para los ganglios < 5 mm en comparación con el 83% para los ganglios de 5-10 mm [248]). La sensibilidad y la visibilidad de las lesiones es menor en los órganos con alta actividad de fondo, lo cual puede reducir la detección de las lesiones en ciertos órganos como el corazón o el intestino (particularmente en el contexto del uso de metformina). La PET/RM puede mejorar la evaluación de la afectación cerebral, hepática y ósea en comparación con la PET/TC (249), aunque el tiempo de adquisición es significativamente mayor. La información anatómica de la PET/TC y la PET/RM mejora la sensibilidad y la especificidad en comparación con la PET sola.

En general, la PET/TC con FDG tiene un impacto significativo en el abordaje y puede evitar cirugías innecesarias en la mitad de los pacientes con melanoma avanzado en comparación con las imágenes convencionales (250). En los pacientes que inicialmente tienen un melanoma en estadio III, la PET/TC con FDG puede servir para detectar la recidiva después de la cirugía y mucho antes que las imágenes convencionales. Muchos de los pacientes con recidiva detectados en la PET con FDG posteriormente se realizan una resección con intención curativa (251). La PET/TC con resultado negativo tiene un alto valor predictivo negativo y puede descartar las recurrencias (252). La NCCN recomienda la PET/TC u otras modalidades de imagen cada 3-12 meses para la vigilancia de los pacientes de alto riesgo (estadio inicial IIB o superior) sin evidencia clínica de enfermedad durante 5 años.

Además de la localización de la enfermedad metastásica, la PET/TC con FDG tiene utilidad para evaluar la respuesta al tratamiento.

Los inhibidores de los puntos de control inmunitario (IPCI) contra el antígeno linfocitario T citotóxico 4 (CTLA-4) o la muerte programada 1 se utilizan habitualmente para el tratamiento de los pacientes con melanoma metastásico. El tratamiento inmunológico inicialmente puede causar un aumento de la captación en las lesiones debido a la creciente respuesta inflamatoria o a nuevas lesiones inflamatorias que son detectables en la PET con FDG (253). Es posible que ocurra una reacción granulomatosa de tipo sarcoide entre unas semanas y varios meses después del inicio de la inmunoterapia (254). Los ganglios linfáticos hiliares y mediastínicos son los lugares más usuales de afectación y suelen tener una distribución simétrica; por lo general, se resuelven de forma espontánea unos meses después de suspender el tratamiento. Aunque la seudoprogresión no es infrecuente, puede distinguirse de la verdadera progresión basándose en los hallazgos clínicos y en las imágenes de seguimiento que demuestran la disminución o resolución de la captación en las lesiones metastásicas. En general, la PET con FDG sigue siendo una potente herramienta para evaluar la respuesta a la terapia inmunológica (253). La respuesta metabólica completa en la PET anual se asocia con una supervivencia libre de progresión prolongada, lo que sugiere una respuesta continua al tratamiento (255).

El carcinoma de células de Merkel es un tumor cutáneo neuroendocrino poco frecuente, pero agresivo, con una elevada tasa de mortalidad, que se observa normalmente en ancianos de piel blanca en la séptima y octava décadas de la vida. Se asocia con el poliomavirus de células de Merkel, la radiación ultravioleta (UV) y la inmunodepresión. Al igual que en el melanoma, las lesiones hacen metástasis locales en nódulos cutáneos satélites y en los ganglios linfáticos. Las metástasis a distancia pueden estar presentes en el momento del diagnóstico inicial y existe una alta incidencia de recidiva local y de metástasis a distancia después del tratamiento inicial. En el caso de la enfermedad local o regional, la cirugía y la radioterapia desempeñan un papel importante en el tratamiento. La PET con FDG es una parte integral de la estadificación del carcinoma de células de Merkel para los tumores > 2 cm (estadio II) o para la afectación ganglionar regional clínica o basada en la biopsia en ganglio centinela (estadio III), con una alta sensibilidad para la afectación metastásica a distancia (estadio IV). La enfermedad metastásica requiere una terapia sistémica. La inmunoterapia con inhibidores de puntos de control es el tratamiento de primera línea, excepto en los pacientes con enfermedad autoinmunitaria activa o inmunodepresión en curso. La PET con FDG se utiliza además para el seguimiento de la respuesta al tratamiento, la evaluación de la sospecha de recurrencia y la vigilancia. La PET negativa tiene un alto valor predictivo negativo para la enfermedad residual (256). La gammagrafía PET con SSTR y ^{68}Ga parece tener una sensibilidad similar a la PET con FDG (257) y puede utilizarse para determinar los candidatos a la radioterapia con el péptido receptor ^{177}Lu-DOTATATE (258).

Los linfomas cutáneos primarios son un grupo heterogéneo de linfomas de linfocitos T (75%) y B (25%) que se presentan sin evidencia de afectación extracutánea al momento del diagnóstico. La micosis fungoide (y su variante leucémica, el síndrome de Sézary) es el tipo más frecuente de linfomas cutáneos de linfocitos T. El estadio y el pronóstico dependen de la afectación cutánea (T), ganglionar (N) y visceral (M), así como de la presencia de células de Sézary en la sangre periférica (B) (259). La mayoría de los pacientes tienen una enfermedad en fase inicial que puede tratarse con terapias dirigidas a la piel y se asocia con una esperanza de vida normal. El pronóstico de la enfermedad avanzada es malo, aunque un subgrupo de pacientes logra una supervivencia prolongada después del trasplante de células madre alógenas (260). Los linfomas de linfocitos T suelen tener afinidad por la FDG (261) y la PET/TC con FDG tiene alta sensibilidad para las lesiones cutáneas y extracutáneas (nodulares y viscerales); puede utilizarse para evaluar la respuesta al tratamiento o la recidiva, aunque la capacidad de caracterizar las lesiones cutáneas puede ser limitada (262).

Mieloma múltiple y trastornos mieloproliferativos

La PET/TC con FDG de cuerpo entero tiene alta sensibilidad y especificidad para detectar la afectación medular y extramedular en el mieloma múltiple (263). La PET/TC es superior a las radiografías óseas para las lesiones óseas pequeñas. Las lesiones líticas pueden observarse con la TC de baja radiación y cumplen los criterios de daño esquelético que se requieren al inicio del tratamiento contra el mieloma múltiple. La captación ósea focal de la FDG, mayor que la fisiológica en la médula roja o el parénquima hepático normales, o la captación difusa de la médula ósea en el esqueleto axial y apendicular mayor que la del parénquima hepático, se considera positiva en la PET. Se debe informar del número de lesiones focales, la presencia de enfermedad paramedular (lesión ósea con interrupción cortical y afección de los tejidos blandos circundantes) o extramedular (ganglios, hígado, bazo, piel) o de fracturas en la TC. La intensa captación de la FDG en la sustancia gris cortical fisiológica puede reducir la sensibilidad de la PET para las lesiones pequeñas de la bóveda craneal. La PET puede ser falsamente negativa en un pequeño subgrupo de pacientes con baja expresión de hexocinasa II (264) y en aquellos con afectación difusa de la médula ósea, pero es concordante con la RM en la mayoría de los otros casos. La resonancia magnética ponderada por difusión, de todo el cuerpo, ha surgido como la modalidad más sensible para la adquisición de imágenes del mieloma múltiple, aunque la especificidad es algo menor que la de la PET con FDG (265); esta última es útil para evaluar la carga de la enfermedad y la actividad metabólica de las lesiones. Tener más de tres lesiones focales en la PET inicial, una alta captación de FDG y la afectación extramedular se asocian con una menor supervivencia libre de progresión y general.

La PET con FDG es una herramienta excelente para evaluar la respuesta al tratamiento y puede distinguir entre las lesiones metabólicamente activas e inactivas. La presencia de múltiples lesiones con afinidad por la FDG, después del primer ciclo de quimioterapia de inducción, se asocia con una respuesta completa más corta (definida por la ausencia de proteína M) y con una menor supervivencia, especialmente en los pacientes con un perfil de expresión génica de alto riesgo (266). Una PET negativa después del tratamiento precede y predice la respuesta clínica en varios meses y se asocia con una mayor supervivencia libre de progresión. Por el contrario, la señal anómala en la RM puede persistir a pesar de una respuesta clínica completa y la diferenciación entre lesiones vitales y necróticas después de la terapia puede no ser posible (267). Los pacientes con una PET con FDG negativa, antes de iniciar la terapia de mantenimiento, tienen una supervivencia libre de progresión y una supervivencia general más prolongada en comparación con los pacientes con PET positiva, mientras que la normalización de la RM no parece afectar la supervivencia (268). La PET con FDG es útil para la detección de la enfermedad mínima residual y, en particular, de la afectación extramedular; puede proporcionar información complementaria a los ensayos sensibles basados en la médula ósea para evaluar la erradicación de las células del mieloma después del tratamiento.

El mieloma múltiple latente es un trastorno asintomático de las células plasmáticas que puede ser un precursor del mieloma múltiple activo. Los pacientes con mieloma latente tienen un riesgo significativamente mayor de progresión hacia la malignidad en comparación con la gammapatía monoclonal de significado indeterminado (GMSI) (10% frente a 1% al año, respectivamente). La PET/TC con FDG se recomienda para diferenciar el mieloma latente del activo en el momento del diagnóstico y puede utilizarse posteriormente para evaluar la progresión. La captación focal de la FDG en ausencia de lesiones líticas se asocia con una alta probabilidad de progresión inminente (en un plazo de 2 años).

Un plasmocitoma solitario es una tumoración única y discreta de células plasmáticas clonales, osteolítica o de tejidos blandos, con una infiltración de células plasmáticas de la médula ósea ausente o mínima (< 10% de células plasmáticas) y sin lesión orgánica específica. Los plasmocitomas óseos solitarios se producen con mayor frecuencia en el esqueleto axial y se asocian con una mayor probabilidad de progresión a mieloma múltiple en comparación con los plasmocitomas extramedulares que suelen encontrarse en la nasofaringe y la bucofaringe. La PET con FDG se recomienda para el estudio de los pacientes con sospecha de diagnóstico de plasmocitomas solitarios y puede ayudar a confirmar el diagnóstico descartando otros lugares ocultos de proliferación de células plasmáticas clonales (263). Los plasmocitomas solitarios suelen tratarse con radioterapia, considerándose la quimioterapia en casos de neoplasia maligna o en pacientes de alto riesgo.

Aplicaciones en cardiología

Imágenes de perfusión miocárdica y reserva de flujo

Los principios, los procedimientos, la interpretación y la utilidad clínica de las imágenes de perfusión miocárdica mediante SPECT están bien establecidos, tal y como se comenta en el capítulo dedicado a las imágenes cardíacas. Las diferencias técnicas entre los diferentes marcadores de perfusión PET y SPECT se han discutido anteriormente en este capítulo. La PET de perfusión miocárdica es similar o superior a la SPECT desde el punto de vista diagnóstico y proporciona una evaluación detallada de la distribución de la perfusión miocárdica en reposo y de las alteraciones de la perfusión con la vasodilatación coronaria (esfuerzo) sugerentes de isquemia (269,270), especialmente en los pacientes obesos (271), con una dosis de radiación menos eficaz para la administración del radiomarcador. Al igual que la SPECT, las imágenes seleccionadas proporcionan información sobre la función ventricular, la disfunción contráctil regional y el sincronismo intraventricular. La cuantificación del flujo sanguíneo miocárdico y de la reserva de flujo miocárdico mediante la PET aumenta la especificidad en la enfermedad arterial coronaria y añade valor a la evaluación en la enfermedad microvascular (272). Por lo general, la reserva de flujo se mide utilizando la vasodilatación coronaria máxima inducida por análogos de la adenosina (53). La perfusión miocárdica normal en reposo es de 0.7-1 mL/min por gramo y aumenta a 2.5-3.5 mL/min por gramo con una vasodilatación farmacológica máxima, lo que es coherente con una reserva de flujo de 3.5-4, según la técnica y el radiomarcador. La disminución de la reserva de flujo miocárdico se asocia con la estenosis limitante del flujo ($>70\%$ de estenosis angiográfica) y con la reducción de la reserva fraccional de flujo (<0.8) (273), aunque también puede observarse en las miocardiopatías no isquémicas como la miocardiopatía diabética o hipertrófica o la amiloidosis cardíaca (274), la vasculopatía de aloinjerto coronario en el trasplante cardíaco, la reactividad microvascular anómala o en los pacientes con un flujo miocárdico en reposo inusualmente alto (53). Una reserva general de flujo miocárdico de 2 o superior excluye la enfermedad arterial coronaria de alto riesgo (275) y se asocia con baja probabilidad de eventos adversos cardiovasculares mayores.

Viabilidad miocárdica

En la disfunción ventricular isquémica izquierda, la presencia de miocardio viable se asocia con una mejoría de la función después del tratamiento (276). La PET con FDG puede utilizarse para identificar el miocardio con isquemia grave que tiene el potencial para recuperar su función si esta puede corregirse; es superior a la SPECT o a la ecocardiografía con dobutamina para evaluar la extensión del miocardio viable. En las regiones con isquemia, la glucosa permanece fácilmente disponible para el metabolismo energético debido a su alta solubilidad y difusión en el agua extracelular y su baja fracción de extracción en el tejido. El miocardio isquémico utiliza preferentemente la glucólisis para mantener las funciones celulares básicas, como la bomba de Na^+/K^+, y conserva la capacidad para captar y acumular la FDG. En cambio, el tejido cicatricial formado en la región del infarto tiene poca actividad metabólica y captación de FDG. Una reducción regional proporcional de la captación de FDG y de la perfusión miocárdica (coincidencia de perfusión-metabolismo) significa que el tejido no es viable (277). El tejido cicatricial puede observarse directamente utilizando la gammagrafía con pirofosfato o basándose en la retención de contraste en las imágenes tardías de la RM cardíaca. Un grosor de cicatriz inferior al 50% de la pared ventricular se considera viable y puede beneficiarse de la revascularización. Tanto la PET con FDG como el realce de contraste retardado en la RM cardíaca identifican con precisión el grado de viabilidad frente a la cicatrización (278), aunque la información que proporcionan es fundamentalmente complementaria (279).

Debido a la gran variabilidad del metabolismo de la glucosa y de la captación de FDG en el miocardio sano, la evaluación de la viabilidad por medio de la PET con FDG se realiza junto con las imágenes de perfusión miocárdica. Esta no es necesaria para establecer la viabilidad si la perfusión en reposo es normal. Del mismo modo, la evaluación de la viabilidad no es relevante en el miocardio con función contráctil normal. Se requiere la estimulación con insulina para facilitar la captación miocárdica de la FDG y puede realizarse con carga de glucosa y posterior administración de insulina. La carga de glucosa se lleva a cabo tras un período de ayuno, pero se reduce u omite si la concentración de glucosa plasmática en ayuno está aumentada. El ayuno prolongado antes del estudio puede reducir la expresión de GLUT1 (280) y suprimir notablemente la captación, incluso en el miocardio sano (281). Por lo general, se administran 1-5 unidades de insulina por vía intravenosa, en función de la concentración de glucosa en el plasma. Esta concentración se controla posteriormente, y si es inferior a 150 mg/dL se administra FDG. Los pacientes con riesgo de hipocalemia o hipoglucemia requieren una vigilancia estrecha y pueden necesitar un tratamiento previo con un suplemento de potasio o con dextrosa. La adquisición de imágenes se inicia entre 45 y 60 min después de la inyección de FDG. Los pacientes con resistencia a la insulina y retraso en la eliminación de la actividad de la sangre requieren la administración de insulina adicional y la repetición de la adquisición después de 20-30 min (277). Para evaluar el desajuste regional entre perfusión y metabolismo, la captación puede normalizarse utilizando el segmento con las tasas de recuento más altas en las imágenes de perfusión en reposo como región de referencia. El análisis cuantitativo con mapas opuestos es útil como ayuda para la interpretación visual. El aumento desproporcionado en la captación de FDG (cuando se normaliza en función de la perfusión) se traduce en un miocardio viable con riesgo de isquemia (correspondiente a los defectos de perfusión en las imágenes en reposo y después del esfuerzo, respectivamente). La disminución proporcional de la captación de FDG significa cicatrización. La captación de FDG desproporcionadamente reducida se asocia con la resistencia a la insulina o con una simulación subóptima de esta (282,283), aunque también podría observarse en el miocardio isquémico (284). Se ha descrito una disminución errónea de la captación de FDG en el tabique en pacientes con bloqueo de la rama izquierda (285,286).

Sarcoidosis cardíaca

La *sarcoidosis* es una enfermedad multisistémica caracterizada por la presencia de granulomas no caseificantes de causa desconocida en varios órganos. Los pulmones y los ganglios linfáticos mediastínicos se ven alterados en la mayoría de los pacientes. Otros órganos, como el corazón, el hígado, el bazo, la piel, el SNC, los ojos y el esqueleto, se ven afectados de forma variable. La afección cardíaca se observa en más del 20% de los pacientes y solo es sintomática en el 5% de aquellos con sarcoidosis (287), manifestándose con anomalías de la conducción, arritmias ventriculares e insuficiencia cardíaca. El bloqueo cardíaco completo es el hallazgo más frecuente. Las lesiones suelen ser subepicárdicas o miocárdicas medias (288,289). Aunque la mayoría de los pacientes no tienen ninguna enfermedad extracardíaca o esta es mínima, la mortalidad puede ser elevada debido al riesgo de muerte súbita cardíaca o al desarrollo de una insuficiencia cardíaca progresiva.

El diagnóstico de la sarcoidosis cardíaca es difícil. Los síntomas, los hallazgos electrocardiográficos y ecográficos, así como el patrón de edema y el realce tardío en la RM cardíaca pueden ser inespecíficos. La biopsia endomiocárdica tiene un rendimiento diagnóstico bajo debido a la naturaleza focal de la afectación. Sin embargo, en los pacientes con sarcoidosis extracardíaca confirmada histopatológicamente, la afectación cardíaca puede inferirse con base en pruebas clínicas (p. ej., miocardiopatía o bloqueo cardíaco que responden a los esteroides) o pruebas de imagen. La PET con FDG es una potente herramienta diagnóstica para la detección y localización de infecciones o inflamación (290,291). La captación en parches en la PET con FDG es compatible con la sarcoidosis cardíaca. La captación puede observarse en la afectación temprana, antes de que se produzcan anomalías en la perfusión o cicatrices (292). Además, el grado de captación puede distinguir entre enfermedad activa y tratada y puede usarse para supervisar el tratamiento (293). Los pacientes con captación focal tienen mayor riesgo de taquicardia ventricular y muerte cardíaca súbita (294).

La PET y la RM con contraste proporcionan información complementaria en el diagnóstico y pronóstico de la sarcoidosis cardíaca. La PET es especialmente útil en los pacientes que no toleran la RM o si la administración del contraste de gadolinio está contraindicada. Las precisiones diagnósticas de la PET con FDG y la RM cardíaca son comparables (295) y la precisión aumenta si se combinan la PET y la RM (295). La PET con FDG es especialmente sensible en las lesiones predominantemente linfocíticas, que pueden ser visibles en la RM como una anomalía focal en T2, pero que no se asocian con un realce tardío. La captación focalizada de la FDG en el tabique interventricular y las anomalías de la señal en T2, pero no el realce tardío en la RM, se correlacionan con el bloqueo cardíaco completo y la respuesta al tratamiento (296). Las lesiones predominantemente fibróticas se asocian con una alteración de la perfusión focal y con un realce retardado, pero la captación de la FDG suele estar suprimida, como ocurre con el miocardio sano (297). Por esta razón, la PET con FDG debe interpretarse junto con la PET o la SPECT de perfusión miocárdica en reposo (tabla 14-6). Con la PET del tronco o de todo el cuerpo obtenida en la misma sesión que la cardíaca se evalúa la evidencia de sarcoidosis extracardíaca, especialmente si se contempla la realización de una biopsia.

La captación fisiológica del miocardio limita la precisión de la PET con FDG para la evaluación de las lesiones cardíacas, incluida la sarcoidosis. El ayuno típico (6 h o menos) no es suficiente para alterar el metabolismo miocárdico y la alta actividad cardíaca frecuentemente es evidente en las PET oncológicas. El ayuno prolongado (48 h) puede reducir significativamente la captación de glucosa en el miocardio sano, pero no suele ser viable. En la mayoría de los pacientes, una dieta estricta con restricción de hidratos de carbono ricos en lípidos, durante 12-24 h antes del estudio, puede reducir al mínimo la captación fisiológica en el miocardio sano. Lamentablemente, la captación difusa puede

persistir en el 10-20% de los pacientes (299). El patrón de captación puede sugerir una supresión subóptima de la actividad fisiológica; la captación difusa aislada en la pared lateral del ventrículo izquierdo, sin un defecto de perfusión correspondiente, con frecuencia se debe a la captación fisiológica, teniendo en cuenta que la afectación de la pared lateral en la sarcoidosis es menos frecuente que en otras regiones (14% frente a 32% para el tabique) (288). Si la PET no es diagnóstica, puede repetirse después de 48-72 h de dieta restringida en hidratos de carbono (281). Los resultados preliminares con otros radiomarcadores como la fluorodesoximidina (un marcador de proliferaciones celulares) o los marcadores de la PET SSTR, como el ^{68}Ga-DOTATATE, que tienen una alta captación en las células inflamatorias pero una captación cardíaca fisiológica nula o disminuida, son prometedores y deben ser validados en mayor medida.

Neuro-PET

Demencia

La demencia comprende un grupo heterogéneo de enfermedades neurológicas que cursan con un grave deterioro de uno o más dominios cognitivos, como la memoria, el lenguaje o la función ejecutiva (300). La mayoría de las demencias son causadas por una enfermedad neurodegenerativa como la EA o la DCL. La demencia vascular y otras causas (relacionadas con el alcohol, la encefalopatía traumática crónica, la hidrocefalia normotensiva, la enfermedad por priones, el virus de inmunodeficiencia humana) se benefician de tratamientos específicos para lentificar o detener la progresión y posiblemente revertir el deterioro cognitivo, aunque en presencia de enfermedades neurodegenerativas coexistentes, el pronóstico sigue siendo malo. La PET es una valiosa herramienta de investigación y diagnóstico en la evaluación de trastornos neurodegenerativos y puede ayudar en la caracterización y el diagnóstico diferencial de casos complejos o poco claros.

La EA es la enfermedad neurodegenerativa más frecuente y la causa más habitual de demencia (el 60-80% de los casos de demencia en adultos mayores). El 95% de los casos se manifiestan clínicamente después de los 65 años de edad, aunque los cambios patológicos pueden preceder una década o más (301). El diagnóstico de la EA se basa principalmente en la evaluación clínica y las pruebas neuropsicológicas. Los hallazgos en la RM cerebral son inespecíficos, pero está indicada para descartar diagnósticos alternativos o adicionales, como enfermedades cerebrovasculares o estructurales. La evaluación clínica tiene una precisión limitada y entre el 10 y el 30% de los individuos diagnosticados clínicamente por especialistas no presentan hallazgos neuropatológicos

Tabla 14-6 PATRONES DE CAPTACIÓN DE FDG Y DEFECTO DE PERFUSIÓN EN REPOSO EN LA SARCOIDOSIS CARDÍACA (ADAPTADO DE LAS REFERENCIAS 297 Y 298)

FDG	Perfusión correspondiente	Categoría de la enfermedad	Probabilidad de sarcoidosis
No hay captación	Normal	Miocardio sano	Muy baja
No hay captación	Defecto leve	Inespecífica	Posible
Inespecífica, no focal	Normal	Probablemente normal (preparación inadecuada)	Indeterminada
Focos múltiples (parches)	Defectos normales o leves	Enfermedad temprana (predominantemente linfocitos)	Probable
Focal sobre difuso	Defecto leve a moderado	Enfermedad progresiva (predominantemente granulomas)	Probable
Ninguna o mínima captación	Defecto grave	Enfermedad fibrosa (predominantemente cicatricial)	Posible
Focos múltiples	Múltiples defectos	Enfermedad progresiva	Muy probable
Focos múltiples + enfermedad extracardíaca	Normal o defectos	Enfermedad progresiva	Muy probable

de EA en la autopsia (302). La FDG y la PET para detectar amiloide pueden apoyar el diagnóstico clínico y son muy útiles en pacientes con edad de inicio temprana o con presentaciones clínicas atípicas (303,304). Aunque la PET para amiloide no se recomienda actualmente en los pacientes que cumplan los criterios clínicos básicos de EA probable (305), en las pruebas publicadas posteriormente se sugiere que la PET para amiloide tiene un valor diagnóstico similar en estos pacientes que en los que no cumplen los criterios (56). En los resultados preliminares del estudio multicéntrico *Imaging Dementia-Evidence for Amyloid Scanning* (IDEAS), con pacientes remitidos a especialistas en demencia, se observó que en el 25% de los casos con diagnóstico de EA este se modificó por otro y en el 10% de los pacientes con otra enfermedad diagnosticada esta se cambió por EA (306).

En los pacientes que desarrollan demencia por Alzheimer, la captación de FDG se reduce característicamente en el lóbulo temporal medial, seguido de las áreas parietotemporales y la corteza cingulada posterior. En la EA avanzada, las cortezas de asociación frontal también se ven afectadas. El metabolismo de la glucosa en el cerebelo, los núcleos basales y las cortezas sensitivas y motoras primarias está preservado (307). El hipometabolismo precede al deterioro cognitivo por varios años (308,309), y el grado de anormalidad metabólica y el deterioro cognitivo están altamente correlacionados (310). La topografía característica de las alteraciones metabólicas tiene una buena precisión para distinguir la EA de otras demencias neurodegenerativas, la demencia vascular, la depresión o el envejecimiento normal sin deterioro cognitivo (311). El hipometabolismo relacionado con la edad afecta principalmente al cíngulo anterior y al lóbulo temporal anterior (312). El patrón de hipometabolismo en los pacientes con deterioro cognitivo leve predice la progresión hacia la EA frente al deterioro estable o la progresión hacia otras demencias neurodegenerativas (313,314). En un metaanálisis en el que se comparaban la PET con FDG y la PET para amiloide (usando PiB), se encontró que la primera es menos sensible (79% frente a 93.5%) pero más específica (74% frente a 56%) en los pacientes con deterioro cognitivo leve para predecir la progresión a demencia por EA en un plazo de 1-3 años (315). La combinación de PET con FDG y PET para detectar amiloide puede mejorar la precisión de la predicción (316).

La DCL se caracteriza por inclusiones citoplasmáticas eosinofílicas formadas por agregados de sinucleína α en los núcleos del tronco encefálico, las estructuras límbicas y, posteriormente, en toda la neocorteza. La mayoría de los pacientes tienen cambios neuropatológicos concomitantes a la EA (317). Las neuronas dopaminérgicas son especialmente susceptibles a la formación de cuerpos de Lewy. Los síntomas parkinsonianos están presentes en la mayoría de los pacientes y pueden ser tan graves como en la enfermedad de Parkinson idiopática. El hipometabolismo occipital y, en particular, de la pericalcarina (corteza visual) en la PET con FDG tiene una alta sensibilidad (90%) y especificidad (80%) para el diagnóstico de DCL (incluida la variante de cuerpos de Lewy de la EA) en comparación con la EA (318). El grado de hipometabolismo occipital se correlaciona con la frecuencia y gravedad de las alucinaciones visuales, que están presentes en dos tercios de los pacientes con DCL (319). Se ha sugerido que la preservación del cíngulo posterior (320) o la preservación relativa de la amígdala pueden distinguir la DCL temprana de la EA (321). La PET para detectar amiloide puede ser positiva en un subconjunto de pacientes, pero el grado de unión del marcador en la corteza es menor que en la EA (322).

La degeneración lobular frontotemporal (DLFT) es una causa frecuente de demencia antes de los 65 años de edad; comprende diversas enfermedades que afectan principalmente a los lóbulos frontales o temporales que provocan cambios en el comportamiento social y la personalidad o afasia. El depósito neuronal o glial anómalo de tau, TDP-43 u otras proteínas, está implicado en la patogénesis de la neurodegeneración, aunque las alteraciones cognitivas por lo general se correlacionan con las áreas implicadas más que con las características histopatológicas. La PET con FDG o para amiloide (fig. 14-4) son útiles en el diagnóstico diferencial de la EA en comparación con la DLFT (304). El patrón de hipometabolismo en la PET con FDG puede ayudar a distinguir entre EA, DCL, DLFT o demencia vascular (323) y a diferenciar entre síndromes clínicos y subtipos de DLFT (tabla 14-7).

Además de su utilidad para la evaluación de pacientes con características clínicas de demencia por Alzheimer, la PET para detectar amiloide se ha utilizado para apoyar el diagnóstico de la angiopatía amiloide cerebral y distinguirla de los cambios microvasculares isquémicos e hipertensivos (324,325).

Localización de convulsiones interictales

La epilepsia es la afección neurológica grave más frecuente y la segunda causa neurológica más importante de morbilidad. La *crisis epiléptica* es un episodio sintomático transitorio causado por «actividad neuronal anómala excesiva o sincrónica en el cerebro» (331). La *epilepsia* se define como la tendencia anómala y duradera a tener crisis epilépticas recurrentes y puede diagnosticarse después de dos crisis no provocadas. Las crisis se clasifican según su inicio en focales (parciales), generalizadas, de inicio desconocido o no clasificadas (332), y pueden subclasificarse en motoras y no motoras. Algunos pacientes con epilepsia focal experimentan una

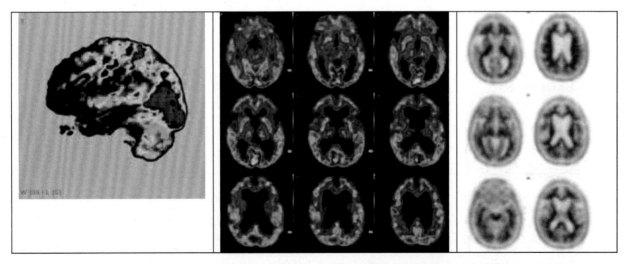

FIG. 14-4 ● PET con FDG (*izquierda*: reproducción en 3D; en el *centro*: imágenes axiales seudocoloreadas a nivel del ventrículo lateral y los núcleos basales) en un paciente con demencia frontotemporal en la que se muestra hipometabolismo frontal y temporal en comparación con la sustancia gris cerebelosa. *Derecha:* PET con florbetapir normal en el mismo paciente.

Tabla 14-7 **CARACTERÍSTICAS CLÍNICAS Y DE IMAGEN EN DEMENCIAS POR TRASTORNOS NEURODEGENERATIVOS (43)**

	Características clínicas	Hallazgos en las imágenes	Enfermedad asociada
EA	Memoria, función ejecutiva, disfunción olfativa	Hipometabolismo temporal y parietal, escaso en la corteza occipital Amiloide (+)	Placas neuríticas, depósitos amiloides, ovillos neurofibrilares
ACP	Deterioro progresivo visuoespacial y visuoperceptivo que inicialmente no afecta la memoria, el lenguaje y la función ejecutiva	Atrofia occipitoparietal u occipitotemporal e hipometabolismo; se superpone con la DCL pero puede ser más asimétrica (326,327) Amiloide (+)	La mayoría tiene EA Puede superponerse con la DCB o la DCL
DCL	Alucinaciones visuales, trastorno del sueño REM, parkinsonismo	Hipometabolismo occipital y límbico Preservación relativa del giro cingulado medio o posterior (signo de la isla cingulada) (320) Amiloide (+) en un subconjunto de pacientes	Sinucleína α La mayoría tiene EA simultánea
DCB	Trastorno de movimiento asimétrico progresivo (rigidez de las extremidades, acinesia, distonía o mioclonía), deterioro cognitivo	Hipometabolismo asimétrico en las regiones frontal posterior, motora sensitiva, parietal inferior y temporal superior, tálamo y estriado Amiloide (+) sugiere EA	Tau
PSP	Rigidez o acinesia axial o simétrica de las extremidades, incontinencia urinaria, cambios de comportamiento, anomalía en la mirada vertical Preservación del olfato y escasa respuesta a la levodopa *vs.* EP	Signo de colibrí en RM Hipometabolismo en el mesencéfalo (primer signo [328,329]) seguido de disminución de la actividad metabólica en el caudado, el putamen y la corteza prefrontal	Tau (neuronas, oligodendrocitos y astrocitos)
vcDFT			
vfDFT	Desinhibición, apatía, hiperoralidad, compulsión Inicialmente no hay enfermedad de la motoneurona	Hipometabolismo frontal y temporal	Tau o TDP-43 Menos frecuente: gen *FUS* (asociado con la ELA)
vtdDFT	Desapego emocional, cambios en el comportamiento, demencia semántica posterior	Hipometabolismo temporal derecho	Usualmente TDP-43
APP			
vsAPP	Semántica (anomia, dificultades para encontrar palabras, discurso repetitivo) Conservación de la estructura y la articulación del lenguaje	Hipometabolismo temporal izquierdo	Usualmente TDP-43
vnfAPP	Dificultad con la gramática y la producción del habla	Hipometabolismo y atrofia del giro frontal inferior izquierdo (área de Broca) y de la ínsula	Tau
vlAPP	Deterioro de la memoria de trabajo verbal, dificultad desproporcionada para repetir frases y oraciones en comparación con las palabras sueltas Disminución del discurso espontáneo	Hipometabolismo y atrofia de la unión temporoparietal izquierda Frecuentemente amiloide (+) (85%) (330)	Amiloide (EA en el 76%)

ACP: atrofia cortical posterior; APP: afasia primaria progresiva; DCB: degeneración corticobasal; DCL: demencia con cuerpos de Lewy; DFT: demencia frontotemporal; EA: enfermedad de Alzheimer; ELA: esclerosis lateral amiotrófica; EP: enfermedad de Parkinson; PSP: parálisis supranuclear progresiva; TDP-43: respuesta transactiva de unión al ADN 43; vcDFT: variante conductual de la DFT; vfDFT: variante frontal de la DFT; vlAPP: variante logopénica de la APP; vnfAPP: variante no fluida de la APP; vsAPP: variante semántica de la APP; vtdDFT: variante temporal derecha de la DFT.

alteración de la consciencia, que puede ocurrir en cualquier momento de la crisis y puede ser muy perjudicial para la calidad de vida.

La prevalencia de la epilepsia activa es de 6-7 por cada 1000 personas (333). La causa y la presentación son diferentes en los bebés y los niños respecto a los adultos. Las epilepsias por causas genéticas suelen comenzar en la infancia. Las lesiones del neurodesarrollo (incluidas las displasias corticales, la disgenesia cortical, las malformaciones y las heterotopias) representan anomalías en la proliferación neuroglial, la migración o la organización cortical; están asociadas con las crisis en la infancia y al retraso del desarrollo neurológico. Las crisis en los niños frecuentemente son extratemporales (334). La esclerosis del hipocampo puede aparecer en adolescentes o incluso en niños pequeños, pero principalmente es una causa de crisis en adultos (335). Puede ocurrir una nueva crisis después de una lesión cerebral (accidente cerebrovascular, traumatismo o tumor). La incidencia de las crisis epilépticas es especialmente alta en los pacientes con demencia (336). En los Estados Unidos, la prevalencia de la epilepsia activa es del 1.4% en los adultos de 55-64 años de edad (337). La RM cerebral es el estudio inicial ante la presencia de una crisis de reciente aparición en individuos de edad avanzada para excluir el accidente cerebrovascular y otras alteraciones estructurales.

En la mayoría de los pacientes, las crisis epilépticas, especialmente en los niños, se controlan bien con antiepilépticos. Puede intentarse la interrupción del tratamiento si el paciente sigue sin experimentar crisis y el riesgo estimado de recurrencia de las mismas es bajo. Sin embargo, entre una cuarta y una tercera parte de los pacientes no logran un control satisfactorio de las crisis con los medicamentos (338). Los factores de riesgo incluyen una mala respuesta al primer ensayo con un antiepiléptico (339) y un elevado número de crisis antes del diagnóstico y el tratamiento (340). Las principales opciones de tratamiento para la epilepsia resistente al tratamiento farmacológico son la cirugía y la estimulación del nervio vago. La estimulación cortical es una opción en los pacientes con un foco epiléptico bien delimitado. Algunos pacientes pueden beneficiarse de la estimulación cerebral profunda o del nervio trigémino.

La localización, delimitación precisa y la resección completa de la zona epileptógena son importantes para un buen resultado después de la cirugía (341). El objetivo de la cirugía es aislar la zona epileptógena que puede corresponder de forma variable a una lesión estructural (342). A la mayoría de los pacientes con epilepsia resistente al tratamiento farmacológico que son enviados para PET ya se les han realizado supervisión con videoelectroencefalograma y RM. La epilepsia del lóbulo temporal es una causa frecuente de epilepsia resistente a los fármacos que tiene un resultado favorable en la mayoría de los pacientes después de la cirugía, sobre todo si se opera tempranamente (343-345). En la mayoría de los pacientes con epilepsia del lóbulo temporal, la RM puede ayudar a detectar y localizar la atrofia del hipocampo debida a esclerosis. Sin embargo, muchos pacientes con epilepsia del lóbulo temporal no tienen alteraciones en la RM o solo tienen hallazgos inespecíficos, y aun así se benefician de la cirugía (346,347). La SPECT de la perfusión ictal tiene una sensibilidad superior al 95% para localizar el foco epileptógeno en la epilepsia del lóbulo temporal (348). Sin embargo, debido a la baja captación de primer paso de la FDG y a la acumulación gradual en la sustancia gris entre 15 y 30 min después de la inyección del radiomarcador, la PET con FDG no evalúa de forma confiable el metabolismo ictal inicial. La PET de perfusión (^{15}O-H$_2$O) es difícil desde el punto de vista técnico y logístico y no suele estar disponible. Sin embargo, el hipometabolismo interictal mediante PET con FDG (idealmente al menos 24 h después de la última crisis [349]) se correlaciona fuertemente con la lateralidad y, en la mayoría de los casos, con la localización del foco epileptógeno, incluso cuando la RM es dudosa o normal (350). En más de la mitad de los pacientes con epilepsia del lóbulo temporal, la PET interictal contribuye a la toma de decisiones quirúrgicas (351). Los resultados de la cirugía basados en la PET interictal para los pacientes con RM negativa son muy favorables y son iguales a los resultados de los pacientes con esclerosis del hipocampo observada en RM (352). En las personas con esclerosis hipocámpica unilateral, el hipometabolismo bilateral se asocia con una mayor probabilidad de mal resultado a largo plazo (353).

La epilepsia del lóbulo extratemporal es más frecuente en los niños que en los adultos (335). La epilepsia del lóbulo frontal es más frecuente que la epilepsia del lóbulo parietal u occipital (354) y puede manifestarse con trastornos psicológicos o movimientos motores complejos. Mediante PET con FDG se localizan las anomalías metabólicas interictales en la mayoría de los niños con focos epilépticos del lóbulo frontal (355). En los pacientes con epilepsia extratemporal, con RM negativa y displasia cortical focal, la PET con FDG puede identificar la anomalía en la mayoría de los pacientes (356) y se mejoran los resultados quirúrgicos (357). El hipometabolismo temporal puede observarse en uno de cada cinco pacientes con epilepsia extratemporal y viceversa (358). Estos casos suelen tener resultados menos favorables después de la cirugía en comparación con los pacientes con hipometabolismo limitado a la zona epileptógena.

Aunque la mayoría de los estudios publicados se centran en el hipometabolismo cortical interictal, la captación de la FDG focalmente aumentada está presente en casi el 2% de los niños y puede ayudar a identificar la zona epileptógena (359). La sustancia gris heterotópica puede ser similar o hipermetabólica en comparación con la corteza normal (360). Se ha sugerido que la PET con FDG ictal puede ser útil para evaluar la relación entre la heterotopia y la epilepsia (361). Hay que destacar que la interacción entre la actividad neuronal, la conectividad y los acoplamientos neurovasculares y neurometabólicos en la epilepsia es compleja, y que las manifestaciones metabólicas pueden producirse en regiones fuera del foco epileptógeno, en ocasiones distantes de este. Muchos marcadores de la PET para la evaluación de los receptores de GABA, opioides, serotonina y otros neurotransmisores, se encuentran en fase de investigación; con estos se pretende obtener una localización más precisa de los focos epilépticos y pueden proporcionar información complementaria o mejor que la PET con FDG (362,363).

Identificación de las lesiones cerebrales

La RM con contraste es el estándar de atención para la adquisición de imágenes y la identificación de las lesiones del SNC. En comparación con la RM, la PET y, en particular, la PET con FDG tienen una sensibilidad reducida debido a las limitaciones en la resolución y en el contraste entre el tumor y el fondo (aunque la resolución y la calidad de la señal son similares o superiores a algunas técnicas avanzadas de RM, como la perfusión con marcaje arterial del espín o la espectroscopia con RM multivóxel). La incorporación de la PET en el estudio de las lesiones cerebrales proporciona información complementaria que puede caracterizar mejor las lesiones y distinguir los cambios posteriores al tratamiento del tumor residual o recurrente; también puede tener un impacto relevante en el tratamiento de los pacientes.

Los linfomas primarios del SNC se caracterizan por una intensa captación de la FDG, que es significativamente mayor que la de la sustancia gris fisiológica u otros tumores cerebrales malignos (364,365), particularmente en ausencia o tratamiento previo con corticoesteroides. La captación suele ser mayor y más homogénea que en los gliomas de alto grado, y el grado de captación se correlaciona con la supervivencia y es un factor de predicción temprano de la respuesta al tratamiento (366). La captación baja o las anomalías inespecíficas en la PET con FDG son raras; por lo general, solo ocurren en pacientes con hallazgos radiológicos atípicos como la enfermedad diseminada o las lesiones sin realce (367,368). Con la PET se puede identificar un linfoma sistémico en un subconjunto de pacientes remitidos para la evaluación de lesiones cerebrales linfomatosas (369). El grado de captación puede ayudar a distinguir el linfoma de la desmielinización. En los pacientes con síndrome de inmunodeficiencia adquirida, la captación disminuida en la lesión ayuda a distinguir la toxoplasmosis del linfoma. Es posible observar una alta captación en los abscesos cerebrales y en las afecciones inflamatorias, como la neurosarcoidosis, y puede utilizarse para determinar el sitio de la biopsia. El patrón de afectación observado en la PET de todo el cuerpo puede sugerir el diagnóstico. Existe la posibilidad de que se observe, de forma transitoria, una alta captación posterior a una hemorragia intracraneal (durante los primeros 4 días) e infarto (aproximadamente durante 2 semanas) debido a la actividad inflamatoria.

El glioma es la segunda neoplasia intracraneal primaria más frecuente (después del meningioma) y la neoplasia maligna más frecuente en los adultos, con edad media de 55-60 años al momento del diagnóstico. El glioma de alto grado (especialmente el glioblastoma) se asocia con baja supervivencia (370). La PET es útil para diferenciar los tumores de grados III y IV de las lesiones no neoplásicas o de los gliomas de grados I y II, y permite conocer el pronóstico, la planificación de la biopsia y la delimitación del tumor antes de la cirugía o la radioterapia. La captación de FDG en los gliomas de bajo grado (I o II) suele ser menor que la actividad de la sustancia blanca, aunque puede observarse gran captación en el astrocitoma pilocítico. Los gliomas de alto grado tienen una captación mayor que la sustancia blanca y a menudo mayor que la gris. Aunque existe superposición entre la captación en los gliomas de grados bajo y alto, la captación por encima de la sustancia gris normal es altamente sugerente de un tumor de grado alto. Sin embargo, a diferencia del linfoma, la proporción entre el tumor y la sustancia gris rara vez es superior a 2 (371). La captación y el VTM se correlacionan inversamente con la supervivencia (372,373).

Los aminoácidos con marcadores para PET son superiores a la FDG para la detección y delimitación de los tumores cerebrales, pero tienen rendimientos similares para la clasificación de los gliomas (374). La captación anómala de FDG no suele servir para identificar la afección tumoral más allá de la lesión que se realza en la RM (375), mientras que los radiomarcadores de aminoácidos, como la fluciclovina, pueden detectar un tumor sin realce en un cerebro sano o anómalo en T2 con gran especificidad (376). La captación de la metionina ^{11}C puede detectarse hasta 40 mm más allá del área de anormalidad T2 (377). La ^{11}C-metionina, la ^{18}F-fluoroetiltirosina, la ^{18}F-fluorodopa y la fluciclovina atraviesan la barrera hematoencefálica y llegan a las células a través del sistema de transporte de aminoácidos neutros tipo L (grande) independiente del sodio, que está sobreexpresado en el endotelio vascular tumoral. Además, la flouorodopa se acumula en el estriado, lo que podría reducir su utilidad para la evaluación de las lesiones que afectan a los núcleos basales. El uso de la PET con aminoácidos para la planificación de la radioterapia aumenta la consistencia y la precisión en la delimitación del tumor; también puede mejorar el resultado en comparación con la planificación basada únicamente en la RM (378,379).

Los gliomas de grado alto se tratan con una resección máxima segura, seguida de radiación adyuvante y terapia sistémica basada en los diagnósticos histopatológico y molecular. La extensión de la cirugía se equilibra con la preservación de la función neurológica. Aunque la resección máxima y la terapia adyuvante aumentan la supervivencia, la mayoría de los pacientes con gliomas de alto grado acabarán recurriendo y el tumor puede transformarse a un grado superior. Distinguir los cambios de imagen inducidos por el tratamiento (seudoprogresión) de la enfermedad progresiva puede ser difícil, especialmente entre las 6 semanas y el primer año después de finalizar la radioterapia. Hasta la mitad de los pacientes que presentan un realce nuevo o creciente en la RM, dentro del campo radiado, tienen una seudoprogresión determinada por la biopsia o el seguimiento clínico, especialmente los pacientes asintomáticos y aquellos con glioblastoma hipermetilado promotor de la enzima reparadora del ácido desoxirribonucleico, la ^{6}O-metilguanina-ADN. La PET con FDG y con aminoácidos puede utilizarse para justificar la decisión de continuar con la terapia adyuvante planificada en comparación con la biopsia quirúrgica o la citorreducción, nueva radiación o terapia sistémica con bevacizumab u otros fármacos.

En la PET con FDG, una captación en la lesión similar o inferior a la de la sustancia blanca sana es compatible con necrosis por radiación (380). La captación de FDG aumenta inmediatamente después de la radioterapia interna debido a la inflamación, volviendo a su forma basal en cerca de una semana (381); en las primeras semanas después del tratamiento, esta captación no es predictiva del resultado (382). Sin embargo, la captación intensa persistente después de 7 semanas se asocia con peor supervivencia (383). Una lesión nueva o que aumenta de tamaño con una captación mayor que la de la sustancia gris sana quizá represente una recurrencia del tumor. No obstante, una captación de FDG superior a la de la sustancia blanca, pero inferior a la de la sustancia gris, no distingue de forma confiable la necrosis por radiación

del tumor recurrente (384). En los datos nuevos se sugiere que los aminoácidos marcados son más precisos que la PET con FDG o la RM para diferenciar la progresión de la seudoprogresión y para evaluar de forma confiable la respuesta al tratamiento y el pronóstico después de la finalización de la quimiorradiación o posterior al tratamiento con bevacizumab (385), ya que la dexametasona o el tratamiento antiangiogénico con bevacizumab no afectan la captación de aminoácidos por parte de los tumores cerebrales. En comparación con la FDG, la captación de aminoácidos es menos frecuente en caso de inflamación, infección o infarto, aunque puede observarse un aumento prolongado de la captación en caso de hematoma debido a la reacción glial (386). Se ha informado que la relación de captación entre el tumor y el cerebro sano es de 2.3 en la PET con ^{18}F-fluoroetil-tirosina, con una sensibilidad del 100% y una especificidad del 91% para la seudoprogresión temprana (realce nuevo o creciente en la RM en las primeras 12 semanas tras la finalización de la quimiorradiación) (387), y el punto de corte de 1.9 puede diferenciar la seudoprogresión tardía (más de 3 meses tras la finalización de la radioquimioterapia) de la verdadera progresión (sensibilidad 84%, especificidad 86%) (388). En otros estudios se ha demostrado la utilidad de la PET con aminoácidos para detectar la seudoprogresión tras la inmunoterapia de los gliomas (389) o las metástasis cerebrales (390).

El meningioma es el tumor primario intracraneal más frecuente. Los meningiomas pueden pasar desapercibidos con facilidad en la PET con FDG debido a su captación similar a la de la sustancia gris normal adyacente, pero se encuentran incidentalmente en el 1-2% de los estudios de PET con aminoácidos o SSTR (391). Los SSTR2 son un biomarcador útil para los meningiomas y el ^{68}Ga-DOTATATE puede utilizarse para distinguir el meningioma residual o recurrente del tejido cicatricial después de la resección o la radioterapia interna (392). La PET con SSTR también tiene una alta sensibilidad y precisión diagnóstica para el hemangioblastoma en el síndrome de von Hippel-Lindau y puede ayudar a diferenciarlo de otros tumores con características similares en la RM (393).

Resumen

En la última década, las aplicaciones oncológicas y clínicas de la PET se han ampliado considerablemente y es probable que sigan incrementándose en el futuro. La PET/TC con FDG ha sido fundamental en el incremento del uso de la PET para el diagnóstico por imagen a lo largo de los años y seguirá siéndolo, a pesar de sus limitaciones. En determinadas aplicaciones, como los linfomas que captan FDG, la PET/TC es claramente superior a la imagen convencional y la PET es la modalidad de elección para la estadificación o la evaluación de la respuesta al tratamiento. En muchas otras aplicaciones, la PET proporciona información complementaria a otras modalidades de imagen que pueden afectar al tratamiento y puede ser muy rentable en casos bien seleccionados. A medida que más radiomarcadores para PET pasan de la investigación al uso clínico, o se hacen más accesibles, los imagenólogos y los médicos tienen acceso a más opciones y herramientas de diagnóstico que pueden utilizarse como biomarcadores para la medicina de precisión. La falta de familiaridad con las indicaciones y la experiencia en la interpretación de los nuevos radiomarcadores de la PET, la lenta adopción en los algoritmos y guías clínicas, así como las dificultades en el reembolso son los principales retos para que haya una mayor adopción de los nuevos radiomarcadores para PET.

Referencias

1. Velikyan I. Prospective of (6)(8)Ga-radiopharmaceutical development. *Theranostics*. 2013;4(1):47–80.

2. Conti M, Eriksson L. Physics of pure and non-pure positron emitters for PET: a review and a discussion. *EJNMMI Phys*. 2016;3(1):8.

3. Gates VL, et al. Internal pair production of 90Y permits hepatic localization of microspheres using routine PET: proof of concept. *J Nucl Med*. 2011;52(1):72–76.

4. Jodal L, Le Loirec C, Champion C. Positron range in PET imaging: an alternative approach for assessing and correcting the blurring. *Phys Med Biol*. 2012;57(12):3931–3943.

5. Jodal L, Le Loirec C, Champion C. Positron range in PET imaging: non-conventional isotopes. *Phys Med Biol*. 2014;59(23):7419–7434.

6. Badawi RD, et al. First human imaging studies with the EXPLORER total-body PET scanner. *J Nucl Med*. 2019;60(3):299–303.

7. Karp JS, et al. PennPET explorer: design and preliminary performance of a whole-body imager. *J Nucl Med*. 2019.

8. Surti S. Update on time-of-flight PET imaging. *J Nucl Med.* 2015;56(1):98–105.

9. Hsu DFC, et al. Studies of a next-generation silicon-photomultiplier-based time-of-flight PET/CT system. *J Nucl Med.* 2017;58(9):1511–1518.

10. El Fakhri G, et al. Improvement in lesion detection with whole-body oncologic time-of-flight PET. *J Nucl Med.* 2011;52(3):347–353.

11. Lantos J, et al. Standard OSEM vs. regularized PET image reconstruction: qualitative and quantitative comparison using phantom data and various clinical radiopharmaceuticals. *Am J Nucl Med Mol Imaging.* 2018;8(2):110–118.

12. Hofmann M, et al. MRI-based attenuation correction for whole-body PET/MRI: quantitative evaluation of segmentation- and atlas-based methods. *J Nucl Med.* 2011;52(9):1392–1399.

13. Ahn S, et al. Joint estimation of activity and attenuation for PET using pragmatic MR-based prior: application to clinical TOF PET/MR whole-body data for FDG and non-FDG tracers. *Phys Med Biol.* 2018;63(4):045006.

14. de Galiza Barbosa F, et al. Pulmonary nodule detection in oncological patients–value of respiratory-triggered, periodically rotated overlapping parallel T2-weighted imaging evaluated with PET/CT-MR. *Eur J Radiol.* 2018;98:165–170.

15. Burris NS, et al. Detection of small pulmonary nodules with ultrashort echo time sequences in oncology patients by using a PET/MR system. *Radiology.* 2016;278(1):239–246.

16. Lodge MA. Repeatability of SUV in oncologic (18)F-FDG PET. *J Nucl Med.* 2017;58(4):523–532.

17. Im HJ, et al. Current methods to define metabolic tumor volume in positron emission tomography: which one is better? *Nucl Med Mol Imaging.* 2018;52(1):5–15.

18. Morris ED, et al. *Kinetic Modeling in Positron Emission Tomography. Emission Tomography: The Fundamentals of PET and SPECT.* San Diego, CA: *Academic*; 2004.

19. Patlak CS, Blasberg RG. Graphical evaluation of blood-to-brain transfer constants from multiple-time uptake data. *J Cereb Blood Flow Metab.* 1985;5(4):584–590.

20. Meyer H-J, Wienke A, Surov A. Associations between GLUT expression and SUV values derived from FDG-PET in different tumors—a systematic review and meta analysis. *PloS One.* 2019;14(6):e0217781.

21. Warburg O. On the origin of cancer cells. *Science.* 1956;123(3191): 309–314.

22. Pavlides S, et al. The reverse Warburg effect: aerobic glycolysis in cancer associated fibroblasts and the tumor stroma. *Cell Cycle.* 2009;8(23):3984–4001.

23. Liberti MV, Locasale JW. The Warburg effect: how does it benefit cancer cells? *Trends Biochem Sci.* 2016;41(3):211–218.

24. Wang Y, et al. Standardized uptake value atlas: characterization of physiological 2-deoxy-2-[18F]fluoro-D-glucose uptake in normal tissues. *Mol Imaging Biol.* 2007;9(2):83–90.

25. Boellaard R, et al. FDG PET/CT: EANM procedure guidelines for tumour imaging: version 2.0. *Eur J Nucl Med Mol Imaging.* 2015;42(2):328–354.

26. American College of Radiology. ACR–SPR practice parameter for performing FDG-PET/CT in oncology. ACR website, 2017.

27. Ozguven MA, et al. Altered biodistribution of FDG in patients with type-2 diabetes mellitus. *Ann Nucl Med.* 2014;28(6):505–511.

28. ACR Committee on Drugs and Contrast Media. ACR manual on contrast media, version 10.3. 2018.

29. Shammas A, Lim R, Charron M. Pediatric FDG PET/CT: physiologic uptake, normal variants, and benign conditions. *Radiographics.* 2009;29(5):1467–1486.

30. Haerle SK, et al. Physiologic [18F]fluorodeoxyglucose uptake of floor of mouth muscles in PET/CT imaging: a problem of body position during FDG uptake? *Cancer Imaging.* 2013;13:1–7.

31. Tahara N, et al. Clinical and biochemical factors associated with area and metabolic activity in the visceral and subcutaneous adipose tissues by FDG-PET/CT. *J Clin Endocrinol Metab.* 2015;100(5):E739–E747.

32. Poeppel TD, et al. 68Ga-DOTATOC versus 68Ga-DOTATATE PET/CT in functional imaging of neuroendocrine tumors. *J Nucl Med.* 2011;52(12):1864–1870.

33. Kabasakal L, et al. Comparison of (6)(8)Ga-DOTATATE and (6)(8)Ga-DOTANOC PET/CT imaging in the same patient group with neuroendocrine tumours. *Eur J Nucl Med Mol Imaging.* 2012;39(8):1271–1277.

34. Yang J, et al. Diagnostic role of Gallium-68 DOTATOC and Gallium-68 DOTATATE PET in patients with neuroendocrine tumors: a meta-analysis. *Acta Radiol.* 2014;55(4):389–398.

35. Hope TA, et al. (111)In-pentetreotide scintigraphy versus (68)Ga-DOTATATE PET: impact on Krenning scores and effect of tumor burden. *J Nucl Med.* 2019;60(9):1266–1269.

36. Scalise M, et al. The human SLC1A5 (ASCT2) amino acid transporter: from function to structure and role in cell biology. *Front Cell Dev Biol.* 2018;6:96.

37. Li R, et al. Expression of neutral amino acid transporter ASCT2 in human prostate. *Anticancer Res.* 2003;23(4):3413–3418.

38. White MA, et al. Glutamine transporters are targets of multiple oncogenic signaling pathways in prostate cancer. *Mol Cancer Res.* 2017;15(8):1017–1028.

39. Parent EE, Schuster DM. Update on 18F-Fluciclovine PET for prostate cancer imaging. *J Nucl Med.* 2018;59(5):733–739.

40. Savir-Baruch B, Zanoni L, Schuster DM. Imaging of prostate cancer using fluciclovine. *PET Clin.* 2017;12(2):145–157.

41. Beheshti M, et al. (18)F-NaF PET/CT: EANM procedure guidelines for bone imaging. *Eur J Nucl Med Mol Imaging.* 2015;42(11): 1767–1777.

42. Moradi F, Iagaru A. Dual-tracer imaging of malignant bone involvement using PET. *Clin Transl Imaging.* 2015;3(2):123–131.

43. Ross JS, et al. Correlation of primary tumor prostate-specific membrane antigen expression with disease recurrence in prostate cancer. *Clin Cancer Res.* 2003;9(17):6357–6362.

44. Foss CA, et al. Radiolabeled small-molecule ligands for prostate-specific membrane antigen: in vivo imaging in experimental models of prostate cancer. *Clin Cancer Res.* 2005;11(11):4022–4028.

45. Mease RC, et al. N-[N-[(S)-1,3-Dicarboxypropyl]carbamoyl]-4-[18F]fluorobenzyl-L-cysteine, [18F]DCFBC: a new imaging probe for prostate cancer. *Clin Cancer Res.* 2008;14(10):3036–3043.

46. Szabo Z, et al. Initial evaluation of [(18)F]DCFPyL for prostate-specific membrane antigen (PSMA)-targeted PET imaging of prostate cancer. *Mol Imaging Biol.* 2015;17(4):565–574.

47. Giesel FL, et al. Intraindividual comparison of (18)F-PSMA-1007 and (18)F-DCFPyL PET/CT in the prospective evaluation of patients with newly diagnosed prostate carcinoma: a pilot study. *J Nucl Med.* 2018;59(7):1076–1080.

48. Giesel FL, et al. F-18 labelled PSMA-1007: biodistribution, radiation dosimetry and histopathological validation of tumor lesions in prostate cancer patients. *Eur J Nucl Med Mol Imaging.* 2017;44(4):678–688.

49. Rauscher I, et al. Matched-pair comparison of (68)Ga-PSMA-11 and (18)F-PSMA-1007 PET/CT: frequency of pitfalls and detection efficacy in biochemical recurrence after radical prostatectomy. *J Nucl Med.* 2019.

50. Treglia G, et al. Radiolabelled choline versus PSMA PET/CT in prostate cancer restaging: a meta-analysis. *Am J Nucl Med Mol Imaging.* 2019;9(2):127–139.

51. Schwenck J, et al. Comparison of (68)Ga-labelled PSMA-11 and (11)C-choline in the detection of prostate cancer metastases by PET/CT. *Eur J Nucl Med Mol Imaging.* 2017;44(1):92–101.

52. Sahoo MK. (68)Ga-prostate-specific membrane antigen positron emission tomography/computed tomography: how much specific it is? *World J Nucl Med.* 2017;16(4):338–339.

53. Murthy VL, et al. Clinical quantification of myocardial blood flow using PET: joint position paper of the SNMMI cardiovascular council and the ASNC. *J Nucl Med.* 2018;59(2):273–293.

54. Jack CR Jr, et al. Hypothetical model of dynamic biomarkers of the Alzheimer's pathological cascade. *Lancet Neurol.* 2010;9(1):119–128.

55. Klunk WE, et al. Imaging brain amyloid in Alzheimer's disease with Pittsburgh Compound-B. *Ann Neurol.* 2004;55(3):306–319.

56. Johnson KA, et al. Appropriate use criteria for amyloid PET: a report of the Amyloid Imaging Task Force, the Society of Nuclear Medicine and Molecular Imaging, and the Alzheimer's Association. *J Nucl Med.* 2013;54(3):476–490.

57. Jack CR Jr, et al. Tracking pathophysiological processes in Alzheimer's disease: an updated hypothetical model of dynamic biomarkers. *Lancet Neurol.* 2013;12(2):207–216.

58. Leuzy A, et al. Tau PET imaging in neurodegenerative tauopathies-still a challenge. *Mol Psychiatry.* 2019;24(8):1112–1134.

59. Robertson JS, Rowe CC, Villemagne VL. Tau imaging with PET: an overview of challenges, current progress, and future applications. *Q J Nucl Med Mol Imaging.* 2017;61(4):405–413.

60. Harada R, et al. Characteristics of tau and its ligands in PET imaging. *Biomolecules.* 2016;6(1):7.

61. Small GW, et al. PET of brain amyloid and tau in mild cognitive impairment. *N Engl J Med.* 2006;355(25):2652–2663.

62. Marquie M, et al. Validating novel tau positron emission tomography tracer [F-18]-AV-1451 (T807) on postmortem brain tissue. *Ann Neurol.* 2015;78(5):787–800.

63. MacMahon H, et al. Guidelines for management of incidental pulmonary nodules detected on CT images: from the Fleischner Society 2017. *Radiology.* 2017;284(1):228–243.

64. Swerdlow SH, et al. The 2016 revision of the World Health Organization classification of lymphoid neoplasms. *Blood.* 2016;127(20):2375–2390.

65. Teras LR, et al. 2016 US lymphoid malignancy statistics by World Health Organization subtypes. *CA Cancer J Clin.* 2016;66(6):443–459.

66. Raanani P, et al. Is CT scan still necessary for staging in Hodgkin and non-Hodgkin lymphoma patients in the PET/CT era? *Ann Oncol.* 2005;17(1):117–122.

67. El-Galaly TC, et al. Routine bone marrow biopsy has little or no therapeutic consequence for positron emission tomography/computed tomography-staged treatment-naive patients with Hodgkin lymphoma. *J Clin Oncol.* 2012;30(36):4508–4514.

68. Adams HJ, et al. FDG PET/CT for the detection of bone marrow involvement in diffuse large B-cell lymphoma: systematic review and meta-analysis. *Eur J Nucl Med Mol Imaging.* 2014;41(3):565–574.

69. Cheson BD, et al. Revised response criteria for malignant lymphoma. *J Clin Oncol.* 2007;25(5):579–586.

70. Hutchings M, et al. In vivo treatment sensitivity testing with positron emission tomography/computed tomography after one cycle of chemotherapy for Hodgkin lymphoma. *J Clin Oncol.* 2014;32(25):2705–2711.

71. Gallamini A, et al. Early chemotherapy intensification with escalated BEACOPP in patients with advanced-stage Hodgkin lymphoma with a positive interim positron emission tomography/computed tomography scan after two ABVD cycles: long-term results of the GITIL/FIL HD 0607 trial. *J Clin Oncol.* 2018;36(5):454–462.

72. Kitajima K, et al. Predictive value of interim FDG-PET/CT findings in patients with diffuse large B-cell lymphoma treated with R-CHOP. *Oncotarget.* 2019;10(52):5403–5411.

73. Burggraaff CN, et al. Predictive value of interim positron emission tomography in diffuse large B-cell lymphoma: a systematic review and meta-analysis. *Eur J Nucl Med Mol Imaging.* 2019;46(1):65–79.

74. Barrington SF, et al. Role of imaging in the staging and response assessment of lymphoma: consensus of the International Conference on Malignant Lymphomas Imaging Working Group. *J Clin Oncol.* 2014;32(27):3048–3058.

75. Hong HR, et al. Clinical values of (18) F-FDG PET/CT in oral cavity cancer with dental artifacts on CT or MRI. *J Surg Oncol.* 2014;110(6):696–701.

76. Pillsbury HC III, Clark M. A rationale for therapy of the N0 neck. *Laryngoscope.* 1997;107(10):1294–1315.

77. Lowe VJ, et al. Multicenter trial of [(18)F]fluorodeoxyglucose positron emission tomography/computed tomography staging of head and neck cancer and negative predictive value and surgical impact in the N0 neck: results from ACRIN 6685. *J Clin Oncol.* 2019;37(20):1704–1712.

78. Golusinski P, et al. Evidence for the approach to the diagnostic evaluation of squamous cell carcinoma occult primary tumors of the head and neck. *Oral Oncol.* 2019;88:145–152.

79. Mehanna H, et al. PET-CT surveillance versus neck dissection in advanced head and neck cancer. *N Engl J Med.* 2016;374(15):1444–1454.

80. de Ridder M, et al. FDG-PET/CT improves detection of residual disease and reduces the need for examination under anaesthesia in oropharyngeal cancer patients treated with (chemo-) radiation. *Eur Arch Oto-Rhino-Laryngol.* 2019;276(5):1447–1455.

81. Driessen JP, et al. Prospective comparative study of MRI including diffusion-weighted images versus FDG PET-CT for the detection of recurrent head and neck squamous cell carcinomas after (chemo) radiotherapy. *Eur J Radiol.* 2019;111:62–67.

82. Van den Wyngaert T, et al. Fluorodeoxyglucose-positron emission tomography/computed tomography after concurrent chemoradiotherapy in locally advanced head-and-neck squamous cell cancer: the ECLYPS study. *J Clin Oncol.* 2017;35(30):3458–3464.

83. Haugen BR, et al. 2015 American Thyroid Association management guidelines for adult patients with thyroid nodules and differentiated thyroid cancer: the American Thyroid Association guidelines task force on thyroid nodules and differentiated thyroid cancer. *Thyroid.* 2016;26(1):1–133.

84. Pattison DA, et al. (18)F-FDG-avid thyroid incidentalomas: the importance of contextual interpretation. *J Nucl Med.* 2018;59(5):749–755.

85. Thielker J, et al. Contemporary management of benign and malignant parotid tumors. *Front Surg.* 2018;5:39.

86. Park MJ, et al. 18F-FDG PET/CT versus contrast-enhanced CT for staging and prognostic prediction in patients with salivary gland carcinomas. *Clin Nucl Med.* 2017;42(3):e149–e156.

87. Makis W, Ciarallo A, Gotra A. Clinical significance of parotid gland incidentalomas on (18)F-FDG PET/CT. *Clin Imaging.* 2015;39(4):667–671.

88. Casselden E, Sheerin F, Winter SC. Incidental findings on 18-FDG PET-CT in head and neck cancer. A retrospective case-control study of incidental findings on 18-FDG PET-CT in patients with head and neck cancer. *Eur Arch Otorhinolaryngol.* 2019;276(1):243–247.

89. Naji M, et al. 68Ga-DOTA-TATE PET vs. 123I-MIBG in identifying malignant neural crest tumours. *Mol Imaging Biol.* 2011;13(4):769–775.

90. Kroiss AS, et al. (68)Ga-DOTATOC PET/CT in the localization of head and neck paraganglioma compared with (18)F-DOPA PET/CT and (123)I-MIBG SPECT/CT. *Nucl Med Biol.* 2019;71:47–53.

91. Blanchet EM, et al. 18F-FDG PET/CT as a predictor of hereditary head and neck paragangliomas. *Eur J Clin Invest.* 2014;44(3):325–332.

92. Rodrigues RS, et al. Comparison of whole-body PET/CT, dedicated high-resolution head and neck PET/CT, and contrast-enhanced CT in preoperative staging of clinically M0 squamous cell carcinoma of the head and neck. *J Nucl Med.* 2009;50(8):1205–1213.

93. Alzahouri K, et al. Management of SPN in France. Pathways for definitive diagnosis of solitary pulmonary nodule: a multicentre study in 18 French districts. *BMC Cancer.* 2008;8:93.

94. Gould MK, et al. Accuracy of positron emission tomography for diagnosis of pulmonary nodules and mass lesions: a meta-analysis. *JAMA.* 2001;285(7):914–924.

95. Divisi D, et al. Diagnostic performance of fluorine-18 fluorodeoxyglucose positron emission tomography in the management of solitary pulmonary nodule: a meta-analysis. *J Thorac Dis.* 2018;10 (Suppl 7):S779–S789.

96. Herder GJ, et al. Clinical prediction model to characterize pulmonary nodules: validation and added value of 18F-fluorodeoxyglucose positron emission tomography. *Chest.* 2005;128(4):2490–2496.

97. Al-Ameri A, et al. Risk of malignancy in pulmonary nodules: a validation study of four prediction models. *Lung Cancer.* 2015;89(1):27–30.

98. Yang B, et al. Comparison of four models predicting the malignancy of pulmonary nodules: a single-center study of Korean adults. *PLoS One.* 2018;13(7):e0201242.

99. van Tinteren H, et al. Effectiveness of positron emission tomography in the preoperative assessment of patients with suspected non-small-cell lung cancer: the PLUS multicentre randomised trial. *Lancet.* 2002;359(9315):1388–1393.

100. Silvestri GA, et al. Methods for staging non-small cell lung cancer: diagnosis and management of lung cancer, 3rd ed: American College of Chest Physicians evidence-based clinical practice guidelines. *Chest.* 2013;143(5 Suppl):e211S–e250S.

101. Rusch VW, et al. The IASLC lung cancer staging project: a proposal for a new international lymph node map in the forthcoming seventh edition of the TNM classification for lung cancer. *J Thorac Oncol.* 2009;4(5):568–577.

102. Carter BW, et al. Revisions to the TNM staging of lung cancer: rationale, significance, and clinical application. *Radiographics.* 2018;38(2):374–391.

103. Mayo-Smith WW, et al. Management of incidental adrenal masses: a white paper of the ACR Incidental Findings Committee. *J Am Coll Radiol.* 2017;14(8):1038–1044.

104. Kumar R, et al. 18F-FDG PET in evaluation of adrenal lesions in patients with lung cancer. *J Nucl Med.* 2004;45(12):2058–2062.

105. Fanggiday JC, et al. Persistent inflammation in pulmonary granuloma 48 years after talcage pleurodesis, detected by FDG-PET/CT. *Case Rep Med.* 2012;2012:686153.

106. Sung YM, et al. 18F-FDG PET/CT of thymic epithelial tumors: usefulness for distinguishing and staging tumor subgroups. *J Nucl Med.* 2006;47(10):1628–1634.

107. Munden RF, et al. Managing incidental findings on thoracic CT: mediastinal and cardiovascular findings. a white paper of the ACR Incidental Findings Committee. *J Am College Radiol.* 2018;15(8):1087–1096.

108. Bray F, et al. Global cancer statistics 2018: GLOBOCAN estimates of incidence and mortality worldwide for 36 cancers in 185 countries. *CA Cancer J Clin.* 2018;68(6):394–424.

109. Siegel RL, Miller KD, Jemal A. Cancer statistics, 2019. *CA Cancer J Clin.* 2019;69(1):7–34.

110. Barber TW, et al. 18F-FDG PET/CT has a high impact on patient management and provides powerful prognostic stratification in the primary staging of esophageal cancer: a prospective study with mature survival data. *J Nucl Med.* 2012;53(6):864–871.

111. You JJ, et al. Clinical utility of 18F-fluorodeoxyglucose positron emission tomography/computed tomography in the staging of patients with potentially resectable esophageal cancer. *J Thorac Oncol.* 2013;8(12):1563–1569.

112. Findlay JM, et al. Routinely staging gastric cancer with (18)F-FDG PET-CT detects additional metastases and predicts early recurrence and death after surgery. *Eur Radiol.* 2019;29(5):2490–2498.

113. Yun M. Imaging of gastric cancer metabolism using 18 F-FDG PET/CT. *J Gastric Cancer.* 2014;14(1):1–6.

114. Bruening W, et al. *AHRQ Comparative Effectiveness Reviews, in Imaging Tests for the Staging of Colorectal Cancer.* Rockville, MD: Agency for Healthcare Research and Quality (US); 2014.

115. Whiteford MH, et al. Usefulness of FDG-PET scan in the assessment of suspected metastatic or recurrent adenocarcinoma of the colon and rectum. *Dis Colon Rectum.* 2000;43(6):759–767; discussion 767–770.

116. Flamen P, et al. Unexplained rising carcinoembryonic antigen (CEA) in the postoperative surveillance of colorectal cancer: the utility of positron emission tomography (PET). *Eur J Cancer.* 2001;37(7):862–869.

117. Mahmud A, Poon R, Jonker D. PET imaging in anal canal cancer: a systematic review and meta-analysis. *Br J Radiol.* 2017;90(1080):20170370.

118. Engstrom PF, et al. NCCN clinical practice guidelines in oncology. Anal carcinoma. *J Natl Compr Canc Netw.* 2010;8(1):106–120.

119. Glynne-Jones R, et al. Anal cancer: ESMO-ESSO-ESTRO clinical practice guidelines for diagnosis, treatment and follow-up. *Eur J Surg Oncol.* 2014;40(10):1165–1176.

120. Jones MP, et al. FDG-PET parameters predict for recurrence in anal cancer—results from a prospective, multicentre clinical trial. *Radiat Oncol.* 2019;14(1):140.

121. Torizuka T, et al. In vivo assessment of glucose metabolism in hepatocellular carcinoma with FDG-PET. *J Nucl Med.* 1995;36(10):1811–1817.

122. Wudel LJ Jr, et al. The role of [18F]fluorodeoxyglucose positron emission tomography imaging in the evaluation of hepatocellular carcinoma. *Am Surg.* 2003;69(2):117–124; discussion 124–126.

123. Kornberg A, et al. Patients with non-[18 F]fludeoxyglucose-avid advanced hepatocellular carcinoma on clinical staging may achieve long-term recurrence-free survival after liver transplantation. *Liver Transpl.* 2012;18(1):53–61.

124. Lin CY, et al. 18F-FDG PET or PET/CT for detecting extrahepatic metastases or recurrent hepatocellular carcinoma: a systematic review and meta-analysis. *Eur J Radiol.* 2012;81(9):2417–2422.

125. Sultana A, et al. What is the best way to identify malignant transformation within pancreatic IPMN: a systematic review and meta-analyses. *Clin Transl Gastroenterol.* 2015;6:e130.

126. Kim YI, et al. Comparison of F-18-FDG PET/CT findings between pancreatic solid pseudopapillary tumor and pancreatic ductal adenocarcinoma. *Eur J Radiol.* 2014;83(1):231–235.

127. Kauhanen SP, et al. A prospective diagnostic accuracy study of 18F-fluorodeoxyglucose positron emission tomography/computed tomography, multidetector row computed tomography, and magnetic resonance imaging in primary diagnosis and staging of pancreatic cancer. *Ann Surg.* 2009;250(6):957–963.

128. Asagi A, et al. Utility of contrast-enhanced FDG-PET/CT in the clinical management of pancreatic cancer: impact on diagnosis, staging, evaluation of treatment response, and detection of recurrence. *Pancreas.* 2013;42(1):11–19.

129. Joo I, et al. Preoperative assessment of pancreatic cancer with FDG PET/MR imaging versus FDG PET/CT plus contrast-enhanced multidetector CT: a prospective preliminary study. *Radiology.* 2017;282(1):149–159.

130. O'Reilly D, et al. Diagnosis and management of pancreatic cancer in adults: a summary of guidelines from the UK National Institute for Health and Care Excellence. *Pancreatology.* 2018;18(8):962–970.

131. Yoshioka M, et al. Role of positron emission tomography with 2-deoxy-2-[18F]fluoro-D-glucose in evaluating the effects of arterial infusion chemotherapy and radiotherapy on pancreatic cancer. *J Gastroenterol.* 2004;39(1):50–55.

132. Dalah E, et al. PET-based treatment response assessment for neoadjuvant chemoradiation in pancreatic adenocarcinoma: an exploratory study. *Transl Oncol.* 2018;11(5):1104–1109.

133. Cho MH, et al. Clinicopathologic features and molecular characteristics of glucose metabolism contributing to (1)(8) F-fluorodeoxyglucose uptake in gastrointestinal stromal tumors. *PLoS One.* 2015;10(10):e0141413.

134. Prior JO, et al. Early prediction of response to sunitinib after imatinib failure by 18F-fluorodeoxyglucose positron emission tomography in patients with gastrointestinal stromal tumor. *J Clin Oncol.* 2009;27(3):439–445.

135. Van den Abbeele AD, et al. ACRIN 6665/RTOG 0132 phase II trial of neoadjuvant imatinib mesylate for operable malignant gastrointestinal stromal tumor: monitoring with 18F-FDG PET and correlation with genotype and GLUT4 expression. *J Nucl Med.* 2012;53(4):567–574.

136. Kulke MH, et al. Neuroendocrine tumors, version 1.2015. *J Natl Compr Canc Netw.* 2015;13(1):78–108.

137. Dasari A, et al. Trends in the incidence, prevalence, and survival outcomes in patients with neuroendocrine tumors in the United States. *JAMA Oncol.* 2017;3(10):1335–1342.

138. Lloyd RV, et al. WHO classification of tumours of endocrine organs. *International Agency for Research on Cancer*; 2017.

139. Rindi G, et al. A common classification framework for neuroendocrine neoplasms: an International Agency for Research on Cancer (IARC) and World Health Organization (WHO) expert consensus proposal. *Mod Pathol.* 2018;31(12):1770–1786.

140. Hofman MS, Lau WF, Hicks RJ. Somatostatin receptor imaging with 68Ga DOTATATE PET/CT: clinical utility, normal patterns, pearls, and pitfalls in interpretation. *Radiographics*. 2015;35(2):500–516.

141. Herrmann K, et al. Impact of 68Ga-DOTATATE PET/CT on the management of neuroendocrine tumors: the referring physician's perspective. *J Nucl Med*. 2015;56(1):70–75.

142. Hofman MS, et al. High management impact of Ga-68 DOTATATE (GaTate) PET/CT for imaging neuroendocrine and other somatostatin expressing tumours. *J Med Imaging Radiat Oncol*. 2012;56(1):40–47.

143. Krenning EP, et al. Scintigraphy and radionuclide therapy with [indium-111-labelled-diethyl triamine penta-acetic acid-D-Phe1]-octreotide. Ital J Gastroenterol Hepatol. 1999;31 Suppl 2:S219–S223.

144. Nakajima R, et al. Evaluation of renal cell carcinoma histological subtype and fuhrman grade using (18)F-fluorodeoxyglucose-positron emission tomography/computed tomography. *Eur Radiol*. 2017;27(11):4866–4873.

145. Takahashi M, et al. Preoperative evaluation of renal cell carcinoma by using 18F-FDG PET/CT. *Clin Nucl Med*. 2015;40(12):936–940.

146. Pankowska V, et al. FDG PET/CT as a survival prognostic factor in patients with advanced renal cell carcinoma. *Clin Exp Med*. 2019;19(1):143–148.

147. Lakhani A, et al. FDG PET/CT pitfalls in gynecologic and genitourinary oncologic imaging. *Radiographics*. 2017;37(2):577–594.

148. Chen SC, Kuo PL. Bone metastasis from renal cell carcinoma. Int J Mol Sci. 2016;17(6):987.

149. Wu HC, et al. Comparing whole body 18F-2-deoxyglucose positron emission tomography and technetium-99m methylene diphosphate bone scan to detect bone metastases in patients with renal cell carcinomas—a preliminary report. J Cancer Res Clin Oncol. 2002;128(9):503–506.

150. Wang HY, et al. Meta-analysis of the diagnostic performance of [18F]FDG-PET and PET/CT in renal cell carcinoma. *Cancer Imaging*. 2012;12:464–474.

151. Ma H, et al. Diagnostic performance of 18F-FDG PET or PET/CT in restaging renal cell carcinoma: a systematic review and meta-analysis. *Nucl Med Commun*. 2017;38(2):156–163.

152. Flaig TW, et al. NCCN guidelines insights: bladder cancer, version 5.2018. J Natl Compr Canc Netw. 2018;16(9):1041–1053.

153. Soubra A, et al. The diagnostic accuracy of 18F-fluorodeoxyglucose positron emission tomography and computed tomography in staging bladder cancer: a single-institution study and a systematic review with meta-analysis. *World J Urol*. 2016;34(9):1229–1237.

154. Ha HK, Koo PJ, Kim SJ. Diagnostic accuracy of F-18 FDG PET/CT for preoperative lymph node staging in newly diagnosed bladder cancer patients: a systematic review and meta-analysis. *Oncology*. 2018;95(1):31–38.

155. Soubra A, et al. FDG-PET/CT for assessing the response to neoadjuvant chemotherapy in bladder cancer patients. *Clin Genitourin Cancer*. 2018;16(5):360–364.

156. Ozturk H, Karapolat I. Efficacy of (18)F-fluorodeoxyglucose-positron emission tomography/computed tomography in restaging muscle-invasive bladder cancer following radical cystectomy. *Exp Ther Med*. 2015;9(3):717–724.

157. Pano B, et al. Pathways of lymphatic spread in gynecologic malignancies. Radiographics. 2015;35(3):916–945.

158. Koh WJ, et al. Cervical cancer, version 3.2019, NCCN clinical practice guidelines in oncology. *J Natl Compr Canc Netw*. 2019;17(1):64–84.

159. Bhatla N, et al. Revised FIGO staging for carcinoma of the cervix uteri. *Int J Gynaecol Obstet*. 2019;145(1):129–135.

160. Gee MS, et al. Identification of distant metastatic disease in uterine cervical and endometrial cancers with FDG PET/CT: analysis from the ACRIN 6671/GOG 0233 multicenter trial. *Radiology*. 2018;287(1):176–184.

161. Tanaka T, et al. Which is better for predicting pelvic lymph node metastases in patients with cervical cancer: fluorodeoxyglucose-positron emission tomography/computed tomography or a sentinel node biopsy? A retrospective observational study. *Medicine (Baltimore)*. 2018;97(16):e0410.

162. Gouy S, et al. Prospective multicenter study evaluating the survival of patients with locally advanced cervical cancer undergoing laparoscopic para-aortic lymphadenectomy before chemoradiotherapy in the era of positron emission tomography imaging. *J Clin Oncol*. 2013;31(24):3026–3033.

163. Driscoll DO, et al. 18F-FDG-PET/CT is of limited value in primary staging of early stage cervical cancer. *Abdom Imaging*. 2015;40(1):127–133.

164. Morkel M, et al. Evaluating the role of F-18 fluorodeoxyglucose positron emission tomography/computed tomography scanning in the staging of patients with stage IIIB cervical carcinoma and the impact on treatment decisions. *Int J Gynecol Cancer*. 2018;28(2):379–384.

165. Kidd EA, et al. Clinical outcomes of definitive intensity-modulated radiation therapy with fluorodeoxyglucose-positron emission tomography simulation in patients with locally advanced cervical cancer. *Int J Radiat Oncol Biol Phys*. 2010;77(4):1085–1091.

166. Cohn DE, et al. Prospective evaluation of positron emission tomography for the detection of groin node metastases from vulvar cancer. *Gynecol Oncol*. 2002;85(1):179–184.

167. Crivellaro C, et al. 18F-FDG PET/CT in preoperative staging of vulvar cancer patients: is it really effective? *Medicine (Baltimore)*. 2017;96(38):e7943.

168. Lin G, et al. Computed tomography, magnetic resonance imaging and FDG positron emission tomography in the management of vulvar malignancies. *Eur Radiol*. 2015;25(5):1267–1278.

169. Hagemann IS, et al. Controversies in gynecologic cancer staging: an AJCC cancer staging manual, perspective. *AJSP Rev Rep*. 2018;23(3):118–128.

170. Erdogan M, et al. Prognostic value of metabolic tumor volume and total lesion glycolysis assessed by 18F-FDG PET/CT in endometrial cancer. *Nucl Med Commun*. 2019;40(11):1099–1104.

171. Asicioglu O, et al. A novel preoperative scoring system based on 18-FDG PET-CT for predicting lymph node metastases in patients with high-risk endometrial cancer. *J Obstet Gynaecol*. 2019;39(1):105–109.

172. Kadkhodayan S, et al. Accuracy of 18-F-FDG PET imaging in the follow up of endometrial cancer patients: systematic review and meta-analysis of the literature. *Gynecol Oncol*. 2013;128(2): 397–404.

173. Kulkarni R, et al. Role of positron emission tomography/computed tomography in preoperative assessment of carcinoma endometrium-a retrospective analysis. *Indian J Surg Oncol*. 2019;10(1):225–231.

174. Lin MY, et al. Role of imaging in the routine management of endometrial cancer. *Int J Gynaecol Obstet*. 2018;143 Suppl 2:109–117.

175. Stewart KI, et al. Preoperative PET/CT does not accurately detect extrauterine disease in patients with newly diagnosed high-risk endometrial cancer: a prospective study. *Cancer*. 2019;125(19):3347–3353.

176. Park JY, et al. The value of preoperative positron emission tomography/computed tomography in node-negative endometrial cancer on magnetic resonance imaging. *Ann Surg Oncol*. 2017;24(8): 2303–2310.

177. Bian LH, et al. Comparison of integrated PET/MRI with PET/CT in evaluation of endometrial cancer: a retrospective analysis of 81 cases. *PeerJ*. 2019;7:e7081.

178. Mbatani N, Olawaiye AB, Prat J. Uterine sarcomas. *Int J Gynaecol Obstet*. 2018;143 Suppl 2:51–58.

179. Kusunoki S, et al. Efficacy of PET/CT to exclude leiomyoma in patients with lesions suspicious for uterine sarcoma on MRI. *Taiwan J Obstet Gynecol*. 2017;56(4):508–513.

180. Nakagawa M, et al. A multiparametric MRI-based machine learning to distinguish between uterine sarcoma and benign leiomyoma: comparison with (18)F-FDG PET/CT. *Clin Radiol*. 2019;74(2):167. e1–167.e7.

181. Park JY, et al. Prognostic significance of preoperative (1)(8) F-FDG PET/CT in uterine leiomyosarcoma. *J Gynecol Oncol*. 2017;28(3):e28.

182. Khiewvan B, et al. An update on the role of PET/CT and PET/MRI in ovarian cancer. *Eur J Nucl Med Mol Imaging.* 2017;44(6):1079–1091.

183. Han S, et al. Performance of pre-treatment (1)(8) F-fluorodeoxyglucose positron emission tomography/computed tomography for detecting metastasis in ovarian cancer: a systematic review and meta-analysis. *J Gynecol Oncol.* 2018;29(6):e98.

184. Roze JF, et al. Positron emission tomography (PET) and magnetic resonance imaging (MRI) for assessing tumour resectability in advanced epithelial ovarian/fallopian tube/primary peritoneal cancer. *Cochrane Database Syst Rev.* 2018;10:Cd012567.

185. Amit A, et al. The role of F18-FDG PET/CT in predicting secondary optimal de-bulking in patients with recurrent ovarian cancer. *Surg Oncol.* 2017;26(4):347–351.

186. Bhosale P, et al. Clinical utility of positron emission tomography/computed tomography in the evaluation of suspected recurrent ovarian cancer in the setting of normal CA-125 levels. *Int J Gynecol Cancer.* 2010;20(6):936–944.

187. Lee YJ, et al. Diagnostic value of integrated (1)(8)F-fluoro-2-deoxyglucose positron emission tomography/computed tomography in recurrent epithelial ovarian cancer: accuracy of patient selection for secondary cytoreduction in 134 patients. *J Gynecol Oncol.* 2018;29(3):e36.

188. Howlader N eds., et al. *SEER Cancer Statistics Review, 1975–2016.* Bethesda, MD: National Cancer Institute. https://seer.cancer.gov/csr/1975_2016/, based on November 2018 SEER data submission, posted to the SEER web site, April 2019.

189. Epstein JI, et al. A contemporary prostate cancer grading system: a validated alternative to the gleason score. *Eur Urol.* 2016;69(3):428–435.

190. Buyyounouski MK, et al. Prostate cancer–major changes in the American Joint Committee on Cancer eighth edition cancer staging manual. *CA Cancer J Clin.* 2017;67(3):245–253.

191. Coakley FV, et al. ACR appropriateness criteria® prostate cancer—pretreatment detection, surveillance, and staging. *J Am College Radiol.* 2017;14(5):S245–S257.

192. Antonarakis ES, et al. The natural history of metastatic progression in men with prostate-specific antigen recurrence after radical prostatectomy: long-term follow-up. BJU Int. 2012;109(1):32–39.

193. Isbarn H, et al. Long-term data on the survival of patients with prostate cancer treated with radical prostatectomy in the prostate-specific antigen era. BJU Int. 2010;106(1):37–43.

194. Makis W, Ciarallo A. Clinical significance of (18) F-fluorodeoxyglucose avid prostate gland incidentalomas on positron emission tomography/computed tomography. *Mol Imaging Radionucl Ther.* 2017;26(2):76–82.

195. Beauregard JM, et al. FDG-PET/CT for pre-operative staging and prognostic stratification of patients with high-grade prostate cancer at biopsy. *Cancer Imaging.* 2015;15:2.

196. Fox JJ, et al. Positron emission tomography/computed tomography-based assessments of androgen receptor expression and glycolytic activity as a prognostic biomarker for metastatic castration-resistant prostate cancer. *JAMA Oncol.* 2018;4(2):217–224.

197. Suzuki H, et al. Diagnostic performance and safety of NMK36 (trans-1-amino-3-[18F]fluorocyclobutanecarboxylic acid)-PET/CT in primary prostate cancer: multicenter Phase IIb clinical trial. *Jpn J Clin Oncol.* 2016;46(2):152–162.

198. Jambor I, et al. Prospective evaluation of (18)F-FACBC PET/CT and PET/MRI versus multiparametric MRI in intermediate- to high-risk prostate cancer patients (FLUCIPRO trial). *Eur J Nucl Med Mol Imaging.* 2018;45(3):355–364.

199. Selnaes KM, et al. (18)F-Fluciclovine PET/MRI for preoperative lymph node staging in high-risk prostate cancer patients. *Eur Radiol.* 2018;28(8):3151–3159.

200. Schuster DM, et al. Anti-3-[(18)F]FACBC positron emission tomography-computerized tomography and (111)In-capromab pendetide single photon emission computerized tomography-computerized tomography for recurrent prostate carcinoma: results of a prospective clinical trial. *J Urol.* 2014;191(5):1446–1453.

201. Andriole GL, et al. The impact of positron emission tomography with 18F-Fluciclovine on the treatment of biochemical recurrence of prostate cancer: results from the LOCATE trial. *J Urol.* 2019;201(2):322–331.

202. Odewole OA, et al. Recurrent prostate cancer detection with anti-3-[(18)F]FACBC PET/CT: comparison with CT. *Eur J Nucl Med Mol Imaging.* 2016;43(10):1773–1783.

203. Akin-Akintayo O, et al. Prospective evaluation of fluciclovine ((18) F) PET-CT and MRI in detection of recurrent prostate cancer in non-prostatectomy patients. *Eur J Radiol.* 2018;102:1–8.

204. Amorim BJ, et al. Performance of (18)F-Fluciclovine PET/MR in the evaluation of osseous metastases from castration-resistant prostate cancer. *Eur J Nucl Med Mol Imaging.* 2019.

205. Chen B, et al. Comparison of 18F-Fluciclovine PET/CT and 99mTc-MDP bone scan in detection of bone metastasis in prostate cancer. *Nucl Med Commun.* 2019;40(9):940–946.

206. Sheikhbahaei S, et al. (18)F-NaF-PET/CT for the detection of bone metastasis in prostate cancer: a meta-analysis of diagnostic accuracy studies. *Ann Nucl Med.* 2019;33(5):351–361.

207. Harmon SA, et al. Quantitative assessment of early [(18)F]sodium fluoride positron emission tomography/computed tomography response to treatment in men with metastatic prostate cancer to bone. *J Clin Oncol.* 2017;35(24):2829–2837.

208. Velez EM, Desai B, Jadvar H. Treatment response assessment of skeletal metastases in prostate cancer with (18)F-NaF PET/CT. *Nucl Med Mol Imaging.* 2019;53(4):247–252.

209. Morigi JJ, et al. Prospective comparison of 18F-Fluoromethylcholine versus 68Ga-PSMA PET/CT in prostate cancer patients who have rising PSA after curative treatment and are being considered for targeted therapy. *J Nucl Med.* 2015;56(8):1185–1190.

210. Perera M, et al. Gallium-68 prostate-specific membrane antigen positron emission tomography in advanced prostate cancer-updated diagnostic utility, sensitivity, specificity, and distribution of prostate-specific membrane antigen-avid lesions: a systematic review and meta-analysis. *Eur Urol.* 2019.

211. England JR, et al. 18F-Fluciclovine PET/CT detection of recurrent prostate carcinoma in patients with serum PSA </= 1 ng/mL after definitive primary treatment. *Clin Nucl Med.* 2019;44(3):e128–e132.

212. Song H, et al. Prospective evaluation in an academic center of (18) F-DCFPyL PET/CT in biochemically recurrent prostate cancer: a focus on localizing disease and changes in management. *J Nucl Med.* 2019.

213. Pernthaler B, et al. A prospective head-to-head comparison of 18F-Fluciclovine with 68Ga-PSMA-11 in biochemical recurrence of prostate cancer in PET/CT. *Clin Nucl Med.* 2019;44(10):e566–e573.

214. Narayanan D, Berg WA. Dedicated breast gamma camera imaging and breast PET: current status and future directions. *PET Clin.* 2018;13(3):363–381.

215. Kang BJ, et al. Clinical significance of incidental finding of focal activity in the breast at 18F-FDG PET/CT. *Am J Roentgenol.* 2011;197(2):341–347.

216. Nursal GN, et al. Is PET/CT necessary in the management of early breast cancer? *Clin Nucl Med.* 2016;41(5):362–365.

217. Wang CL, et al. (18)F-FDG PET/CT-positive internal mammary lymph nodes: pathologic correlation by ultrasound-guided fine-needle aspiration and assessment of associated risk factors. *Am J Roentgenol.* 2013;200(5):1138–1144.

218. Gebhart G, et al. 18F-FDG PET/CT for early prediction of response to neoadjuvant lapatinib, trastuzumab, and their combination in HER2-positive breast cancer: results from Neo-ALTTO. *J Nucl Med.* 2013;54(11):1862–1868.

219. Groheux D, et al. (1)(8)F-FDG PET/CT for the early evaluation of response to neoadjuvant treatment in triple-negative breast cancer: influence of the chemotherapy regimen. *J Nucl Med.* 2016;57(4):536–543.

220. Connolly RM, et al. TBCRC026: phase II trial correlating standardized uptake value with pathologic complete response to pertuzumab and trastuzumab in breast cancer. *J Clin Oncol.* 2019;37(9):714–722.

221. Paydary K, et al. The evolving role of FDG-PET/CT in the diagnosis, staging, and treatment of breast cancer. *Mol Imaging Biol.* 2019;21(1):1–10.

222. Dose-Schwarz J, et al. Assessment of residual tumour by FDG-PET: conventional imaging and clinical examination following primary chemotherapy of large and locally advanced breast cancer. *Br J Cancer.* 2010;102(1):35–41.

223. Isasi CR, Moadel RM, Blaufox MD. A meta-analysis of FDG-PET for the evaluation of breast cancer recurrence and metastases. *Breast Cancer Res Treat.* 2005;90(2):105–112.

224. Taghipour M, et al. Value of fourth and subsequent post-therapy follow-up 18F-FDG PET/CT scans in patients with breast cancer. *Nucl Med Commun.* 2016;37(6):602–608.

225. Chang HT, et al. Role of 2-[18F] fluoro-2-deoxy-D-glucose-positron emission tomography/computed tomography in the post-therapy surveillance of breast cancer. *PLoS One.* 2014;9(12):e115127.

226. Constantinidou A, et al. Positron emission tomography/computed tomography in the management of recurrent/metastatic breast cancer: a large retrospective study from the Royal Marsden Hospital. *Ann Oncol.* 2011;22(2):307–314.

227. Park S, et al. Prognostic utility of FDG PET/CT and bone scintigraphy in breast cancer patients with bone-only metastasis. *Medicine (Baltimore).* 2017;96(50):e8985.

228. Riedl CC, et al. Comparison of FDG-PET/CT and contrast-enhanced CT for monitoring therapy response in patients with metastatic breast cancer. *Eur J Nucl Med Mol Imaging.* 2017;44(9):1428–1437.

229. Helland F, et al. FDG-PET/CT versus contrast-enhanced CT for response evaluation in metastatic breast cancer: a systematic review. *Diagnostics (Basel).* 2019;9(3).

230. Mortazavi-Jehanno N, et al. Assessment of response to endocrine therapy using FDG PET/CT in metastatic breast cancer: a pilot study. *Eur J Nucl Med Mol Imaging.* 2012;39(3):450–460.

231. Lin NU, et al. Phase II study of lapatinib in combination with trastuzumab in patients with human epidermal growth factor receptor 2-positive metastatic breast cancer: clinical outcomes and predictive value of early [18F]Fluorodeoxyglucose positron emission tomography imaging (TBCRC 003). *J Clin Oncol.* 2015;33(24):2623–2631.

232. Zhang FC, et al. (18)F-FDG PET/CT for the early prediction of the response rate and survival of patients with recurrent or metastatic breast cancer. *Oncol Lett.* 2018;16(4):4151–4158.

233. Tovmassian D, Abdul Razak M, London K. The role of [(18)F]FDG-PET/CT in predicting malignant transformation of plexiform neurofibromas in neurofibromatosis-1. *Int J Surg Oncol.* 2016;2016:6162182.

234. Broski SM, et al. Evaluation of (18)F-FDG PET and MRI in differentiating benign and malignant peripheral nerve sheath tumors. *Skeletal Radiol.* 2016;45(8):1097–1105.

235. Ahlawat S, et al. Current status and recommendations for imaging in neurofibromatosis type 1, neurofibromatosis type 2, and schwannomatosis. *Skeletal Radiol.* 2019.

236. Lawrence W Jr, et al. Adult soft tissue sarcomas. A pattern of care survey of the American College of Surgeons. *Ann Surg.* 1987;205(4):349–359.

237. Sambri A, et al. The role of 18F-FDG PET/CT in soft tissue sarcoma. *Nucl Med Commun.* 2019;40(6):626–631.

238. von Mehren M, et al. Soft tissue sarcoma, version 2.2018, NCCN clinical practice guidelines in oncology. *J Natl Compr Canc Netw.* 2018;16(5):536–563.

239. Eary JF, et al. Sarcoma tumor FDG uptake measured by PET and patient outcome: a retrospective analysis. *Eur J Nucl Med Mol Imaging.* 2002;29(9):1149–1154.

240. Kubo T, et al. Prognostic significance of (18)F-FDG PET at diagnosis in patients with soft tissue sarcoma and bone sarcoma; systematic review and meta-analysis. *Eur J Cancer.* 2016;58:104–111.

241. Tateishi U, et al. Bone and soft-tissue sarcoma: preoperative staging with fluorine 18 fluorodeoxyglucose PET/CT and conventional imaging. *Radiology.* 2007;245(3):839–847.

242. Platzek I, et al. FDG PET/MR in initial staging of sarcoma: initial experience and comparison with conventional imaging. *Clin Imaging.* 2017;42:126–132.

243. Harrison DJ, Parisi MT, Shulkin BL. The role of (18)F-FDG-PET/CT in pediatric sarcoma. *Semin Nucl Med.* 2017;47(3):229–241.

244. Schuetze SM, et al. Use of positron emission tomography in localized extremity soft tissue sarcoma treated with neoadjuvant chemotherapy. *Cancer.* 2005;103(2):339–348.

245. Eary JF, et al. Sarcoma mid-therapy [F-18]fluorodeoxyglucose positron emission tomography (FDG PET) and patient outcome. *J Bone Joint Surg Am.* 2014;96(2):152–158.

246. Sachpekidis C, et al. Neoadjuvant pazopanib treatment in high-risk soft tissue sarcoma: a quantitative dynamic (18)F-FDG PET/CT study of the German Interdisciplinary Sarcoma Group. *Cancers (Basel).* 2019;11(6):790.

247. Gershenwald JE, et al. Melanoma staging: evidence-based changes in the American Joint Committee on Cancer eighth edition cancer staging manual. *CA Cancer J Clin.* 2017;67(6):472–492.

248. Crippa F, et al. Which kinds of lymph node metastases can FDG PET detect? A clinical study in melanoma. *J Nucl Med.* 2000;41(9):1491–1494.

249. Buchbender C, et al. Oncologic PET/MRI, part 2: bone tumors, soft-tissue tumors, melanoma, and lymphoma. *J Nucl Med.* 2012;53(8):1244–1252.

250. Forschner A, et al. Impact of (18)F-FDG-PET/CT on surgical management in patients with advanced melanoma: an outcome based analysis. *Eur J Nucl Med Mol Imaging.* 2017;44(8):1312–1318.

251. Lewin J, et al. Surveillance imaging with FDG-PET/CT in the post-operative follow-up of stage 3 melanoma. *Ann Oncol.* 2018;29(7):1569–1574.

252. Vensby PH, et al. The value of FDG PET/CT for follow-up of patients with melanoma: a retrospective analysis. *Am J Nucl Med Mol Imaging.* 2017;7(6):255–262.

253. Ito K, et al. (18)F-FDG PET/CT for monitoring of ipilimumab therapy in patients with metastatic melanoma. *J Nucl Med.* 2019;60(3):335–341.

254. Gkiozos I, et al. Sarcoidosis-like reactions induced by checkpoint inhibitors. *J Thorac Oncol.* 2018;13(8):1076–1082.

255. Tan AC, et al. FDG-PET response and outcome from anti-PD-1 therapy in metastatic melanoma. *Ann Oncol.* 2018;29(10):2115–2120.

256. Ben-Haim S, et al. Metabolic assessment of Merkel cell carcinoma: the role of 18F-FDG PET/CT. *Nucl Med Commun.* 2016;37(8):865–873.

257. Taralli S, et al. 18 F-FDG and 68 Ga-somatostatin analogs PET/CT in patients with Merkel cell carcinoma: a comparison study. *EJNMMI Res.* 2018;8(1):64.

258. Basu S, Ranade R. Favorable response of metastatic Merkel cell carcinoma to targeted 177Lu-DOTATATE therapy: will PRRT evolve to become an important approach in receptor-positive cases? *J Nucl Med Technol.* 2016;44(2):85–87.

259. Olsen EA, et al. Clinical end points and response criteria in mycosis fungoides and Sezary syndrome: a consensus statement of the International Society for Cutaneous Lymphomas, the United States Cutaneous Lymphoma Consortium, and the Cutaneous Lymphoma Task Force of the European Organisation for Research and Treatment of Cancer. *J Clin Oncol.* 2011;29(18):2598–2607.

260. Trautinger F, et al. European Organisation for Research and Treatment of Cancer consensus recommendations for the treatment of mycosis fungoides/Sezary syndrome—update 2017. *Eur J Cancer.* 2017;77:57–74.

261. Feeney J, et al. Characterization of T-cell lymphomas by FDG PET/CT. *Am J Roentgenol.* 2010;195(2):333–340.

262. Qiu L, et al. The role of 18F-FDG PET and PET/CT in the evaluation of primary cutaneous lymphoma. *Nucl Med Commun.* 2017;38(2):106–116.

263. Cavo M, et al. Role of (18)F-FDG PET/CT in the diagnosis and management of multiple myeloma and other plasma cell disorders: a consensus statement by the International Myeloma Working Group. *Lancet Oncol.* 2017;18(4):e206–e217.

264. Rasche L, et al. Low expression of hexokinase-2 is associated with false-negative FDG-positron emission tomography in multiple myeloma. *Blood.* 2017;130(1):30–34.

265. Gariani J, et al. Comparison of whole body magnetic resonance imaging (WBMRI) to whole body computed tomography (WBCT) or (18)F-fluorodeoxyglucose positron emission tomography/CT ((18)F-FDG PET/CT) in patients with myeloma: systematic review of diagnostic performance. *Crit Rev Oncol Hematol.* 2018;124: 66–72.

266. Usmani SZ, et al. Prognostic implications of serial 18-fluoro-deoxyglucose emission tomography in multiple myeloma treated with total therapy 3. *Blood.* 2013;121(10):1819–1823.

267. Hillengass J, Merz M, Delorme S. Minimal residual disease in multiple myeloma: use of magnetic resonance imaging. *Semin Hematol.* 2018;55(1):19–21.

268. Moreau P, et al. Prospective evaluation of magnetic resonance imaging and [(18)F]Fluorodeoxyglucose positron emission tomography-computed tomography at diagnosis and before maintenance therapy in symptomatic patients with multiple myeloma included in the IFM/DFCI 2009 trial: results of the IMAJEM study. *J Clin Oncol.* 2017;35(25):2911–2918.

269. Danad I, et al. Comparison of coronary CT angiography, SPECT, PET, and hybrid imaging for diagnosis of ischemic heart disease determined by fractional flow reserve. *JAMA Cardiol.* 2017;2(10):1100–1107.

270. Mc Ardle BA, et al. Does rubidium-82 PET have superior accuracy to SPECT perfusion imaging for the diagnosis of obstructive coronary disease? A systematic review and meta-analysis. *J Am Coll Cardiol.* 2012;60(18):1828–1837.

271. Chow BJ, et al. Prognostic value of PET myocardial perfusion imaging in obese patients. *JACC Cardiovasc Imaging.* 2014;7(3):278–287.

272. Chen K, Miller EJ, Sadeghi MM, PET-based imaging of ischemic heart disease. *PET Clin.* 2019;14(2):211–221.

273. Danad I, et al. Quantitative assessment of myocardial perfusion in the detection of significant coronary artery disease: cutoff values and diagnostic accuracy of quantitative [(15)O]H2O PET imaging. *J Am Coll Cardiol.* 2014;64(14):1464–1475.

274. Majmudar MD, et al. Quantification of coronary flow reserve in patients with ischaemic and non-ischaemic cardiomyopathy and its association with clinical outcomes. *Eur Heart J Cardiovasc Imaging.* 2015;16(8):900–909.

275. Naya M, et al. Preserved coronary flow reserve effectively excludes high-risk coronary artery disease on angiography. *J Nucl Med.* 2014;55(2):248–255.

276. Panza JA, et al. Myocardial viability and long-term outcomes in ischemic cardiomyopathy. *N Engl J Med.* 2019;381(8):739–748.

277. Dilsizian V, et al. ASNC imaging guidelines/SNMMI procedure standard for positron emission tomography (PET) nuclear cardiology procedures. *J Nucl Cardiol.* 2016;23(5):1187–1226.

278. Wu YW, et al. Comparison of contrast-enhanced MRI with (18) F-FDG PET/201Tl SPECT in dysfunctional myocardium: relation to early functional outcome after surgical revascularization in chronic ischemic heart disease. *J Nucl Med.* 2007;48(7):1096–1103.

279. Hunold P, et al. Accuracy of myocardial viability imaging by cardiac MRI and PET depending on left ventricular function. *World J Cardiol.* 2018;10(9):110–118.

280. Laybutt DR, et al. Selective chronic regulation of GLUT1 and GLUT4 content by insulin, glucose, and lipid in rat cardiac muscle in vivo. *Am J Physiol.* 1997;273(3 Pt 2):H1309–H1316.

281. Kraegen EW, et al. Glucose transporters and in vivo glucose uptake in skeletal and cardiac muscle: fasting, insulin stimulation and immunoisolation studies of GLUT1 and GLUT4. *Biochem J.* 1993;295 (Pt 1):287–293.

282. Hansen AK, et al. Reverse mismatch pattern in cardiac 18F-FDG viability PET/CT is not associated with poor outcome of revascularization: a retrospective outcome study of 91 patients with heart failure. *Clin Nucl Med.* 2016;41(10):e428–e435.

283. Sarikaya I, et al. Status of F-18 fluorodeoxyglucose uptake in normal and hibernating myocardium after glucose and insulin loading. *J Saudi Heart Assoc.* 2018;30(2):75–85.

284. Kitsiou AN, et al. 13N-ammonia myocardial blood flow and uptake: relation to functional outcome of asynergic regions after revascularization. *J Am Coll Cardiol.* 1999;33(3):678–686.

285. Thompson K, et al. Is septal glucose metabolism altered in patients with left bundle branch block and ischemic cardiomyopathy? *J Nucl Med.* 2006;47(11):1763–1768.

286. Wang JG, et al. Septal and anterior reverse mismatch of myocardial perfusion and metabolism in patients with coronary artery disease and left bundle branch block. *Medicine (Baltimore).* 2015;94(20):e772.

287. Birnie DH, et al. Cardiac Sarcoidosis. *J Am Coll Cardiol.* 2016;68(4):411–421.

288. Tavora F, et al. Comparison of necropsy findings in patients with sarcoidosis dying suddenly from cardiac sarcoidosis versus dying suddenly from other causes. *Am J Cardiol.* 2009;104(4):571–577.

289. Roberts WC, McAllister HA Jr, Ferrans VJ. Sarcoidosis of the heart. A clinicopathologic study of 35 necropsy patients (group 1) and review of 78 previously described necropsy patients (group 11). *Am J Med.* 1977;63(1):86–108.

290. Jamar F, et al. EANM/SNMMI guideline for 18F-FDG use in inflammation and infection. *J Nucl Med.* 2013;54(4):647–658.

291. Vaidyanathan S, et al. FDG PET/CT in infection and inflammation—current and emerging clinical applications. *Clin Radiol.* 2015;70(7):787–800.

292. Okumura W, et al. Usefulness of fasting 18F-FDG PET in identification of cardiac sarcoidosis. *J Nucl Med.* 2004;45(12):1989–1998.

293. Genovesi D, et al. The role of positron emission tomography in the assessment of cardiac sarcoidosis. *Br J Radiol.* 2019;92(1100):20190247.

294. Blankstein R, et al. Cardiac positron emission tomography enhances prognostic assessments of patients with suspected cardiac sarcoidosis. *J Am Coll Cardiol.* 2014;63(4):329–336.

295. Ohira H, et al. Myocardial imaging with 18F-fluoro-2-deoxyglucose positron emission tomography and magnetic resonance imaging in sarcoidosis. *Eur J Nucl Med Mol Imaging.* 2008;35(5):933–941.

296. Orii M, et al. Comparison of cardiac MRI and 18F-FDG positron emission tomography manifestations and regional response to corticosteroid therapy in newly diagnosed cardiac sarcoidosis with complet heart block. *Heart Rhythm.* 2015;12(12):2477–2485.

297. Bravo PE, et al. Advanced cardiovascular imaging for the evaluation of cardiac sarcoidosis. *J Nucl Cardiol.* 2019;26(1):188–199.

298. Skali H, Schulman AR, Dorbala S. 18F-FDG PET/CT for the assessment of myocardial sarcoidosis. *Curr Cardiol Rep.* 2013;15(4):352.

299. Osborne MT, et al. Patient preparation for cardiac fluorine-18 fluorodeoxyglucose positron emission tomography imaging of inflammation. *J Nucl Cardiol.* 2017;24(1):86–99.

300. American Psychiatric Association. *Diagnostic and Statistical Manual of Mental Disorders: DSM-5™.* Arlington, VA: American Psychiatric Publishing, Inc; 2013.

301. Vermunt L, et al. Duration of preclinical, prodromal, and dementia stages of Alzheimer's disease in relation to age, sex, and APOE genotype. *Alzheimers Dement.* 2019;15(7):888–898.

302. Nelson PT, et al. Alzheimer's disease is not "brain aging": neuropathological, genetic, and epidemiological human studies. *Acta Neuropathol.* 2011;121(5):571–587.

303. Foster NL, et al. FDG-PET improves accuracy in distinguishing frontotemporal dementia and Alzheimer's disease. *Brain.* 2007;130(Pt 10):2616–2635.

304. Rabinovici GD, et al. Amyloid vs. FDG-PET in the differential diagnosis of AD and FTLD. *Neurology.* 2011;77(23):2034–2042.

305. Johnson KA, et al. Appropriate use criteria for amyloid PET: a report of the Amyloid Imaging Task Force, the Society of Nuclear Medicine and Molecular Imaging, and the Alzheimer's Association. *J Nucl Med.* 2013;54(3):476–490.

306. Rabinovici GD, et al. Association of amyloid positron emission tomography with subsequent change in clinical management among medicare beneficiaries with mild cognitive impairment or dementia. *JAMA*. 2019;321(13):1286–1294.

307. Mosconi L, et al. Pre-clinical detection of Alzheimer's disease using FDG-PET, with or without amyloid imaging. *J Alzheimers Dis*. 2010;20(3):843–854.

308. Mosconi L, et al. Hippocampal hypometabolism predicts cognitive decline from normal aging. *Neurobiol Aging*. 2008;29(5):676–692.

309. Mosconi L, et al. FDG-PET changes in brain glucose metabolism from normal cognition to pathologically verified Alzheimer's disease. *Eur J Nucl Med Mol Imaging*. 2009;36(5):811–822.

310. Blass JP. Alzheimer's disease and Alzheimer's dementia: distinct but overlapping entities. *Neurobiol Aging*. 2002;23(6):1077–1084.

311. Mosconi L, et al. Multicenter standardized 18F-FDG PET diagnosis of mild cognitive impairment, Alzheimer's disease, and other dementias. *J Nucl Med*. 2008;49(3):390–398.

312. Curiati PK, et al. Age-related metabolic profiles in cognitively healthy elders: results from a voxel-based [18F]fluorodeoxyglucose-positron-emission tomography study with partial volume effects correction. *Am J Neuroradiol*. 2011;32(3):560–565.

313. Caminiti SP, et al. FDG-PET and CSF biomarker accuracy in prediction of conversion to different dementias in a large multicentre MCI cohort. *Neuroimage Clin*. 2018;18:167–177.

314. Smailagic N, et al. 18F-FDG PET for prediction of conversion to Alzheimer's disease dementia in people with mild cognitive impairment: an updated systematic review of test accuracy. *J Alzheimers Dis*. 2018;64(4):1175–1194.

315. Zhang S, et al. Diagnostic accuracy of 18 F-FDG and 11 C-PIB-PET for prediction of short-term conversion to Alzheimer's disease in subjects with mild cognitive impairment. *Int J Clin Pract*. 2012;66(2):185–198.

316. Iaccarino L, et al. A cross-validation of FDG- and amyloid-PET biomarkers in mild cognitive impairment for the risk prediction to dementia due to Alzheimer's disease in a clinical setting. *J Alzheimers Dis*. 2017;59(2):603–614.

317. Jellinger KA, Attems J. Prevalence and impact of vascular and Alzheimer pathologies in Lewy body disease. *Acta Neuropathol*. 2008;115(4):427–436.

318. Minoshima S, et al. Alzheimer's disease versus dementia with Lewy bodies: cerebral metabolic distinction with autopsy confirmation. *Ann Neurol*. 2001;50(3):358–365.

319. Firbank MJ, Lloyd J, O'Brien JT. The relationship between hallucinations and FDG-PET in dementia with Lewy bodies. *Brain Imaging Behav*. 2016;10(3):636–639.

320. Lim SM, et al. The 18F-FDG PET cingulate island sign and comparison to 123I-beta-CIT SPECT for diagnosis of dementia with Lewy bodies. *J Nucl Med*. 2009;50(10):1638–1645.

321. Pillai JA, et al. Amygdala sign, a FDG-PET signature of dementia with Lewy Bodies. *Parkinsonism Relat Disord*. 2019;64:300–303.

322. Donaghy P, Thomas AJ, O'Brien JT. Amyloid PET imaging in Lewy body disorders. *Am J Geriatr Psychiatry*. 2015;23(1):23–37.

323. Nobili F, et al. European Association of Nuclear Medicine and European Academy of Neurology recommendations for the use of brain (18) F-fluorodeoxyglucose positron emission tomography in neurodegenerative cognitive impairment and dementia: Delphi consensus. *Eur J Neurol*. 2018;25(10):1201–1217.

324. Johnson KA, et al. Imaging of amyloid burden and distribution in cerebral amyloid angiopathy. *Ann Neurol*. 2007;62(3):229–234.

325. Gurol ME, et al. Florbetapir-PET to diagnose cerebral amyloid angiopathy: a prospective study. *Neurology*. 2016;87(19):2043–2049.

326. Spehl TS, et al. Syndrome-specific patterns of regional cerebral glucose metabolism in posterior cortical atrophy in comparison to dementia with Lewy bodies and Alzheimer's disease—a [F-18]-FDG pet study. *J Neuroimaging*. 2015;25(2):281–288.

327. Whitwell JL, et al. (18)F-FDG PET in posterior cortical atrophy and dementia with Lewy bodies. *J Nucl Med*. 2017;58(4):632–638.

328. Mishina M, et al. Midbrain hypometabolism as early diagnostic sign for progressive supranuclear palsy. *Acta Neurol Scand*. 2004;110(2):128–135.

329. Blin J, et al. Positron emission tomography study in progressive supranuclear palsy. Brain hypometabolic pattern and clinicometabolic correlations. *Arch Neurol*. 1990;47(7):747–752.

330. Bergeron D, et al. Prevalence of amyloid-beta pathology in distinct variants of primary progressive aphasia. *Ann Neurol*. 2018;84(5):729–740.

331. Fisher RS, et al. ILAE official report: a practical clinical definition of epilepsy. *Epilepsia*. 2014;55(4):475–482.

332. Fisher RS, et al. Operational classification of seizure types by the International League Against Epilepsy: position paper of the ILAE commission for classification and terminology. *Epilepsia*. 2017;58(4):522–530.

333. Fiest KM, et al. Prevalence and incidence of epilepsy: a systematic review and meta-analysis of international studies. *Neurology*. 2017;88(3):296–303.

334. Englot DJ, et al. Seizure outcomes after resective surgery for extra-temporal lobe epilepsy in pediatric patients. *J Neurosurg Pediatr*. 2013;12(2):126–133.

335. Wyllie E, et al. Seizure outcome after epilepsy surgery in children and adolescents. *Ann Neurol*. 1998;44(5):740–748.

336. Vossel KA, et al. Epileptic activity in Alzheimer's disease: causes and clinical relevance. *Lancet Neurol*. 2017;16(4):311–322.

337. Sapkota S, et al. Close to 1 million US adults aged 55years or older have active epilepsy-National Health Interview Survey, 2010, 2013, and 2015. *Epilepsy Behav*. 2018;87:233–234.

338. Kalilani L, et al. The epidemiology of drug-resistant epilepsy: a systematic review and meta-analysis. *Epilepsia*. 2018;59(12):2179–2193.

339. Perucca P, Hesdorffer DC, Gilliam FG. Response to first antiepileptic drug trial predicts health outcome in epilepsy. *Epilepsia*. 2011;52(12):2209–2215.

340. Del Felice A, et al. Early versus late remission in a cohort of patients with newly diagnosed epilepsy. *Epilepsia*. 2010;51(1):37–42.

341. Rosenow F, Luders H. Presurgical evaluation of epilepsy. *Brain*. 2001;124(Pt 9):1683–1700.

342. Dallas J, Englot DJ, Naftel RP. Neurosurgical approaches to pediatric epilepsy: indications, techniques, and outcomes of common surgical procedures. *Seizure*. 2018.

343. Wiebe S, et al. A randomized, controlled trial of surgery for temporal-lobe epilepsy. *N Engl J Med*. 2001;345(5):311–318.

344. McIntosh AM, Wilson SJ, Berkovic SF. Seizure outcome after temporal lobectomy: current research practice and findings. *Epilepsia*. 2001;42(10):1288–1307.

345. Janszky J, et al. Temporal lobe epilepsy with hippocampal sclerosis: predictors for long-term surgical outcome. *Brain*. 2005;128(Pt 2):395–404.

346. Arya R, et al. Long-term seizure outcomes after pediatric temporal lobectomy: does brain MRI lesion matter? *J Neurosurg Pediatr*. 2019;24(2):200–208.

347. Mariani V, et al. Prognostic factors of postoperative seizure outcome in patients with temporal lobe epilepsy and normal magnetic resonance imaging. *J Neurol*. 2019;266(9):2144–2156.

348. Devous MD Sr, et al. SPECT brain imaging in epilepsy: a meta-analysis. *J Nucl Med*. 1998;39(2):285–293.

349. Leiderman DB, et al. The dynamics of metabolic change following seizures as measured by positron emission tomography with fludeoxyglucose F 18. *Arch Neurol*. 1994;51(9):932–936.

350. Gok B, et al. The evaluation of FDG-PET imaging for epileptogenic focus localization in patients with MRI positive and MRI negative temporal lobe epilepsy. *Neuroradiology*. 2013;55(5):541–550.

351. Menon RN, et al. Does F-18 FDG-PET substantially alter the surgical decision-making in drug-resistant partial epilepsy? *Epilepsy Behav*. 2015;51:133–139.

352. Capraz IY, et al. Surgical outcome in patients with MRI-negative, PET-positive temporal lobe epilepsy. *Seizure*. 2015;29:63–68.

353. Shin JH, et al. Prognostic factors determining poor postsurgical outcomes of mesial temporal lobe epilepsy. *PLoS One*. 2018;13(10):e0206095.

354. D'Argenzio L, et al. Seizure outcome after extratemporal epilepsy surgery in childhood. *Dev Med Child Neurol*. 2012;54(11):995–1000.

355. da Silva EA, et al. Identification of frontal lobe epileptic foci in children using positron emission tomography. *Epilepsia*. 1997;38(11):1198–1208.

356. Chassoux F, et al. Type II focal cortical dysplasia: electroclinical phenotype and surgical outcome related to imaging. *Epilepsia*. 2012;53(2):349–358.

357. Chassoux F, et al. FDG-PET improves surgical outcome in negative MRI Taylor-type focal cortical dysplasias. *Neurology*. 2010;75(24):2168–2175.

358. Tomas J, et al. The predictive value of hypometabolism in focal epilepsy: a prospective study in surgical candidates. *Eur J Nucl Med Mol Imaging*. 2019;46(9):1806–1816.

359. Schur S, et al. Significance of FDG-PET hypermetabolism in children with intractable focal epilepsy. *Pediatr Neurosurg*. 2018;53(3):153–162.

360. Morioka T, et al. Functional imaging in periventricular nodular heterotopia with the use of FDG-PET and HMPAO-SPECT. *Neurosurg Rev*. 1999;22(1):41–44.

361. Calabria FF, et al. Ictal 18F-FDG PET/MRI in a patient with cortical heterotopia and focal epilepsy. *Clin Nucl Med*. 2017;42(10):768–769.

362. Vivash L, et al. 18F-flumazenil: a gamma-aminobutyric acid A-specific PET radiotracer for the localization of drug-resistant temporal lobe epilepsy. *J Nucl Med*. 2013;54(8):1270–1277.

363. Sarikaya I. PET studies in epilepsy. *Am J Nucl Med Mol Imaging*. 2015;5(5):416–430.

364. Yamaguchi S, et al. The diagnostic role of (18)F-FDG PET for primary central nervous system lymphoma. *Ann Nucl Med*. 2014;28(7):603–609.

365. Zhou W, et al. (18)F-FDG PET/CT in immunocompetent patients with primary central nervous system lymphoma: differentiation from glioblastoma and correlation with DWI. *Eur J Radiol*. 2018;104:26–32.

366. Kawai N, et al. Prognostic value of pretreatment 18F-FDG PET in patients with primary central nervous system lymphoma: SUV-based assessment. *J Neurooncol*. 2010;100(2):225–232.

367. Li L, Rong JH, Feng J. Neuroradiological features of lymphomatosis cerebri: a systematic review of the English literature with a new case report. *Oncol Lett*. 2018;16(2):1463–1474.

368. Kawai N, et al. Use of PET in the diagnosis of primary CNS lymphoma in patients with atypical MR findings. *Ann Nucl Med*. 2010;24(5):335–343.

369. Malani R, et al. Staging identifies non-CNS malignancies in a large cohort with newly diagnosed lymphomatous brain lesions. *Leuk Lymphoma*. 2019;60(9):2278–2282.

370. Ostrom QT, et al. Adult glioma incidence and survival by race or ethnicity in the United States from 2000 to 2014. *JAMA Oncol*. 2018;4(9):1254–1262.

371. Kosaka N, et al. 18F-FDG PET of common enhancing malignant brain tumors. *Am J Roentgenol*. 2008;190(6):W365–W369.

372. Tralins KS, et al. Volumetric analysis of 18F-FDG PET in glioblastoma multiforme: prognostic information and possible role in definition of target volumes in radiation dose escalation. *J Nucl Med*. 2002;43(12):1667–1673.

373. Zhang Q, et al. Prognostic value of MTV, SUVmax and the T/N ratio of PET/CT in patients with glioma: a systematic review and meta-analysis. *J Cancer*. 2019;10(7):1707–1716.

374. Dunet V, et al. Performance of 18F-FET versus 18F-FDG-PET for the diagnosis and grading of brain tumors: systematic review and meta-analysis. *Neuro Oncol*. 2016;18(3):426–434.

375. Gross MW, et al. The value of F-18-fluorodeoxyglucose PET for the 3-D radiation treatment planning of malignant gliomas. *Int J Radiat Oncol Biol Phys*. 1998;41(5):989–995.

376. Wakabayashi T, et al. Diagnostic performance and safety of positron emission tomography using (18)F-Fluciclovine in patients with clinically suspected high- or low-grade gliomas: a multicenter phase IIb trial. *Asia Ocean J Nucl Med Biol*. 2017;5(1):10–21.

377. Grosu AL, et al. L-(methyl-11C) methionine positron emission tomography for target delineation in resected high-grade gliomas before radiotherapy. *Int J Radiat Oncol Biol Phys*. 2005;63(1):64–74.

378. Miwa K, et al. Re-irradiation of recurrent glioblastoma multiforme using 11C-methionine PET/CT/MRI image fusion for hypofractionated stereotactic radiotherapy by intensity modulated radiation therapy. *Radiat Oncol*. 2014;9:181.

379. Zhao F, et al. (18)F-Fluorothymidine PET-CT for resected malignant gliomas before radiotherapy: tumor extent according to proliferative activity compared with MRI. *PLoS One*. 2015;10(3):e0118769.

380. Law I, et al. Joint EANM/EANO/RANO practice guidelines/SNMMI procedure standards for imaging of gliomas using PET with radiolabelled amino acids and [(18)F]FDG: version 1.0. *Eur J Nucl Med Mol Imaging*. 2019;46(3):540–557.

381. Rozental JM, et al. Early changes in tumor metabolism after treatment: the effects of stereotactic radiotherapy. *Int J Radiat Oncol Biol Phys*. 1991;20(5):1053–1060.

382. Spence AM, et al. 2-[(18)F]Fluoro-2-deoxyglucose and glucose uptake in malignant gliomas before and after radiotherapy: correlation with outcome. *Clin Cancer Res*. 2002;8(4):971–979.

383. Charnley N, et al. Early change in glucose metabolic rate measured using FDG-PET in patients with high-grade glioma predicts response to temozolomide but not temozolomide plus radiotherapy. *Int J Radiat Oncol Biol Phys*. 2006;66(2):331–338.

384. Nihashi T, Dahabreh IJ, Terasawa T. Diagnostic accuracy of PET for recurrent glioma diagnosis: a meta-analysis. *Am J Neuroradiol*. 2013;34(5):944–950.

385. Albert NL, et al. Response Assessment in Neuro-Oncology Working Group and European Association for Neuro-Oncology recommendations for the clinical use of PET imaging in gliomas. *Neuro Oncol*. 2016;18(9):1199–1208.

386. Ogawa T, et al. Carbon-11-methionine PET evaluation of intracerebral hematoma: distinguishing neoplastic from non-neoplastic hematoma. *J Nucl Med*. 1995;36(12):2175–2179.

387. Galldiks N, et al. Diagnosis of pseudoprogression in patients with glioblastoma using O-(2-[18F]fluoroethyl)-L-tyrosine PET. *Eur J Nucl Med Mol Imaging*. 2015;42(5):685–695.

388. Kebir S, et al. Late pseudoprogression in glioblastoma: diagnostic value of dynamic O-(2-[18F]fluoroethyl)-L-tyrosine PET. *Clin Cancer Res*. 2016;22(9):2190–2196.

389. Chiba Y, et al. Use of (11)C-methionine PET parametric response map for monitoring WT1 immunotherapy response in recurrent malignant glioma. *J Neurosurg*. 2012;116(4):835–842.

390. Kebir S, et al. Dynamic O-(2-[18F]fluoroethyl)-L-tyrosine PET imaging for the detection of checkpoint inhibitor-related pseudoprogression in melanoma brain metastases. *Neuro Oncol*. 2016;18(10):1462–1464.

391. Parghane RV, Talole S, Basu S. Prevalence of hitherto unknown brain meningioma detected on (68)Ga-DOTATATE positron-emission tomography/computed tomography in patients with metastatic neuroendocrine tumor and exploring potential of (177)Lu-DOTATATE peptide receptor radionuclide therapy as single-shot treatment approach targeting both tumors. *World J Nucl Med*. 2019;18(2):160–170.

392. Ivanidze J, et al. Gallium-68 DOTATATE PET in the evaluation of intracranial meningiomas. *J Neuroimaging*. 2019;29(5):650–656.

393. Papadakis GZ, et al. 18F-FDG and 68Ga-DOTATATE PET/CT in von Hippel-Lindau disease-associated retinal hemangioblastoma. *Clin Nucl Med*. 2017;42(3):189–190.

PREGUNTAS DE AUTOEVALUACIÓN DEL CAPÍTULO

1. ¿Qué afirmación es falsa sobre la PET/TC y la PET/RM?

   A. La PET/RM se asocia con mayor exposición a la radiación

   B. La PET/RM puede ser preferible a la PET/TC cuando las características únicas de la RM proporcionan una evaluación por imagen más informativa en determinados entornos clínicos

   C. Por lo general, los radiomarcadores que se pueden utilizar con la PET/TC también se usan con la PET/RM

2. La PET/TC con un radiomarcador relevante es útil en la evaluación por imágenes de:

   A. Enfermedad de Alzheimer

   B. Viabilidad miocárdica

   C. Cáncer de próstata

   D. Todas las anteriores

3. Qué asociación es incorrecta:

   A. Florbetapir y Alzheimer

   B. FDG y viabilidad miocárdica

   C. Flurpiridaz y cáncer de próstata

   D. NaF y hueso

Respuestas a las preguntas de autoevaluación del capítulo

1. A. De hecho, la PET/RM se asocia con una menor exposición a la radiación, ya que no incluye la radiación de la TC. Las respuestas B y C son afirmaciones verdaderas.

2. D. La PET/TC puede utilizarse en la evaluación por imagen de la EA con una serie de radiomarcadores (p. ej., florbetapir) y sustancias con tau (p. ej., flortaucipir). La viabilidad del miocardio se evalúa mediante PET con FDG. También hay una serie de marcadores para PET importantes para la evaluación por imagen del cáncer de próstata (p. ej., marcadores basados en radiocolina, fluciclovina y PSMA).

3. C. El flurpiridaz es un marcador para la PET de investigación, para la adquisición de imágenes de la perfusión miocárdica. El resto de las asociaciones entre radiomarcador y diana clínica son correctas.

Linfogammagrafía 15

Patrick M. Colletti

OBJETIVOS DE APRENDIZAJE

1. Describir los principios de la linfogammagrafía.
2. Explicar el drenaje linfático del cáncer y el principio de la biopsia en ganglio centinela.
3. Interpretar la linfogammagrafía en pacientes con linfedema.
4. Explicar los principios del mapeo (cartografía) linfático inverso.

PRINCIPIOS DE LA LINFOGAMMAGRAFÍA

Los radiofármacos de la linfogammagrafía son partículas radioactivas que entran y se mueven a lo largo de los vasos linfáticos después de la inyección intradérmica, subcutánea o intratisular.

La cirugía clásica del cáncer solía consistir en la extirpación del tumor primario y la resección de los ganglios linfáticos de los lechos ganglionares de drenaje más probables del tumor. Aunque estadísticamente las extirpaciones ganglionares más completas dieron mejores resultados, la mayoría de los ganglios extirpados no albergaban células cancerosas. Además, un número considerable de pacientes desarrolló linfedema en las extremidades que compartían lechos ganglionares de drenaje con el tumor. Por ello, los cirujanos comenzaron a realizar el marcaje de los lechos con azul de metileno inyectado en el momento de la cirugía. La idea era marcar, localizar y tomar muestras solo de los ganglios primarios o centinela que drenaban el tumor (1). Si estos ganglios centinela eran positivos, se realizaba la resección ganglionar; si no lo eran, no se hacía ninguna otra disección ganglionar. Aunque el marcaje de los ganglios linfáticos con azul de metileno resulta práctico, puede ser difícil localizar los ganglios más profundos con esta técnica visual. Así, con el uso de la gammagrafía de partículas radioactivas, se desarrolló la linfogammagrafía y se logró la localización intraoperatoria con el uso de las sondas gamma quirúrgicas. En la figura 15-1 se muestra cómo un melanoma abdominal puede extenderse a lo largo de los ganglios linfáticos hasta los ganglios de la axila o la ingle. Por lo general, si el ganglio centinela (primer ganglio) está libre de cáncer, los ganglios secundarios también lo estarán y, por tanto, no se requerirá realizar un muestreo quirúrgico (2).

En la tabla 15-1 se comparan los radiofármacos con base de ^{99m}Tc que se han utilizado para la linfogammagrafía (3). El coloide de azufre marcado con ^{99m}Tc (^{99m}Tc-coloide de azufre) filtrado es el más utilizado en los Estados Unidos, mientras que otros coloides, como el trisulfuro de antimonio y el nanocoloide de albúmina, se usan con más frecuencia en Europa. Estos radiofármacos son nanopartículas radioactivas y, cuando se inyectan en el tejido, se movilizan por los vasos linfáticos. Las partículas más pequeñas se mueven más rápidamente que las grandes, con un flujo linfático típico de 30 mm/min.

El tilmanocept marcado con ^{99m}Tc es un radiofármaco alternativo de molécula pequeña (7 nm) que se une al receptor CD206 específico de

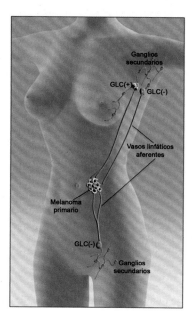

FIG. 15-1 ● Esquema del concepto de ganglio linfático centinela (GLC), definido como la estación linfática que las células tumorales encuentran primero cuando entran en la circulación linfática. En la imagen se observa un melanoma cutáneo primario de la pared abdominal izquierda y los vasos linfáticos aferentes que drenan hacia el GLC inguinal izquierdo (negativo para la presencia de metástasis [GLC–]) y hacia dos GLC axilares izquierdos (uno de los cuales es positivo para células de melanoma [GLC+]). GLC(+): GLC positivo para células de melanoma; GLC(−): GLC negativo para células de melanoma (reproducido con autorización de Manca y cols. [2]).

las células reticuloendoteliales, incluidos los ganglios linfáticos. Como molécula pequeña, el tilmanocept se desplaza más rápidamente que las nanopartículas. Como sustancia de unión al receptor CD206, este puede

Tabla 15-1 **CARACTERÍSTICAS DE LOS RADIOFÁRMACOS CON BASE DE ^{99m}Tc**

Radiofármaco	Tamaño máximo de las partículas (nm)	Rango de tamaño de las partículas (nm)
Tilmanocept	Alrededor de 7 (equivalencia)	Alrededor de 7 (equivalencia)
Trisulfuro de antimonio	80	5-30
Nanocoloide de sulfuro	100	10-50
Nanocoloide de albúmina	100	5-80
Sulfuro de renio	500	50-200
Coloide de estaño	800	30-250
Dextrano marcado	800	10-400
Almidón hidroxietilílico	1000	100-1 000
Fitato de estaño	1200	200-400
Coloide de azufre	5 000 (sin filtrar)	100-200 (filtrado)
Comparación de las partículas marcadas en medicina nuclear		
Technigas™	3 000 (con aglutinación)	30-60
Radioaerosol de DTPA	1000	200-1000
Eritrocitos	7 000	7 000
AMA	90 000	20 000-50 000
^{90}Y-microesferaras de resina	60 000	20 000-60 000
^{90}Y-microesferaras de vidrio	25 000	20 000-30 000

En esta tabla se muestra la comparación de los radiofármacos con base de ^{99m}Tc que se han utilizado para la linfogammagrafía. Para su comparación, también se incluyen otros radiofármacos similares a las partículas en medicina nuclear (reimpreso con la autorización de Springer: Bluemel y cols. (3). Copyright © 2015 Springer Nature.

AMA, albúmina macroagregada; DTPA: ácido dietilentriaminopentaacético.

marcar menos ganglios secundarios, con lo que se podrían ahorrar las resecciones ganglionares menos provechosas (4).

Además, muchos pacientes consideran que las inyecciones intradérmicas y subcutáneas de pequeño volumen de tilmanocept son menos dolorosas en comparación con el ^{99m}Tc-coloide de azufre filtrado.

Drenaje linfático del cáncer

Inicialmente, la linfogammagrafía se utilizó para la identificación de nódulos centinela de cáncer de mama y melanoma. La inyección del marcador puede administrarse en el quirófano sin obtención de imágenes o en el servicio de medicina nuclear inmediatamente antes o el día antes de la cirugía, con o sin adquisición de imágenes. La dosis suele ser de 1 mCi si la cirugía se va a realizar de inmediato y se pueden administrar 2-4 mCi si la cirugía se va a retrasar durante una o más semividas del ^{99m}Tc.

La linfogammagrafía mamaria, como se muestra en la figura 15-2, por lo general se realiza con la administración de un marcador subareolar seguido de la gammagrafía y de la detección y confirmación *in situ* con una sonda gamma intraoperatoria (5).

La linfogammagrafía del melanoma se realiza con la administración del marcador intradérmico seguido de proyecciones con la gammacámara de los posibles lechos ganglionares de drenaje (6,7).

En la figura 15-3 se muestran imágenes de la linfogammagrafía de una paciente con un melanoma en el centro de la espalda. En las proyecciones posteriores se observan múltiples vasos linfáticos radioactivos que drenan hacia varios ganglios en ambas axilas. Las proyecciones anteriores de la pelvis y la ingle no tienen ningún ganglio centinela en ninguna de las regiones inguinales. Así, el cirujano tomó muestras de múltiples ganglios en ambas axilas y no de los ganglios inguinales.

Mientras que la administración intradérmica de los radiocoloides normalmente se lleva a cabo para el mapeo de los ganglios linfáticos del melanoma, el cáncer de mama también puede mapearse con la administración intradérmica del marcador, aunque con más

molestias para la paciente y menos oportunidades para constatar el drenaje mamario interno.

Otros tumores, como los cánceres de cabeza y cuello, el cáncer de tiroides y los cánceres pélvicos, pueden ser mapeados en los ganglios linfáticos con inyecciones intra- o peritumorales.

LINFEDEMA

El linfedema es causado por la acumulación de líquido linfático en los tejidos a un ritmo superior a la capacidad de drenaje (fig. 15-4).

La linfogammagrafía para el linfedema por lo general se realiza con la administración del marcador en los espacios interdigitales de la mano o del pie, en las extremidades de interés. Las proyecciones secuenciales con la gammacámara de las extremidades de interés muestran el drenaje linfático.

La demostración linfogammagráfica del linfedema se basa en la identificación de (figs. 15-5 y 15-6) (8):

1. Transporte linfático retardado o asimétrico
2. «Reflujo dérmico» hacia los linfáticos dérmicos
3. Vasos linfáticos colaterales
4. Canales o vasos linfáticos no visualizados o reducidos
5. Llenado cruzado de los lechos

MAPEO LINFÁTICO INVERSO

El mapeo linfático inverso se realiza al inyectar el radiofármaco en las manos o los pies a analizar. Los ganglios linfáticos que drenan la extremidad que se está explorando se identifican en el quirófano con el uso de una sonda gamma. No se toma muestra de estos ganglios radioactivos ni se recogen para el trasplante de ganglios linfáticos vascularizados, lo que reduce el riesgo de linfedema posterior al procedimiento (9,10). En la figura 15-7 se muestra el linfedema de la extremidad superior

FIG. 15-2 ● Linfogammagrafía mamaria de rutina. **A.** Inyección inicial de la mama derecha con identificación del vaso linfático principal de drenaje. **B.** Sitio de la inyección y el vaso linfático con la localización del cuerpo por tomógrafo de transmisión. **C.** Sitio de la inyección, el ganglio linfático principal y el ganglio axilar derecho único. **D.** Sitio de la inyección fuera de la proyección con clara identificación del ganglio axilar centinela derecho.

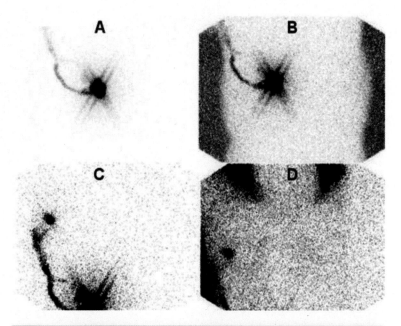

FIG. 15-3 ● Imágenes de la linfogammagrafía de una paciente con un melanoma en el centro de la espalda. En la proyección posterior (*derecha*) se observan múltiples vasos linfáticos radioactivos que drenan hacia múltiples ganglios en ambas axilas. En las proyecciones anteriores (*izquierda*) de la cabeza, el cuello y el tórax se muestran ganglios axilares bilaterales (*flechas*), mientras que en las proyecciones del abdomen, la pelvis y la ingle no se perciben ganglios centinela. Por tanto, el cirujano tomó muestras de múltiples ganglios en ambas axilas sin obtener muestras de ningún ganglio inguinal.

RT.

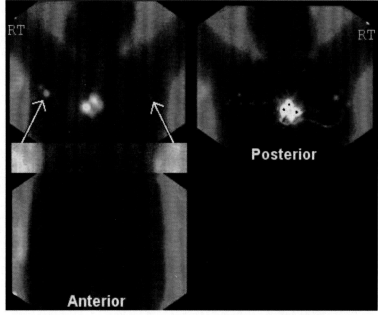

FIG. 15-4 ● Balance de masas para el flujo linfático.

SV.

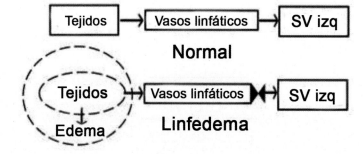

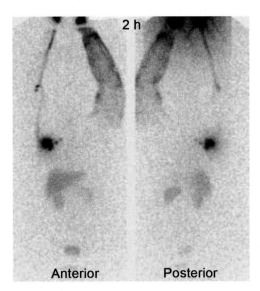

FIG. 15-5 ● En las proyecciones anterior y posterior se muestra el linfedema de la extremidad superior izquierda después de la disección axilar por cáncer de mama. En la extremidad superior derecha se observan vasos linfáticos y ganglios axilares sin alteraciones.

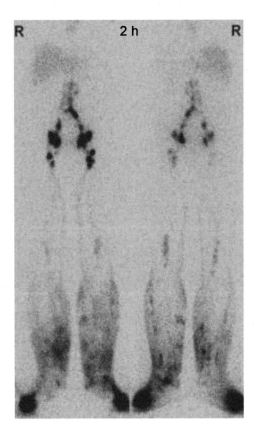

FIG. 15-6 ● Inflamación bilateral de las extremidades inferiores con linfedema y reflujo dérmico de causa desconocida. R: lado derecho.

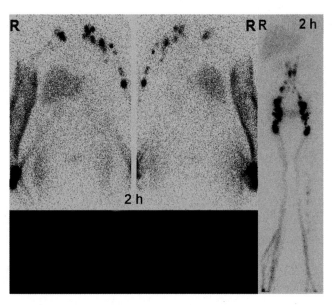

FIG. 15-7 ● En la imagen se observa el linfedema de la extremidad superior (*izquierda*) y el mapeo inverso de la extremidad inferior (*derecha*). Con este mapeo se marcan los ganglios radioactivos que drenan las extremidades inferiores. El cirujano extrajo un ganglio no radioactivo para el trasplante ganglionar vascular en la axila derecha de la paciente. R: lado derecho.

Referencias

1. Nieweg OE, Tanis PJ, Kroon BB. The definition of a sentinel node. *Ann Surg Oncol.* 2001;8:538–541.
2. Manca G, Rubello D, Romanini A, Boni G, Chiacchio S, Tredici M, Mazzarri S, Duce V, Colletti PM, Volterrani D, Mariani G. Sentinel lymph node mapping in melanoma: the issue of false-negative findings. *Clin Nucl Med.* 2014;39:e346–e354.
3. Bluemel C, Herrmann K, Giammarile F, et al. EANM practice guidelines for lymphoscintigraphy and sentinel lymph node biopsy in melanoma. *Eur J Nucl Med Mol Imaging.* 2015;42(11):1750–1766.
4. Wallace AM, Hoh CK, Limmer KK, Darrah DD, Schulteis G, Vera DR. Sentinel lymph node accumulation of Lymphoseek and Tc-99m-sulfur colloid using a "2-day" protocol. *Nucl Med Biol.* 2009;36(6):687–692.
5. Kim T, Giuliano AE, Lyman GH. Lymphatic mapping and sentinel lymph node biopsy in early-stage breast carcinoma: a metaanalysis. *Cancer.* 2006 Jan 1;106(1):4–16.
6. Morton DL, Thompson JF, Cochran AJ, et al. Sentinel-node biopsy or nodal observation in melanoma. *N Engl J Med.* 2006;355:1307–1317.
7. Morton DL, Wen DR, Wong JH, et al. Technical details of intraoperative lymphatic mapping for early stage melanoma. *Arch Surg.* 1992;127:392–399.
8. Kleinhans E, Baumeister RGH, Hahn D, et al. Evaluation of transport kinetics in lymphoscintigraphy: follow-up study in patients with transplanted lymphatic vessels. *Eur J Nucl Med.* 1985;10:349–352.
9. Weiss M, Baumeister RG, Hahn K. Dynamic lymph flow imaging in patients with oedema of the lower limb for evaluation of the functional outcome after autologous lymph vessel transplantation: an 8-year follow-up study. *Eur J Nucl Med.* 2003;30:202–206.
10. Gandhi SJ, Satish C, Sundaram PS, et al. Axillary reverse mapping using ^{99m}Tc-SC: a case illustration. *Clin Nucl Med.* 2014 Oct;39(10):e428–e430.
11. Uçmak Vural G, Şahiner I, Demirtaş S, Efetürk H, Demirel BB. Sentinel lymph node detection in contralateral axilla at initial presentation of a breast cancer patient: case report. *Mol Imaging Radionucl Ther.* 2015;24(2):90–93.
12. Manca G, Volterrani D, Mazzarri S, et al. Sentinel lymph node mapping in breast cancer: a critical reappraisal of the internal mammary chain issue. *Q J Nucl Med Mol Imaging.* 2014;58(2):114–126.

y el mapeo linfático inverso de la extremidad inferior. Con este mapeo se detectan los ganglios radioactivos que drenan las extremidades inferiores. El cirujano extrajo un ganglio no radioactivo para el trasplante ganglionar vascular en la axila derecha de la paciente.

PREGUNTAS DE AUTOEVALUACIÓN DEL CAPÍTULO

1. En la imagen, ¿qué letra representa el drenaje linfático anómalo?

2. En la imagen, ¿qué letra representa el drenaje mamario interno?

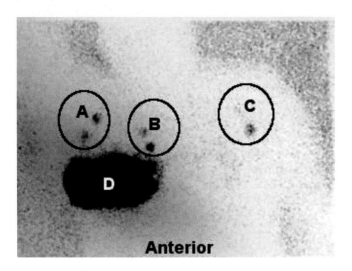

Respuestas a las preguntas de autoevaluación del capítulo

1. A   Representa los ganglios axilares centinela derechos.

2. B   Muestra los ganglios mamarios internos centinela ipsilaterales.

3. C   Representa los ganglios centinela contralaterales anómalos.

4. D   Son los sitios de inyección en el tórax derecho. La conformación difusa se debe a la propagación del marcador después del masaje.

Por tanto, la mejor respuesta a la pregunta 1 es la «C», ganglios centinela de la mama contralateral.

La mejor respuesta a la pregunta 2 es la «B», ganglios mamarios internos centinela ipsilaterales.

Radiología intervencionista

16

Carina Mari Aparici y Farshad Moradi

OBJETIVOS DE APRENDIZAJE

1. Definir las intervenciones radiológicas (diagnóstico y tratamiento) y analizar cómo pueden contribuir a la medicina de precisión.

2. Proporcionar varios ejemplos de intervenciones radiológicas en diversos entornos clínicos.

3. Describir las ventajas y limitaciones de las intervenciones radiológicas.

INTRODUCCIÓN

El concepto *theranostics* o *theragnostics* es una palabra compuesta derivada del griego que significa terapia (*therapeia*) y del término *diagnóstico* (*dia*: diferencia, *gnosis*: conocimiento) (1).

La radiología intervencionista (RI), que está surgiendo como una disciplina específica, segura y eficiente de orientación molecular, involucra la atención enfocada en el paciente. Proporciona una transición de la medicina convencional a la medicina personalizada a escala de diagnóstico molecular y terapéutico. En el abordaje de la RI, la primera fase es de diagnóstico. Se administra una sonda molecular para obtener imágenes de alta calidad de una enfermedad (generalmente neoplasias malignas) dirigidas hacia un biomarcador en específico. A esta fase le sigue la administración de una terapia personalizada basada en la introducción de una sonda molecular en el organismo (con biodistribución idéntica), aunque esta vez con propiedades terapéuticas. La capacidad de obtener imágenes de las vías moleculares y biológicas de enfermedades o malignidades específicas del organismo con estos procedimientos emparejados permite desarrollar un plan diagnóstico y terapéutico más selectivo y adaptado a la enfermedad de cada individuo.

El término *RI* comenzó a aparecer esporádicamente en la literatura médica a finales del siglo pasado y su uso ha ido aumentando de forma constante (2). Aunque teóricamente existen varias disciplinas que involucran diagnóstico y tratamiento, como la RI (el uso de material radioactivo), la nanomedicina, la optomedicina y la magnetomedicina, la RI es la única que se utiliza en el ámbito clínico cotidiano. Su abordaje único de utilizar sondas dirigidas ya conocidas para el organismo en escalas inferiores a los microgramos, etiquetadas con emisores de radiación natural diagnóstica o terapéutica de alta o baja penetración, permite diagnosticar o generar un tratamiento muy eficiente porque se intenta dirigir a cada célula individualmente, con la menor toxicidad posible para los tejidos sanos (no son dianas). Así pues, la RI es una evolución holística desde la medicina de ensayo y error hasta la medicina informativa, predictiva y personalizada. En este sentido, alcanza el objetivo de la medicina de precisión al adaptar y optimizar las terapias en función de las características específicas y la biología de la enfermedad de cada paciente a escala molecular.

Parejas de marcadores para diagnóstico y tratamiento

La unión de diagnóstico y tratamiento no es novedosa para la medicina nuclear y la imagen molecular, ya que ha sido parte integral de la misma desde sus inicios. La base de la RI es el uso de una «pareja» de radiofármacos química y estructuralmente idénticos, o casi idénticos, marcados con isótopos diferentes, uno para hacer el diagnóstico molecular por imagen y otro para la terapia dirigida con radionúclidos (TDR) de la misma enfermedad. Un abordaje general consiste en utilizar diferentes radioisótopos del mismo elemento periódico (p. ej., ^{124}I para el diagnóstico e ^{131}I para el tratamiento), o la misma sonda molecular y usar diferentes radionúclidos para el marcaje en función de sus propiedades diagnósticas o terapéuticas.

Desde un punto de vista académico, el radiomarcaje puede afectar de algún modo las velocidades de reacción y las propiedades de captación de los compuestos bioquímicos; sin embargo, mientras las velocidades de reacción relevantes (p. ej., la afinidad de unión al receptor) sigan siendo muy similares (p. ej., DOTATATE marcado con ^{68}Ga [^{68}Ga-DOTATATE] y DOTATATE marcado con ^{177}Lu [^{177}Lu-DOTATATE]), se sigue el principio de la RI. Teóricamente, a medida que el grado de similitud entre las sustancias químicas de diagnóstico y tratamiento disminuye (incluso con el cambio de dominios que no participan directamente en las reacciones), su potencial de uso en la RI puede verse afectado. Por lo tanto, la pareja «ideal» utilizaría diferentes isótopos del mismo elemento que son óptimos para la imagen y la terapia (p. ej., el ^{90}Y y el ^{86}Y), respectivamente. En este caso, no hay prácticamente ninguna diferencia en las propiedades químicas de los distintos isótopos del mismo elemento (excluyendo el hidrógeno o deuterio). Estas parejas «ideales» tienen una velocidad de reacción idéntica en el organismo. La única diferencia en los efectos físicos y fisiológicos se deberá a las diferencias en la semivida física y en la desintegración que limitan el curso temporal de la farmacocinética del radiofármaco y sus metabolitos.

La calidad de la radiación emisora de los radionúclidos implicados en la «pareja» es clave en su selección para el diagnóstico y el tratamiento. Cada elemento de la pareja debe tener las propiedades de radioemisión que lo hacen más idóneo para un propósito diagnóstico o terapéutico de la misma diana molecular. Los rayos γ son útiles para la obtención de imágenes (diagnóstico), ya que tienen una absorción tisular y una

Tabla 16-1 **RADIONÚCLIDOS PARA DIAGNÓSTICO Y TRATAMIENTO**

Radionúclido	Semivida	Energía (MeV)	Alcance máximo	Otros
^{131}I	8 días	0.606 (β^-)	2 mm	γ (81%, 364 keV)
^{177}Lu	6.65 días	0.498 (β^-)	1.7 mm	γ (17%, 130/208 keV)
^{90}Y	2.7 días	2.28 (β^-)	11 mm	Radiación de frenado (*Bremsstrahlung*)
^{223}Ra	11.4 días	5-7.5 (α)	<100 μm	β^- (3.6%), γ (1,1%)
^{225}Ac	10 días	5.9 (α)	<100 μm	β^-, γ (218 keV, 440 keV)
^{213}Bi	46 min	6 (α)	<100 μm	γ (440 keV)

transferencia de energía muy bajas, así como longitudes de recorrido muy prolongadas, lo que resulta en menor radiación en la diana y energía incrementada pero de baja intensidad en el tejido circundante (p. ej., la emitida por el ^{123}I). Por otro lado, las partículas β (emitidas por el ^{131}I, el ^{177}Lu y el ^{90}Y) tienen mayor transferencia de energía a la diana (0.2-2 keV/μm) con longitudes de trayectoria que pueden ser de hasta 11 mm (tabla 16-1). Las partículas β (p. ej., las emitidas por el ^{223}Ra) tienen una transferencia de energía muy alta (80 keV/μm) y longitudes de recorrido muy cortas (<100 μm), que suelen ser del diámetro de unas pocas células. Los emisores β se han propuesto para las metástasis de tamaño grande o medio, por las razones expuestas anteriormente, mientras que los emisores α se consideran más ventajosos en los tumores no sólidos y las micrometástasis. Los emisores de electrones Auger (p. ej., los emitidos por el indio-111 [^{111}In]) también pueden utilizarse para la terapia, aunque suelen ser menos eficaces debido a la corta longitud del recorrido (2-500 nm) y a la baja energía depositada (4-26 keV/mm), el radionúclido necesita ser intracelular para ser eficaz. Dicho todo esto, rara vez un radionúclido tiene un único tipo de emisión. La mayoría tienen una combinación de dos o más tipos de emisiones con diferentes abundancias. De hecho, esta propiedad hace que algunos de estos radionúclidos sean susceptibles, aunque no ideales, de ser utilizados con fines tanto diagnósticos como terapéuticos. Por ejemplo, algunos emisores β utilizados para la terapia también emiten fotones γ y pueden utilizarse para confirmar la orientación molecular después de la terapia o incluso la dosimetría (p. ej., ^{131}I y ^{177}Lu).

Terapia dirigida con radionúclidos: el componente terapéutico de la pareja

Actualmente la TDR es una opción de tratamiento creciente para las enfermedades malignas. Las sondas moleculares de alta afinidad que transportan el radionúclido con propiedades terapéuticas a células tumorales específicas, basadas en biomarcadores dirigidos, pueden reducir al mínimo la acumulación del radionúclido en tejidos no diana y, por lo tanto, reducir significativamente los efectos secundarios. El portador ideal debe tener alta afinidad y especificidad por el biomarcador expresado por las células diana. Los portadores utilizados con frecuencia en la TDR pueden incluir análogos, agonistas o antagonistas de transportadores selectivos (p. ej., metayodobencilguanidina [MIBG] marcada con ^{131}I [^{131}I-MIBG], que actúa como análogo de la noradrenalina), de receptores peptídicos selectivos (p. ej., receptores de somatostatina tipo 2 [SSTR2, *somatostatin receptors type 2*] en la terapia con radionúclidos de receptores peptídicos [TRRP, *peptide receptor radionuclide therapy*] con ^{177}Lu-DOTATATE), ligandos de proteínas o enzimas de membrana (p. ej., antígeno prostático específico de membrana [PSMA, *prostate specific membrane antigen*] marcado con ^{177}Lu) o anticuerpos monoclonales (p. ej., radioinmunoterapia con ibritumomab tiuxetán marcado con ^{90}Y).

La internalización y la retención del radionúclido en el interior de la célula pueden potenciar el efecto de la terapia, aunque no es un requisito. Los ligandos radiomarcados y los péptidos pequeños tienen ventajas farmacocinéticas significativas en comparación con las moléculas más grandes, como los anticuerpos o los fragmentos de anticuerpos, debido a la captación veloz, la eliminación más rápida de la actividad de la reserva sanguínea (lo que se traduce, en particular, en una menor irradiación de la médula ósea) y la mejor penetración en los tumores, con una vascularidad reducida, lo que aumenta la eficacia y reduce la irradiación de los tejidos benignos y los posibles efectos secundarios.

El efecto terapéutico de las radiaciones ionizantes se debe a las roturas irreversibles de la cadena de ácido desoxirribonucleico (ADN) y a los radicales libres. La rotura de la doble cadena suele provocar un fallo en la reparación del ADN y las células no viables mueren por muerte celular programada inducida (apoptosis) (3). Las partículas α causan daños irreversibles en el ADN si dos o tres vías transitan por la sección transversal de la estructura del ADN, en comparación con las 100-1 000 vías para las partículas β (4). Se considera que los radionúclidos emisores β tienen una eficacia menor para los microdepósitos tumorales que los radionúclidos emisores α debido a su menor transferencia de energía lineal. Sin embargo, en el caso de las lesiones más grandes, el efecto de «fuego cruzado» entre las células vecinas aumenta significativamente la probabilidad de ionización y daño del ADN. Este efecto es muy eficaz en los tumores que tienen celularidad mixta, algunos de los cuales ya no expresan la diana molecular deseada. Sin embargo, mientras estas células puedan estar dentro del alcance de la radiación emisora de las células diana, también serán tratadas. Además, la radiación y la alteración del estroma tumoral contribuyen al efecto terapéutico. En determinadas circunstancias la penetración de largo alcance es crucial, ya que la radiación penetrante puede llegar a células del tumor a las que es difícil acceder con el radionúclido, por ejemplo, en casos de células tumorales poco vascularizadas. Sin embargo, el efecto de «fuego cruzado» también es responsable de causar daños colaterales a las células benignas adyacentes dentro del rango de la radiación ionizante de las células diana, lo que puede causar toxicidad clínica y tiene que ser considerado. El efecto de «fuego cruzado» evidentemente aumenta con el rango de la radiación terapéutica emisora (^{90}Y >> ^{131}I > ^{177}Lu >> ^{223}Ra).

Seudoparejas de radiofármacos

En general, a medida que disminuye el grado de similitud entre las sustancias químicas de diagnóstico y tratamiento (incluso con el cambio de los dominios que no participan directamente en las reacciones), puede verse afectado su potencial de uso en aplicaciones de diagnóstico y tratamiento. Por el contrario, diferentes biomarcadores que se dirigen a mecanismos moleculares estrechamente vinculados en ocasiones son muy útiles como parejas para diagnóstico y tratamiento. Un ejemplo es el bisfosfonato de metileno marcado con ^{99m}Tc (^{99m}Tc-MDP, *methylene diphosphonate*) y el dicloruro marcado con ^{223}Ra (^{223}Ra-dicloruro) (análogo del calcio). Ambos tienen alta captación en zonas de remodelación ósea y se unen a la formación de hueso nuevo, por lo que pueden utilizarse para el diagnóstico y el tratamiento de lesiones osteoblásticas metastásicas, respectivamente. Aunque la definición «estricta» de RI no abarca estos compuestos, definitivamente estos parecen trabajar «funcionalmente» como un tándem diagnóstico y terapéutico, por lo que podrían llamarse *seudoparejas de radiofármacos.*

Seudopareja de radiofármacos para el hueso: ^{99m}Tc-bisfosfonato y radio-223

Hay una larga historia de uso de radionúclidos para la obtención de imágenes y el tratamiento de las lesiones osteoblásticas y el dolor. El esqueleto es un sitio frecuente de metástasis para ciertos cánceres, como el de mama y el de próstata, y en la mayoría de las neoplasias malignas ocurre un aumento de recambio óseo en el lugar de la lesión (metástasis osteoblásticas). Esta propiedad permite que radiofármacos como el bisfosfonato marcado con ^{99m}Tc (^{99m}Tc-bisfosfonato), el fluoruro de sodio marcado con ^{18}F (^{18}F-NaF) o los análogos del calcio que se incorporan a la matriz ósea recién formada logren una elevada captación en las metástasis esqueléticas. Los ^{99m}Tc-bisfosfonatos, como el metilendifosfonato marcado con ^{99m}Tc, siguen siendo los radiofármacos más utilizados para la gammagrafía ósea a pesar de la superioridad diagnóstica del ^{18}F-NaF. Tienen una alta sensibilidad y especificidad en comparación con las imágenes convencionales para la detección y caracterización de la afectación osteoblástica maligna.

El dicloruro marcado con ^{223}Ra (^{223}Ra-dicloruro) es actualmente el radionúclido más utilizado para las terapias dirigidas al hueso. En el 2013, el ^{223}Ra-dicloruro fue el primer emisor α aprobado por la Food and Drug Administration (FDA) de los Estados Unidos para uso clínico. Aunque su aprobación fue para el tratamiento de las metástasis óseas sintomáticas en el cáncer de próstata resistente a la castración, también es una alternativa terapéutica potencial en las metástasis óseas osteoblásticas de cualquier otra neoplasia. Como análogo del calcio, el radio se une a los cristales de hidroxiapatita recién formados en las zonas de mayor recambio óseo sin dirigirse directamente a las células neoplásicas, pero situándose íntimamente junto a ellas. Debido a la corta trayectoria de la emisión de partículas α, su efecto terapéutico se debe principalmente a la interrupción de la interacción tumor-estroma más que a la radiación de las células malignas (5). Por consiguiente, los marcadores tumorales, como el antígeno prostático específico (PSA, *prostate specific antigen*), no son confiables para la evaluación de la respuesta y pueden retrasar los efectos del tratamiento, como la reducción del dolor óseo (que suele observarse al cabo de 2 semanas) o la disminución de la fosfatasa alcalina. Aunque el «incremento transitorio» (aumento de la captación en las lesiones esqueléticas en la exploración ósea metabólica) puede observarse inicialmente en las imágenes, una verdadera progresión de la afectación ósea durante el tratamiento con ^{223}Ra-dicloruro es relativamente rara.

Los ^{99m}Tc-bisfosfonatos o el ^{18}F-NaF también pueden combinarse con sustancias terapéuticas de búsqueda de hueso que emiten radiación β. Aunque las radioterapias internas dirigidas a las lesiones óseas que utilizan radionúclidos emisores β, como el ^{89}Sr y el etilendiaminotetrametilenfosfonato marcado con ^{153}Sr (^{153}Sr-EDTMP), pueden aliviar el dolor en la mayoría de los pacientes (6-8), el efecto sobre la supervivencia es limitado. La paliación se produce entre 4 y 28 días después de la administración del ^{89}Sr y suele durar entre 3 y 6 meses. En la reducción del dolor, la administración de ^{223}Ra-dicloruro tiene un efecto dependiente de la dosis; más del 50% de los pacientes experimentan alivio o requieren menos analgésicos después de la inyección intravenosa de 55 kBq/kg (9).

En un ensayo clínico aleatorizado, con doble ciego, multinacional, fase III (ALSYMPCA), los pacientes tratados con seis inyecciones de ^{223}Ra-dicloruro en intervalos de 4 semanas tuvieron mayor supervivencia (14.9 meses fue la mediana de supervivencia general frente a 11.3 meses en el grupo con placebo) y mayor tiempo hasta los eventos esqueléticos sintomáticos (10). El ^{223}Ra-dicloruro fue seguro y eficaz cuando se utilizó antes o después de la quimioterapia con docetaxel. Sin embargo, en la actualidad no se recomienda la combinación de este dicloruro con fármacos quimioterapéuticos. Aunque por lo general el

^{223}Ra puede administrarse de forma segura con abiraterona o enzalutamida (11), la adición del ^{223}Ra a la combinación de abiraterona y prednisona no alivia los síntomas esqueléticos y se ha asociado con incremento en la incidencia de fracturas y mortalidad [ensayo ERA-223, 806 pacientes, mayor incidencia de fractura: 28.6 frente a 11.4%]. No obstante, el ^{223}Ra-dicloruro puede considerarse y parece ser seguro en pacientes que tienen una función medular adecuada después de la quimioterapia. En los resultados publicados recientemente en un ensayo clínico pequeño se sugirió que los pacientes que han sido tratados previamente con ^{223}Ra-dicloruro y que han progresado pueden ser tratados de nuevo (12). En el seguimiento de 2 años después del retratamiento no se observaron efectos adversos graves relacionados con el fármaco.

El corto recorrido de las partículas α emitidas reduce al mínimo la toxicidad en la médula hematopoyética en comparación con los radionúclidos emisores β (13,14). Aunque la toxicidad hematopoyética, las reacciones adversas gastrointestinales y el edema periférico fueron los efectos secundarios más frecuentes del grupo tratado con ^{223}Ra-dicloruro en comparación con el grupo tratado con placebo en el ensayo clínico fase III, el tratamiento con este es seguro y muy bien tolerado. No obstante, en algunos casos pueden ocurrir alteraciones hematológicas graves (grados 3-4) (linfocitopenia: 20%, anemia: 6%, trombocitopenia: 3%), por lo que los análisis de recuento sanguíneo son obligatorios en el seguimiento de estos pacientes.

Radioterapia interna selectiva y emparejamiento

La radiación interna dirigida molecularmente puede utilizar mecanismos bioquímicos y biológicos para dirigirse a moléculas específicas en las lesiones a tratar después de la administración oral o parenteral de una sonda molecular radiomarcada con una diana específica. Sin embargo, las sondas moleculares radiomarcadas también pueden administrarse a través de vehículos que pueden colocarse mecánicamente en la lesión y tener un efecto en las células malignas por proximidad (como la braquiterapia, la radioembolización intraarterial o la terapia con radionúclidos intracavitarios).

La radioembolización intraarterial de las lesiones hepáticas se ha convertido en una práctica habitual en la actualidad. Esta práctica se basa en la doble irrigación sanguínea, única del hígado, y en el principio de radiosensibilidad de los tejidos malignos (las metástasis hepáticas y los carcinomas hepatocelulares son más radiosensibles que el parénquima sano del hígado). Dado que los tejidos hepáticos malignos utilizan preferentemente la arteria hepática como suministro de sangre, las radioterapias internas intraarteriales pueden lograr una concentración significativamente mayor de radionúclidos en los tumores en comparación con el parénquima hepático benigno (que recibe el 75-90% de su suministro de sangre de la vena porta). Aunque estas terapias no están dirigidas a escala molecular, son selectivas para las lesiones en virtud de las diferencias en el suministro de sangre. Tanto las microesferas de resina como las de vidrio impregnadas con ^{90}Y se han utilizado para la radioterapia interna selectiva. Aunque el radionúclido permanece atrapado dentro de las microesferas por vía intravascular, la alta energía y la longitud «relativamente» amplia del recorrido de las partículas β emitidas proporcionan una buena penetración en el tejido tumoral maligno inmediato adyacente. Las microesferas de resina y de vidrio tienen un diámetro bastante similar (30-35 frente a 20-30 μm, respectivamente). Sin embargo, la actividad por partícula es significativamente mayor con las microesferas de vidrio (2500 frente a 50 Bq), lo que requiere menos partículas y un menor potencial embólico para proporcionar cantidades de radiación similares. Otra diferencia técnica es que la alta gravedad específica de las partículas de vidrio requiere presión elevada durante la administración en comparación con las microesferas de resina.

Los efectos adversos extrahepáticos con esta terapia suelen deberse a colaterales arteriales o derivaciones arteriovenosas asociadas con los tumores o con la cirrosis (15). De hecho, estos tumores tienden a reclutar vasos del diafragma y de órganos adyacentes como el estómago, el duodeno o el páncreas. Como una fracción de las microesferas entra en la circulación sistémica a través de estas derivaciones arteriovenosas y el suministro de sangre de los órganos adyacentes, puede causar neumonitis, colecistitis, gastritis, duodenitis y pancreatitis. Una dosis de radiación de 30 Gy (o una dosis acumulada de 50 Gy) en el pulmón se asocia con neumonitis y gran morbilidad a largo plazo debido al eventual desarrollo de fibrosis pulmonar. Por lo tanto, antes de la radioembolización intraarterial de las lesiones hepáticas, hay que mapear la anatomía arterial hepática con angiografía por catéter y visualizar las colaterales a otros órganos, de modo que puedan enrollarse. El grado de derivación hepatopulmonar de la macrocirculación y la microcirculación también tiene que ser mapeado y cuantificado, antes de la embolización arterial hepática, mediante la administración intraarterial de albúmina macroagregada (AMA) marcada con ^{99m}Tc y la posterior obtención de imágenes. Puede ser necesario limitar la radioactividad administrada mediante microesferas si hay una derivación significativa hacia los pulmones o si hay alguna actividad en otras vísceras abdominopélvicas que no pueda corregirse mediante la embolización con espiral. En ese sentido, esta práctica funciona en conjunto con una imagen diagnóstica que guía el componente terapéutico. Aunque no esté dirigida molecularmente ni utilice la misma sonda molecular con fines diagnósticos y terapéuticos, es necesario utilizar esta combinación en pareja (para diagnóstico y para tratamiento), que en este caso sirve más para evitar efectos secundarios indeseables y prevenibles que para evaluar la eficacia del tratamiento. En este sentido, la AMA intraarterial es un sustituto de las microesferas.

La hepatopatía inducida por la radiación (RILD, *radiation-induced liver disease*) es una complicación muy poco frecuente que puede ocurrir entre 60 y 90 días después del tratamiento y se presenta con ictericia, ascitis y concentraciones aumentadas de bilirrubina. Los hígados pequeños (< 1.5 kg) o la reserva hepática reducida en el marco de una terapia hepática previa, la esteatosis, la esteatohepatitis, la hepatitis o la cirrosis, y la carga tumoral disminuida (< 5%) son los factores de riesgo asociados con la RILD. El tratamiento previo con esteroides puede reducir dicho riesgo.

Radiología intervencionista en la práctica clínica

En esta sección, nos centramos en las parejas de marcadores para diagnóstico y tratamiento que actualmente se utilizan en la clínica o cuyo uso se prevé aprobar pronto. En la actualidad se están llevando a cabo importantes investigaciones para desarrollar nuevas parejas y ampliar las aplicaciones clínicas. Cada vez se dispone de más resultados prometedores de múltiples ensayos clínicos con los que se estudian las radiosondas diagnósticas y terapéuticas para varios tipos de cáncer, como el cáncer de próstata (dianas como el PSMA y el receptor del péptido liberador de gastrina), las neoplasias linfoproliferativas (varias dianas, como el receptor de quimiocinas de tipo 4, el CD20 y el CD37) y los cánceres de ovario y de mama (dirigidos hacia el receptor del factor de crecimiento epidérmico humano 2).

Yodo radioactivo

El yodo radioactivo se ha utilizado para el diagnóstico y el tratamiento de las alteraciones tiroideas benignas o malignas desde la década de 1940 y es, por definición, el primer marcador utilizado para el diagnóstico y tratamiento (16). El mecanismo molecular se basa en el hecho de que las células foliculares tiroideas captan yodo (radioactivo o no radioactivo) de la sangre a través de los cotransportadores unidireccionales de yoduro de sodio (NIS, *sodium-iodide symporters*) localizados en la membrana basolateral, que cotransportan dos iones de sodio junto con un ion de yoduro al interior de la célula (17). La biosíntesis de la hormona tiroidea requiere flujo de yoduro a través de la membrana apical por medio de las pendrinas hacia el lumen folicular, con la subsecuente oxidación, organificación e incorporación en los residuos de tirosilo de la tiroglobulina en la superficie de contacto célula-coloide. La tiroglobulina yodada entra en la célula mediante pinocitosis y experimenta hidrólisis; posteriormente, la T_3 y la T_4 se secretan hacia el torrente sanguíneo en la membrana basolateral (18). Los NIS son utilizados por la familia del yodo radioactivo para introducirse en la célula neoplásica y seguir el posterior metabolismo del yodo. Este mecanismo molecular puede utilizarse con fines diagnósticos y terapéuticos con yodo radioactivo. De los 37 isótopos de yodo que se conocen, todos, excepto uno (^{127}I), son radioactivos, y varios de ellos (^{123}I, ^{124}I, ^{125}Iy ^{131}I) están disponibles comercialmente para fines diagnósticos y terapéuticos en función de sus emisiones (tabla 16-2). Todos ellos utilizan los NIS para sus interacciones diagnósticas o terapéuticas con células tiroideas benignas o malignas.

La hormona estimulante de la tiroides (TSH, *thyroid-stimulating hormone*) y el yoduro modulan la actividad de los NIS a través de mecanismos trans- y postranscripcionales. Las concentraciones de yoduro incrementadas conducen a la reducción de las concentraciones de ácido ribonucleico mensajero (ARNm) y de proteínas de los NIS; así inhiben la organificación del yodo (efecto Wolff-Chaikoff). Sin embargo, no está claro si una dieta baja en yodo (definida por una ingesta de < 50 μg/día durante 1-2 semanas) puede aumentar la expresión de los NIS independientemente de la TSH. El receptor de TSH es el principal controlador de la proliferación, diferenciación y función de las células tiroideas a través de la activación de la cascada de monofosfato de adenosina cíclico (19). La estimulación de los receptores de TSH por los autoanticuerpos en la enfermedad de Graves o la débil unión por parte de la gonadotropina coriónica humana en el hipertiroidismo gestacional provoca un aumento de la captación del yodo.

Se pueden utilizar varias combinaciones de yodo radioactivo para el diagnóstico y el tratamiento de las enfermedades tiroideas benignas o malignas. El ^{123}I se utiliza para el diagnóstico y la planificación de la terapia con yodo radioactivo en la enfermedad de Graves, el adenoma tóxico y el bocio multinodular tóxico. Estas afecciones se asocian con una elevada captación de yodo radioactivo (en particular la enfermedad de Graves) en contraste con otras causas de hipertiroidismo. La cuantificación de la captación y la retención a las 24 h permite administrar una dosis precisa de ^{131}I al tejido diana (p. ej., 0.15-0.2 mCi/g [20]).

El yodo radioactivo es una herramienta fundamental para la estadificación, la vigilancia y el tratamiento de los carcinomas de tiroides

Tabla 16-2 **ISÓTOPOS DE YODO UTILIZADOS CON FRECUENCIA PARA DIAGNÓSTICO Y TRATAMIENTO**

Isótopo	Semivida	Modo de descomposición, emisiones	Uso principal
^{123}I	13 h	CE, γ (159 keV)	Diagnóstico
^{124}I	4.18 días	CE, β$^+$	PET para diagnóstico
^{125}I	59.40 días	CE, CI y electrones Auger, γ (35 keV)	Braquirradioterapia o diagnóstico preclínico
^{127}I	Estable	Ninguna	Bloqueo tiroideo
^{131}I	8.02 días	β$^-$, γ (364 keV)	Diagnóstico y tratamiento

CE: captura de electrones; CI: conversión interna.

bien diferenciados. El cáncer diferenciado de tiroides, que incluye la histología papilar y folicular, es una neoplasia frecuente y tiene un pronóstico favorable y una mortalidad muy baja en comparación con la mayoría de las neoplasias. El cáncer diferenciado de tiroides (el carcinoma papilar de tiroides es el más frecuente y comprende entre el 70 y el 75% de los carcinomas diferenciados de tiroides, seguido del carcinoma folicular de tiroides en el 10-15% de los casos en los Estados Unidos y el 17-20% en el mundo) expresa NIS. El carcinoma de células de Hurthle es una variante agresiva del carcinoma folicular y se asocia con afinidad disminuida por el yodo radioactivo en la mayoría de los pacientes (21). En general, la expresión de los NIS es menor en el cáncer que en las células foliculares tiroideas sanas e incluso puede ser menor en las lesiones metastásicas que en el tejido neoplásico primario. Por lo tanto, la estimulación de la liberación de TSH en pacientes con antecedentes de cáncer de tiroides y tiroidectomía total, con la retirada de la ingesta de hormonas tiroideas o la administración intramuscular de TSH humana recombinada (rhTSH, tirotropina), se utiliza para aumentar la captación de radioyodo en el cáncer de tiroides residual, recurrente o metastásico con fines diagnósticos ([123]I y [124]I) y terapéuticos (^{131}I) utilizando parejas de la familia del yodo para diagnóstico y tratamiento. El cáncer de tiroides poco diferenciado e indiferenciado tiene una expresión funcional reducida de NIS en la membrana celular y pierde la capacidad de capturar yodo. Así, la utilidad de las parejas de yodo radioactivo para diagnóstico y tratamiento también disminuye. Sin embargo, ahora se sabe que algunos medicamentos, como el selumetinib, inducen la rediferenciación de estas células neoplásicas y vuelven a aumentar la captación de yodo radioactivo (22). La utilidad clínica de estos medicamentos antes del diagnóstico y el tratamiento con [124]I o ^{131}I está siendo evaluada (23) y actualmente ya se utiliza en algunas instituciones (fig. 16-1).

Receptor de somatostatina

Las neoplasias epiteliales con diferenciación neuroendocrina predominante pueden surgir en una variedad de órganos diferentes. Todas las neoplasias neuroendocrinas tienen potencial de malignidad, pero los tumores neuroendocrinos (TNE) bien diferenciados suelen tener un curso más indolente y un mejor pronóstico en comparación con los carcinomas neuroendocrinos poco diferenciados. La clasificación histológica se basa en el recuento mitótico y el índice de marcaje Ki-67. Los TNE de bajo grado bien diferenciados (y algunos otros tumores malignos que surgen de tejidos derivados embriológicamente de la cresta neural) sobreexpresan receptores de somatostatina (SSTR, *somatostatin receptors*), un grupo de receptores acoplados a proteínas G que se unen a la somatostatina endógena y que se han utilizado tanto como biomarcadores de diagnóstico por imagen como, más recientemente, dianas terapéuticas para la TRRP, formando así una pareja de marcadores para el diagnóstico y el tratamiento de los tumores que expresan receptores de somatostatina.

La *somatostatina* es un regulador muy efímero pero importante del sistema endocrino que inhibe la liberación de muchas hormonas secundarias, como la hormona del crecimiento, la insulina y el glucagón. La *octreotida* es un péptido sintético de 8 aminoácidos que imita a las somatostatinas naturales de mayor tamaño uniéndose con diferentes afinidades a los cinco tipos de receptores de somatostatina (principalmente al SSTR2), pero que se degrada menos rápidamente en el plasma que la forma natural. La octreotida se utilizó inicialmente para el tratamiento de los TNE funcionales con el fin de reducir los síntomas asociados con la liberación de serotonina (para el síndrome carcinoide) o de otras hormonas o péptidos hormonalmente activos producidos por otros TNE gastropancreáticos funcionales.

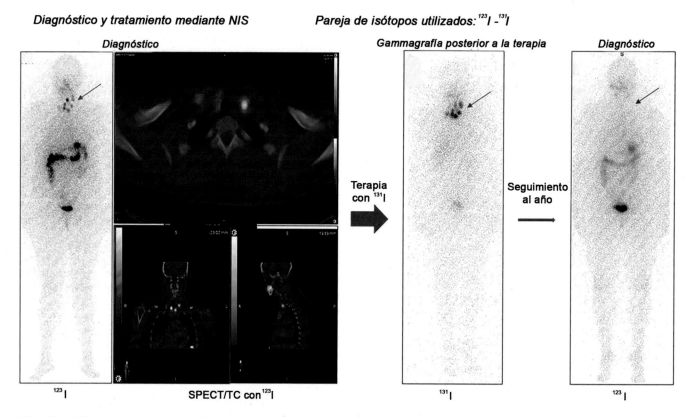

Diagnóstico y tratamiento mediante NIS

Pareja de isótopos utilizados: [123]I - [131]I

Diagnóstico

[123]I

SPECT/TC con [123]I

Terapia con [131]I

Gammagrafía posterior a la terapia

[131]I

Seguimiento al año

Diagnóstico

[123]I

FIG. 16-1 ● Yodo radioactivo para el diagnóstico y tratamiento. En la imagen de la izquierda se muestra a un paciente con cáncer papilar de tiroides con metástasis ganglionares en el cuello marcadas con yodo radioactivo (^{123}I) después de la tiroidectomía; estas se observan tanto en la gammagrafía planar diagnóstica como en la tomografía computarizada por emisión de fotón único (SPECT) en combinación con tomografía computarizada (TC). La paciente fue tratada con 100 mCi de [131]I y en la gammagrafía planar posterior a la terapia (*imagen central*) se muestran las metástasis ganglionares con una mejor visibilidad. Un año después, en la gammagrafía diagnóstica con [123]I (*imagen de la derecha*) no se observa enfermedad residual con afinidad por el yodo radioactivo.

Al demostrarse los efectos antineoplásicos y antiproliferativos, el tratamiento se amplió a los tumores no funcionantes (24,25), ya que más del 80% de los TNE gastroenteropancreáticos (GEP) (incluyendo la mayoría de los tumores no funcionantes) sobreexpresan SSTR2, lo que se asocia con un pronóstico favorable.

Los análogos de la somatostatina radiomarcados ideales para la adquisición de imágenes del receptor de somatostatina (SRI, *somatostatin receptor imaging*) se introdujeron en la práctica clínica en la década de 1990 para el diagnóstico de los TNE (26). En los tumores con alta expresión de SSTR se encontró que la pentetreotida marcada con [111]In (^{111}In-pentetreotida) tiene mayor sensibilidad y especificidad en comparación con otras modalidades de imagen (27) y un alto impacto en las decisiones de tratamiento (28,29). El posible uso de análogos de la somatostatina radiomarcados para la radioterapia molecular sistémica dirigida a pacientes con TNE inoperables o con metástasis, también se inició a finales de la década de 1990 con la ^{111}In-pentetreotida. Aunque el ^{111}In produce electrones Auger que pueden utilizarse para causar daños en el ADN, el alcance y la eficacia limitados de los electrones y la posible toxicidad asociada con las altas dosis necesarias de ^{111}In-pentetreotida limitaron su potencial terapéutico y su tasa de éxito (30).

Desde entonces se han introducido en la clínica otros radiomarcadores para el SRI. El ^{68}Ga-DOTATATE es un compuesto de tirosina 3 (Tyr3)-octreotato y una sustancia quelante macrocíclica (DOTA, tetraxetán). El Tyr3-octreotate es una variante de la octreotida con una afinidad muy alta por el SSTR2 (después de la composición con ácido tetraazociclodecanotetraacético [DOTA] marcado con [68]Ga [^{68}Ga-DOTA]) y una unión disminuida a SSTR3 y SSTR5. El ^{68}Ga-DOTATATE y el ^{177}Lu-DOTATATE fueron aprobados por la FDA en 2016 y en 2018, respectivamente, para el diagnóstico y la terapia de los TNE GEP. Los compuestos DOTA de las variantes de la octreotida, como el DOTATATE, el DOTANOC y el DOTATOC, permiten conjugarlos con [68]Ga (un radionúclido de la tomografía por emisión de positrones [PET]) para la obtención de imágenes y con radionúclidos emisores α o β como actinio-225 ([225]Ac), [90]Y o ^{177}Lu para la TRRP. Las sustancias SSTR basadas en [68]Ga o ^{18}F son superiores a la ^{111}In-pentetreotida en términos de precisión diagnóstica y evaluación de la carga tumoral (31,32). Se sabe que el grado de captación de SSTR en las imágenes por parte de estas sustancias moleculares de diagnóstico predice la respuesta a la TRRP (33) y que el cambio en la captación después del tratamiento puede estimar el tiempo de progresión (34).

Los compuestos DOTA de análogos de la somatostatina marcados con radionúclidos emisores α y β para la TRRP han demostrado ser más eficaces a dosis más bajas y han ocasionado menos efectos secundarios en comparación con la ^{111}In-pentetreotida. La TRRP con DOTATOC marcado con [90]Y (35) y ^{177}Lu-DOTATATE (36) o incluso una combinación de ellos en tándem (37) ha mostrado resultados favorables y una mejora de la supervivencia. El ^{90}Y tiene una semivida más corta (2.7 días) y mayor energía y alcance de las partículas (11 mm de alcance máximo en los tejidos blandos) en comparación con el [177]Lu (6.6 días de semivida, media de 0.23 mm, alcance máximo de 1.7 mm en los tejidos blandos). El [177]Lu (pero no el ^{90}Y) produce rayos γ útiles para la obtención de imágenes después del tratamiento para confirmar la orientación molecular de las lesiones y la dosimetría. Aunque el mayor alcance de las partículas β permite que el ^{90}Y sea más eficaz para los tumores grandes y los tumores con zonas de baja vascularidad, también le confiere mayor radiotoxicidad a los riñones y la médula. La menor longitud del trayecto del ^{177}Lu puede proporcionar menos radiación fuera del objetivo y depositar una mayor fracción de radiación dentro de la lesión, lo que es más adecuado para el tratamiento de metástasis subcentimétricas.

A lo largo de las últimas 3 décadas, se ha demostrado cada vez más la eficacia y la seguridad de la TRRP. En 2017 se publicaron los resultados preliminares del primer ensayo clínico aleatorizado, controlado, fase III (estudio NETTER-1) (36). En ese estudio se comparó la TRRP con ^{177}Lu-DOTATATE (7.4 GBq/200 mCi cada 8 semanas, durante un total de cuatro ciclos) junto con los mejores cuidados de sostén frente a la administración de octreotida de acción prolongada en pacientes con TNE GEP que habían tenido una progresión de la enfermedad durante el tratamiento de primera línea con análogos de la somatostatina; todas las lesiones diana eran SSTR positivas en el SRI. En el grupo de control, la TRRP aumentó la supervivencia libre de progresión del 11%, a los 20 meses, al 65% y se asoció con mejoría significativa de la calidad de vida en comparación con las dosis altas de octreotida. Muchos pacientes solo tuvieron efectos adversos leves relacionados con la TRRP, incluyendo náuseas y vómitos atribuibles principalmente a la infusión concomitante de una solución de aminoácidos para la radioprotección renal, que ahora se ha optimizado. Otros efectos adversos leves frecuentes fueron fatiga o astenia, dolor abdominal y diarrea. Un pequeño subgrupo de pacientes desarrolló toxicidad de grado 3-4 en la médula ósea, manifestada como neutropenia, trombocitopenia y linfopenia (en el 1, 2 y 9% de los pacientes, respectivamente, en comparación con ningún paciente en el grupo control). Aunque los riñones pueden recibir una radiación importante, no se ha notificado ninguna toxicidad renal grave con el uso de aminoácidos. En este y otros estudios se constata que la protección renal adecuada (suele comenzar 30 min antes de la infusión de ^{177}Lu-DOTATATE) reduce al mínimo la toxicidad renal incluso en pacientes con un solo riñón (38) o con una tasa de filtración glomerular (TFG) inicial reducida (39). En estudios grandes realizados en los Países Bajos, en pacientes con TNE GEP y bronquiales positivos, se demostró que la toxicidad de la médula ósea a largo plazo es infrecuente (40,41), mientras que no se observó ningún fallo renal o hepático a largo plazo relacionado con el tratamiento. En los pacientes que progresan después de la TRRP y han agotado otras alternativas de tratamiento, la TRRP de rescate parece ser segura y puede proporcionar un efecto antineoplásico, aunque puede ser menos eficaz que los ciclos originales de TRRP (42) (fig. 16-2).

Aunque la mayor parte de la experiencia clínica con TRRP se ha obtenido en pacientes con TNE GEP y, en menor medida, con TNE broncopulmonares y otros TNE de intestino anterior y posterior, existen pruebas de la alta expresión de SSTR2 por SRI en otros TNE y hay resultados preliminares que apoyan la utilidad potencial de la TRRP en el carcinoma de células de Merkel (43), en TNE inoperables o metastásicos de sitios infrecuentes como el útero (44) y en el neuroblastoma de alto riesgo refractario o recidivante (45).

Varias estrategias de la TRRP que actualmente se están investigando incluyen el uso de antagonistas de la somatostatina radiomarcados con emisores α (46) o el pretratamiento con quimioterapia para aumentar la expresión de SSTR en los TNE de baja expresión. La transferencia de energía de corto alcance y alta linealidad de las emisiones α teóricamente puede aumentar la eficacia y reducir la toxicidad. Por ejemplo, en los resultados iniciales se apoya la tolerabilidad del [225]Ac-DOTATOC para la terapia α dirigida en pacientes con TNE (47). Otros análogos de la somatostatina emisores α se encuentran principalmente en estudios preclínicos (48). El hígado es un lugar frecuente de metástasis en los tumores GEP. La TRRP intraarterial (en particular utilizando un emisor α como el [213]Bi-DOTATOC) (49) puede suministrar altas dosis de radiación a las metástasis hepáticas de los TNE al tiempo que reduce la radiotoxicidad en el hígado. Se ha sugerido que un mayor número de sitios de unión en las células tumorales para los antagonistas de la somatostatina, en comparación con los agonistas, y una menor captación en el parénquima hepático sano y en las células hematopoyéticas pueden mejorar la ventana de seguridad de la TRRP (50,51).

MIBG, iobenguano

El neuroblastoma, que es el tumor sólido extracraneal más frecuente de la infancia, surge de las células primitivas de la cresta neural que se encuentran en las glándulas suprarrenales o en los ganglios simpáticos. El pronóstico y los resultados del neuroblastoma son muy divergentes y van desde la regresión espontánea en algunos bebés hasta un curso progresivo en niños de 18 meses o más al momento del diagnóstico,

Diagnóstico y tratamiento mediante receptores de somatostatina
Pareja de marcadores:
^{68}Ga-DOTATATE y ^{177}Lu-DOTATATE

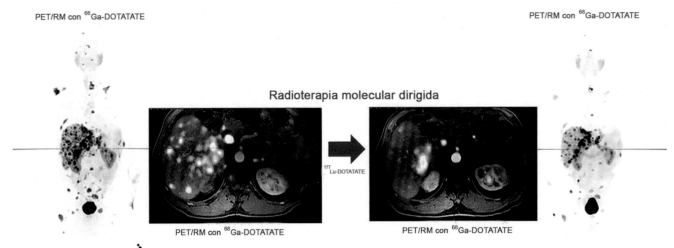

FIG. 16-2 ● Receptores de somatostatina para diagnóstico y tratamiento. En las imágenes del lado izquierdo se muestran la proyección de máxima intensidad y la PET/RM con ^{68}Ga-DOTATATE de un paciente con un TNE metastásico que afecta el hígado, los ganglios y el hueso. En las imágenes de la derecha se observa la disminución del número y la visibilidad de las lesiones compatibles con una respuesta parcial después del tratamiento con ^{177}Lu-DOTATATE.

pasando por una enfermedad indolente, pero mortal, en adolescentes y adultos a pesar del tratamiento multimodal (52,53). Los feocromocitomas y los paragangliomas son los TNE que surgen de la médula suprarrenal y de los paraganglios extrasuprarrenales, respectivamente. Estos tumores pueden ser malignos y entre el 15 y el 20% de los pacientes pueden desarrollar enfermedad metastásica; un subconjunto de tumores provoca síntomas debido a la liberación de catecolaminas.

Los tumores de origen en la cresta neural expresan altas concentraciones del transportador de noradrenalina en la membrana celular. El 90% de los tumores de neuroblastoma (54) y entre el 50 y el 60% de los feocromocitomas y paragangliomas (55), respectivamente, sobreexpresan transportadores de noradrenalina. Esta expresión puede estar disminuida en los paragangliomas de cabeza y cuello. Ocasionalmente se ha observado una alta expresión del transportador de noradrenalina en otras neoplasias malignas como los TNE GEP, los carcinomas medulares de tiroides, otras lesiones neuroendocrinas (carcinoma de células de Merkel, ganglioneuroma) y, raramente, en el adenoma o carcinoma adrenocortical, el angiomiolipoma retroperitoneal y el hemangioma (56).

El *iobenguano* es un análogo de la noradrenalina y es captado por el transportador de noradrenalina en las terminales nerviosas adrenérgicas presentes en los ganglios, la médula suprarrenal y los órganos inervados por el sistema simpático como el tejido adiposo pardo, el corazón, los pulmones, las glándulas salivales, el hígado y el bazo. La captación fisiológica se reduce significativamente en los pacientes con altas concentraciones de catecolaminas circulantes (57). A diferencia de la noradrenalina, la MIBG tiene una baja afinidad por los receptores adrenérgicos, lo que reduce los efectos secundarios fisiológicos (58). La ^{131}I-MIBG y la MIBG marcada con ^{123}I (las versiones radioyodadas de la MIBG) se han utilizado durante varias décadas para la evaluación por imagen de neuroblastomas, feocromocitomas y paragangliomas. La ^{131}I-MIBG de alta actividad específica, y sin transportador, ha permitido una elevada captación y retención del radiofármaco, al tiempo que se han reducido al mínimo los efectos farmacológicos debidos a la saturación de los transportadores de noradrenalina, que en el pasado eran

frecuentes con el uso de preparaciones de baja actividad específica (59). La MIBG se almacena en el citosol de los gránulos neurosecretores a través de los transportadores vesiculares de monoaminas 1 y 2 (60). La captación de MIBG y su efecto antineoplásico se deben principalmente a la retención en las células cromafines y no al grado de expresión de los transportadores de catecolaminas (61). Los paragangliomas poco diferenciados pueden tener una captación disminuida debido a la baja expresión de los transportadores vesiculares de monoaminas (62).

Sin embargo, el uso del iobenguano marcado con ^{131}I con fines terapéuticos fue aprobado en los Estados Unidos muy recientemente, en 2018, para el tratamiento de pacientes de 12 años o más de edad, con gammagrafía MIBG positiva, irresecable, localmente avanzada o metastásica de feocromocitoma o paraganglioma. La aprobación del iobenguano marcado con ^{131}I se basó en los resultados de un ensayo clínico abierto, multicéntrico, pero con un solo grupo, que mostró una reducción del 50% o más de toda la medicación antihipertensiva durante al menos 6 meses en el 25% de los pacientes y una respuesta radiológica (RECIST 1.0) en el 22% de los pacientes (63). La mayoría de los pacientes experimentaron alguna reacción adversa hemática, incluyendo linfopenia grave (grados 3-4) (78%), neutropenia (59%) y trombocitopenia (50%). En algunos pacientes (12%) se interrumpió el tratamiento debido a una mielosupresión grave persistente o a otras reacciones adversas no hemáticas como las náuseas. El síndrome mielodisplásico o las leucemias agudas se registraron en ~7% de los pacientes. Un empeoramiento de la hipertensión se presentó en el 11% de los pacientes. Los resultados de este ensayo clínico están en línea con los resultados publicados anteriormente, en los que se apoya la utilidad de la ^{131}I-MIBG para la terapia a pesar de la posibilidad de toxicidad grave (64). Los pacientes con mutaciones de la subunidad B del complejo hierro-azufre de la succinato-deshidrogenasa (SDHB) pueden responder particularmente bien a la terapia (64).

La preparación del paciente requiere la interrupción de los medicamentos que afectan el transporte de noradrenalina durante al menos cinco semividas antes de la inyección de la MIBG (ya sea para la obtención de imágenes o para el tratamiento) hasta al menos 7 días después del tratamiento. La lista de fármacos incluye ciertos medicamentos para la presión arterial (labetalol, bloqueadores α o β combinados y bloqueadores de los canales del calcio), antidepresivos, tramadol y descongestionantes (seudoefedrina). El tratamiento con ^{131}I-MIBG requiere un funcionamiento adecuado de la médula ósea (recuento de trombocitos de 80 000 × 10⁹/L o superior y recuento absoluto de neutrófilos de 1200×10^9/L). La dosis terapéutica recomendada es de 296 MBq/kg (8 mCi/kg) hasta 18.5 GBq (500 mCi) y puede ajustarse en función de la dosimetría de cada paciente. La dosis se repite una vez al cabo de 90 días. Para reducir la captación de yodo radioactivo en la tiroides, el bloqueo se inicia al menos 24 h antes de la terapia y debe continuar durante 10 días después de la inyección de MIBG. El iobenguano se elimina, en su mayor parte sin ser metabolizado, a través de los riñones (casi la mitad a las 24 h y más del 80% a los 4-5 días de la administración [65]) (fig. 16-3).

En las últimas 3 décadas se han utilizado múltiples ensayos clínicos con ^{131}I-MIBG para el tratamiento del neuroblastoma. Aunque la mayoría de estos sobreexpresan los transportadores de noradrenalina y tienen una alta captación en la gammagrafía con MIBG, la respuesta terapéutica se observa normalmente solo en un tercio de los pacientes (66). La mielosupresión es un efecto adverso frecuente y a menudo es necesario el sostén con células madre hematopoyéticas para permitir la administración de la alta actividad necesaria para lograr dosis de radiación terapéutica en las lesiones diana. Para reducir al mínimo la radiación a los cuidadores y a la familia, es necesaria la hospitalización en una habitación con revestimiento de plomo y estrictas precauciones contra la radiación (67).

Antígeno prostático específico de membrana

El *PSMA*, también conocido como *folato-hidrolasa* o *glutamato-carboxipeptidasa II*, es una glucoproteína transmembrana y una metaloenzima perteneciente a la familia de las peptidasas M28. El PSMA se encontró inicialmente en las células del cáncer de próstata. A pesar de su nombre,

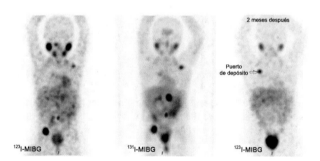

FIG. 16-3 ● MIBG para diagnóstico y tratamiento. Imágenes de proyección de máxima intensidad de SPECT con ^{123}I-MIBG en una niña de 5 años de edad con antecedentes de neuroblastoma. En una gammagrafía de vigilancia (*izquierda*) se observaron múltiples lesiones nuevas (escápula izquierda, elemento posterior izquierdo de L4 y hueso ilíaco derecho), una captación focal leve en la línea media del abdomen en un ganglio linfático periaórtico y captación anómala persistente en la sexta costilla posterior derecha. Posteriormente, la paciente fue tratada con dos ciclos de ^{131}I-MIBG para la enfermedad resistente al tratamiento. En la gammagrafía posterior al tratamiento (*centro*, ^{131}I), realizada casi 1 mes después de la gammagrafía con ^{123}I-MIBG y 7 días después de recibir 427 mCi de ^{131}I-MIBG, se detectó una captación focal intensa en las mismas lesiones. Obsérvese una mejor calidad de imagen gracias a los recuentos elevados y a una mejor atenuación de la actividad de fondo. En un estudio de seguimiento con ^{123}I-MIBG (*derecha*) 2 meses después del segundo ciclo de terapia, se observa la resolución completa de la captación anómala en todos los sitios de enfermedad. La actividad focal proyectada sobre la parte superior derecha del tórax indica actividad residual en el puerto de depósito. También se observa la captación fisiológica de la glándula salival parótida.

y aunque se expresa mucho en casi todos los cánceres de próstata, el PSMA también se sobreexpresa en la neovasculatura de una variedad de tumores sólidos, incluidos los glioblastomas, lo que sugiere un papel en la angiogénesis tumoral (68,69). En las células sanas de la próstata, una variante truncada de PSMA se encuentra principalmente en el citosol y no está disponible para unirse a agentes de orientación extracelular como anticuerpos o pequeñas moléculas que no atraviesan la membrana celular (70,71). La sobreexpresión del PSMA en la membrana celular se correlaciona con enfermedad avanzada, de alto grado, metastásica e independiente de los andrógenos (72). El PSMA tiene una baja expresión en algunos tejidos sanos como la mucosa duodenal, los túbulos renales proximales y las glándulas salivales (73,74).

La expresión superficial diferencial elevada del PSMA en el cáncer de próstata, en comparación con las células sanas de la próstata, ha suscitado un gran interés en el PSMA como diana para el diagnóstico y tratamiento del carcinoma de próstata y, en particular, en el cáncer de próstata metastásico resistente a la castración (CPMRC). Los resultados clínicos iniciales de las imágenes dirigidas al PSMA fueron decepcionantes debido a que los anticuerpos monoclonales radiomarcados (capromab pendetida marcada con ^{111}In) se unen al epítopo intracelular del PSMA. Los estudios posteriores en los que se utilizó un anticuerpo monoclonal humanizado J591, dirigido al dominio extracelular del PSMA, fueron superiores a la capromab pendetida marcada con [111]In. Los nuevas sustancias dirigidas al PSMA se basan en ligandos de alta afinidad y bajo peso molecular que se unen a los dominios catalíticos de la folato-hidrolasa o de la glutamato carboxipeptidasa II. El complejo ligando-PSMA posteriormente puede internalizarse a través de la endocitosis, dando lugar a la acumulación y retención del radionúclido dentro de las células neoplásicas (70). Los ligandos de bajo peso molecular tienen mejor farmacocinética y penetración tumoral más rápida y elevada en comparación con las grandes moléculas de orientación, como los anticuerpos radiomarcados (75) y, a diferencia de los anticuerpos, se unen poco a los receptores de las células inflamatorias de la prostatitis o la hiperplasia prostática benigna.

Los inhibidores del PSMA basados en el motivo lisina-urea-glutamato actualmente son los marcadores dirigidos al PSMA más utilizados o estudiados para diagnóstico y tratamiento. La adición de una región de enlace lipofílica como en PSMA-11 y PSMA-617 aumenta aún más la afinidad de unión del ligando al PSMA. La conjugación del ligando con el quelante DOTA permite el marcaje con radionúclidos emisores de positrones γ, β o α, como ^{68}Ga, ^{111}In, ^{90}Y, ^{177}Lu, [213]Bi y [225]Ac, lo que permite un emparejamiento para el diagnóstico y tratamiento óptimo basado en la selección del isótopo de radiomarcaje. El PSMA-617 es el radioligando mejor estudiado en terapia y se ha utilizado en ensayos clínicos pequeños, tanto con el ^{177}Lu emisor β como con el [225]Ac emisor α. El PSMA-617 tiene una alta internalización y una prolongada retención en el tumor. La rápida depuración renal del PSMA-617, en comparación con otros ligandos de PSMA, ha demostrado reducir la radiación a los riñones (76). La lentitud de la farmacocinética en comparación con la semivida del ^{68}Ga hace que el PSMA-617 sea menos adecuado para el diagnóstico por imagen, aunque se puede obtener una imagen de alta calidad utilizando el [44]Sc (semivida de 4 h) (77).

En múltiples publicaciones del uso compasivo y en ensayos clínicos prospectivos fase II, se ha examinado y demostrado la seguridad y eficacia de los ligandos PSMA marcados con ^{177}Lu en pacientes con CPMRC con alta expresión de PSMA en las lesiones diana. La xerostomía es un efecto secundario frecuente, pero generalmente transitorio, ya que más del 80% de los pacientes experimentan principalmente xerostomía grado 1. Se han notificado efectos adversos hemáticos graves (grados 3-4) asintomáticos en hasta un 10% de los pacientes. Los efectos terapéuticos incluyen la respuesta del PSA (78), la disminución del tamaño de las lesiones de los tejidos blandos (79), la mejora de la supervivencia libre de progresión y global (79,80), así como el alivio del dolor y mejor calidad de vida (81). La respuesta del PSA se observa en la mayoría de los pacientes después del primer tratamiento y es un factor predictivo de una mayor supervivencia general (82). El descenso del PSA suele continuar después de cada tratamiento (83). El tratamiento con radioligandos PSMA es eficaz y bien tolerado en pacientes con enfermedad metastásica limitada a los ganglios linfáticos (84). La presencia de metástasis viscerales parece correlacionarse con mala respuesta del PSA y menor supervivencia posterior al tratamiento (85).

Resumen

El diagnóstico y tratamiento, con su combinación de imagen molecular dirigida y radioterapia molecular, ofrece medicina de precisión basada en el conocimiento. Este campo está avanzando rápidamente y se prevé que desempeñe un papel importante en la clínica, sobre todo en el cuidado de los pacientes con cáncer. Sin embargo, el apoyo a la investigación y a la formación específica en la RI va a ser crucial para posicionar el diagnóstico y tratamiento en la medicina clínica cotidiana de vanguardia. La experiencia en radiobiología, diagnóstico por imagen, dosimetría y atención clínica a pie de cama, va a ser fundamental para determinar los algoritmos diagnósticos o terapéuticos más óptimos para la RI. Además, hay que animar a las agencias reguladoras y de reembolso a que se adapten al rápido ritmo de la RI para permitir la rápida transición de las parejas prometedoras a los ensayos clínicos y a la clínica.

Referencias

1. Frangos S, Buscombe JR. Why should we be concerned about a "g"? *Eur J Nucl Med Mol Imaging*. 2019;46(2):519.

2. Herrmann K, Larson SM, Weber WA. Theranostic concepts: more than just a fashion trend—introduction and overview. *J Nucl Med*. 2017;58(Supplement 2):1S–2S.

3. Cannan WJ, Pederson DS. Mechanisms and consequences of double-strand DNA break formation in chromatin. *J Cell Physiol*. 2016;231(1):3–14.

4. Gudkov SV, et al. Targeted radionuclide therapy of human tumors. *Int J Mol Sci*. 2015;17(1):33.

5. Cheetham PJ, Petrylak DP. Alpha particles as radiopharmaceuticals in the treatment of bone metastases: mechanism of action of radium-223 chloride (Alpharadin) and radiation protection. *Oncology (Williston Park)*. 2012;26(4):330–337, 341.

6. Robinson RG, et al. Strontium 89 therapy for the palliation of pain due to osseous metastases. *JAMA*. 1995;274(5):420–424.

7. Liepe K, Kotzerke J. A comparative study of 188Re-HEDP, 186Re-HEDP, 153Sm-EDTMP and 89Sr in the treatment of painful skeletal metastases. *Nucl Med Commun*. 2007;28(8):623–630.

8. Jong JM, et al. Radiopharmaceuticals for palliation of bone pain in patients with castration-resistant prostate cancer metastatic to bone: a systematic review. *Eur Urol*. 2016;70(3):416–426.

9. Nilsson S, et al. A randomized, dose-response, multicenter phase II study of radium-223 chloride for the palliation of painful bone metastases in patients with castration-resistant prostate cancer. *Eur J Cancer*. 2012;48(5):678–686.

10. Parker C, et al. Alpha emitter radium-223 and survival in metastatic prostate cancer. *N Engl J Med*. 2013;369(3):213–223.

11. Saad F, et al. Radium-223 and concomitant therapies in patients with metastatic castration-resistant prostate cancer: an international, early access, open-label, single-arm phase 3b trial. *Lancet Oncol*. 2016;17(9):1306–1316.

12. Sartor O, et al. Re-treatment with radium-223: 2-year follow-up from an international, open-label, phase 1/2 study in patients with castration-resistant prostate cancer and bone metastases. *Prostate*. 2019;79(14):1683–1691.

13. Parker CC, et al. Three-year safety of radium-223 dichloride in patients with castration-resistant prostate cancer and symptomatic bone metastases from phase 3 randomized alpharadin in symptomatic prostate cancer trial. *Eur Urol*. 2017;73(3):427–435.

14. Uemura H, et al. Three-year follow-up of a phase II study of radium-223 dichloride in Japanese patients with symptomatic castration-resistant prostate cancer and bone metastases. *Int J Clin Oncol*. 2019;24(5):557–566.

15. Khan AN, et al. Pulmonary vascular complications of chronic liver disease: pathophysiology, imaging, and treatment. *Ann Thorac Med*. 2011;6(2):57–65.

16. Silberstein EB. Radioiodine: the classic theranostic agent. *Semin Nucl Med*. 2012;42(3):164–170.

17. Dohan O, et al. The sodium/iodide Symporter (NIS): characterization, regulation, and medical significance. *Endocr Rev*. 2003;24(1):48–77.

18. Braverman L, Kopp P, Utiger R. *Thyroid Hormone Synthesis: Thyroid Iodine Metabolism, in Werner and Ingbar's Thyroid: A Fundamental and Clinical Text*. Philadelphia, PA: Lippincott, Williams & Wilkins; 2005:52–76.

19. Tuncel M. Thyroid stimulating hormone receptor. *Mol Imaging Radionucl Ther*. 2017;26(Suppl 1):87–91.

20. Ross DS, et al. 2016 American Thyroid Association guidelines for diagnosis and management of hyperthyroidism and other causes of thyrotoxicosis. *Thyroid*. 2016;26(10):1343–1421.

21. Ahmadi S, et al. Hurthle cell carcinoma: current perspectives. *Onco Targets Ther*. 2016;9:6873–6884.

22. Hong CM, Ahn BC. Redifferentiation of radioiodine refractory differentiated thyroid cancer for reapplication of I-131 therapy. *Front Endocrinol (Lausanne)*. 2017;8:260.

23. Brown SR, et al. Investigating the potential clinical benefit of Selumetinib in resensitising advanced iodine refractory differentiated thyroid cancer to radioiodine therapy (SEL-I-METRY): protocol for a multicentre UK single arm phase II trial. *BMC Cancer*. 2019;19(1):582.

24. Rinke A, et al. Placebo-controlled, double-blind, prospective, randomized study on the effect of octreotide LAR in the control of tumor growth in patients with metastatic neuroendocrine midgut tumors: a report from the PROMID Study Group. *J Clin Oncol*. 2009;27(28):4656–4663.

25. Oberg K, et al. Neuroendocrine gastro-entero-pancreatic tumors: ESMO clinical practice guidelines for diagnosis, treatment and follow-up. *Ann Oncol*. 2012;23 Suppl 7:vii124–30.

26. Krenning EP, et al. Somatostatin receptor scintigraphy with [111In-DTPA-d-Phe1]- and [123I-Tyr3]-octreotide: the Rotterdam experience with more than 1000 patients. *Eur J Nucl Med*. 1993;20(8):716–731.

27. Gibril F, et al. Somatostatin receptor scintigraphy: its sensitivity compared with that of other imaging methods in detecting primary and metastatic gastrinomas. A prospective study. *Ann Intern Med*. 1996;125(1):26–34.

28. Lebtahi R, et al. Clinical impact of somatostatin receptor scintigraphy in the management of patients with neuroendocrine gastroenteropancreatic tumors. *J Nucl Med*. 1997;38(6):853–858.

29. Jamar F, et al. Somatostatin receptor imaging with indium-111-pentetreotide in gastroenteropancreatic neuroendocrine tumors: safety, efficacy and impact on patient management. *J Nucl Med*. 1995;36(4):542–549.

30. Anthony LB, et al. Indium-111-pentetreotide prolongs survival in gastroenteropancreatic malignancies. *Semin Nucl Med*. 2002;32(2):123–132.

31. Buchmann I, et al. Comparison of 68Ga-DOTATOC PET and 111In-DTPAOC (Octreoscan) SPECT in patients with neuroendocrine tumours. *Eur J Nucl Med Mol Imaging*. 2007;34(10):1617–1626.

32. Hope TA, et al. (111)In-pentetreotide scintigraphy versus (68)Ga-DOTATATE PET: impact on Krenning scores and effect of tumor burden. *J Nucl Med*. 2019;60(9):1266–1269.

33. Kratochwil C, et al. SUV of [68Ga]DOTATOC-PET/CT predicts response probability of PRRT in neuroendocrine tumors. *Mol Imaging Biol*. 2015;17(3):313–318.

34. Haug AR, et al. 68Ga-DOTATATE PET/CT for the early prediction of response to somatostatin receptor-mediated radionuclide therapy in

patients with well-differentiated neuroendocrine tumors. *J Nucl Med.* 2010;51(9):1349–1356.

35. Valkema R, et al. Survival and response after peptide receptor radionuclide therapy with [90Y-DOTA0,Tyr3]octreotide in patients with advanced gastroenteropancreatic neuroendocrine tumors. *Semin Nucl Med.* 2006;36(2):147–156.

36. Strosberg J, et al. Phase 3 trial of (177)Lu-Dotatate for midgut neuroendocrine tumors. *N Engl J Med.* 2017;376(2):125–135.

37. Kunikowska J, et al. Long-term results and tolerability of tandem peptide receptor radionuclide therapy with (90)Y/(177)Lu-DOTATATE in neuroendocrine tumors with respect to the primary location: a 10-year study. *Ann Nucl Med.* 2017;31(5):347–356.

38. Ranade R, Basu S. 177Lu-DOTATATE PRRT in patients with metastatic neuroendocrine tumor and a single functioning kidney: tolerability and effect on renal function. *J Nucl Med Technol.* 2016;44(2):65–69.

39. Naik C, Basu S. (177)Lu-DOTATATE peptide receptor radionuclide therapy in patients with borderline low and discordant renal parameters: treatment feasibility assessment by sequential estimation of triple parameters and filtration fraction. *World J Nucl Med.* 2018;17(1):12–20.

40. Brabander T, et al. Long-term efficacy, survival, and safety of [(177)Lu-DOTA(0),Tyr(3)]octreotate in patients with gastroenteropancreatic and bronchial neuroendocrine tumors. *Clin Cancer Res.* 2017;23(16):4617–4624.

41. Bergsma H, et al. Persistent hematologic dysfunction after peptide receptor radionuclide therapy with (177)Lu-DOTATATE: incidence, course, and predicting factors in patients with gastroenteropancreatic neuroendocrine tumors. *J Nucl Med.* 2018;59(3):452–458.

42. van Essen M, et al. Salvage therapy with (177)Lu-octreotate in patients with bronchial and gastroenteropancreatic neuroendocrine tumors. *J Nucl Med.* 2010;51(3):383–390.

43. Kasi PM, Sharma A, Jain MK. Expanding the indication for novel theranostic 177Lu-dotatate peptide receptor radionuclide therapy: proof-of-concept of PRRT in Merkel cell cancer. *Case Rep Oncol.* 2019;12(1):98–103.

44. Thapa P, Parghane R, Basu S. (177)Lu-DOTATATE peptide receptor radionuclide therapy in metastatic or advanced and inoperable primary neuroendocrine tumors of rare sites. *World J Nucl Med.* 2017;16(3):223–228.

45. Kong G, et al. Initial experience with gallium-68 DOTA-octreotate PET/CT and peptide receptor radionuclide therapy for pediatric patients with refractory metastatic neuroblastoma. *J Pediatr Hematol Oncol.* 2016;38(2):87–96.

46. Fani M, Nicolas GP, Wild D. Somatostatin receptor antagonists for imaging and therapy. *J Nucl Med.* 2017;58(Suppl 2):61s–66s.

47. Kratochwil C, et al. Ac-225-DOTATOC-an empiric dose finding for alpha particle emitter based radionuclide therapy of neuroendocrine tumors. *J Nucl Med.* 2015;56(supplement 3):1232–1232.

48. Stallons TAR, et al. Preclinical investigation of (212)Pb-DOTAMTATE for peptide receptor radionuclide therapy in a neuroendocrine tumor model. *Mol Cancer Ther.* 2019;18(5):1012–1021.

49. Kratochwil C, et al. (2)(1)(3)Bi-DOTATOC receptor-targeted alpha-radionuclide therapy induces remission in neuroendocrine tumours refractory to beta radiation: a first-in-human experience. *Eur J Nucl Med Mol Imaging.* 2014;41(11):2106–2119.

50. Nicolas GP, et al. Biodistribution, pharmacokinetics, and dosimetry of (177)Lu-, (90)Y-, and (111)In-labeled somatostatin receptor antagonist OPS201 in comparison to the agonist (177)Lu-DOTATATE: the mass effect. *J Nucl Med.* 2017;58(9):1435–1441.

51. Wild D, et al. Comparison of somatostatin receptor agonist and antagonist for peptide receptor radionuclide therapy: a pilot study. *J Nucl Med.* 2014;55(8):1248–1252.

52. Whittle SB, et al. Overview and recent advances in the treatment of neuroblastoma. *Expert Rev Anticancer Ther.* 2017;17(4):369–386.

53. Franks LM, et al. Neuroblastoma in adults and adolescents: an indolent course with poor survival. *Cancer.* 1997;79(10):2028–2035.

54. Carlin S, et al. Development of a real-time polymerase chain reaction assay for prediction of the uptake of meta-[(131)I]iodobenzylguanidine by neuroblastoma tumors. *Clin Cancer Res.* 2003;9(9):3338–3344.

55. Tan TH, et al. Diagnostic performance of (68)Ga-DOTATATE PET/CT, (18)F-FDG PET/CT and (131)I-MIBG scintigraphy in mapping metastatic pheochromocytoma and paraganglioma. *Nucl Med Mol Imaging.* 2015;49(2):143–151.

56. Taieb D, et al. EANM 2012 guidelines for radionuclide imaging of phaeochromocytoma and paraganglioma. *Eur J Nucl Med Mol Imaging.* 2012;39(12):1977–1995.

57. Sinclair AJ, et al. Pre- and post-treatment distribution pattern of 123I-MIBG in patients with phaeochromocytomas and paragangliomas. *Nucl Med Commun.* 1989;10(8):567–576.

58. Wieland DM, et al. Radiolabeled adrenergi neuron-blocking agents: adrenomedullary imaging with [131I]iodobenzylguanidine. *J Nucl Med.* 1980;21(4):349–353.

59. Jimenez C, Erwin W, Chasen B. Targeted radionuclide therapy for patients with metastatic pheochromocytoma and paraganglioma: from low-specific-activity to high-specific-activity iodine-131 metaiodobenzylguanidine. *Cancers (Basel).* 2019;11(7):1018.

60. Bomanji J, et al. Uptake of iodine-123 MIBG by pheochromocytomas, paragangliomas, and neuroblastomas: a histopathological comparison. *J Nucl Med.* 1987;28(6):973–978.

61. van Berkel A, et al. Semiquantitative 123I-metaiodobenzylguanidine scintigraphy to distinguish pheochromocytoma and paraganglioma from physiologic adrenal uptake and its correlation with genotype-dependent expression of catecholamine transporters. *J Nucl Med.* 2015;56(6):839–846.

62. Fottner C, et al. 6-18F-fluoro-L-dihydroxyphenylalanine positron emission tomography is superior to 123I-metaiodobenzyl-guanidine scintigraphy in the detection of extraadrenal and hereditary pheochromocytomas and paragangliomas: correlation with vesicular monoamine transporter expression. *J Clin Endocrinol Metab.* 2010;95(6):2800–2810.

63. Pryma DA, et al. Efficacy and safety of high-specific-activity (131)I-MIBG therapy in patients with advanced pheochromocytoma or paraganglioma. *J Nucl Med.* 2019;60(5):623–630.

64. Gonias S, et al. Phase II study of high-dose [131I]metaiodobenzylguanidine therapy for patients with metastatic pheochromocytoma and paraganglioma. *J Clin Oncol.* 2009;27(25):4162–4168.

65. Sisson JC, Wieland DM. Radiolabeled meta-iodobenzylguanidine: pharmacology and clinical studies. *Am J Physiol Imaging.* 1986;1(2):96–103.

66. Wilson JS, et al. A systematic review of 131I-meta iodobenzylguanidine molecular radiotherapy for neuroblastoma. *Eur J Cancer.* 2014;50(4):801–815.

67. Cougnenc O, et al. High-dose 131I-MIBG therapies in children: feasibility, patient dosimetry and radiation exposure to workers and family caregivers. *Radiat Prot Dosimetry.* 2017;173(4):395–404.

68. Spatz S, et al. Comprehensive evaluation of prostate specific membrane antigen expression in the vasculature of renal tumors: implications for imaging studies and prognostic role. *J Urol.* 2018;199(2):370–377.

69. Wernicke AG, et al. Prostate-specific membrane antigen as a potential novel vascular target for treatment of glioblastoma multiforme. *Arch Pathol Lab Med.* 2011;135(11):1486–1489.

70. Ghosh A, Heston WD. Tumor target prostate specific membrane antigen (PSMA) and its regulation in prostate cancer. *J Cell Biochem.* 2004;91(3):528–539.

71. Mannweiler S, et al. Heterogeneity of prostate-specific membrane antigen (PSMA) expression in prostate carcinoma with distant metastasis. *Pathol Oncol Res.* 2009;15(2):167–172.

72. Ross JS, et al. Correlation of primary tumor prostate-specific membrane antigen expression with disease recurrence in prostate cancer. *Clin Cancer Res.* 2003;9(17):6357–6362.

73. Silver DA, et al. Prostate-specific membrane antigen expression in normal and malignant human tissues. *Clin Cancer Res.* 1997;3(1):81–85.

74. Sheikhbahaei S, et al. Pearls and pitfalls in clinical interpretation of prostate-specific membrane antigen (PSMA)-targeted PET imaging. *Eur J Nucl Med Mol Imaging.* 2017;44(12):2117–2136.

75. Haberkorn U, et al. New strategies in prostate cancer: prostate-specific membrane antigen (PSMA) ligands for diagnosis and therapy. *Clin Cancer Res.* 2016;22(1):9–15.

76. Benesova M, et al. Preclinical evaluation of a tailor-made DOTA-conjugated PSMA inhibitor with optimized linker moiety for imaging and endoradiotherapy of prostate cancer. *J Nucl Med.* 2015;56(6):914–920.

77. Eppard E, et al. Clinical translation and first in-human use of [(44)Sc]Sc-PSMA-617 for PET imaging of metastasized castrate-resistant prostate cancer. *Theranostics.* 2017;7(18):4359–4369.

78. Ahmadzadehfar H, et al. Early side effects and first results of radioligand therapy with 177Lu-DKFZ-617 PSMA of castrate-resistant metastatic prostate cancer: a two-centre study. *EJNMMI Res.* 2015;5(1):36.

79. Kulkarni HR, et al. PSMA-based radioligand therapy for metastatic castration-resistant prostate cancer: the Bad Berka experience since 2013. *J Nucl Med.* 2016;57(Suppl 3):97S–104S.

80. Rahbar K, et al. PSMA targeted radioligandtherapy in metastatic castration resistant prostate cancer after chemotherapy, abiraterone and/or enzalutamide. A retrospective analysis of overall survival. *Eur J Nucl Med Mol Imaging.* 2018;45(1):12–19.

81. Hofman MS, et al. [(177)Lu]-PSMA-617 radionuclide treatment in patients with metastatic castration-resistant prostate cancer (LuPSMA trial): a single-centre, single-arm, phase 2 study. *Lancet Oncol.* 2018;19(6):825–833.

82. Kim YJ, Kim YI. Therapeutic responses and survival effects of 177Lu-PSMA-617 radioligand therapy in metastatic castrate-resistant prostate cancer: a meta-analysis. *Clin Nucl Med.* 2018;43(10):728–734.

83. Rahbar K, et al. Delayed response after repeated (177)Lu-PSMA-617 radioligand therapy in patients with metastatic castration resistant prostate cancer. *Eur J Nucl Med Mol Imaging.* 2018;45(2):243–246.

84. Edler von Eyben F, et al. (177)Lu-PSMA radioligand therapy of predominant lymph node metastatic prostate cancer. *Oncotarget.* 2019;10(25):2451–2461.

85. Heck MM, et al. Treatment outcome, toxicity, and predictive factors for radioligand therapy with (177)Lu-PSMA-I&T in metastatic castration-resistant prostate cancer. *Eur Urol.* 2019;75(6):920–926.

PREGUNTAS DE AUTOEVALUACIÓN DEL CAPÍTULO

1. ¿Qué afirmación describe mejor el concepto *theranostics*?

   A. Diagnósticos y tratamientos que utilizan la misma diana biológica o una similar

   B. Se enfoca en la atención de pacientes con cáncer

   C. Solo se limita al uso de sustancias radioactivas

   D. Se ha establecido en los últimos años

2. ¿Cuál de las siguientes parejas constituye un par de marcadores para diagnóstico y tratamiento?

   A. FDG e ^{131}I-MIBG

   B. ^{177}Lu-PSMA-617 y ^{68}Ga-PSMA-11

   C. ^{68}Ga-DOTATATE e ^{131}I

   D. ^{131}I-iobenguano y ^{177}Lu-DOTATATE

3. ¿Cuál de las siguientes dianas biológicas se relacionan para la RI y los procesos de enfermedad?

   A. SSTR2 y melanoma

   B. PSMA y TNE

   C. Noradrenalina y feocromocitoma

   D. Cotransportadores del yoduro de sodio y cáncer de próstata

Respuestas a las preguntas de autoevaluación del capítulo

1. A *Theranostics* generalmente se refiere al diagnóstico y tratamiento que utilizan la misma o similar diana biológica. Las respuestas B, C y D son incorrectas. Aunque en la actualidad se centra en el cáncer, no existe ninguna limitación teórica para que se utilice en una amplia gama de enfermedades. El dominio *theranostics* puede incluir la nanomedicina, la optomedicina, la magnetomedicina y la radiología intervencionista (RI); en esta última se utilizan sustancias radioactivas. La RI se estableció a principios de la década de 1940 tras la primera administración de yodo radioactivo para las alteraciones de la glándula tiroidea.

2. B ^{177}Lu-PSMA-617 y ^{68}Ga-PSMA-11. Todas las demás parejas son incorrectas.

3. C Noradrenalina y feocromocitoma. Todas las demás parejas son incorrectas.

Fundamentos de medicina nuclear en pediatría

17

Hedieh Khalatbari, Barry L. Shulkin, Helen R. Nadel y Marguerite T. Parisi

OBJETIVOS DE APRENDIZAJE

1. Diferenciar los patrones gammagráficos en los neonatos con hipotiroidismo congénito.
2. Utilizar la gammagrafía renal para identificar al subconjunto de pacientes con dilatación congénita del sistema colector renal que se beneficiarían con una intervención quirúrgica.
3. Aplicar criterios de interpretación para distinguir la atresia biliar de otras causas de ictericia neonatal colestásica prolongada en las exploraciones hepatobiliares.
4. Discutir el abordaje óptimo para realizar la exploración de Meckel en los niños.
5. Describir la puntuación modificada de Curie y su importancia al momento de interpretar las exploraciones con metayodobencilguanidina marcada con yodo en los pacientes con neuroblastoma.

INTRODUCCIÓN

Los niños no son adultos pequeños. Existen cambios en el desarrollo relacionados con la edad, así como variantes fisiológicas que pueden confundirse con enfermedades. Además, los procesos patológicos encontrados en la población pediátrica difieren de los de los adultos. Incluso cuando se encuentran padecimientos similares, las causas y los sitios de afectación varían entre adultos y niños. Uno de estos ejemplos es la osteomielitis, que se clasifica en *hematógena*, de *foco contiguo* por traumatismo, cirugía, material protésico o propagación de tejidos blandos, así como por *insuficiencia vascular* (1). La osteomielitis hematógena predomina en los niños y las metáfisis de los huesos largos son las más frecuentemente implicadas (2,3). En los adultos jóvenes, la osteomielitis suele relacionarse con un traumatismo o una intervención quirúrgica, es decir, una osteomielitis de foco contiguo. En los adultos mayores, predominan la osteomielitis de foco contiguo y la osteomielitis por insuficiencia vascular (3).

La interpretación de los estudios de medicina nuclear (MN) pediátrica requiere un conocimiento de la historia clínica del paciente, el cuadro clínico, así como la indicación del estudio solicitado. Los hallazgos en las modalidades de imagen anatómica deben ser revisados y correlacionados con los identificados en los estudios de MN. Además, hay que ser consciente de la biodistribución fisiológica del radiofármaco administrado para asegurarse de que no se pasen por alto los hallazgos inesperados que puedan alterar el diagnóstico o el tratamiento del paciente. Aunque los radiofármacos utilizados son los mismos que en los adultos, hay cambios fisiológicos y del desarrollo en el niño y el adolescente en crecimiento que deben reconocerse y no confundirse con la enfermedad (fig. 17-1).

Este capítulo se centrará en los estudios que se realizan en una consulta típica de MN pediátrica, los aspectos prácticos de la realización de dichos estudios (tablas 17-1 y 17-2) y ejemplos ilustrativos (4-38).

DOSIS DE RADIOFÁRMACOS Y DE RADIACIÓN

Hay aspectos técnicos respecto a los estudios de MN que deben ajustarse al paciente pediátrico. Los niños son más sensibles a las radiaciones que los adultos y tienen mayor esperanza de vida para mostrar los efectos adversos de la radiación (39). En consecuencia, deben realizarse grandes esfuerzos para optimizar las dosis administradas de radiofármacos y las técnicas de imagen híbrida en esta población vulnerable, para permitir una menor exposición de los pacientes a la radiación manteniendo la eficacia del diagnóstico (39,40). En la literatura se ha hecho hincapié en los posibles riesgos neoplásicos de las radiaciones ionizantes, especialmente en la población pediátrica. Existen varios modelos para predecir los riesgos relativos de radiación y el más utilizado es el modelo lineal sin umbral (41). En este modelo se indica que la exposición a las radiaciones ionizantes, a cualquier nivel, tiene el potencial de aumentar la probabilidad de desarrollar una enfermedad maligna más adelante en la vida (42). Por tanto, los estudios de MN y de tomografía por emisión de positrones (PET, *positron-emission tomography*) en combinación con la tomografía computarizada (PET/TC) deben realizarse solo cuando estén claramente indicados desde el punto de vista clínico y utilizando actividades radiofarmacéuticas administradas en función del peso, de acuerdo con las guías de la European Association of Nuclear Medicine (EANM) (12,13). Además, en los estudios pediátricos de MN, se prefiere el uso de ^{123}I y de metayodobencilguanidina (MIBG) marcada con ^{123}I (^{123}I-MIBG) en lugar de sus homólogos con ^{131}I para la enfermedad tiroidea y el neuroblastoma, respectivamente, esto debido a su vida media más corta, a la mejor calidad de la imagen debido a la energía de los fotones emitidos y a la menor dosis de radiación efectiva necesaria. Por último, existen diversas técnicas que pueden utilizarse para reducir la radiación al realizar estudios de MN y la PET/TC que se resumen en la tabla 17-3 (12,13,35,43,44).

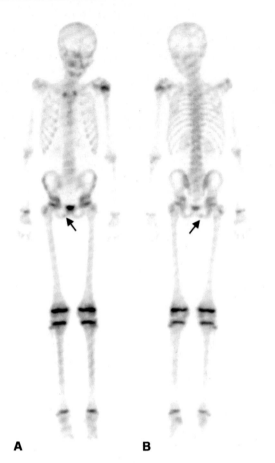

A   **B**

FIG. 17-1 ● Asimetría de la sincondrosis isquiopúbica y captación fisiológica en las placas de crecimiento. Niño de 10 años de edad con antecedentes de osteosarcoma localizado en el húmero proximal derecho; el estudio fue realizado después de la quimioterapia y la resección del húmero proximal derecho y reconstrucción con injerto óseo. Se realizó una gammagrafía ósea de vigilancia con ^{99m}Tc-MDP. **A y B.** En la gammagrafía ósea anterior (A) y posterior (B) de todo el cuerpo se observa un defecto fotopénico en el húmero proximal derecho compatible con la historia de resección del húmero proximal derecho con reconstrucción de injerto óseo. No hay metástasis óseas ni recidivas locales. Se detecta una intensa acumulación de radiofármaco fisiológico en las placas de crecimiento. La asimetría de la sincondrosis isquiopúbica es una variante del desarrollo y puede observarse en los niños antes de la pubertad durante la fusión de los huesos isquiáticos y el pubis. La asimetría de la sincondrosis isquiopúbica se observa como un agrandamiento asimétrico de la sincondrosis en las radiografías y puede demostrar un aumento de la captación del radiofármaco en la gammagrafía ósea y en la PET con ^{18}F-FDG/TC que no debe confundirse con un traumatismo, una infección o un tumor.

TÉCNICAS DE DISTRACCIÓN, SEDACIÓN Y ANESTESIA GENERAL

A diferencia de la mayoría de los adultos, los niños más pequeños, aquellos con retraso en el desarrollo o quienes tienen múltiples exposiciones previas a procedimientos médicos dolorosos o que provocan ansiedad, pueden no ser capaces de comprender las instrucciones, mantenerse quietos o cooperar de alguna manera durante la realización de los exámenes de MN. Por ello, en el caso del paciente pediátrico, hay que asegurarse de que el estudio solicitado sea «la prueba, el paciente, la dosis y el momento adecuados» (36,45). Además de adaptar el protocolo de estudio de la MN a la indicación específica, el uso de abordajes farmacológicos para reducir el dolor durante el acceso venoso (46), así como

las técnicas de distracción e inmovilización para minimizar la incidencia y, por tanto, los riesgos de la sedación y la anestesia general, forman parte de las mejores prácticas que analizaremos en las siguientes páginas (tabla 17-4) (47). Un ejemplo de abordaje farmacológico para reducir el dolor durante el acceso venoso es el «*J-Tip*» (*needleless injection system*, National Medical Products, Inc, Irvine, CA). El *J-Tip* es un pequeño dispositivo inyector desechable, sin aguja, que utiliza dióxido de carbono presurizado para infiltrar una solución de lidocaína en el tejido subcutáneo (46). Los dispositivos de inmovilización se utilizan para mantener una parte o todo el cuerpo en una posición fija por un período prolongado durante la adquisición de imágenes. Hay cobertores en varios tamaños. Al niño mayor se le puede envolver en una manta que posteriormente se sujeta con correas de seguridad. Mientras que las técnicas de envoltura funcionan en el caso de los bebés, se suele utilizar sedación o anestesia general en los niños menores de 6 años de edad para realizar estudios como la tomografía computarizada por emisión de fotón único (SPECT, *single-photon-emission computed tomography*), la SPECT/TC, la PET/TC y la PET combinada con resonancia magnética (PET/RM), que requieren períodos de inmovilización más prolongados. Sin embargo, se debe tener cuidado con el uso de la sedación y la anestesia general, ya que los riesgos potenciales incluyen las consecuencias médicas inmediatas de depresión cardiopulmonar y efectos neurocognitivos potencialmente nocivos a largo plazo en el cerebro en desarrollo por la exposición repetida a sedantes o medicamentos anestésicos (42).

GLÁNDULA TIROIDES

Hipotiroidismo congénito

El hipotiroidismo congénito (HC), la causa prevenible más frecuente de retraso mental, puede clasificarse como transitorio o permanente. El hipotiroidismo transitorio, que suele resolverse en semanas o años, se debe a anticuerpos bloqueadores del receptor de tirotropina transplacentario de la madre, a deficiencia de yodo durante el embarazo, a exposición excesiva al yodo en los países donde este es suficiente o por ingesta materna de fármacos como el propiltiouracilo. El hipotiroidismo permanente es causado por la formación anómala de la glándula tiroides durante la embriogénesis (disgenesia tiroidea), la producción alterada de hormonas tiroideas (dishormonogénesis) o la resistencia a la unión o señalización de la hormona estimulante de la tiroides (TSH, *thyroid-stimulating hormone*) (48). La disgenesia tiroidea incluye la ectopia, la agenesia, la hipoplasia y la hemiagenesia tiroideas (17,48). La dishormonogénesis designa los trastornos hereditarios de la síntesis y secreción de la hormona tiroidea.

Dado que la mayoría de los pacientes con HC son asintomáticos al nacer, en muchos países se han establecido programas de cribado neonatal para detectarlo. Lo más habitual es que la concentración de TSH se evalúe mediante una muestra de sangre del talón (49). Si hay un incremento de la TSH en la muestra se toma otra muestra sérica para confirmar los resultados de la TSH y obtener la concentración de tiroxina (T_4). El tratamiento con levotiroxina debe iniciarse tan pronto como se confirme el diagnóstico, para prevenir o inhibir los daños neurológicos permanentes y los demás defectos fenotípicos que pueden producirse si no se trata el HC.

La American Academy of Pediatrics no ha recomendado la obtención de imágenes en los pacientes con HC. Aunque quizás los hallazgos no cambien el tratamiento inmediato del paciente en la mayoría de los casos, es posible determinar la causa y que intervengan en las decisiones de tratamiento, pronóstico y asesoramiento a los padres relacionados con la historia natural y el curso del HC (50). Estos estudios de imagen complementarios incluyen la ecografía de la tiroides y la gammagrafía con pertecnetato marcado con ^{99m}Tc (^{99m}Tc-pertecnetato) o ^{123}I (14). Mientras que la ecografía puede identificar la presencia y el tamaño de la glándula tiroides cuando está en posición eutópica, es menos eficaz en los casos de ectopia tiroidea (14). Lo más importante

Tabla 17-1 **ESTUDIOS DE MEDICINA NUCLEAR PARA LAS VÍAS URINARIAS PEDIÁTRICAS**

Estudio de medicina nuclear	Radiofármacos*	Comentarios
Renal: gammagrafía renal dinámica (4,5)	Los radiofármacos tubulares marcados con ^{99m}Tc son preferibles a los glomerulares debido a una extracción más eficiente: ^{99m}Tc-MAG3 ^{99m}Tc-EC ^{99m}Tc-DTPA**	**Guías de procedimiento de la SNMMI y de la EANM**: **Hidratación**: dextrosa al 5%, solución fisiológica al 0.33% u otra solución según la política institucional a razón de 15-20 mL/kg (aproximadamente dos tercios deben darse antes de la inyección de furosemida) administrada por vía i.v. Sin embargo, muchos niños pueden lograr una hidratación adecuada mediante la ingesta oral de líquidos (leche, agua o jugo [zumo]) apropiados para su edad. **Sonda vesical**: aconsejada para bebés y niños con megauréter, válvulas uretrales posteriores, reflujo vesicoureteral conocido o vejiga neuropática. **Administración de furosemida:** **a) Tiempo de administración**: los protocolos F-0 o F+ (*20 o 30*) se refieren al momento de la administración de la furosemida en relación con el radiofármaco; es decir, de forma concomitante o después de *20 o 30* min. Sin embargo, la furosemida puede administrarse antes o después en caso de drenaje rápido o de llenado inadecuado de las vías de salida, respectivamente. **b) Dosis**: 1 mg/kg (dosis máxima de 40 mg) i.v. Tiempo de la administración para cada paciente en la toma de imágenes de seguimiento. **Imágenes dinámicas, fases:** *perfusión, cortical y drenaje* con una duración total de 20-30 min: *drenaje posfurosemida* (normalmente se obtienen imágenes durante 20-30 min). **Imágenes planares, drenaje gravitacional asistido o imágenes posmiccionales:** **a) Imágenes de drenaje gravitacional asistido**: se obtienen imágenes planares de 1 min antes y después de mantener al paciente en posición vertical durante un período de tiempo estandarizado (p. ej., 10 o 15 min). **b) Imágenes posmiccionales**: se obtiene una imagen planar de 1 min en un lapso de tiempo estandarizado (60 min o más) después de la inyección del radiofármaco. **Procesamiento de imágenes:** **a)** Cálculo de la *función renal diferencial*, normalmente a 60-120 s con regiones de interés en forma de C para la corrección del fondo. **b)** *Curva de drenaje posterior a la furosemida*, generada con regiones de interés dibujadas para incluir el tracto de salida con dilatación máxima. **c)** Cálculo de varios parámetros de drenaje a partir de la curva de drenaje posfurosemida: *tiempo medio de atenuación* y *porcentaje de drenaje* al final de la obtención de la imagen. **d)** *Drenaje gravitacional asistido*: recuento de regiones de interés en la imagen anterior a la derecha, recuento de regiones de interés en la imagen posterior a la derecha o recuento de regiones de interés en la imagen anterior a la derecha.
Renal: gammagrafía renal cortical (6-10)	^{99m}Tc-DMSA	Imágenes planares con colimación de agujeros paralelos: posterior, oblicua posterior derecha y oblicua posterior izquierda. Procesamiento: regiones de interés alrededor de cada riñón para calcular la función diferencial (con regiones de interés para la corrección del fondo). Opcional: SPECT, SPECT/TC o colimación estenopeica.
Vejiga y vías de salida: cistografía directa con radionúclidos (11)	^{99m}Tc-coloide de azufre ^{99m}Tc-DTPA ^{99m}Tc-pertecnetato***	**Preparación de radiofármacos e instilación mediante sonda vesical, opciones:** **(a)** Se introduce en una solución fisiológica de 500 mL que se cuelga a 100 cm por encima de la mesa del tomógrafo. **(b)** Se inyecta directamente en la vejiga urinaria después de instilar 10-20 mL de solución fisiológica en la vejiga.

*Según las directrices norteamericanas y de la EANM (12,13).

**El ^{99m}Tc-DTPA, un ácido glomerular, puede utilizarse cuando no se dispone de ^{99m}Tc-MAG3 y ^{99m}Tc-EC (4).

***El ^{99m}Tc-pertecnetato puede ser absorbido por el torrente sanguíneo desde la pared de la vejiga, especialmente si está inflamada. El radiofármaco entonces puede acumularse en el sistema colector renal y dar lugar a un falso positivo (11).

DMSA: ácido dimercaptosuccínico; DTPA: ácido dietilentriaminopentaacético; EC: etilencisteína; i.v.: intravenoso; MAG3: mercaptoacetiltriglicina; SPECT: tomografía computarizada de emisión de fotón único; SPECT/TC: tomografía computarizada de emisión de fotón único combinada con tomografía computarizada; ^{99m}Tc: tecnecio-99m.

Con base en las referencias: 4-13.

Tabla 17-2 **ESTUDIOS DIAGNÓSTICOS DE MEDICINA NUCLEAR EN PEDIATRÍA**

Estudio de medicina nuclear	Radiofármacos*	Comentarios
Tiroides: hipotiroidismo congénito (14,15)	a) ^{99m}Tc-pertecnetato (i.v.) b) [123]I (v.o.)	El paciente no debe estar tomando hormonas tiroideas durante más de 7 días antes del estudio. No se ha administrado ningún contraste intravenoso que contenga yodo en las 6 semanas anteriores.
Tiroides: hipertiroidismo (16,17)	Exploración y captación: [123]I	Exploración y captación: a las 2-6 h (imagen temprana); porcentaje de captación calculado a las 2-6 y 24 h.
Gammagrafía hepatobiliar: ictericia neonatal (18,19)	[99m]Tc-ácido bromoiminodiacético	Premedicación: fenobarbital (5 mg/kg por día durante 5 días en dos dosis divididas) para alcanzar una concentración sérica de fenobarbital de ≥15 µg/mL. Imágenes dinámicas anteriores de 60 min seguidas de imágenes estáticas anteriores y laterales derechas del abdomen a las 2, 4, 6 y 8 h hasta que se demuestre la excreción biliar o hasta un máximo de 24 h después de la inyección.
Gammagrafía hígado-bazo: tejido esplénico funcional (20)	^{99m}Tc-coloide de azufre	La SPECT/TC ayuda a localizar la captación del radiofármaco.
Exploración de Meckel (21,22)	^{99m}Tc-pertecnetato	Ayuno de 4-6 h. Premedicación: antagonistas H2 o inhibidores de la bomba de protones. 60 min de imágenes dinámicas anteriores, seguidas de imágenes laterales y posteriores a la evacuación. La mucosa gástrica ectópica suele observarse al mismo tiempo que la mucosa gástrica, pero es posible que se retrase su aparición (hasta 40-50 min).
Reflujo gastroesofágico y vaciado gástrico líquido (23,24)	^{99m}Tc-coloide de azufre ^{99m}Tc-DTPA	2-4 h de ayuno según la edad y las circunstancias clínicas. Composición de las comidas: leche de vaca o fórmula de volumen similar a las comidas habituales del paciente. Vía de administración: oral, sonda nasogástrica o sonda de gastrostomía percutánea. Calcular el vaciado gástrico: adquirir imágenes anteriores estáticas del abdomen a 1 h y a 2 o 3 h. Porcentaje de vaciado gástrico = [recuento en el intestino/(recuento en el intestino + recuento en el estómago)] × 100.
Vaciado gástrico, sólido (25,26)	^{99m}Tc-coloide de azufre ^{99m}Tc-DTPA	4-6 h de ayuno. No hay comida estandarizada ni valores porcentuales de vaciado gástrico de referencia universal. Suspender los fármacos que interfieren con la motilidad gástrica a menos que se realice la exploración para evaluar su eficacia.
Salivograma con radionúclidos (27)	^{99m}Tc-coloide de azufre	No es necesaria ninguna preparación. Volumen y vía de administración: se coloca un pequeño volumen de radiofármaco en la lengua. Se adquieren 60 min de imágenes dinámicas posteriores del tórax.
Gammagrafía ósea (28-32)	Radiofármacos de la familia de los bisfosfonatos marcados con [99m]Tc**	**Tipos de gammagrafía ósea:** a) Imágenes planares retardadas de todo el cuerpo en proyecciones anteriores y posteriores: en los niños más pequeños (especialmente bajo anestesia) se obtienen como múltiples imágenes puntuales superpuestas para mejorar la resolución de la imagen. Las imágenes de cuerpo entero pueden complementarse con imágenes puntuales en otra proyección. b) Gammagrafía ósea multifásica (bifásica o trifásica): imágenes del flujo sanguíneo (fase 1), imágenes inmediatas de la reserva de sangre (fase 2) e imágenes retardadas (fase 3). Una gammagrafía ósea de dos fases incluye las fases 2 y 3. c) SPECT o SPECT/TC. d) Imágenes de fase tardía hasta las 24 h.

Estudio de medicina nuclear	Radiofármacos*	Comentarios
Gammagrafía con MIBG	^{123}I-MIBG	Imágenes planares de todo el cuerpo en proyección anterior y posterior o múltiples imágenes de puntos superpuestos para mejorar la resolución de la imagen. SPECT/TC del tumor primario (33,34). En los bebés, el cuello, el tórax, el abdomen y la pelvis se incluyen en una sola adquisición de la SPECT.
PET/TC con ^{18}F-FDG en neoplasias	^{18}F-FDG	Suele incluir la exploración de todo el cuerpo desde el vértice hasta los dedos del pie. Las diferentes opciones para la parte de TC incluyen dosis bajas exclusivas para la corrección de la atenuación, TC diagnóstica o una combinación de estas (32,35,36).
PET/TC con ^{18}F-FDG en la infección y la inflamación	^{18}F-FDG	Suele incluir la exploración de todo el cuerpo desde el vértice hasta los dedos de los pies (37).
PET/TC con ^{18}F-FDG en la epilepsia (38)	^{18}F-FDG	EEG conectado. Evaluar las imágenes PET fusionadas con las imágenes de la RM.
Estudio de derivación del LCR por MN	^{99m}Tc-pertecnetato ^{99m}Tc-DTPA	Revisar las imágenes anatómicas previas y los estudios de derivación de LCR con MN. Identificar el tipo de válvula y la presión normal esperada de apertura del LCR.

*Según las directrices norteamericanas y de la EANM (12,13).

**Disfosfonato de metileno, disfosfonato de hidroxietileno, 2,3-dicarboxipropano-1 y 1-disfosfonato.

EEG: electroencefalograma; [18]F: flúor-18; ^{18}F-FDG: fluorodesoxiglucosa marcada con ^{18}F; LCR: líquido cefalorraquídeo; MAG3: mercaptoacetiltriglicina; MDP: disfosfonato de metileno; MIBG: metayodobencilguanidina; MN: medicina nuclear; RM: resonancia magnética; PET: tomografía por emisión de positrones; PET/TC: tomografía por emisión de positrones combinada con tomografía computarizada; [99m]Tc: tecnecio-99m.

Con base en las referencias 12-38.

Tabla 17-3 **ESTRATEGIAS PARA REDUCIR LA DOSIS EN ESTUDIOS DE MEDICINA NUCLEAR (PLANAR Y SPECT/TC) Y EN LA PET CON ^{18}F-FDG/TC EN PEDIATRÍA**

Estrategias	Comentarios
Eliminar los estudios innecesarios o elegir una modalidad de imagen alternativa que se asocie con nula o menor radiación (43).	PET/RM en lugar de PET/TC cuando esté disponible.
Reducir la dosis inyectada de radiofármaco (12,13).	Consultar las guías norteamericanas o de la EANM (12,13). Aumentar el tiempo en el tomógrafo para obtener más recuentos.
Metodología de la TC: emparejar la metodología con el propósito de la adquisición (35).	**Propósito de la adquisición de la TC:** - Corrección de la atenuación - Colocalización anatómica - Interpretación diagnóstica - Una combinación de lo anterior
Obtención de la TC: optimizar para reducir la dosis de radiación (44).	**Parámetros del estudio:** corriente a través del tubo de rayos X, capacidad del tubo de rayos X, índice de calidad de la imagen, velocidad de rotación del túnel y paso helicoidal. **Métodos de producción de imágenes:** filtros de imagen, algoritmo de reconstrucción y grosor de la sección. **Utilizar una técnica de exploración adecuada:** optimizar la duración de la exploración y colocar al paciente en el centro del túnel. - Longitud de la exploración PET/TC: cuerpo entero; rara vez se adquiere la imagen «de los ojos hasta el muslo». - Longitud de la SPECT/TC: solo incluye el área de interés en la parte del estudio de la TC.

Con base en las referencias 12,13,35,43,44.

Tabla 17-4 **TÉCNICAS DE DISTRACCIÓN**

Técnicas	Descripción
Juegos interactivos	Para distraer la atención del paciente durante el procedimiento se pueden utilizar aplicaciones adecuadas con la edad en una tableta.
Música	La música es una importante herramienta para tranquilizar a los pacientes. Los niños pueden escuchar su(s) canción(es) favorita(s) en un teléfono, tableta u otro dispositivo disponible.
Leer	Los libros apropiados para la edad son uno de los métodos de distracción pediátrica más útiles. Los cuentos pueden leerse en voz alta al niño y se le puede involucrar aún más haciéndole preguntas sobre la historia.
Películas y dibujos animados	Los niños pueden distraerse con películas y dibujos animados apropiados para su edad que aparecen en una tableta o en la televisión.
Juguetes luminosos y peluches	Los bebés y niños pequeños pueden distraerse con peluches y juguetes que se iluminan, zumban o tocan música.
Recompensas	Antes de iniciar el procedimiento, comunique al niño que recibirá una recompensa una vez finalizado el estudio y pregúntele qué tipo de premio le gustaría. En muchos centros de imágenes pediátricas hay un cofre del tesoro con juegos, libros, juguetes y peluches. También es posible que el adulto acompañante ya tenga planeada una recompensa y que pueda involucrar al niño hablando de la recompensa.

Fuente: Trottier y cols. Ref. 47.

es que, a diferencia de la gammagrafía, la ecografía no puede evaluar la función tiroidea.

Se prefiere el ^{99m}Tc-pertecnetato para la gammagrafía neonatal de tiroides debido a su disponibilidad, menor coste, menor dosis de radiación para la glándula tiroides, obtención de imágenes en los 30 min siguientes a la inyección y mayor calidad en la imagen en comparación con el ^{123}I. Sin embargo, el ^{99m}Tc-pertecnetato solo refleja el captura por la glándula tiroides y no sufre metabolización posterior, es decir, la organificación. Otra limitación para el uso del ^{123}I en esta población es que los neonatos no pueden tragar una cápsula. Para administrarlo en forma líquida, se requiere una cámara de flujo laminar que puede no estar disponible en todas las instalaciones de MN (14,15,17).

La gammagrafía tiroidea debe realizarse en los 7 días posteriores al inicio de la sustitución de la hormona tiroidea. De lo contrario, la supresión resultante de la TSH dará lugar a la falta de acumulación del radiofármaco en la glándula tiroidea. La interpretación de las gammagrafías tiroideas de MN en los neonatos con HC primario ejemplifica el patrón de abordaje en la obtención de imágenes. Los cinco patrones principales en las gammagrafías tiroideas de MN incluyen la *ausencia de captación tiroidea*, la *disminución de la captación eutópica*, el *aumento de la captación eutópica*, la *captación ectópica* y los *patrones de hemiagenesia tiroidea* (fig. 17-2 y tabla 17-5) (14,17,48,51,52). Es posible ver una gammagrafía tiroidea de MN normal, aunque raras veces, en pacientes con HC transitorio cuyos resultados de las pruebas de función tiroidea se han normalizado.

Enfermedad de Graves

La causa más frecuente de hipertiroidismo en pediatría es la enfermedad de Graves. Al igual que en el caso de los adultos, en MN la gammagrafía tiroidea puede ser útil para diferenciar las causas del hipertiroidismo (53-55). La única indicación para la ablación tiroidea con ^{131}I en el hipertiroidismo pediátrico es la enfermedad de Graves. Al igual que en los adultos, la paciente no debe estar lactando ni embarazada y junto con su familia debe cumplir con las precauciones de seguridad de la radiación. La ablación tiroidea con ^{131}I no es una opción terapéutica para los niños con nódulos tiroideos autónomos o bocio multinodular tóxico debido al efecto mutagénico del yodo radioactivo de baja actividad y al mayor riesgo de que se descubra incidentalmente un cáncer

diferenciado de tiroides (CDT) en la población pediátrica (16,56). La resección quirúrgica suele recomendarse en los niños con un nódulo tiroideo autónomo (17).

Existen consideraciones específicas para la ablación con ^{131}I en la enfermedad de Graves pediátrica. La ablación tiroidea con ^{131}I no se realiza en pacientes menores de 5 años de edad. La dosis máxima en los pacientes de entre 5 y 10 años es de 10 mCi. La ablación no se lleva a cabo en los pacientes con una glándula tiroides ≥80 g (16). La ablación con ^{131}I puede utilizarse como tratamiento de primera línea o después de un ensayo con metimazol. La dosis administrada es una dosis fija de entre 10 y 15 mCi o una dosis calculada en función del peso de la glándula para suministrar 200-300 µCi/g de tejido tiroideo (16,17). Se recomienda realizar la ecografía tiroidea, no solo para estimar el tamaño de la glándula para la determinación de la dosis de yodo radioactivo, sino para asegurar que el paciente no tiene un nódulo tiroideo asociado que haría necesaria la realización de una tiroidectomía total para tratar tanto la enfermedad de Graves como el nódulo tiroideo potencialmente neoplásico.

Cáncer diferenciado de tiroides

Aunque la incidencia de nódulos tiroideos es mayor en los adultos que en los niños, el riesgo de malignidad dentro de un nódulo tiroideo es mayor en estos últimos (16,56). Al igual que en los adultos, el CDT es el tipo más frecuente de cáncer de tiroides. El carcinoma papilar de tiroides (CPT) y el carcinoma folicular de tiroides (CFT) representan el 95% y el 5% de los CDT. Los CDT suelen ser yodados y muy sensibles a la TSH (57). A diferencia de los adultos, los niños suelen tener una enfermedad avanzada al momento del diagnóstico. A pesar de ello, el pronóstico a largo plazo es mejor que en los adultos. Por estas y otras razones se hicieron guías específicas para el diagnóstico y el tratamiento de los niños con nódulos tiroideos y CDT (58). Nuevamente, a diferencia de los adultos, la tiroidectomía total o casi total, a diferencia de la lobectomía, es la cirugía recomendada para el CDT pediátrico, con disección central y lateral del cuello según esté indicado (59). Después de la tiroidectomía total, se realiza una gammagrafía con ^{123}I de cuerpo entero para la estadificación en pacientes clasificados como de riesgo intermedio o alto según la definición de la American Thyroid Association (fig. 17-3) (59). Se recomienda la SPECT/TC para localizar los focos de captación anómala (57,60).

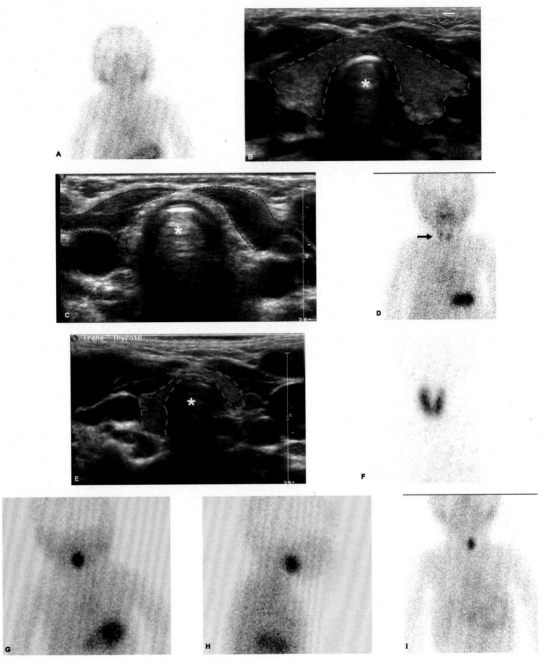

FIG. 17-2 ● **Patrones de captación tiroidea en la gammagrafía de pacientes con hipotiroidismo congénito.** En las gammagrafías tiroideas con 99mTc-pertecnetato (A, D, F, G e I son imágenes anteriores; H es una imagen lateral) se muestran los cinco patrones gammagráficos en diferentes neonatos. En las imágenes transversales de la ecografía tiroidea (B, C y E) se observa el aspecto correspondiente de la glándula tiroidea; los *asteriscos* denotan la vía aérea traqueal (en B, C y E). **A-C. Patrón de captación tiroidea ausente.** La distribución fisiológica del 99mTc-pertecnetato se observa en las glándulas salivales, en la reserva de sangre del mediastino y en el estómago. No hay acumulación de radiofármaco en el lecho tiroideo ni ectópicamente en el cuello (A). Este patrón gammagráfico puede asociarse con una glándula tiroidea eutópica en la ecografía (*líneas punteadas en B*) o a una glándula tiroidea ausente en la ecografía (la *línea punteada* delimita los músculos infrahioideos en C). En los pacientes con un patrón de captación tiroidea ausente en la gammagrafía, la ecografía permite diferenciar entre la agenesia tiroidea y las demás causas (tabla 17-5). **D y E. Patrón de captación eutópica disminuido con glándula tiroidea hipoplásica en la ecografía** (hipoplasia *in situ*). La glándula tiroidea bilobulada en forma de mariposa está en posición eutópica, pero parece pequeña con una captación subjetivamente disminuida en la gammagrafía tiroidea (*flecha en D*). Esto puede ser secundario al pequeño tamaño de la glándula tiroidea (hipoplasia) o a la disminución de la captación secundaria a otras causas. Con la ecografía se confirma una pequeña glándula tiroides en la posición esperada (*líneas punteadas en E*). En los pacientes con un patrón de captación eutópica disminuido en la gammagrafía, la ecografía permite diferenciar entre la hipoplasia tiroidea *in situ* y las demás causas (tabla 17-5). **F. Patrón de captación eutópica aumentado con la dishormonogénesis.** Los antecedentes maternos y neonatales, así como la evolución clínica posterior, diferencian las etiologías de este patrón de captación gammagráfica. Con el seguimiento clínico y de laboratorio se confirmó el hipotiroidismo permanente con necesidad de reemplazo de hormonas tiroideas de por vida. **G y H. Patrón de captación ectópica.** En las proyecciones anterior (G) y lateral (H) de la gammagrafía tiroidea se observa la captación de radiofármaco en la glándula tiroidea ectópica situada en la base de la lengua (tiroides lingual) con ausencia de captación de radiofármaco en el lecho tiroideo. La glándula tiroidea ectópica puede estar localizada en cualquier lugar entre el foramen cecal en la base de la lengua y el lecho tiroideo; la captación es típicamente unifocal pero puede ser multifocal. **I. Patrón de hemiagenesia.** En la gammagrafía tiroidea en proyección anterior se demuestra la captación del radiofármaco en el lóbulo tiroideo izquierdo y la ausencia de captación en el lóbulo tiroideo derecho. La agenesia del lóbulo tiroideo izquierdo es mucho más frecuente, representando el 87.5% de los casos en una serie (Ruchala y cols. Ref. [51]). La hemiagenesia tiroidea suele ser un hallazgo incidental, pero puede estar asociada con el hipotiroidismo (Szczepanek-Parulska y cols. Ref. [52]).

Tabla 17-5 PRINCIPALES DIAGNÓSTICOS DIFERENCIALES DE TRES PATRONES DE CAPTACIÓN EN EL HIPOTIROIDISMO CONGÉNITO PRIMARIO EN LAS GAMMAGRAFÍAS TIROIDEAS[τ] CON MN

Patrón	Diagnósticos diferenciales
Ausencia de captación tiroidea*	1. Agenesia tiroidea
	2. En la gammagrafía no se puede mostrar la captación a pesar de la presencia de una glándula tiroidea eutópica en la ecografía con:
	a. Dishormonogénesis (mutaciones inactivadoras del cotransportador unidireccional de sodio/yoduro)
	b. Anticuerpos bloqueadores del receptor de TSH materno
	c. Mutaciones del receptor de TSH
	d. Ingesta excesiva de yodo por exposición (p. ej., a través de preparados antisépticos)
	e. Supresión de la TSH por el tratamiento con levotiroxina
Disminución de la captación eutópica**	1. Hipoplasia *in situ*
	2. Dishormonogénesis (mutaciones en el cotransportador unidireccional de sodio/yoduro)
	3. Anticuerpos bloqueadores del receptor de TSH materno
	4. Mutaciones del receptor de TSH
Aumento de la captación eutópica	1. Dishormonogénesis
	2. Uso de medicamentos antitiroideos por parte de la madre***
	3. Deficiencia crónica de yodo***

[τ]La tiroides ectópica y la hemiagenesia no tienen un diagnóstico diferencial.

*Con la ecografía tiroidea se puede diferenciar la atireosis del resto de las causas de este patrón. Los tres patrones de captación de la *ausencia de captación tiroidea*, la *disminución de la captación eutópica* y el *aumento de la captación eutópica* pueden observarse en la dishormonogénesis. Por ejemplo, las mutaciones en el cotransportador unidireccional de sodio y yoduro dan como resultado la *ausencia de captación tiroidea* o la *disminución de la captación eutópica* (14).

**Con la ecografía tiroidea se puede diferenciar la hipoplasia *in situ* del resto de las causas de este patrón.

***El endocrinólogo correlaciona con los antecedentes maternos para diferenciar estas causas.

Fuentes: Leger y cols. Ref. 14; Giovanella y cols. Ref. 17 y Peters y cols. Ref. 48.

La terapia con ^{131}I está indicada para la enfermedad locorregional o ganglionar persistente e irresecable y para las metástasis a distancia con afinidad al yodo (57,59,61). Como los niños son más sensibles a los efectos de la retirada de la hormona tiroidea que los adultos, se puede utilizar la hormona estimulante de la tiroides humana recombinada (TSHrh, *recombinant human thyroid-stimulating hormone*), en lugar de la retirada de la levotiroxina, para preparar al paciente tanto para el estudio de estadificación de cuerpo entero con ^{123}I después de la tiroidectomía como para la terapia posterior con ^{131}I, si está indicada (57,59).

VÍAS URINARIAS

Anomalías congénitas de los riñones y las vías urinarias

Las anomalías congénitas de los riñones y las vías urinarias (ACRVU) son frecuentes y son la causa subyacente en el 30-50% de los casos de enfermedad renal crónica en niños que finalmente requieren tratamiento con diálisis o trasplante renal. Las anomalías pueden ser unilaterales o bilaterales y es posible que coexistan varias alteraciones (62-64). Las ACRVU pueden clasificarse como: i) malformaciones del parénquima renal (fig. 17-4), ii) alteraciones de la migración embrionaria renal (fig. 17-5) y iii) anomalías del flujo de salida (figs. 17-6 a 17-10, tabla 17-6, p. 215) (65,66). Con el creciente uso de la ecografía prenatal, las anomalías más frecuentes de las vías urinarias en el feto y el neonato son la dilatación del sistema colector renal o la dilatación concomitante del sistema colector renal y el uréter. Después del parto, estos pacientes pueden ser sintomáticos y presentar una infección de las vías urinarias (IVU), una tumoración abdominal palpable o ser asintomáticos. El curso natural de la dilatación de las vías de salida es variable y puede resolverse, inhibirse, estabilizarse o empeorar con la consiguiente pérdida de la función renal (4). El objetivo principal del renograma es

identificar el subconjunto de pacientes que se beneficiarían de la intervención quirúrgica. Entre estos pacientes se encuentran aquellos con: i) deterioro de la función renal dividida (< 40%), ii) disminución de la función renal dividida de > 10% en estudios posteriores o iii) drenaje deficiente después de la administración de furosemida (4,67,68).

Con los estudios de MN de los riñones y las vías urinarias se evalúa la función renal, el drenaje de las vías de salida y el reflujo vesicoureteral. La **función renal relativa** se evalúa con mercaptoacetiltriglicina marcada con [99m]Tc (^{99m}Tc-MAG3) o ácido dimercaptosuccínico marcado con [99m]Tc (^{99m}Tc-DMSA) (*véase* fig. 17-9). Se evalúa la función relativa de las *unidades de diálisis*, es decir, el riñón derecho en comparación con el izquierdo y, además, en los sistemas colectores duplicados, el superior en comparación con el inferior (*véase* fig. 17-6). La unidad de diálisis puede no ser funcional o tener una función disminuida secundaria a una displasia o a un riñón displásico multiquístico. El **drenaje de las vías de salida dilatadas**, es decir, el sistema colector renal o la combinación del sistema colector renal y el uréter en los pacientes con un megauréter (*véase* fig. 17-8), se evalúa con la gammagrafía renal dinámica con ^{99m}Tc-MAG3. La furosemida se administra para aumentar la producción de orina y el flujo urinario y para evaluar el drenaje del radiofármaco de la vía de salida (4). Para evaluar el drenaje se analizan las imágenes dinámicas seriadas y la curva de tiempo-actividad (CTA). En el caso del drenaje normal, la CTA debería disminuir rápidamente desde el pico. Cuando el drenaje es anómalo, la CTA puede ascender, estabilizarse o descender, pero no hasta el nivel de referencia. La adición de imágenes planares de drenaje gravitacional asistido (*véase* fig. 17-7), después de la adquisición de imágenes dinámicas, puede proporcionar información adicional sobre el drenaje de las vías de salida (69).

La urografía por RM también puede utilizarse para evaluar la función y el drenaje de los riñones; es especialmente útil cuando hay que

(*el texto continúa en la p. 213*)

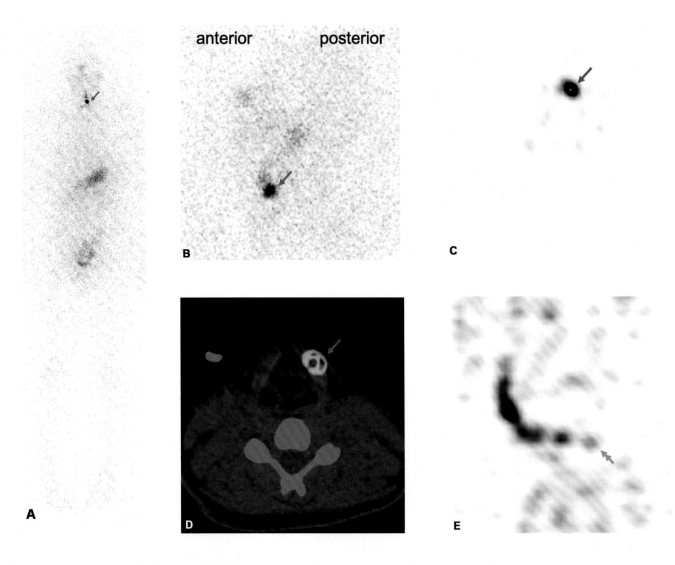

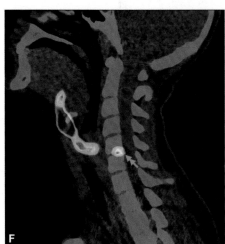

FIG. 17-3 ● **Cáncer de tiroides metastásico.** Niño de 16 años de edad con aumento de tamaño difuso de la tiroides y linfadenopatía cervical. En la ecografía de cuello (no mostrada) se observó agrandamiento difuso de la glándula tiroides con microcalcificaciones y linfadenopatía patológica en los niveles 2-4 y 6 bilaterales. En la TC de tórax (no mostrado) se detectó una linfadenopatía de nivel 7 sin metástasis pulmonares. Se le realizó la tiroidectomía total, disección radical lateral bilateral del cuello modificada en los niveles 2A, 3 y 4, así como disección central bilateral del cuello en los niveles 6 y 7. El tumor había invadido los ligamentos suspensorios posteriores bilaterales (ligamentos que pasan de la glándula tiroides a la tráquea). Por medio de anatomopatología se demostró un carcinoma papilar de tiroides, variante esclerosante difusa (afectación multifocal de los lóbulos tiroideos bilaterales y del istmo), con márgenes quirúrgicos positivos, angioinvasión e invasión linfática; 36/54 ganglios linfáticos positivos; clasificación patológica pT3b pN1b, grupo de alto riesgo de la American Thyroid Association. Había anticuerpos antitiroglobulina (>3000 UI/mL). Se realizó una gammagrafía con ^{123}I de cuerpo entero mediante SPECT/TC de cabeza y cuello. **A y B.** En las imagen anterior del cuerpo completo (A) y las imagen lateral izquierda de la cabeza y el cuello (B) se muestran varios focos de captación anómala en el cuello que se localizan mejor en los músculos de la cintura izquierda y en el cartílago tiroides (*flechas en A y B*) con SPECT/TC (*véase* C y D). Además, hay una captación alterada en el cuerpo vertebral C5 (*véase* E y F), el lecho tiroideo y el cartílago cricotiroideo derecho (no se muestran las imágenes correspondientes de SPECT y SPECT/TC). **C y D.** En la SPECT axial emparejada (C) y la SPECT/TC (D) del cartílago tiroideo se observa la captación en los músculos del cuello izquierdo y el cartílago tiroideo (*flecha*). **E y F.** En la SPECT sagital emparejada (E) y la SPECT/TC (F) de la columna cervical se detecta una captación focal en el cuerpo vertebral inferior de C5 (*doble flecha*); no había ninguna anomalía correspondiente en la TC de dosis baja (no mostrada). El paciente pesaba 89 kg y se le administraron 194 mCi de ^{131}I. En las exploraciones de cuerpo entero posteriores a la terapia (no mostradas) se observaron metástasis óseas adicionales en el esternón y en dos costillas.

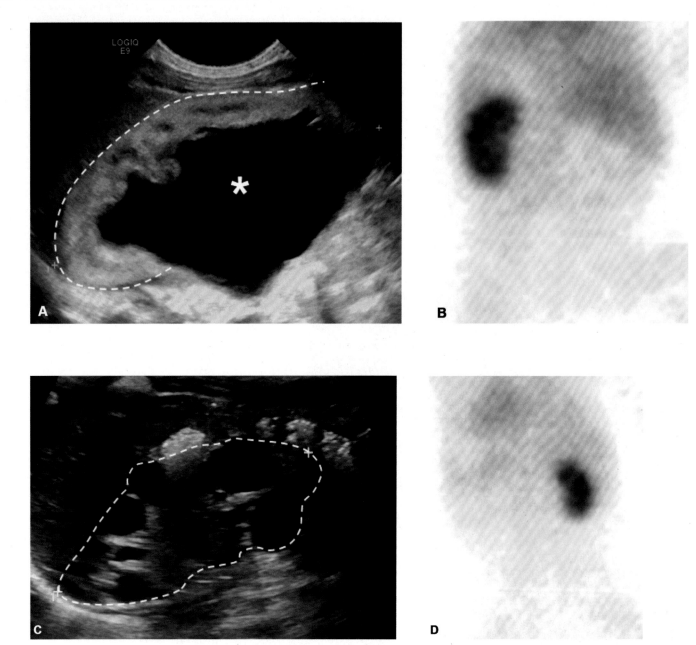

FIG. 17-4 ● **Riñones no funcionales en dos bebés diferentes. Displasia renal obstructiva**. **A.** En la ecografía en el primer día de vida en un niño con antecedente de hidronefrosis intrauterina se demuestra la dilatación de la pelvis renal derecha (*) y de los cálices asociada con un aumento de la ecogenicidad del parénquima renal y con la pérdida de la diferenciación corticomedular. En el cistouretrograma miccional realizado el día 6 (no mostrado) no hubo evidencia de reflujo vesicoureteral. **B.** El renograma con 99mTc-MAG3 se realizó a los 1.5 meses de edad. En la imagen de fase cortical posterior (compuesta por todos los fotogramas adquiridos entre 60 y 120 s) se demuestra la ausencia de acumulación de radiofármaco en la fosa renal derecha, compatible con un riñón derecho no funcional debido a una displasia renal obstructiva. **Riñón displásico multiquístico. C.** A una niña de un día de edad con diagnóstico de ACRVU en la ecografía fetal se le realiza una ecografía renal en la que se demuestra la existencia de múltiples quistes de tamaño variable, no conectados entre sí, sin parénquima renal intermedio normal en la fosa renal izquierda, el aspecto típico de un riñón displásico multiquístico. El cistouretrograma miccional (no mostrado) realizado al mes de edad fue normal, sin reflujo vesicoureteral identificado. **D.** Se solicitó una gammagrafía con 99mTc-MAG3 a los 3 meses de edad. Con la imagen en fase cortical posterior se observa la ausencia de acumulación de radiofármaco en la fosa renal izquierda, lo que confirma un riñón izquierdo displásico multiquístico no funcional.

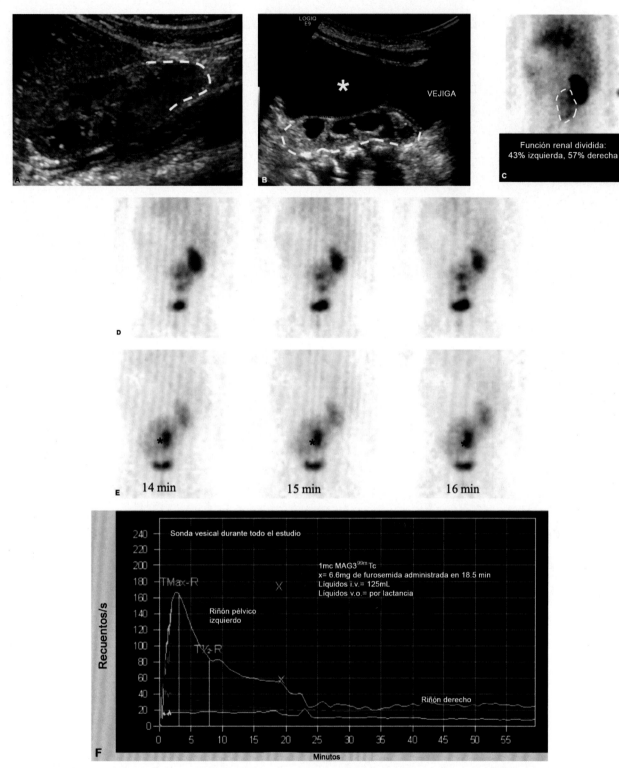

FIG. 17-5 ● **Riñón izquierdo ectópico con anomalía de la vía de salida.** Niño de 2 meses de edad con riñón pélvico izquierdo malrotado y dilatación del sistema colector izquierdo en la ecografía fetal es llevado para realizarse la ecografía renal y la gammagrafía con ^{99m}Tc-MAG3 con furosemida. **A y B.** En las imágenes ecográficas longitudinales de los riñones se observa un riñón derecho eutópico (A); el polo inferior está bien delineado (*línea punteada en A*) y, por tanto, los riñones no están fusionados. El riñón pélvico izquierdo (B) está malrotado con la pelvis renal dilatada (*asterisco y delineada con línea punteada*) situada anteriormente e inmediatamente superior a la vejiga urinaria. **C-F.** En la imagen de la fase cortical posterior (C) del estudio de gammagrafía con ^{99m}Tc-MAG3 se muestra el riñón pélvico izquierdo (*contorno discontinuo en C*) con una función renal diferencial (FRD) del 43% a la izquierda y del 57% a la derecha. En los pacientes con alteraciones de la migración embrionaria renal (anomalías de fusión o ectopia renal) las imágenes iniciales deben adquirirse con una cámara de doble detector para calcular los medios geométricos para la FRD, si es posible. Sin embargo, las imágenes dinámicas posteriores son adecuadas para la evaluación del drenaje posterior a la diuresis (4). En las imágenes dinámicas posteriores de 4-6 min (D) y de 14-16 min (E) se detecta la acumulación de radiofármaco en el sistema colector dilatado izquierdo (*asterisco en E*). Se administró furosemida a los 18.5 min y la curva de gammagrafía posfurosemida (F) del riñón izquierdo (*línea roja*) fue ascendente y posteriormente se estabilizó. Los hallazgos son compatibles con una obstrucción urodinámica significativa de la vía de salida izquierda. El drenaje renal derecho es normal.

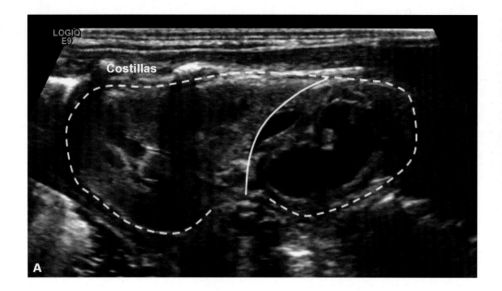

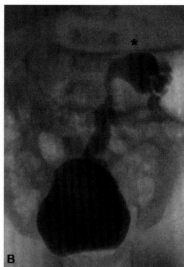

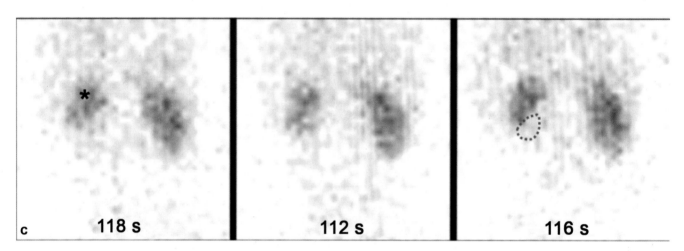

FIG. 17-6 ● **Sistema colector renal izquierdo duplicado con la parte inferior no funcional.** Lactante de un día de edad con ACRVU observadas mediante ecografía fetal. **A.** En la ecografía renal del primer día de vida se observa el sistema colector renal izquierdo duplicado. El riñón izquierdo está delimitado con una *línea punteada* y la *línea sólida* separa la parte superior de la inferior. La parte inferior tiene un sistema colector dilatado con parénquima displásico. **B.** En la cistouretrografía miccional realizada al mes de edad se observa un reflujo grado IV en la parte inferior del sistema colector renal izquierdo duplicado («signo del lirio caído o flor marchita»). No hay reflujo de contraste en la parte superior (ubicación esperada demarcada con un *asterisco*). **C-F.** La gammagrafía con ^{99m}Tc-MAG3 se realizó cuando el paciente tenía 5 meses de edad. Se colocó una sonda urinaria por el antecedente de reflujo de alto grado; no se administró furosemida. En tres fotogramas posteriores (108-116 s) de la fase cortical (C) e imágenes dinámicas posteriores de 4-6 min (D) y de 24-26 min (E) se percibe un aspecto truncado del polo inferior del riñón izquierdo. Existe ausencia de perfusión y captación por parte de la fracción del polo inferior del riñón izquierdo, lo que es compatible con una fracción del polo inferior no funcional. Hay perfusión, captación y excreción inmediatas del radiofármaco desde la molécula del polo superior (*asterisco en C y D*). Existe una visualización retardada del radiofármaco en la porción inferior más pequeña (*línea punteada en E*) que representa evidencia indirecta de reflujo vesicoureteral en el sistema colector de la porción inferior dilatada. En la imagen de fase cortical posterior se trazaron regiones de interés alrededor del riñón derecho y de la parte superior izquierda (F) para calcular la función renal diferencial (FRD) del 35% en el izquierdo y del 65% en el derecho.

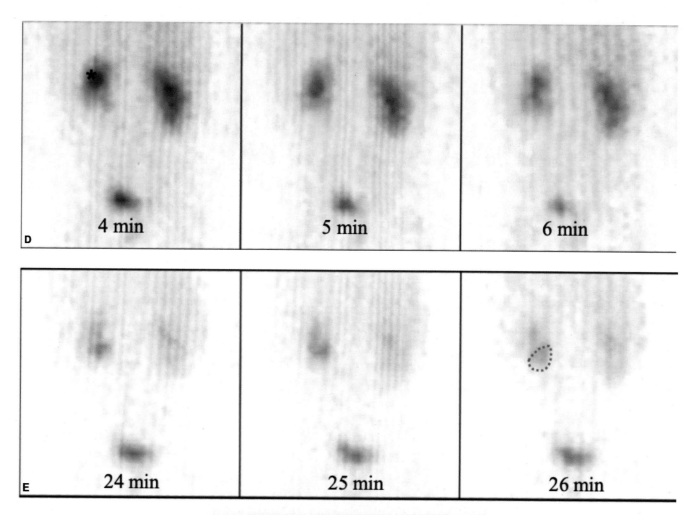

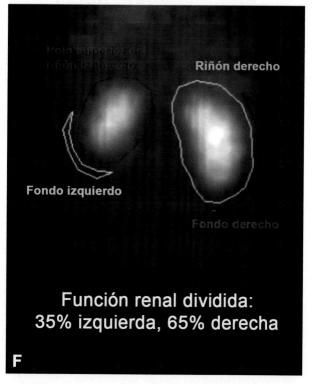

FIG. 17-6 ● (*Continuación*)

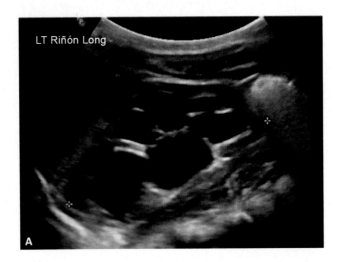

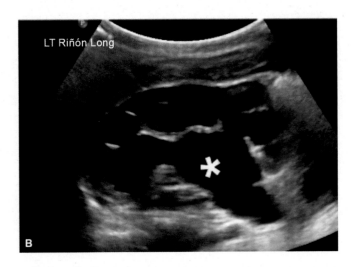

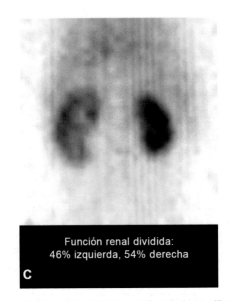

Función renal dividida:
46% izquierda, 54% derecha

FIG. 17-7 ● **Obstrucción de la unión ureteropélvica.** Niño de 6 meses de edad con dilatación del sistema colector renal izquierdo. La gammagrafía con 99mTc-MAG3 (no mostrada) se realizó inicialmente al mes de edad y se observó preservación de la función renal izquierda (FRD del 55% a la izquierda y del 45% a la derecha) con un drenaje posfurosemida del 75% a los 30 min de la inyección del diurético. En las ecografías renales seriadas se constató un empeoramiento de la dilatación del sistema colector renal, por lo que se decidió repetir la ecografía y la gammagrafía con 99mTc-MAG3 con furosemida a los 6 meses de edad. **A y B.** En las imágenes ecográficas renales longitudinales del riñón izquierdo se observa una dilatación marcada de los cálices y la pelvis renal (*asterisco en B*) con adelgazamiento difuso del parénquima. El riñón derecho (no mostrado) era normal. **C-G.** Se realizó una gammagrafía con 99mTc-MAG3 con furosemida. Se administró furosemida a los 21.5 min y se colocó una sonda urinaria para asegurar un drenaje adecuado. En la imagen de fase cortical posterior (C) se observa una FRD del 46% a la izquierda y del 54% a la derecha. En las imágenes dinámicas posteriores de 18-20 min (D), 28-20 min (E) y 54-56 min (F) se detecta retención del radiofármaco en el sistema colector izquierdo dilatado. En la curva de tiempo-actividad (CTA) posdiurética (G) para el riñón izquierdo, se identifica una curva descendente (*línea roja*) después de la administración de furosemida que posteriormente se estabiliza por encima de la línea de referencia. Hay un drenaje posfurosemida del 50% a los 30 min de la inyección del diurético. **H.** En las imágenes del drenaje gravitacional asistido, obtenidas antes y después de mantener al bebé en posición vertical durante 15 min para mejorar el drenaje de la vía de salida, se observa un vaciado adicional del 21% del sistema colector renal izquierdo. El drenaje gravitacional asistido se calcula utilizando la diferencia entre los recuentos en las regiones de interés dibujadas alrededor de la vía de salida dilatada en las imágenes prevertical y posvertical, dividiéndolo entre los recuentos preverticales; se puede expresar como índice o como porcentaje (como en este caso) (Majd y cols. Ref. [4]). Basándose en el conjunto de hallazgos de la función relativa disminuida en intervalos del riñón izquierdo y en la configuración y el drenaje de las imágenes posdiuréticas y de drenaje gravitacional asistido, el paciente tiene una obstrucción de la unión ureteropélvica importante desde el punto de vista urodinámico (grave). **I.** En el ureterograma retrógrado obtenido durante la cirugía se observa un punto de transición (*flecha*) entre el uréter proximal y la pelvis renal marcadamente dilatada (*asterisco*).

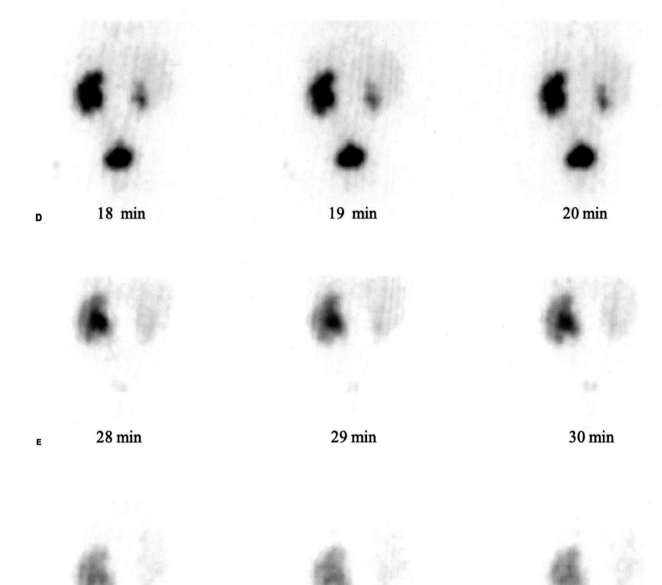

D   18 min   19 min   20 min

E   28 min   29 min   30 min

F   54 min   55 min   56 min

FIG. 17-7 ● (*Continuación*)

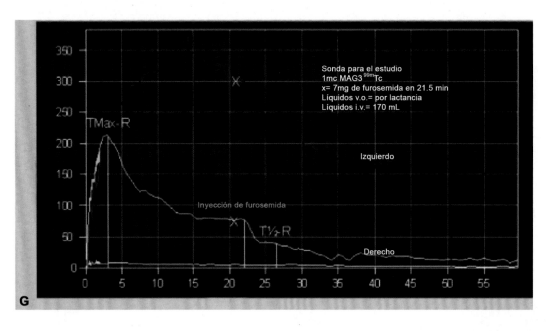

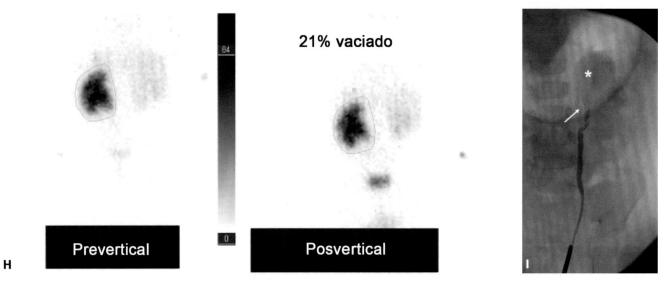

FIG. 17-7 ● (*Continuación*)

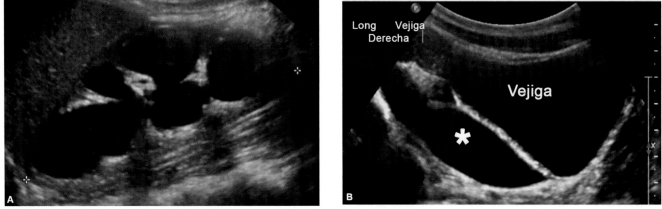

FIG. 17-8 ● **Megauréter congénito obstructivo.** Niño de 8 años de edad que tiene un episodio agudo de dolor en el flanco derecho y en el cuadrante inferior. **A y B.** En la ecografía abdominal se observa dilatación del sistema colector renal derecho, asociada con un marcado adelgazamiento del parénquima (A), así como un megauréter derecho (*asterisco en B*). Los riñones derecho e izquierdo medían 12.9 cm y 9 cm de longitud, respectivamente.

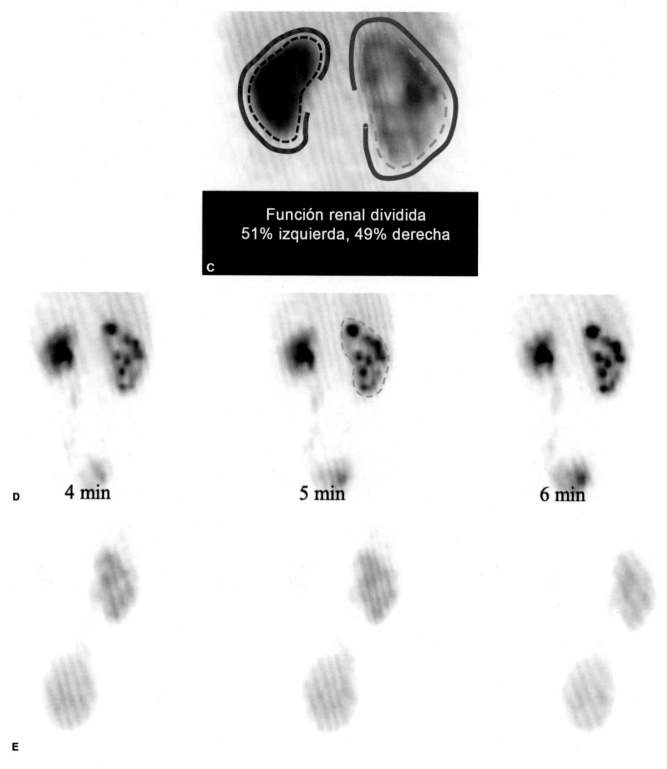

Función renal dividida
51% izquierda, 49% derecha

C

D   4 min   5 min   6 min

E

FIG. 17-8 ● (*Continuación*) **Megauréter congénito obstructivo. C.** Se realizó un gammagrafía con ^{99m}Tc-MAG3 y furosemida; esta se administró a los 17 min. Como el paciente podía orinar, no se necesitó usar una sonda; el estudio se detuvo a los 32 min para que el paciente orinara
en el baño y posteriormente se reanudó. En el esquema de la imagen de fase cortical posterior se observan las regiones de interés adecuadamente dibujadas para cada riñón, así como la región de interés preferida en forma de C para la corrección del fondo. Hay un riñón derecho asimétricamente más grande con una FRD del 51% en el izquierdo y del 49% en el derecho. La función del riñón derecho hidronefrótico
puede estar sobreestimada por cuestiones técnicas como la sustracción de fondo (de Capone y cols. Ref. [64]). La FRD se calcula utilizando
la imagen compuesta con la máxima acumulación del radiofármaco en el parénquima y sin tránsito del radiofármaco hacia el sistema colector
(p. ej., 60-120 s). Se dibuja una región de interés en forma de C alrededor de cada riñón para sustraer los recuentos de fondo de la actividad
de la sangre del hígado y el bazo (Majd y cols. Ref. [4]). **D y E.** En las imágenes dinámicas posteriores de 4-6 min (D) y de 54-56 min (E) se
observa el adelgazamiento del parénquima y el drenaje parcial del sistema colector derecho dilatado. El adelgazamiento parenquimatoso del
riñón derecho se aprecia por la proximidad de los cálices al contorno renal externo (*línea punteada en D*).

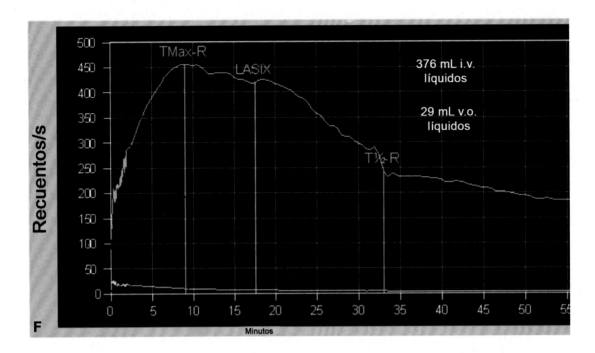

F

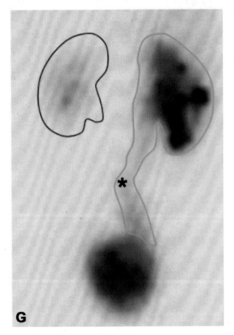

G

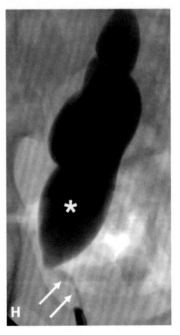

H

FIG. 17-8 ● (*Continuación*) **Megauréter congénito obstructivo. F y G.** La curva de tiempo-actividad (CTA) posdiurética (F) para el riñón derecho es inicialmente descendente (*curva verde en F*) y posteriormente se estabiliza por encima de la línea basal. En el diagrama (G) se observan las regiones de interés apropiadas para la evaluación del drenaje de las vías de salida izquierda (*región de interés roja*) y derecha (*región de interés verde*). Las regiones de interés para la generación de la CTA de drenaje deben incluir toda la vía de salida dilatada y debe dibujarse en las imágenes con la máxima dilatación de la vía de salida (Majd y cols. Ref. [4]). En la imagen mixta posterior (G), la CTA para la vía de salida derecha se genera dibujando la región de interés (*verde en G*) para rodear el riñón derecho y el uréter derecho (*asterisco en G*). **H.** En el ureterograma retrógrado obtenido durante la cirugía se detecta la estenosis del segmento corto (*flechas*) con gran dilatación del uréter hacia arriba (*asterisco*). El uréter fue reimplantado. La obstrucción de la unión ureterovesical denota «una obstrucción parcial y se debe al estrechamiento del uréter distal, a la duplicación con ureterocele ectópico o a la inserción ectópica del uréter» (Majd y cols. Ref. [4]).

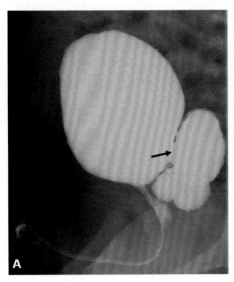
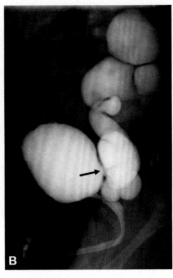
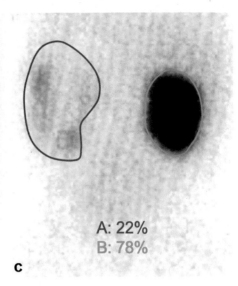

A: 22%
B: 78%

FIG. 17-9 ● Megauréter refluyente con nefropatía congénita por reflujo. Niño de 1 mes de edad que es llevado para realizarle una cistouretrografía miccional. Tenía un diagnóstico prenatal de dilatación del sistema colector renal izquierdo y del uréter. Esto se confirmó en la ecografía posnatal realizada en el primer día de vida (no mostrada), en la que se observó una dilatación intensa del sistema colector renal izquierdo con marcado adelgazamiento del parénquima y megauréter izquierdo. **A y B.** En las imágenes oblicuas anteriores (A y B) de la cistouretrografía miccional se muestra un gran divertículo vesical (*línea punteada en A*) que surge de la vejiga posterior (las *flechas* en A y B indican el cuello del divertículo). Hay reflujo grado V de contraste en el uréter izquierdo dilatado y tortuoso que se inserta en el divertículo vesical. Existe una marcada dilatación del sistema colector. **C.** Se realizó una gammagrafía renal cortical con DMSA a los 3 meses de edad para evaluar la función renal izquierda. En la imagen posterior se detecta disminución de la función del riñón izquierdo con función diferencial del 22% en el izquierdo y del 78% en el derecho. El sistema colector izquierdo dilatado se aprecia como un defecto fotopénico central. Hay una acumulación de radiofármaco difusamente disminuida en el riñón izquierdo compatible con displasia renal secundaria a la nefropatía congénita por reflujo.

definir una anatomía compleja, como ocurre en las personas con anomalías genitourinarias (59,70).

ÁCIDO DIMERCAPTOSUCCÍNICO

La gammagrafía renal cortical con ácido dimercaptosuccínico (DMSA) marcado con ^{99m}Tc (^{99m}Tc-DMSA) es el procedimiento de referencia para identificar cicatrices renales o focos de pielonefritis aguda. Tanto la cicatrización renal como la pielonefritis aguda dan lugar a zonas de menor captación del radiofármaco. En la cicatrización renal, hay un defecto fotopénico bien definido con pérdida de volumen y cambio en el contorno renal adyacente. En la pielonefritis aguda, los defectos fotopénicos pueden ser parciales y no hay pérdida de volumen asociada ni cambios en el contorno renal (6,71).

Con la gammagrafía con DMSA realizada de forma *temprana*, en los 7 días siguientes al inicio de los síntomas, se puede diagnosticar la pielonefritis aguda en casos clínicamente engañosos. La cicatrización se identifica mejor cuando se realiza una gammagrafía con DMSA *entre 4 y 6 meses* después de una IVU (71,72). Se han propuesto dos abordajes principales para el controvertido estudio de los pacientes con IVU y sospecha de reflujo vesicoureteral. Se trata del *abordaje descendente* y del *abordaje ascendente*. En el *abordaje descendente*, la gammagrafía con DMSA se realiza antes de la cistouretrografía miccional para detectar de forma confiable a los niños que tienen mayor riesgo de daño renal y evitar cistouretrografías innecesarias. En el *abordaje ascendente*, primero se realiza la cistouretrografía miccional seguida eventualmente de la gammagrafía con DMSA (71-73). En 2017 se publicaron los criterios de idoneidad del American College of Radiology para la obtención de imágenes de la IVU en niños (74). En los niños con IVU recurrente o atípica, la gammagrafía cortical se considera como 6 (puede ser apropiada) y la cistografía miccional con radionúclidos directos se considera como 7 (generalmente apropiada, especialmente en las niñas).

La dosis de radiación a los riñones es mayor con la gammagrafía cortical con ^{99m}Tc-DMSA en comparación con la gammagrafía renal dinámica con ^{99m}Tc-MAG3. En un niño de 1 año de edad, la dosis de radiación a los riñones es de 0.77 y 0.016 mGy/MBq con ^{99m}Tc-DMSA y ^{99m}Tc-DMSA, respectivamente (75). Por tanto, en los lactantes, cuando se necesita evaluar la función de un riñón (como en el riñón displásico multiquístico o la displasia obstructiva), la gammagrafía renal dinámica con ^{99m}Tc-MAG3 es el estudio de elección.

Cistografía miccional

Las opciones de imagen para la evaluación del reflujo vesicoureteral incluyen la cistouretrografía miccional fluoroscópica, la cistografía miccional con radionúclidos directa o indirecta (*véase* fig. 17-10) y la uroecografía miccional con contraste (76-78); esta última tiene precisión similar o mejor en la detección del reflujo vesicoureteral en comparación con la cistouretrografía miccional sin el uso de radiación ionizante (77-79). Algunos autores han informado de mayor sensibilidad en la detección del reflujo vesicoureteral con la cistografía miccional cíclica con radionúclidos en comparación con un solo ciclo de llenado de la vejiga (80,81).

La dosis de radiación efectiva durante la cistouretrografía miccional fluoroscópica puede ser menor que la cistografía miccional con radionúclidos directa con el uso de herramientas modernas de obtención de imágenes y un protocolo optimizado (82). Sin embargo, la cistografía miccional con radionúclidos directa es fácil de realizar, permite la vigilancia continua del ciclo de llenado y vaciado de la vejiga y es muy sensible para la detección del reflujo vesicoureteral (83,84). La cistografía miccional con radionúclidos directa no proporciona detalles anatómicos sobre la vejiga o la uretra y solo sirve para distinguir tres grados de reflujo vesicoureteral, en comparación con los cinco grados del cistouretrograma miccional. En la cistografía miccional con radionúclidos directa, la gravedad del reflujo se clasifica de uno a tres: I) reflujo restringido al uréter, II) reflujo que alcanza la pelvis renal y III) reflujo que alcanza la pelvis renal con dilatación asociada del sistema colector renal (79). Al igual que en el caso de la cistouretrografía miccional, el informe de MN debe indicar si el reflujo estuvo presente durante la fase de

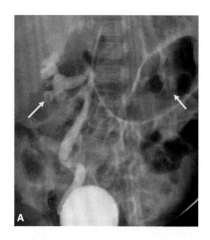

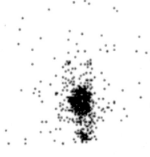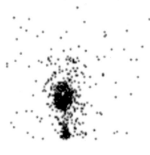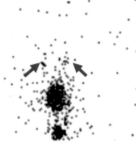

B Cuadro 176: 5.8 min   Cuadro 177: 5.9 min   Cuadro 178: 5.9 min

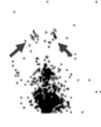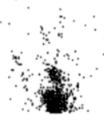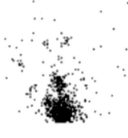

C Cuadro 188: 2 min   Cuadro 189: 6.3 min   Cuadro 190: 6.3 min

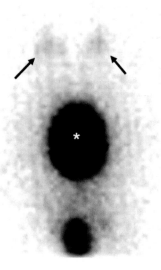

FIG. 17-10 ● **Reflujo vesicoureteral bilateral en la cistouretrografía miccional y en la cistografía directa con radionúclidos.** Niño de 6 semanas de edad con antecedente de infección aguda de las vías urinarias con tratamiento profiláctico con antibióticos, así como profilácticos, se presenta para la cistouretrografía miccional. La ecografía renal (no mostrada) era normal. **A.** En la proyección anteroposterior de la cistouretrografía miccional se observa reflujo vesicoureteral derecho grado III y reflujo vesicoureteral izquierdo grado II que se produjo inicialmente durante la fase de llenado. **B-D.** Los antibióticos profilácticos se continuaron durante un año más; después se le realizó la cistografía directa con radionúclidos al año de edad para reevaluar el reflujo vesicoureteral. Se mezcló 1 mCi de ^{99m}Tc-coloide de azufre con 500 mL de solución fisiológica. La vejiga cateterizada se llenó con 100 mL de esta solución mezclada y se adquirieron imágenes dinámicas posteriores a 2 s por fotograma durante el llenado y la micción con una duración total de 6.5 min. El paciente comenzó a orinar a los 5.6 min. Las imágenes secuenciales de 2 s/cuadro a los 5.9 min (B, durante el llenado) y a los 6.2 min (C, durante la micción) demuestran el reflujo del radiofármaco hacia los sistemas colectores renales bilaterales (*flechas en B y C*) durante la micción. Los *asteriscos* en B y D delimitan la vejiga; el foco ovoide de radiofármaco inferior a la vejiga (en B-D) es la acumulación de radiofármaco en el pañal después de la micción. En una imagen compuesta de las fases de llenado y vaciado (D) se aprecia mejor el reflujo que se extiende hacia los sistemas colectores renales bilaterales dilatados (*flechas*).

Tabla 17-6 **CLASIFICACIÓN DE LAS ANOMALÍAS CONGÉNITAS DE LOS RIÑONES Y LAS VÍAS URINARIAS**	
Clasificación de ACRVU	**Categorías**
Malformaciones del parénquima renal	Agenesia renal
	Hipoplasia renal simple
	Displasia e hipodisplasia renal
	Riñón displásico multiquístico
	Disgenesia tubular renal
	Enfermedad quística genética:
	- Poliquistosis renal autosómica dominante
	- Enfermedad renal poliquística autosómica recesiva
	- Nefronoptisis
Anomalías de la migración embrionaria renal	Ectopia renal
	Anomalías de la fusión
Anomalías del flujo de salida	Sistema de recolección duplicado
	Obstrucción de la unión ureteropélvica
	Megauréter: a) obstructivo, b) refluyente, c) obstructivo y refluyente y d) no obstructivo y no refluyente
	Reflujo vesicoureteral
	Válvulas uretrales posteriores
Con base en Murugapoopathy y Gupta. Ref. 65.	

llenado, la fase de vaciado o ambas fases de la cistografía miccional con radionúclidos directa.

SISTEMA HEPATOBILIAR Y BAZO

Atresia biliar neonatal

La ictericia colestásica prolongada en el neonato se debe, con mayor frecuencia, a hepatitis neonatal o a atresia biliar. La atresia biliar no tratada provoca cirrosis. La portoenterostomía de Kasai proporciona un drenaje biliar exitoso cuando se realiza antes de los 60 días de vida en aproximadamente el 80% de los casos. La tasa de éxito de la cirugía disminuye al 20% cuando se realiza después de los 90 días de vida (85). En consecuencia, la gammagrafía hepatobiliar neonatal es una herramienta fundamental que, cuando se realiza correctamente, puede distinguir de forma no invasiva entre estas dos entidades en los lactantes menores de 3 meses de edad. La ausencia de excreción biliar o intestinal hasta 24 h después de la inyección del radiofármaco, asociada con una captación normal del radiofármaco hepático, es altamente sugerente de atresia biliar (19,86,87). El procedimiento de elección para el diagnóstico de atresia biliar es el colangiograma intraoperatorio. Se puede obtener una biopsia de hígado como auxiliar diagnóstico (87).

Kwatra y cols. (19) utilizaron dos criterios de interpretación para definir tres patrones de exploración hepatobiliar en lactantes con ictericia colestásica prolongada. Los criterios interpretativos son: i) presencia o ausencia de radiofármaco en la vesícula, el árbol biliar o el intestino en imágenes obtenidas en hasta 24 h (excreción biliar) y ii) captación hepática normal o disminuida. La captación hepática se determina comparando la intensidad del radiofármaco en el hígado con la sangre del corazón a los 5 min de la inyección del radiofármaco. En la *disminución de la captación hepática*, la intensidad es menor en el hígado que en la sangre del corazón. Los tres patrones de exploración son: a) **presencia de excreción biliar** (con captación hepática normal o disminuida), b) **ausencia de excreción biliar con captación hepática disminuida** y, por último, c) **ausencia de excreción biliar con captación hepática normal.** La *presencia de excreción biliar* se interpreta como colestasis

por causas distintas a la atresia biliar. La *ausencia de excreción biliar con disminución de la captación hepática* se interpreta como colestasis por causas distintas a la atresia biliar en lactantes de hasta 3 meses de edad. En los lactantes mayores de 3 meses, este patrón puede observarse en los niños con atresia biliar con función hepática comprometida. La *ausencia de excreción biliar con captación hepática normal* es altamente sugerente de atresia biliar (fig. 17-11). Utilizando criterios estrictos de interpretación, estos autores han demostrado una sensibilidad del 100% y especificidad del 94% para distinguir la atresia biliar de otras causas de ictericia colestásica neonatal.

Varios grupos han evaluado el uso de la SPECT en la exploración hepatobiliar neonatal y han sugerido que tiene una mayor precisión que las imágenes planares. Además, con la adición de las imágenes SPECT a las 4-6 h, las imágenes planares a las 24 h o el pretratamiento estándar con fenobarbital antes de la realización de la gammagrafía hepatobiliar, puede no ser necesario para esta indicación (88,89).

Otras enfermedades hepatobiliares y esplénicas específicas de pediatría

Históricamente, la gammagrafía hepatobiliar se ha utilizado en el diagnóstico del quiste coledociano (90,91). Cuando en la gammagrafía hepatobiliar una lesión quística intra- o extrahepática se rellena con radiofármaco, la estructura se identifica como un quiste coledociano (fig. 17-12). Con la mayor disponibilidad de la RM y los detalles anatómicos del sistema biliar que se observan por medio de la colangio-pancreatografía por resonancia magnética (CPRM), el papel de las exploraciones hepatobiliares en esta afección ha disminuido (92).

Las exploraciones del bazo con coloide de azufre marcado con ^{99m}Tc (^{99m}Tc-coloide de azufre) (imágenes reticuloendoteliales) pueden utilizarse para identificar el tejido esplénico funcional en la sospecha de asplenia anatómica o funcional, así como en el hipoesplenismo. Los procesos patológicos que conducen a la atrofia, el infarto, la congestión o la infiltración del bazo pueden ocasionar *hipoesplenismo* o *asplenia funcional*. En la mayoría de los casos, la *asplenia anatómica* se debe a la extirpación quirúrgica del bazo, aunque también puede ser congénita

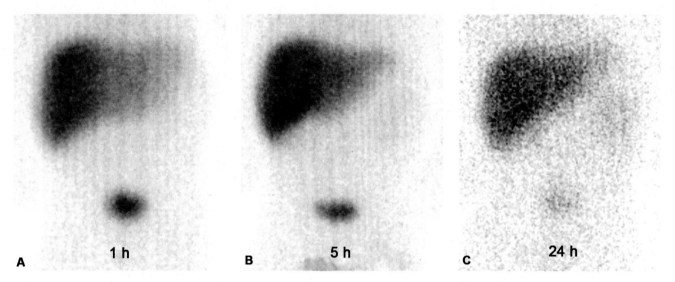

FIG. 17-11 ● **Atresia biliar.** Niña de 25 días de edad con ictericia persistente que es llevada para una exploración hepatobiliar con feno-barbital. **A-C.** En las imágenes dinámicas anteriores obtenidas durante 60 min (no mostradas) se constató una captación hepática rápida y eliminación veloz del radiofármaco de la sangre, pero ausencia de visualización del árbol biliar, la vesícula biliar o el intestino delgado. En las imágenes planares anteriores obtenidas 1 (A), 5 (B) y 24 (C) horas después de la administración del radiofármaco se observa la retención del radiofármaco en el parénquima hepático sin excreción intestinal; también hay excreción renal del radiofármaco. Los hallazgos son altamente sugerentes de atresia biliar, pero no son diagnósticos. El diagnóstico diferencial incluye la escasez de conductos biliares intrahepáticos y la hepatitis neonatal, aunque la rápida captación hepática, así como la rápida eliminación del radiofármaco de la sangre, hacen que la hepatitis neonatal sea menos probable. Se confirmó la atresia biliar por medio de la colangiografía intraoperatoria y la biopsia hepática; a la paciente se le practicó portoenterostomía de Kasai.

en aquellos con heterotaxia y bilateralidad del lado derecho (93,94). En pediatría, la gammagrafía del bazo puede realizarse para identificar tejido esplénico funcional en alteraciones como la anemia falciforme (95), la heterotaxia (20,96) (fig. 17-13) después de un traumatismo esplénico, un bazo errante (97), la sospecha de bazo(s) accesorio(s) o esplenosis ectópica en el tórax, el abdomen, la pelvis o la bolsa escrotal (98-100) (fig. 17-14).

TUBO DIGESTIVO

Gammagrafía del reflujo gastroesofágico, gammagrafía del vaciado gástrico y salivograma con radionúclidos

El reflujo gastroesofágico (RGE), el paso del contenido gástrico al esó-fago, es un proceso fisiológico normal que ocurre en bebés, niños y adultos sanos. La mayoría de los episodios de RGE son breves y no cau-san síntomas, lesiones esofágicas u otras complicaciones. Cuando los episodios de RGE se asocian con síntomas o complicaciones, como la esofagitis o el escaso aumento de peso, se habla de enfermedad por RGE (ERGE) (101). Con la medición del pH esofágico (sonda de pH) o la impedancia se puede cuantificar el reflujo esofágico, pero es invasiva (102). El tránsito esofagogastroduodenal fluoroscópico puede utilizarse en casos seleccionados para descartar anomalías anatómicas como la malrotación; sin embargo, no tiene ningún papel en la identificación o cuantificación del RGE (102).

De acuerdo con las guías de la Pediatric Gastroesophageal Reflux Clinical Practice: Joint Recommendations de las respectivas sociedades norteamericana y europea, las normas de interpretación de los estudios de MN para la ERGE están mal establecidas (102). Aunque con estos estudios se puede detectar la aspiración pulmonar, la prueba con resul-tado negativo no descarta necesariamente la aspiración. La presencia de RGE en los estudios gammagráficos no es suficiente para diagnosticar la

ERGE. Los estudios gammagráficos solo se recomiendan para evaluar el vaciado gástrico en pacientes con síntomas de retención gástrica (102).

La gammagrafía del RGE o «gammagrafía con leche» suele realizarse mezclando un radiofármaco, ya sea ^{99m}Tc-coloide de azufre o ácido die-tilentriaminopentaacético marcado con ^{99m}Tc (^{99m}Tc-DTPA), con leche o fórmula similar en volumen y composición a la alimentación habi-tual del niño. Se obtienen imágenes dinámicas posteriores del tórax y del abdomen superior durante 60 min. Se debe informar el número de episodios de reflujo, así como el grado de reflujo en el esófago y la dura-ción de cada episodio. El RGE puede clasificarse como leve, moderado o grave en función de la combinación del número, el grado y la remisión de los episodios de RGE durante la toma de las imágenes dinámicas (24). Se pueden dibujar regiones de interés alrededor del esófago para generar una CTA. También es posible evaluar el vaciado gástrico y la aspiración pulmonar (26).

Kwatra y cols. (24) realizaron una revisión retrospectiva para deter-minar los valores de vaciado gástrico de líquidos específicos para cada edad en 1 y 3 h en niños ≤ 5 años de edad. En su cohorte retrospec-tiva se identificaron a 205 pacientes que eran lo más parecido a niños sanos normales (alimentados por vía oral y sin RGE). En este grupo, la mediana del porcentaje de vaciado gástrico a 1 h y 3 h fue del 43% (rango intercuartílico de 34-52%) y del 91% (rango intercuartílico de 81-98%), respectivamente. Los autores propusieron un valor de corte de vaciado gástrico en 3 h de ≥ 80% para un estudio normal en lactantes y niños ≤ 5 años de edad. El porcentaje de vaciado gástrico a 1 h es varia-ble y puede no ser una medida confiable del vaciado gástrico (23,24).

En el niño mayor se evalúa el vaciado gástrico con una comida sólida radiomarcada en la que se añade ^{99m}Tc-coloide de azufre a un huevo batido o a una clara de huevo y se cocina. Las imágenes planares se obtienen, como mínimo, a las 0, 1, 2 y 4 h después de la ingesta de la comida, tal como se describió originalmente (25). En nuestra práctica obtenemos imágenes planares anteriores a los 0, 15, 30 y 45 min, ade-más de los intervalos de tiempo de 1, 2 y 4 h. Sin embargo, debido a la variabilidad en la composición y preparación de las comidas, no existe

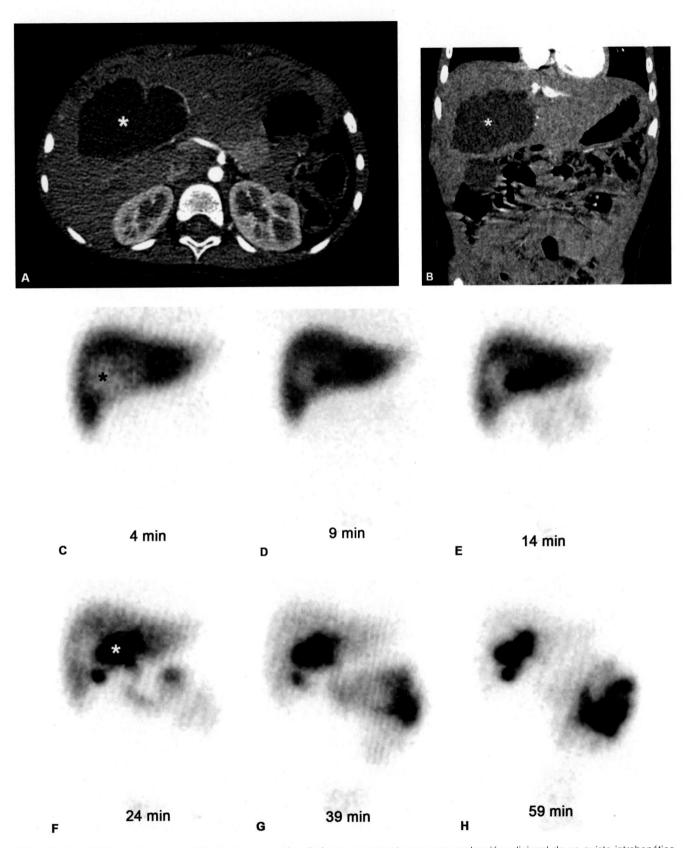

FIG. 17-12 ● Quiste coledociano. Niña de 14 meses de edad que se presenta para una evaluación adicional de un quiste intrahepático identificado en la ecografía prenatal. **A y B.** En las imágenes axiales (A) y coronales (B) de la TC abdominal con contraste se muestra una lesión quística intrahepática de paredes finas (*asteriscos en A y B*). **C-H.** La gammagrafía hepatobiliar se realizó con 60 min de imagen dinámica. En los fotogramas anteriores a los 4 (C), 9 (D), 14 (E), 24 (F), 39 (G) y 59 (H) minutos se observa la acumulación progresiva de radiofármaco dentro del quiste intrahepático (*asteriscos en C y F*), apreciada por primera vez como un defecto fotopénico a los 4 min. Los hallazgos son compatibles con un quiste coledociano intrahepático, clasificación de Todani tipo V. Hay una adecuada eliminación del radiofármaco de la sangre y del parénquima hepático con tránsito hacia los conductos biliares y el intestino.

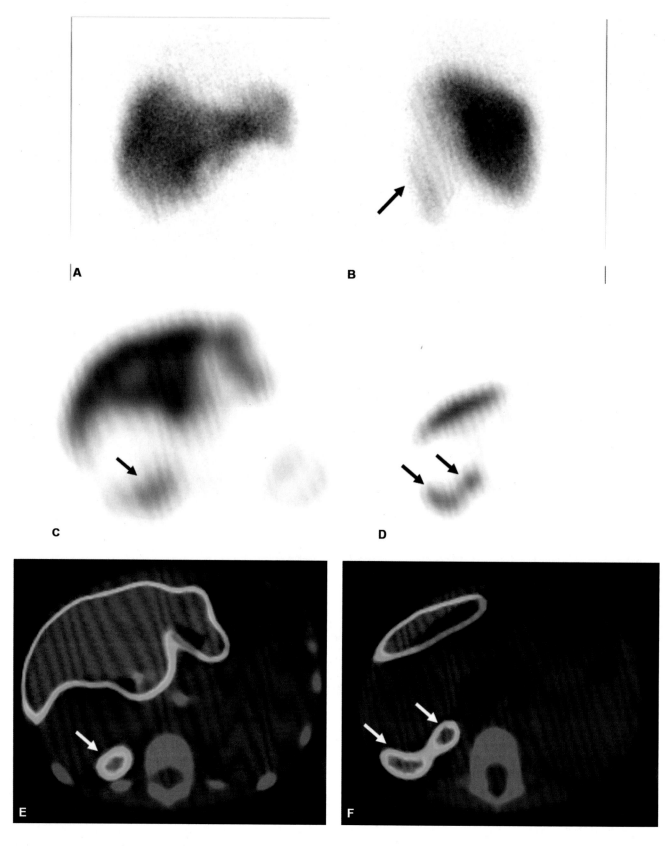

FIG. 17-13 ● Heterotaxia con hígado transverso en la línea media y poliesplenia. Niño de 3 años de edad con heterotaxia. Se realizó una gammagrafía hepatobiliar con ^{99m}Tc-coloide de azufre para evaluar el tejido esplénico funcional. **A y B.** En las imágenes planares anteriores y laterales derechas se muestra una configuración transversal del hígado. Se observa un foco adicional de captación del radiofármaco en el cuadrante superior derecho (*flecha en B*). **C-F.** Con las correspondientes imágenes axiales de la SPECT (C y E) y SPECT/TC fusionadas (D y F) de la parte superior del abdomen, se localiza la captación del radiofármaco en el cuadrante superior posterior derecho en tres esplenúnculos (*flechas en C-E*), concordante con el tejido esplénico funcional de la poliesplenia.

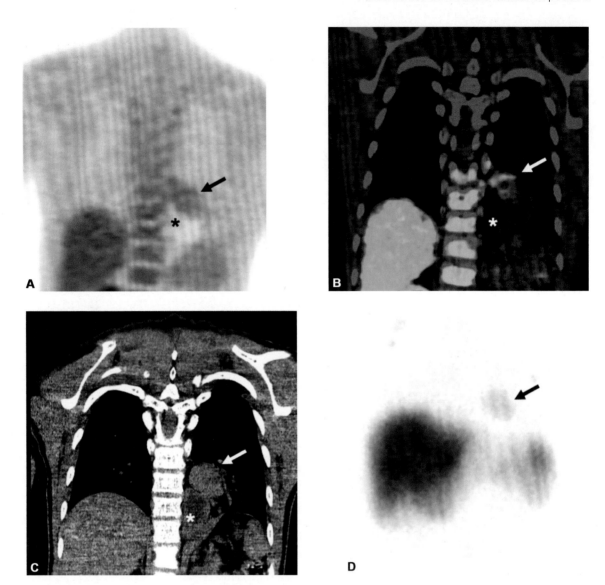

FIG. 17-14 ● **Esplenosis en una hernia paraesofágica.** Niño de 14 años de edad con una lesión ósea agresiva en el peroné derecho observada en una PET con ^{18}F-FDG/TC. El paciente tiene un antecedente quirúrgico de fundoplicatura de Nissen. **A-C.** En la PET coronal correspondiente (A), la PET/TC (B) y la TC de baja dosis (C) se constata una hernia paraesofágica (*asteriscos en A-C*) asociada con una tumoración ovoide adyacente de 5 × 3.5 cm, con cierta afinidad por la FDG (*flechas en A-C*). La captación de esta tumoración ovoide por la ^{18}F-FDG es similar a la del bazo sano en el cuadrante superior izquierdo. **D.** En la imagen puntual anterior del tórax y el abdomen superior de una gammagrafía con ^{99m}Tc-coloide de azufre se demuestra la distribución fisiológica del radiofármaco en el hígado y el bazo, así como la tumoración ovoide intratorácica (*flecha*). El conjunto de hallazgos es compatible con esplenosis en una hernia paraesofágica (reproducida con autorización de Khalatbari H. Society of Pediatric Radiology Unknown Case # 229: Splenule in a hiatal hernia. http://www.pedrad.org/Education/Unknown-Case).

un valor estándar de referencia universal para los estudios de vaciado gástrico sólido en pediatría.

Se puede realizar un salivograma de radionúclidos para evaluar la aspiración de saliva en el árbol traqueobronquial o en los pulmones (fig. 17-15) (27,103-105).

Mucosa gástrica ectópica en el divertículo de Meckel

El divertículo de Meckel, la obliteración incompleta del conducto onfalomesentérico, es la anomalía congénita más frecuente del tubo digestivo. Cuando el divertículo contiene mucosa gástrica ectópica, el paciente puede presentar hemorragia digestiva baja. El ^{99m}Tc-pertecnetato se acumula en las células superficiales de la mucosa gástrica y puede utilizarse para detectar la presencia de mucosa gástrica ectópica en un divertículo

de Meckel (21). Cuando se realiza utilizando una técnica meticulosa que incluye la premedicación con antagonistas H2 o inhibidores de la bomba de protones, la gammagrafía con pertecnetato tiene una alta sensibilidad y especificidad (hasta del 100%) en la población pediátrica para el diagnóstico del divertículo de Meckel que contiene mucosa gástrica ectópica (fig. 17-16) (106). Esto se contradice con lo que ocurre en los adultos, donde se informó una precisión mucho menor, del 21%, en una serie de 35 pacientes con divertículo de Meckel hemorrágico (107). En los pacientes con alta sospecha clínica de divertículo de Meckel hemorrágico, pero con un estudio inicial negativo, puede repetirse la gammagrafía de Meckel, especialmente si la gammagrafía inicial se realizó sin medicación previa o con la medicación inadecuada (108). Después de los 60 min iniciales de imágenes dinámicas anteriores, deben obtenerse imágenes planares adicionales, posteriores a la evacuación,

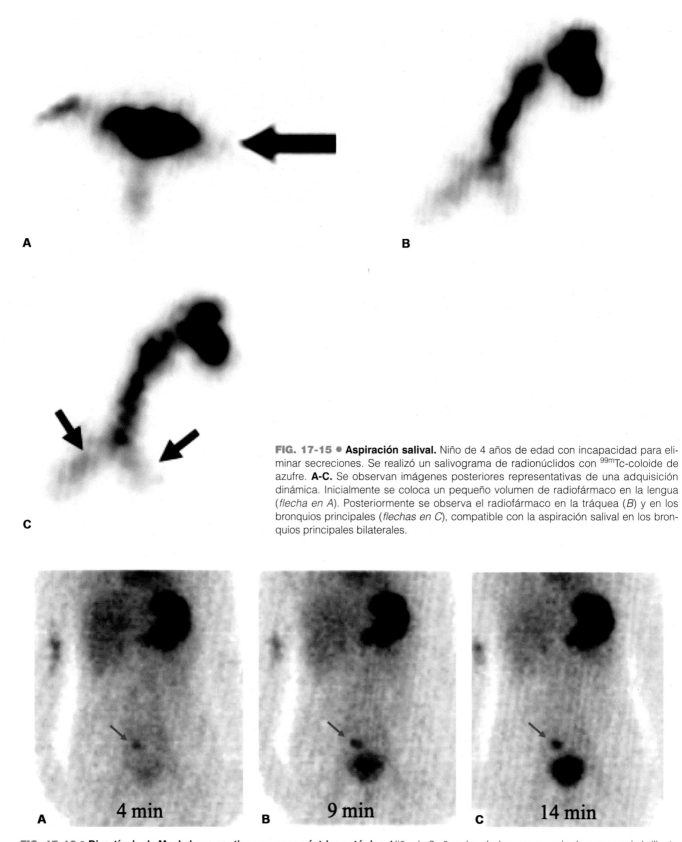

A

B

C

FIG. 17-15 ● **Aspiración salival.** Niño de 4 años de edad con incapacidad para eliminar secreciones. Se realizó un salivograma de radionúclidos con ^{99m}Tc-coloide de azufre. **A-C.** Se observan imágenes posteriores representativas de una adquisición dinámica. Inicialmente se coloca un pequeño volumen de radiofármaco en la lengua (*flecha en A*). Posteriormente se observa el radiofármaco en la tráquea (*B*) y en los bronquios principales (*flechas en C*), compatible con la aspiración salival en los bronquios principales bilaterales.

A 4 min

B 9 min

C 14 min

FIG. 17-16 ● **Divertículo de Meckel que contiene mucosa gástrica ectópica.** Niña de 6 años de edad con presencia de sangre roja brillante indolora en el recto. Se realizó una gammagrafía de Meckel con ^{99m}Tc-pertecnetato. **A-C.** En los fotogramas anteriores de los minutos 4 (A), 9 (B) y 14 (C) de la toma de imágenes se constata un foco (*flechas*) de acumulación de radiofármaco en el cuadrante inferior derecho que parecía coincidir con la captación en la mucosa gástrica y que persistió durante todo el estudio, aumentando en intensidad, de forma similar a la mucosa gástrica. Con las proyecciones laterales a 1 h (no mostradas) se confirmó la localización anterior del foco anómalo de captación del radiofármaco. Los hallazgos gammagráficos de un divertículo de Meckel con mucosa gástrica ectópica se confirmaron en la cirugía.

en proyecciones anterior y lateral, no solo para detectar un divertículo de Meckel oculto por la vejiga, sino para ayudar a diferenciar la captación focal de los falsos positivos, como la excreción fisiológica en el sistema colector renal (109). En los casos sospechosos con acumulación focal de radiofármaco, la captación puede localizarse mediante la adición de imágenes de SPECT o SPECT/TC, lo que aumenta la precisión y la confianza en el diagnóstico (110).

SISTEMA MUSCULOESQUELÉTICO

Los radiofármacos para la obtención de imágenes óseas incluyen el bisfosfonato de metileno (MDP, *methylene diphosphonate*) marcado con ^{99m}Tc (^{99m}Tc-MDP) y el fluoruro de sodio marcado con^{18}F (^{18}F-NaF). En pediatría, normalmente se realizan imágenes de cuerpo entero de dos o tres fases, a menudo con la adición de imágenes puntuales, SPECT o SPECT/TC (111). En la gammagrafía ósea trifásica se incluyen: i) la fase angiográfica (imágenes dinámicas durante 60 s), ii) la fase de tejidos blandos o de sangre (imagen planar de 3 min) y iii) la fase retardada (imágenes planares de todo el cuerpo o puntuales a las 2-4 h). La información en las fases angiográfica y de tejidos blandos es similar y demuestra la presencia o ausencia preferente de hiperemia (112). Por tanto, la gammagrafía ósea bifásica, compuesta por fases de tejidos blandos y fases retardadas, proporcionará información similar a la de una gammagrafía ósea trifásica. Algunos autores han defendido la obtención rutinaria de la gammagrafía ósea de cuerpo entero de dos fases en todos los pacientes pediátricos, independientemente de la indicación clínica, ya que en la fase de tejidos blandos se observan *procesos infiltrativos de la médula*, como la leucemia, que puede causar dolor óseo como síntoma de presentación (fig. 17-17) (111,113). Kwatra y cols. (111) demostraron que los procesos infiltrativos de la médula se aprecian mejor en las imágenes de la fase de tejidos blandos. Además, en los niños, la mayor captación fisiológica del radiofármaco en los cartílagos de crecimiento (*véase* fig. 17-1) puede ocultar las lesiones de la epífisis o la metáfisis adyacentes en las imágenes de fase retardada. La fase de tejidos blandos aumenta la precisión para detectar lesiones metafisarias.

Por el contrario, en los adultos, la gammagrafía ósea suele consistir únicamente en imágenes de fase retardada. Las principales indicaciones de la gammagrafía ósea trifásica en adultos son la diferenciación de la osteomielitis y la celulitis, la evaluación del aflojamiento de los implantes metálicos y la osteomielitis después de la artroplastia de cadera o rodilla, el síndrome de dolor regional complejo (SDRC), la evaluación de la viabilidad ósea en la necrosis avascular y la viabilidad de la reconstrucción con colgajo (112).

Las enfermedades primarias evaluadas con la gammagrafía ósea en los niños son diferentes a las de los adultos. Las indicaciones frecuentes para la gammagrafía ósea en los niños incluyen la evaluación de tumores óseos primarios benignos o malignos (incluyendo el osteoma osteoide y la histiocitosis de células de Langerhans) (fig. 17-18), las metástasis óseas, la osteomielitis y la osteomielitis multifocal crónica recurrente (114,115) (fig. 17-19), las fracturas por sobrecarga y la espondilólisis (116-119), las fracturas traumáticas (fig. 17-20) o patológicas y la displasia fibrosa (monostótica frente a poliostótica) (fig. 17-21). La gammagrafía ósea puede servir como herramienta de resolución de problemas, especialmente en los niños que tienen dolor óseo, posiblemente sea el primer estudio en el que se sugiera el diagnóstico de enfermedades como la leucemia (*véase* fig. 17-17) (31). Dado que los niños no pueden localizar bien el dolor, se indica la obtención de imágenes de todo el cuerpo para todos aquellos a los que se les realice la gammagrafía ósea.

Con la utilización más generalizada de la RM y de la PET/TC con fluorodesoxiglucosa marcada con ^{18}F (^{18}F-FDG), algunas de las indicaciones mencionadas para la gammagrafía ósea ahora se evalúan con otras modalidades de imagen. Antes, las gammagrafías óseas se adquirían para el diagnóstico, la estadificación, el seguimiento de la respuesta terapéutica y la vigilancia, tanto del tumor primario como de las metástasis

óseas en el osteosarcoma (fig. 17-22), el sarcoma de Ewing (fig. 17-23), los sarcomas de tejidos blandos y la histiocitosis de células de Langerhans, entre otros. Más recientemente, la PET con ^{18}F-FDG/TC, o la PET con ^{18}F-FDG/RM, cuando está disponible, ha sustituido a la gammagrafía ósea para estas indicaciones, dada su mayor sensibilidad en la detección, su capacidad para normalizarse rápidamente con la respuesta al tratamiento o a la cirugía, así como su creciente papel en el pronóstico de resultados en estos tumores. En la actualidad, las gammagrafías óseas se obtienen con mayor frecuencia como imágenes de vigilancia después de la escisión quirúrgica y la reconstrucción del tumor, aunque las imágenes de PET con ^{18}F-FDG/TC o PET/RM también pueden sustituir esta función (31).

Lesiones óseas por sobrecarga: reacciones por esfuerzo y fracturas por sobrecarga

Las fracturas óseas pueden ser completas o incompletas y son fácilmente visibles en las radiografías. Los tipos específicos de lesiones óseas incluyen las lesiones por sobrecarga (fractura por sobrecarga y reacción por estrés), la fractura por insuficiencia y la fractura patológica. Las lesiones óseas por sobrecarga abarcan un amplio espectro. En un extremo del espectro está la reacción por estrés asintomática que es visible en la RM como edema de la médula ósea. En el otro extremo se encuentran las fracturas por sobrecarga clínicamente sintomáticas con líneas de fractura visibles en las imágenes que pueden progresar a una seudoarticulación crónica (fig. 17-24) (120). Las lesiones por sobrecarga en la tibia son las más frecuentes.

El *síndrome de estrés tibial medial* (SETM), con frecuencia conocido como *síndrome por sobrecarga de la cresta tibial*, es una lesión por sobreuso o por sobrecarga repetitiva de la cresta tibial (121,122). El SETM se presenta como dolor difuso a lo largo del borde medial de la tibia que está relacionado con la actividad. Se caracteriza por periostitis tibial difusa, anteromedial o posteromedial, con mayor frecuencia cerca de la unión de los tercios medio y distal de la tibia, generalmente junto con edema óseo cortical subyacente y microtraumatismo (121). Existe controversia sobre la relación entre el SETM y las *lesiones por sobrecarga en la tibia*. No está claro si representan un grupo de lesiones o son dos entidades distintas. En las exploraciones óseas bifásicas o trifásicas, el SETM se describe como aumento de la captación del radiofármaco en el hueso cortical que muestra un patrón longitudinal característico solo en la fase retardada (123). Las fracturas agudas por sobrecarga aparecen como áreas discretas, localizadas, a veces lineales, de mayor captación en las tres fases (angiográfica, de tejidos blandos y retardada) de una gammagrafía ósea con ^{99m}Tc-MDP.

Históricamente, cuando las radiografías no fueron concluyentes, las gammagrafías óseas bifásicas o trifásicas eran clave para identificar y diferenciar el SETM y las lesiones de sobrecarga tibial. Sin embargo, las gammagrafías óseas han sido sustituidas en gran medida por la RM (124). En los pacientes con sospecha de lesiones de sobrecarga en la tibia, los hallazgos en la RM incluyen edema perióstico, edema de médula ósea y anomalías de la señal intracortical o líneas de fractura (*véase* fig. 17-24) (125,126). En 1987 se desarrolló un sistema para clasificar la gravedad de las fracturas por sobrecarga basado en la extensión de la captación cortical en la gammagrafía ósea (127); este sistema puede actualizarse para reflejar la captación del radiofármaco medular en las fases de tejido blando y retardada, que corresponden al edema de médula ósea observado en la RM (*véase* fig. 17-24).

Lumbalgia y espondilólisis

Las causas más frecuentes de lumbalgia en los niños y adolescentes son la espondilólisis, la espondilolistesis, la cifosis de Scheuermann, las hernias discales, las infecciones y los tumores (128). La espondilólisis representa aproximadamente entre el 12 y el 16% de las lumbalgias en los adolescentes que acuden con dolor a las clínicas especializadas (129,130). La espondilólisis, una fractura unilateral o bilateral en la

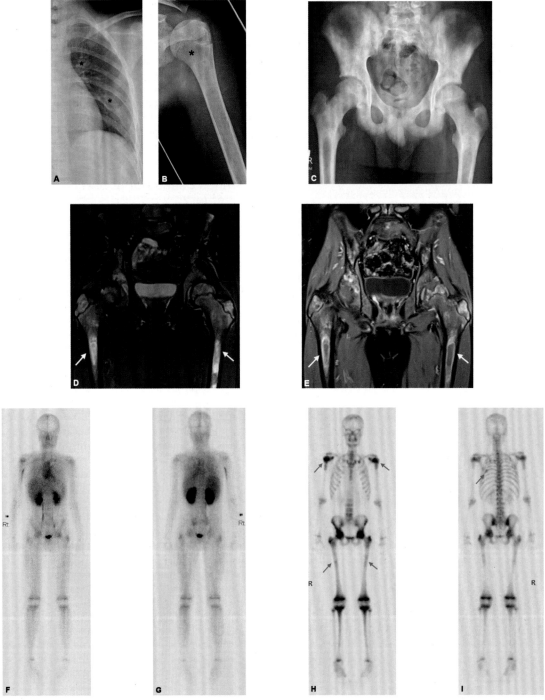

FIG. 17-17 ● Leucemia. Niño de 11 años de edad con antecedente de 10 meses de evolución de dolor óseo multifocal, así como una pérdida de peso de 13-19 kg. En los estudios de sangre se detectó anemia y se observó una concentración elevada de PCR y VSG. Se realizó el estudio óseo radiográfico seguido de RM de la pelvis y gammagrafía ósea de cuerpo entero con ^{99m}Tc-MDP dos semanas después. **A-C.** En las radiografías anteroposteriores de tórax (A), húmero izquierdo proximal (B) y pelvis (C), se encontraron lesiones expansivas en la quinta y séptima costillas izquierdas (*asteriscos en A*), sutiles radiotransparencias en la metáfisis proximal del húmero izquierdo (*asterisco en B*) y esclerosis heterogénea difusa con radiotransparencias en la pelvis y los fémures proximales. Los hallazgos son sugerentes de un proceso infiltrativo de la médula ósea, como leucemia, linfoma o metástasis. **D y E.** En las imágenes coronales de recuperación de la inversión con tau corta (STIR, *short tau inversion recovery*; D) y las coronales ponderadas en T1 posteriores al contraste con saturación de grasa (E), se constatan múltiples focos de alta señal STIR con realce heterogéneo en la pelvis y los fémures proximales bilaterales (*flechas*), incluyendo los trocánteres mayores bilaterales. **F-I.** En las imágenes anteriores (F) y posteriores (G) de todo el cuerpo, así como en las correspondientes imágenes retardadas (H e I), se observan lesiones multifocales con aumento de la captación del radiofármaco en los huesos axiales y apendiculares (*flechas en H*). En las imágenes en fase de tejidos blandos se percibe un aumento de la captación del radiofármaco en los húmeros proximales, múltiples vértebras, la pelvis y las extremidades inferiores. Hay lesiones costales multifocales; la lesión expansiva de la séptima costilla izquierda corresponde a los hallazgos radiográficos (*flecha en I*). En el aspirado de médula ósea y en la biopsia se demostró leucemia linfoblástica aguda pre-B. Se envió la biopsia de piel para realizar una prueba genética tumoral *p53* y los resultados fueron compatibles con el síndrome de Li Fraumeni (mutación de *p53* de la línea germinal).

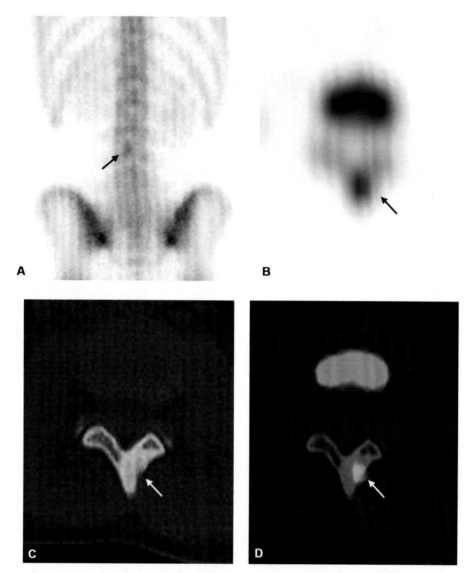

FIG. 17-18 ● **Osteoma osteoide.** Niña de 14 años de edad con antecedente de lumbalgia de un año de evolución. Se realizó la gammagrafía ósea con ⁹⁹ᵐTc-MDP de cuerpo entero con SPECT/TC de la columna lumbar; la extensión con TC de baja dosis se limitó a las vértebras L2-L4. **A.** En la imagen posterior de la columna lumbar se detecta un aumento de la captación del radiofármaco en los elementos posteriores de L3 (*flecha*). **B-D.** En las imágenes correspondientes de SPECT axial (B), TC de baja dosis (C) y SPECT/TC (D) se observan esclerosis y expansión de la lámina y la apófisis espinosa de la L3 izquierda, asociadas con una captación radiofarmacéutica focalmente aumentada compatible con el núcleo de un osteoma osteoide (*flechas en B-D*).

parte interarticular vertebral (puente entre dos articulaciones), suele producirse en las vértebras lumbares inferiores, con mayor frecuencia en el istmo de L5. La *espondilolistesis* es el deslizamiento anterior del cuerpo vertebral superior que puede producirse con defectos parciales bilaterales. La espondilólisis es el resultado de microtraumatismos recurrentes con hiperextensión lumbar o flexión y extensión lumbar, normalmente en deportes como la gimnasia, el baile, la halterofilia, etcétera (128) o con una lesión por sobrecarga aguda (131).

El estudio de imagen por sospecha de espondilitis comienza con radiografías laterales y anteroposteriores de la columna lumbar. Si estas no son confirmatorias y la sospecha clínica de espondilólisis sigue siendo alta después de dos o tres semanas de reposo, se obtienen estudios de imagen avanzados, ya sea la gammagrafía ósea con la SPECT, SPECT/TC o RM de la columna lumbar (119,132). La gammagrafía ósea con SPECT/TC es superior a la RM para distinguir la reacción de esfuerzo de la fractura por sobrecarga y en el diagnóstico de la espondilólisis aguda completa en comparación con la incompleta (133). En la gammagrafía ósea, la espondilólisis aguda tiene un aumento de la captación del radiofármaco, mientras que la espondilólisis crónica no lo hace; sin embargo, la TC de dosis baja que la acompaña demostrará un defecto en la parte interauricular vertebral con esclerosis adyacente en la espondilólisis crónica (fig. 17-25). La adición de la TC de baja dosis a la adquisición de la SPECT permite una localización más precisa del sitio y de la causa del aumento de la captación del radiofármaco en el hueso, así como la identificación de las anomalías óseas en la TC sin el aumento asociado con la captación del radiofármaco en la SPECT (119,132).

Traumatismos no accidentales

La Federal Child Abuse Prevention and Treatment Act define el término *abuso y negligencia* infantil como «al menos, cualquier acto u omisión reciente por parte de un padre o cuidador, que resulte en la muerte, un daño físico o emocional grave, abuso o explotación sexual, o un acto u omisión que presente un riesgo inminente de daño grave» (134). Esta ley estadounidense proporciona a todos los estados normas mínimas para

(*el texto continúa en la p. 229*)

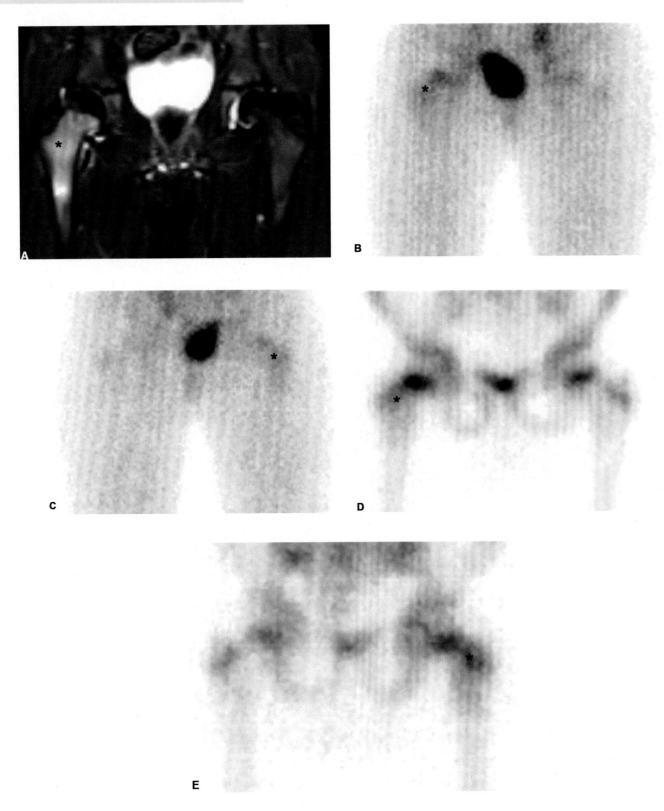

FIG. 17-19 ● Osteomielitis multifocal crónica recurrente. Niña de 6 años de edad con antecedente de dolor en la cadera derecha y claudicación de 3 semanas de evolución. **A.** Se realizó una RM de las extremidades inferiores. En la imagen coronal STIR de los fémures proximales se observa una alta señal STIR (*asterisco*) en el fémur derecho proximal que se extiende desde la epífisis hasta la unión proximal y el tercio medio de la diáfisis. Había un leve realce en las imágenes posterior al contraste (no mostradas); no había reacción perióstica, rotura cortical o tumoración de tejidos blandos asociada. **B-E.** Se realizó una gammagrafía ósea de cuerpo entero de dos fases con ^{99m}Tc-MDP de dos fases. En las imágenes de fase anterior y posterior de los tejidos blandos (B y C), y en las correspondientes imágenes de fase retardada (D y E) de la pelvis, se observa hiperemia en las imágenes de fase de los tejidos blandos (*asteriscos en B y C*), así como un ligero aumento de la captación del radiofármaco en las imágenes de fase retardada (*asteriscos en D y E*) en el fémur proximal derecho. No se observaron lesiones óseas adicionales. Después de una evaluación extensa que incluyó hemocultivos y biopsia ósea negativos, la paciente fue diagnosticada con osteomielitis multifocal crónica recurrente.

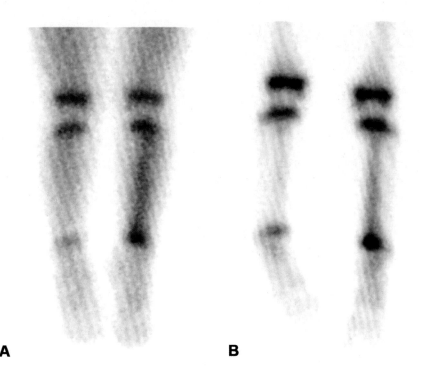

FIG. 17-20 ● **Fractura del lactante.** Niña de 2.5 años de edad, afebril, con dolor en la pierna izquierda. En las radiografías no se observó ninguna anomalía. Se realizó una gammagrafía ósea de cuerpo entero de dos fases con ^{99m}Tc-MDP. **A** y **B.** En las imágenes anteriores de las fases de tejidos blandos (A) y retardada (B) se detectó un aumento difuso de la captación en la diáfisis tibial izquierda. Después del interrogatorio, los padres y la niña informaron que había tenido una caída 2 días antes del cuadro clínico. Las fracturas de los lactantes son fracturas espirales no desplazadas de la tibia que se observan con mayor frecuencia entre los 9 meses y los 3 años de edad.

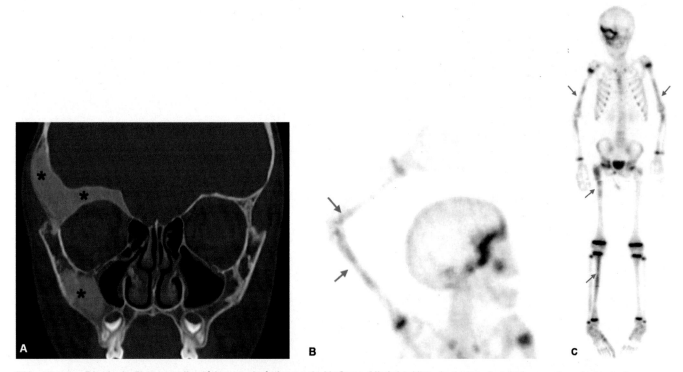

FIG. 17-21 ● **Displasia fibrosa poliostótica en el síndrome de McCune-Albright.** Niña de 4 años de edad con antecedente de 4 semanas con una tumoración sobre la ceja derecha. **A.** Con la imagen coronal, sin contraste, de la cara en ventanas óseas se observa la presencia de lesiones expansivas (*asteriscos*) con densidad de vidrio despulido en el techo orbitario derecho, el hueso frontal derecho y el maxilar derecho. Había varias lesiones adicionales en la base del cráneo (no mostradas). **B** y **C.** Se realizó una gammagrafía ósea de cuerpo entero con ^{99m}Tc-MDP en fase retardada. En la proyección lateral del cráneo, la extremidad superior derecha (C) y las proyecciones anteriores de todo el cuerpo (C) se constatan lesiones multifocales en el cráneo y en el esqueleto apendicular (varias de las cuales se indican con *flechas* en B y C) compatibles con displasia fibrosa poliostótica. En la exploración física se observaron múltiples máculas café con leche. Tenía una respuesta anómala de la concentración de la hormona del crecimiento, a la prueba de tolerancia a la glucosa oral, que era compatible con el exceso de hormona del crecimiento. El conjunto de hallazgos de displasia fibrosa poliostótica, máculas café con leche y acromegalia son compatibles con el síndrome de McCune-Albright.

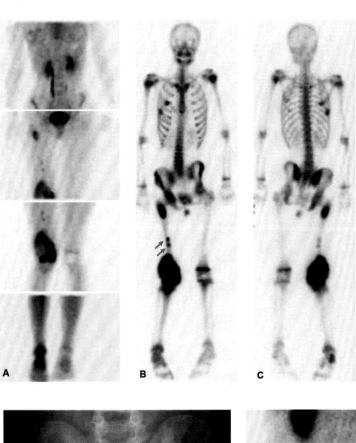

FIG. 17-22 ● **Osteosarcoma metastásico.** Niña de 13 años de edad con dolor en la rodilla derecha y disnea. Se realizó una gammagrafía ósea de cuerpo entero de dos fases con ^{99m}Tc-MDP. **A-C.** En las imágenes puntuales en fase anterior (A) de los tejidos blandos y las imágenes en fase retardada anterior (B) y posterior (C) se observa una tumoración primaria en el fémur distal derecho, lesiones en salto en la diáfisis femoral derecha (*flechas en B*), metástasis óseas en la pelvis y en la diáfisis femoral derecha proximal y nódulos pulmonares metastásicos (*flechas dobles en B*).

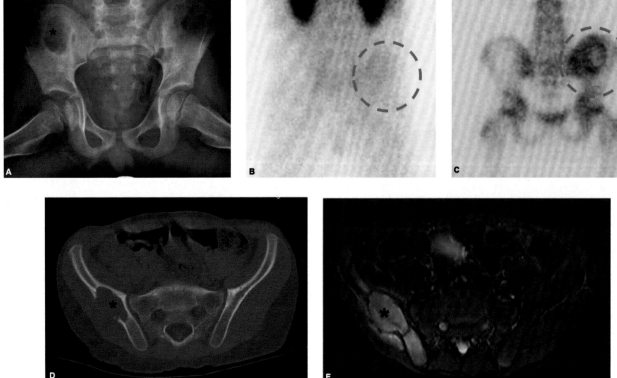

FIG. 17-23 ● **Sarcoma de Ewing.** Niño de 4 años de edad con dolor en la cadera izquierda. **A.** Se obtuvieron radiografías de la pelvis en el momento de la presentación (no se muestra) y se repitieron 2 semanas después (A). La radiografía anterior de la pelvis en posición de rana no tuvo alteraciones. **B y C.** Se realizó una gammagrafía ósea de cuerpo entero de dos fases con ^{99m}Tc-MDP. Las imágenes puntuales posteriores del abdomen, la pelvis y los muslos, en las fases de acumulación sanguínea (B) y retardada (C), demuestran un ligero aumento en la acumulación de radiofármaco en la fase sanguínea (*círculo punteado en B*) asociado con un borde de mayor acumulación de radiofármaco en la fase retardada (*círculo punteado en C*) en la cresta ilíaca derecha. En retrospectiva, estas anomalías corresponden con una lesión lítica en la cresta ilíaca derecha (*asteriscos en A*) atribuida inicialmente a un asa intestinal superpuesta en la radiografía de pelvis. **D y E.** En las imágenes axiales de TC (D) y de RM STIR (E) se observa una lesión lítica expansible (*asteriscos en D y E*) con rotura cortical lateral y alta señal STIR. El aumento de la señal STIR en la cresta ilíaca derecha adyacente representa edema de la médula ósea y corresponde con el aumento difuso de la captación del radiofármaco observado en la cresta ilíaca derecha en C (secundario a la hiperemia). En la biopsia se diagnosticó un sarcoma de Ewing. La gammagrafía ósea puede utilizarse como herramienta de resolución de problemas en los pacientes pediátricos con dolor óseo.

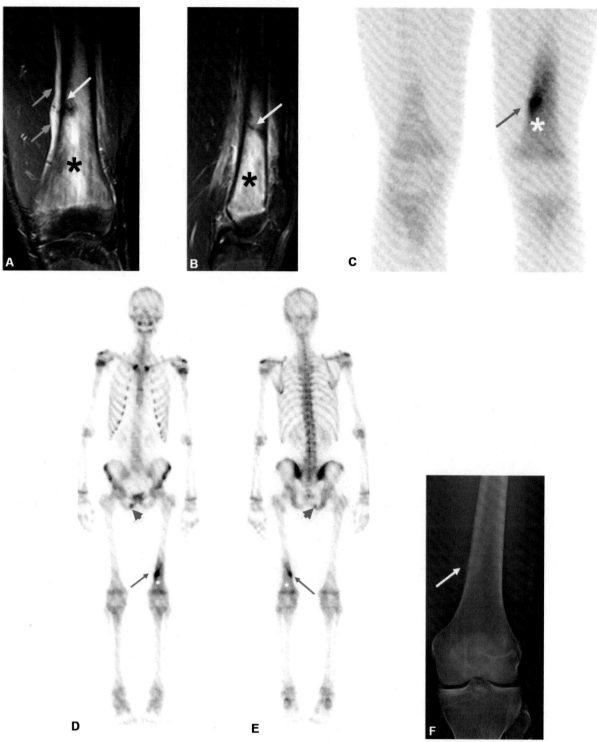

FIG. 17-24 ● Fractura por sobrecarga. Niño de 15 años de edad con antecedente de dolor de 1 mes de duración en la porción distal del fémur izquierdo. Antes de la aparición del dolor, había vuelto a jugar fútbol después de no hacerlo por un año debido a una fractura de la parte interarticular vertebral L5 (espondilólisis aguda). Las radiografías de la rodilla izquierda eran normales. En la RM de la rodilla izquierda para evaluar la presencia de una derivación interna (no mostrada) se detectó edema en la parte distal del fémur izquierdo, por lo que se decidió realizar la RM del muslo izquierdo. **A y B.** En las imágenes STIR coronales (A) y sagitales (B) del fémur distal izquierdo se observa una alta señal STIR en la médula ósea (*asteriscos en A y B*) y el periostio (*flechas dobles en A*), compatible con edema de médula ósea y una reacción perióstica. Hay una línea oscura y oblicua en la cara medial de la diáfisis femoral distal (*flechas en A y B*), compatible con una fractura por sobrecarga. Esto corresponde a una fractura tibial por sobrecarga grado IV en la clasificación de Fredericson (125,126). Sin embargo, este estudio externo inicialmente se interpretó como sospechoso de tumor u osteomielitis, lo que provocó el envío a nuestra institución para una evaluación adicional. **C-E.** Se realizó una gammagrafía ósea de cuerpo entero de dos fases con ^{99m}Tc-MDP. Las imágenes de la mancha de sangre anterior (C) y las imágenes anteriores (D) y posteriores (E) de todo el cuerpo permiten constatar un aumento focal y lineal de la acumulación de radiofármaco (*flecha en C-E*) que corresponde a la línea de fractura oblicua observada en la RM. Hay un leve aumento de la acumulación de radiofármaco en la diáfisis y la metáfisis distal del fémur izquierdo, secundario a la hiperemia correspondiente al edema de la médula ósea observado en la RM (*asteriscos en C-E*). La asimetría de la sincondrosis isquiopúbica (*puntas de flecha en D y E*) es una variante benigna del desarrollo que no debe confundirse con enfermedad. **F.** Se repitieron las radiografías del fémur izquierdo y se demostró esclerosis sutil y reacción perióstica que se correspondía con la captación focal en la gammagrafía ósea. El conjunto de hallazgos es compatible con una fractura por sobrecarga.

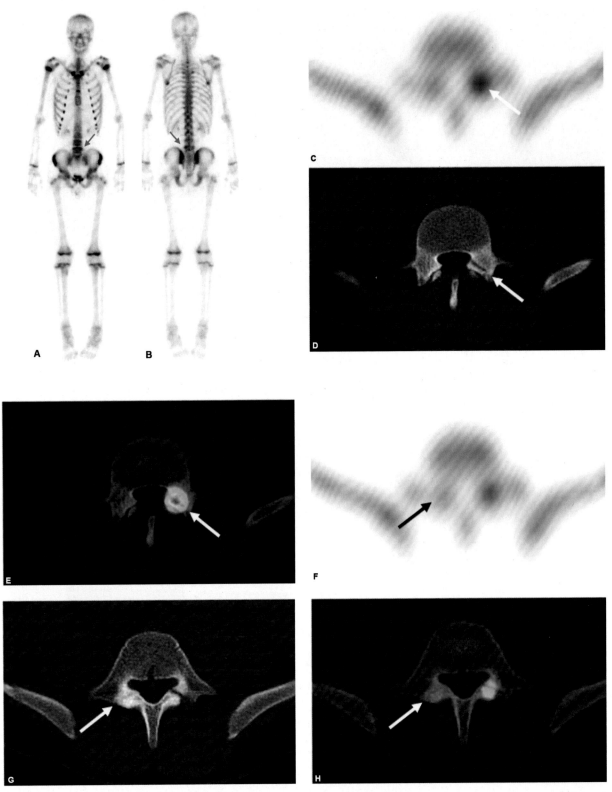

FIG. 17-25 ● **Espondilitis aguda y espondilitis crónica.** Un jugador de béisbol, de 16 años de edad, se presentó con antecedente de lumbalgia de 5 meses de evolución. Se realizó gammagrafía ósea de cuerpo entero con ^{99m}Tc-MDP y SPECT de la columna lumbar. La extensión de la TC de baja dosis realizada junto con la SPECT se limitó a L4-S1. **A y B.** En las imágenes anteriores (A) y posteriores (B) de todo el cuerpo se constata un aumento focal de la captación en la parte interarticular vertebral L5 izquierda. **C-E.** Con las imágenes correspondientes de la SPECT axial (C), la TC de baja dosis (D) y la SPECT/TC (E), se detectó una captación focalmente aumentada del radiofármaco y una fractura completa correspondiente en la parte interarticular vertebral de la L5 izquierda en la TC, compatible con una espondilólisis aguda (*flechas en C-E*). **F-H.** En las imágenes correspondientes de la SPECT axial (F), la TC de baja dosis (G) y la SPECT/TC (H) se observó una fractura completa con esclerosis circundante, pero sin aumento anómalo de la captación del radiofármaco en la parte interarticular vertebral de L5 derecha, compatible con la espondilólisis crónica en la parte interarticular vertebral de L5 derecha (*flechas en F-H*). La adición de SPECT/TC orienta a una mejor identificación y caracterización de las causas de la lumbalgia. Con base en Trout y cols. Ref. (119).

definir el maltrato, y cada estado define el maltrato físico infantil dentro de sus propios estatutos civiles y penales (135). El trabajo clínico en los casos de sospecha de maltrato infantil incluye la anamnesis, la exploración física, las pruebas de diagnóstico y la documentación. El estudio de diagnóstico por imagen recomendado por la American Academy of Pediatrics incluye: i) estudio radiográfico del esqueleto en todos los pacientes, ii) RM del cerebro y la columna vertebral (o TC de la cabeza, que puede ser más rápido en algunas instituciones) en pacientes con sospecha de traumatismo craneal y iii) TC del abdomen en pacientes con sospecha de traumatismo abdominal (135). Se recomienda repetir los estudios radiográficos del esqueleto en los casos de alto riesgo y se puede utilizar la gammagrafía ósea para complementar los estudios radiográficos del esqueleto (135). En los criterios de adecuación del American College of Radiology, para la sospecha de maltrato físico infantil, publicados en 2017, también se recomienda la gammagrafía ósea como un estudio de resolución de problemas en lugar de un estudio de imagen de primera línea (136). Usar PET/TC con ^{18}F-NaF tiene mayor resolución que las gammagrafías óseas con ^{99m}Tc-MDP (fig. 17-26) y se utiliza como alternativa en algunas instituciones.

Síndrome de dolor regional complejo

El SDRC, un dolor desproporcionado con respecto a los antecedentes y los hallazgos físicos, se asocia con al menos un signo y un síntoma de disfunción autonómica. Los signos de disfunción autonómica incluyen asimetría de la temperatura, cambio de color de la piel, edema, asimetría de la sudoración y cambios distróficos (137). Los síntomas de disfunción autonómica incluyen alodinia, hiperalgesia y disfunción motora. El dolor suele producirse en una sola extremidad, aunque también puede presentarse en varios lugares (137). El SDRC se clasifica en dos tipos. En el SDRC tipo 1 no hay una lesión nerviosa definida y en el SDRC tipo 2 sí la hay. El tipo 1 es la categoría más frecuente en pediatría. La causa del síndrome no se conoce bien.

La función principal del diagnóstico por imagen en los pacientes con sospecha de SDRC es descartar otras posibles causas como tumor (incluido el osteoma osteoide), la fractura por estrés o la osteomielitis. La apariencia clásica del SDRC en las exploraciones óseas trifásicas en adultos es la del aumento asimétrico de la captación en las fases angiográfica, de tejidos blandos y retardada, con aumento de la actividad periarticular en las imágenes de fase retardada (138). En el estudio original de Mackinnon y cols. (138), las fases angiográfica, de sangre y retardada fueron positivas en el 45%, 52% y 96% de los casos, respectivamente. En la «variante fría» del SDRC, el patrón más frecuentemente visto en los niños, hay disminución asimétrica de la captación en las fases angiográfica, de tejidos blandos y retardada en la extremidad afectada (fig. 17-27) (139,140). Sin embargo, la presencia de una gammagrafía ósea bifásica o trifásica normal no descarta el diagnóstico de SDRC en los niños (141).

IMÁGENES FUNCIONALES EN ONCOLOGÍA PEDIÁTRICA

Metayodobencilguanidina en el neuroblastoma

El *neuroblastoma* es una neoplasia embrionaria derivada de las células de la cresta neural (142). Es el tumor sólido extracraneal más frecuente de la infancia, tiene una incidencia anual de 10.5 por cada millón de niños

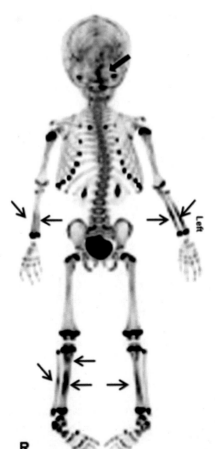

FIG. 17-26 • **Traumatismo no accidental (TNA).** Niña de 15 meses de edad con sospecha de TNA. En la PMI anterior de la PET/TC con ^{18}F-NaF se observan múltiples focos de aumento de la captación en la bóveda craneal y las extremidades. Se trata de una captación lineal en el hueso occipital izquierdo (*flecha gruesa*), radios y cúbitos bilaterales (*flechas finas* en las extremidades superiores), tibias bilaterales y peroné derecho (*flechas finas* en las extremidades inferiores). Esto es motivo de sospecha de TNA. Muchas de estas fracturas no tenían correlación con el estudio radiográfico del esqueleto (no se muestra). En el estudio radiográfico del esqueleto también se observaron las clásicas lesiones metafisarias en diversos huesos de las extremidades y la fractura de la octava unión costocondral izquierda. Estas no se aprecian en la PET/TC con ^{18}F-NaF debido a la proximidad de la acumulación fisiológica del radiofármaco en las placas de crecimiento adyacentes. El estudio radiográfico del esqueleto y la PET/TC con ^{18}F-NaF son complementarios para detectar lesiones óseas en pacientes con sospecha de TNA (reproducida de Khalatbari y cols. (194). Copyright © 2018 Elsevier.

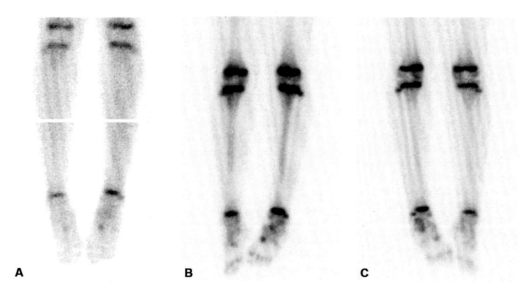

FIG. 17-27 ● **Síndrome de dolor regional complejo (SDRC), variante fría.** Niña de 10 años de edad con dolor en el pie derecho, alodinia y tumefacción. Se realizó una gammagrafía ósea de cuerpo entero de dos fases con ^{99m}Tc-MDP. **A-C.** En la imagen anterior puntual en tejidos blandos (A) y la anterior de fase retardada (B) y posterior (C) se constata la disminución de la acumulación de radiofármaco en la pierna y el pie derechos, en una distribución predominantemente periarticular compatible con la variante fría del SDRC. En la edad pediátrica, la variante fría del SDRC es más frecuente que la variante caliente.

menores de 15 años de edad. Aunque representa entre el 8 y el 10% de todos los tumores infantiles, es responsable de aproximadamente el 15% de todas las muertes por cáncer pediátrico. Alrededor del 40% de los pacientes con neuroblastoma tienen menos de 1 año de edad al momento del diagnóstico, mientras que menos del 5% se presentan a la edad de 10 años o más (143).

Los tumores neuroblásticos incluyen el neuroblastoma, el ganglioneuroblastoma y el ganglioneuroma. Con mayor frecuencia surgen en las regiones suprarrenales (47%), abdominales o retroperitoneales (24%), el resto a lo largo de la cadena simpática en el cuello, el tórax y la pelvis (144).

Los signos y síntomas que se presentan pueden estar relacionados con el tumor primario o con las zonas de metástasis, que están presentes en aproximadamente el 50% de los pacientes en el momento del diagnóstico. Por ejemplo, los pacientes pueden tener una tumoración palpable; alternativamente, la exoftalmia, las equimosis periorbitarias o el dolor óseo debido a las metástasis osteomedulares pueden ser la presentación inicial. Los síndromes paraneoplásicos asociados incluyen el síndrome opsoclono-mioclono-ataxia y la diarrea resistente al tratamiento, entre otros (145-148). En el momento del diagnóstico, las localizaciones metastásicas más usuales son la médula ósea (56%), el hueso (47%), los ganglios linfáticos (24%) y el hígado (21%) (149).

El diagnóstico definitivo del neuroblastoma requiere la confirmación histológica a partir de una biopsia incisional del tumor primario o de una biopsia o aspirado de médula ósea en individuos con sospecha de afectación de la médula ósea (150). El espectro de la enfermedad en el neuroblastoma es muy variable, con un curso clínico que va desde la regresión espontánea hasta los tumores metastásicos resistentes al tratamiento, asociados con una mala supervivencia (151,152). La intensidad del régimen terapéutico se determina tras la estadificación y la estratificación del riesgo.

La MIBG es un análogo de la norepinefrina que se suele radiomarcar con ^{131}I o, preferiblemente, con ^{123}I. La MIBG marcada con ^{123}I (^{123}I-MIBG) es la piedra angular de la imagen funcional para el diagnóstico, la estadificación, la supervisión de la respuesta terapéutica, el pronóstico y la detección de recidivas en pacientes con neuroblastoma

(fig. 17-28) (153). Más del 90% de los individuos con neuroblastoma muestran una captación de MIBG radiomarcada (154,155). La especificidad de la MIBG radiomarcada para el neuroblastoma y el feocromocitoma se aproxima al 100% (156). La captación del radiofármaco se resuelve cuando un tumor se necrosa, involuciona, se desdiferencia o cuando ocurre la maduración hacia un tipo de tumor más diferenciado (157).

Las dosis altas de ^{131}I-MIBG, normalmente junto con el trasplante autólogo de células madre, se han utilizado con éxito como agente terapéutico sistémico para los pacientes con neuroblastoma o feocromocitoma de alto riesgo con enfermedad recurrente o resistente al tratamiento (153). La dosis alta de ^{131}I-MIBG también se usa cada vez más como opción terapéutica inicial en esta población de pacientes (153).

La EANM publicó por primera vez en 2010 las guías de procedimiento para la obtención de imágenes tumorales con ^{131}I-MIBG o ^{123}I-MIBG. Estas directrices se actualizaron recientemente, en el 2018 (33,34). La preparación y las precauciones del paciente incluyen consideraciones relacionadas con el embarazo, la lactancia, el bloqueo tiroideo y las posibles interferencias de los medicamentos.

Las imágenes con MIBG se interpretan de forma cualitativa y semicuantitativa. Existe una captación fisiológica de ^{123}I-MIBG en las glándulas salivales, la mucosa nasal, el miocardio, el hígado, el intestino y la vejiga urinaria. Otros sitios de captación normal variable son los pulmones, el bazo, el útero y la vesícula biliar (158,159). También puede haber captación en la grasa parda, especialmente en las regiones supraclaviculares, así como en las glándulas suprarrenales sanas. No hay acumulación de MIBG en el hueso sano o en la médula ósea. De ahí la facilidad para detectar las metástasis óseas con este radiofármaco. La interpretación cualitativa se realiza observando la distribución del radiofármaco en la tumoración primaria, así como en las metástasis osteomedulares y de los tejidos blandos (*véase* fig. 17-28). La SPECT, la SPECT/TC y las imágenes fusionadas de SPECT/RM mejoran la detección, caracterización y localización de las lesiones con afinidad por la MIBG. Se desarrollaron sistemas semicuantitativos de puntuación para evaluar la MIBG con el fin de valorar la extensión de la enfermedad y la respuesta a la quimioterapia mediante el uso de

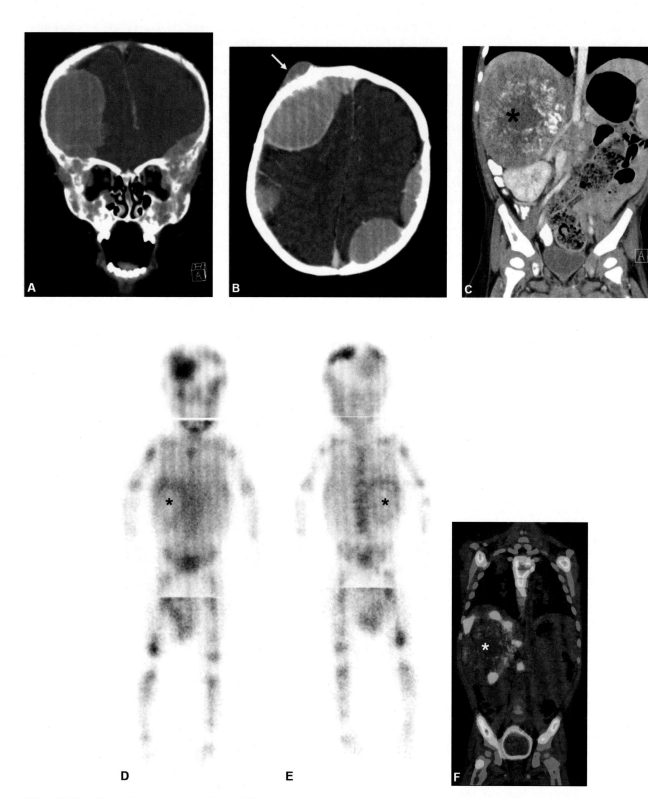

FIG. 17-28 ● **Neuroblastoma metastásico.** Niño de 14 meses de edad con antecedente de tumoración creciente en el lado derecho de la frente de 2 meses de evolución, exoftalmia del ojo izquierdo y 2 días con claudicación. **A-C.** TC de cabeza, tórax, abdomen y pelvis con contraste intravenoso y oral. En las imágenes coronales (A) y axiales (B) de la cabeza y en la imagen coronal del abdomen y la pelvis (C) se observan múltiples metástasis en la bóveda craneal con extensión epidural asociada. La tumoración palpable en la frente derecha corresponde con una tumoración subperióstica de tejidos blandos (*flecha en B*) asociada con gran metástasis ósea frontal derecha. Hay extensas metástasis periorbitarias bilaterales. La tumoración primaria en la región suprarrenal derecha (*asterisco en C*) tiene necrosis central y calcificación. **D-F.** En las imágenes puntuales anteriores (D) y posteriores (E) del cuerpo entero, así como en la imagen coronal de la SPECT/TC del tórax, el abdomen y la pelvis (F) de una gammagrafía con ^{123}I-MIBG se observa la tumoración primaria de tejido blando (*asteriscos en D-F*) con fotopenia central secundaria a necrosis. Hay extensas metástasis óseas que afectan a la mayor parte del esqueleto axial y apendicular. El pañal empapado de orina se encuentra entre los muslos del paciente en las imágenes planares.

técnicas confiables, reproducibles y fáciles de aprender (153,160-162). En uno de estos sistemas, la puntuación Curie modificada, se divide el esqueleto en nueve segmentos, a cada uno de los cuales se le asigna una puntuación de 0-3, para evaluar el grado de afectación osteomedular. En un décimo segmento adicional se evalúa la afectación de los tejidos blandos (160,163).

A principios de la década de 2000, la red de investigación International Society of Pediatric Oncology European Neuroblastoma (SIOPEN) desarrolló la puntuación semicuantitativa SIOPEN, que es el otro sistema semicuantitativo de puntuación más utilizado para evaluar el grado de afectación osteomedular en los pacientes con neuroblastoma (162,164). Según el método semicuantitativo de puntuación de SIOPEN, el esqueleto se divide en 12 segmentos anatómicos del cuerpo osteomedular y cada segmento se puntúa en una escala de 0 a 6 para discriminar entre lesiones discretas focales y patrones de infiltración más difusa, con una puntuación máxima de 72 (162,164).

Se ha demostrado que las puntuaciones Curie modificadas, así como la SIOPEN, tienen importancia pronóstica en los individuos con neuroblastoma de alto riesgo. En estos pacientes, las puntuaciones de MIBG al momento del diagnóstico (165-168), en la mitad del ciclo durante la terapia de inducción (160,161,163,169) y al final de la terapia de inducción (170,171), tienen importancia pronóstica, al igual que la presencia de enfermedad con afinidad por la MIBG al final de la inducción o antes de la terapia mieloablativa (166,172,173). En el momento del diagnóstico, una puntuación Curie ≤ 2 y una puntuación SIOPEN ≤ 4 se asocian con una supervivencia general y libre de eventos significativamente mejor en comparación con las puntuaciones más altas (167). Después de cuatro ciclos de quimioterapia, la supervivencia general fue significativamente mejor para los pacientes con MIBG negativa en comparación con los que tenían alguna metástasis residual positiva a la MIBG (167). Una puntuación Curie posterior a la inducción, así como una puntuación SIOPEN > 2, se asocia con una mala supervivencia sin eventos (170).

Existen dos sistemas de estadificación para el neuroblastoma. El International Neuroblastoma Staging System (INSS), creado en 1988 y revisado en 1993, se aplica tras la resección quirúrgica y no puede utilizarse para estratificar el riesgo de los individuos antes del tratamiento (150,174). En el 2004, el International Neuroblastoma Risk Group (INRG) adoptó los factores de riesgo definidos por imagen de SIOPEN para la estadificación del neuroblastoma (175). Este sistema permite estratificar el riesgo de los pacientes al momento del diagnóstico inicial y se utiliza junto con el INSS para definir cohortes de pretratamiento en los ensayos clínicos (150). Este sistema de estadificación exige la obtención de imágenes por TC o RM del tumor primario y la obtención de imágenes funcionales de primera línea con MIBG marcado con yodo radioactivo. La PET/TC con ^{18}F-FDG se reserva para los tumores que no tienen afinidad por la MIBG (149). Los receptores de somatostatina se expresan en la mayoría de las células de neuroblastoma. La obtención de imágenes de los receptores de somatostatina con DOTA-DPhel-Tyr3-octreotato marcado con [68]Ga (^{68}Ga-DOTATE), un emisor de positrones que se utiliza para la obtención de imágenes por PET/TC, es una opción de obtención de imágenes funcionales alternativa y prometedora en los pacientes con neuroblastomas sin o con poca afinidad por la MIBG (176).

El sistema de clasificación del INRG estratifica a los individuos en varios grupos de riesgo antes del tratamiento (muy bajo, bajo, intermedio y alto) (174,177-179). Los individuos con enfermedades de muy bajo riesgo, bajo riesgo y riesgo intermedio tienen excelentes resultados y altas tasas de supervivencia, mientras que los individuos con enfermedades agresivas de alto riesgo tienen un riesgo significativo de progresión de la enfermedad o de muerte (153). Las opciones de tratamiento se adaptan a la estratificación del grupo de riesgo e incluyen la observación expectante, la resección quirúrgica, la quimioterapia, el trasplante autólogo de células madre, la radioterapia, la inmunoterapia y la terapia sistémica con ^{131}I-MIBG (152).

PET/TC con ^{18}F-FDG en neoplasias pediátricas

Los cánceres pediátricos son poco frecuentes en comparación con la incidencia de los cánceres en los adultos. La mayoría de los tumores pediátricos son de origen mesenquimatoso (leucemia, linfoma y sarcoma) o neuroectodérmico (tumores cerebrales y neuroblastoma), mientras que en los adultos la mayoría son de origen epitelial. Los estudios de imagen funcional de MN se utilizan de forma rutinaria para evaluar neuroblastomas, sarcomas óseos y de tejidos blandos, linfomas e histiocitosis de células de Langerhans en pediatría (180-182).

Existen diferencias únicas entre los niños y los adultos, incluyendo variantes fisiológicas y de desarrollo relacionadas con la edad que pueden imitar la enfermedad. Estos incluyen el aumento de la captación de ^{18}F-FDG en las placas de crecimiento, el anillo de Waldeyer, el timo y el tejido adiposo marrón activado (fig. 17-29) (183-188). Además, las neoplasias primarias y sus patrones de metástasis son diferentes en pediatría y exigen la obtención de imágenes con PET/TC o PET/RM de cuerpo entero. En las imágenes de PET/TC posteriores a la inducción puede observarse una biodistribución alterada de la ^{18}F-FDG en el tejido adiposo blanco, que se ha atribuido a los efectos de los corticoesteroides administrados como parte del tratamiento de inducción (189).

La PET/TC con ^{18}F-FDG se utiliza de forma rutinaria para la estadificación inicial, la supervisión de la respuesta terapéutica, la vigilancia y como indicador pronóstico en muchos tumores pediátricos, incluyendo el linfoma Hodgkin y los no hodgkinianos (figs. 17-30 y 17-31), el osteosarcoma (fig. 17-32), el sarcoma de Ewing, los sarcomas de tejidos blandos (fig. 17-33), la histiocitosis de células de Langerhans (fig. 17-34) y los neuroblastomas con o sin escasa presencia de MIBG (31,149,190-194). Una modalidad de imagen adicional para la evaluación de las neoplasias pediátricas es la PET/RM con ^{18}F-FDG. Sin embargo, los tomógrafos para PET/RM deben tener una distribución más amplia para que sean accesibles para la mayoría de los pacientes pediátricos con cáncer (195-197).

INFECCIÓN E INFLAMACIÓN

Aunque las imágenes con radionúclidos pueden proporcionar información útil en niños con afecciones infecciosas o inflamatorias conocidas o sospechosas, han sido sustituidas en gran medida por la RM. Históricamente, se ha utilizado la gammagrafía ósea con ^{99m}Tc-MDP para la detección y localización de la osteomielitis. En los pacientes con anemia drepanocítica se necesita una combinación de gammagrafía ósea y de médula ósea para distinguir la osteomielitis del infarto óseo; su rendimiento es mejor que el de la RM para distinguir entre estas dos alteraciones (37).

Dado que las células inflamatorias activadas utilizan la glucosa como fuente de energía, se produce una mayor acumulación de ^{18}F-FDG en los focos de infección e inflamación. A escala molecular, esto se debe a la sobreexpresión de los receptores del transportador de glucosa 1 en los macrófagos, neutrófilos y linfocitos estimulados. La combinación PET/TC y ^{18}F-FDG no solo ha demostrado localizar focos sospechosos para afecciones infecciosas e inflamatorias en niños (fig. 17-35) y adultos, también ha resultado especialmente útil para establecer el diagnóstico en niños que tienen fiebre de origen desconocido. Su papel en la detección y supervisión de la respuesta terapéutica en aquellos con procesos infecciosos sigue evolucionando (37,198).

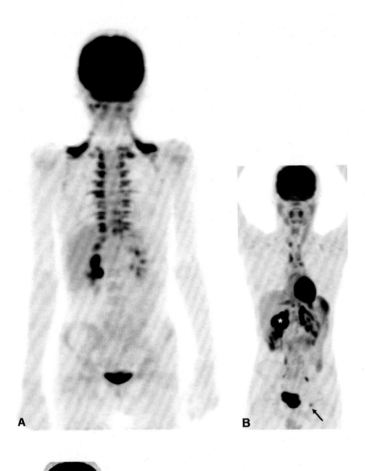

FIG. 17-29 ● **Tejido adiposo marrón activado, biodistribuciones típicas y alteradas. A. Biodistribución típica del tejido adiposo marrón activado.** Niña de 11 años de edad con antecedentes de osteosarcoma localizado en el fémur izquierdo que se presenta para reevaluación de la PET/TC con ^{18}F-FDG después de nueve ciclos de quimioterapia neoadyuvante. La imagen de proyección de intensidad máxima (MIP, *maximum intensity projection*) anterior de la cabeza y el tronco mediante PET/TC con ^{18}F-FDG de todo el cuerpo permite ver un aumento de la captación del radiofármaco en el tejido adiposo marrón activado localizado en las regiones cervical, supraclavicular y paravertebral bilaterales. También se observa tejido adiposo marrón activado en las zonas perirrenales, el derecho mayor que el izquierdo. Los cuatro lugares principales de la grasa marrón activada, cuando están presentes, son las zonas cervical/supraclavicular, mediastínica, paravertebral y perirrenal, en orden decreciente de frecuencia (Ouellet y cols. Ref [183]).
B. Biodistribución alterada del tejido adiposo marrón activado. Joven de 15 años de edad con diagnóstico reciente de tumoración suprarrenal derecha que acude para estadificación. Con la MIP anterior de la cabeza y el tronco mediante PET con ^{18}F-FDG de todo el cuerpo se constata una tumoración suprarrenal derecha hipermetabólica (*asterisco*). Hay una pequeña lesión hipermetabólica en el isquion izquierdo (*flecha*) que corresponde a una pequeña lesión lítica en la TC de dosis baja (no se muestra). Hay múltiples focos de grasa marrón activada en el mediastino, el retroperitoneo y el mesenterio en ausencia de tejido adiposo marrón activado cervical o supraclavicular y paravertebral. Esta biodistribución atípica del tejido adiposo marrón activado se ha descrito en feocromocitomas y paragangliomas (Ogawa y cols. Ref. [184]; Park y cols. Ref. [185]; Hadi y cols. Ref. [186]). El aumento de la estimulación adrenérgica local da lugar a una transformación directa de los adipocitos blancos puros en adipocitos marrones en el mesenterio, el epiplón o el retroperitoneo (Frontini y cols. Ref. [187]). Esto ocasiona alteración en la biodistribución del tejido adiposo marrón activado en la PET/TC con ^{18}F-FDG (Hadi y cols. Ref. [86]; Iyer y cols. Ref. [188]).

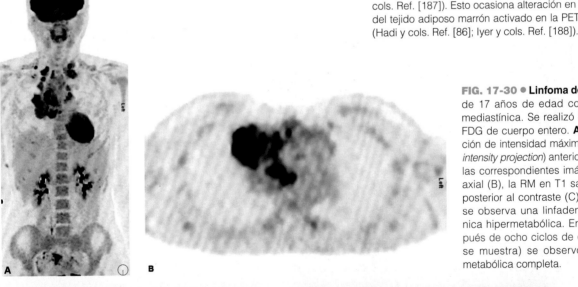

FIG. 17-30 ● **Linfoma de Hodgkin.** Mujer de 17 años de edad con linfadenopatía mediastínica. Se realizó PET/RM con ^{18}F-FDG de cuerpo entero. **A-D.** En la proyección de intensidad máxima (MIP, *maximum intensity projection*) anterior del tronco (A) y las correspondientes imágenes de la PET axial (B), la RM en T1 saturada de grasa posterior al contraste (C) y la PET/RM (D) se observa una linfadenopatía mediastínica hipermetabólica. En la PET/RM después de ocho ciclos de quimioterapia (no se muestra) se observó una respuesta metabólica completa.

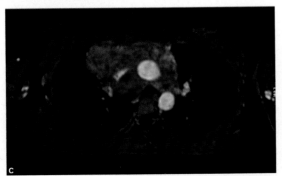
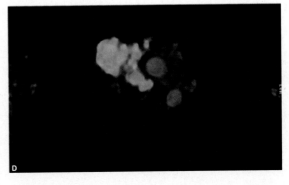

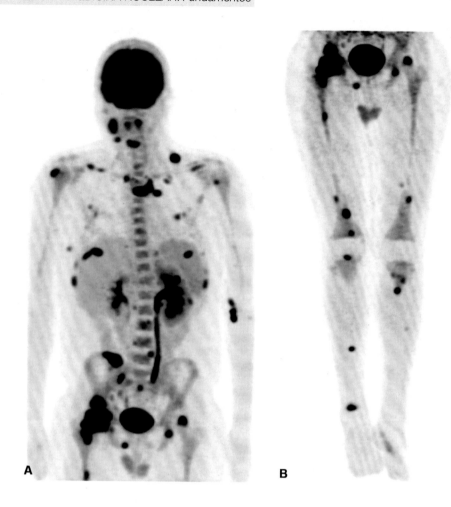

FIG. 17-31 ● **Linfoma no hodgkiniano. A y B.** Niño de 13 años de edad con antecedentes de 4 semanas de evolución de dolor en la cadera y la rodilla derecha, 2 semanas con fiebres diarias, escalofríos y sudoración nocturna, así como una pérdida de peso de 3 kg. En la radiografía de pelvis (no mostrada) se detectaron lesiones permeables en el acetábulo derecho y el fémur proximal. Se realizó la PET/TC con ^{18}F-FDG para una evaluación adicional. En la proyección de intensidad máxima (MIP, *maximum intensity projection*) anterior de la cabeza y el tronco (A) y de las extremidades inferiores (B) se observan múltiples lesiones óseas hipermetabólicas en el esqueleto axial y apendicular, además de múltiples ganglios linfáticos supra- e infradiafragmáticos hipermetabólicos. La biopsia por escisión del ganglio linfático supraclavicular izquierdo era compatible con un linfoma anaplásico de células grandes; estadio III. Hay retención de radiofármaco en el sistema colector renal izquierdo y en el uréter secundaria a la estasis urinaria.

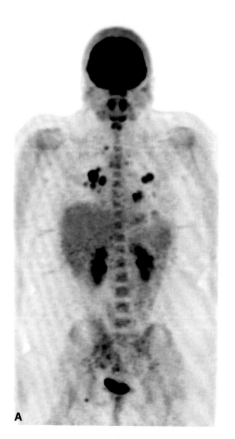
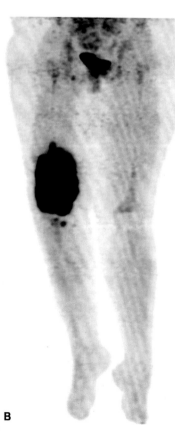

FIG. 17-32 ● **Osteosarcoma.** Mujer de 16 años de edad con una lesión agresiva, recientemente identificada, en la metáfisis distal del fémur derecho, osteosarcoma comprobado por biopsia, se realiza PET/TC con ^{18}F-FDG de cuerpo entero para estadificación. **A y B.** En la proyección de intensidad máxima (MIP, *maximum intensity projection*) frontal del tronco (A) y de las extremidades inferiores (B) se observa una lesión con marcada afinidad por la FDG en la diáfisis femoral derecha, numerosas metástasis pulmonares con afinidad por la FDG y varias metástasis óseas pequeñas con afinidad por la FDG en la meseta tibial derecha y en la pelvis.

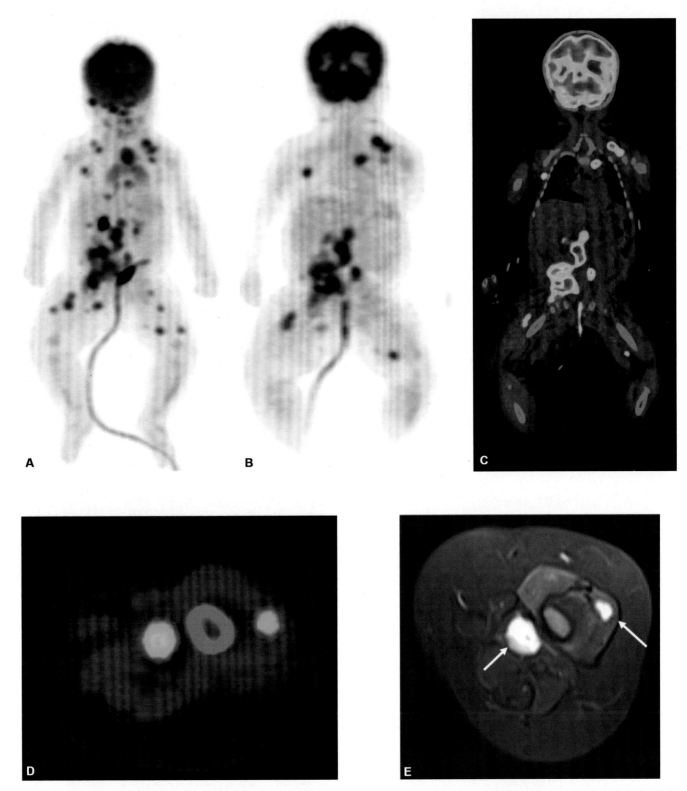

FIG. 17-33 ● **Rabdomiosarcoma.** Niña de 4 meses de edad, previamente sana, con tumoraciones palpables en la frente y la ingle. En la RM de cabeza, cuello, tórax, abdomen y pelvis (no mostrada) se observó una tumoración primaria retroperitoneal con múltiples metástasis intramusculares y extensas linfadenopatías en cuello, tórax, abdomen y pelvis. **A-C.** En la proyección de intensidad máxima (MIP, *maximum intensity projection*) anterior (A), la PET coronal (B) y la PET/TC con ^{18}F-FDG de todo el cuerpo, se detectó una tumoración retroperitoneal primaria hipermetabólica; metástasis intramusculares hipermetabólicas en cabeza, cuello, tronco y extremidades inferiores, así como linfadenopatía cervical, mediastínica y retroperitoneal hipermetabólica. **D y E.** En las imágenes axiales de la PET/TC (D) y de la RM STIR (E) se observan metástasis intramusculares hipermetabólicas en los músculos de los compartimentos anterior y posterior del muslo izquierdo. Estas lesiones son hiperintensas en STIR (*flechas en E*).

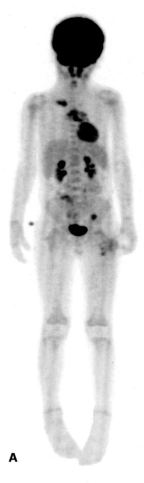

FIG. 17-34 ● **Histiocitosis de las células de Langerhans.** Niño de 5 años de edad con antecedentes de histiocitosis de Langerhans en la clavícula medial derecha y en el fémur proximal izquierdo. Se realizó PET/TC con ¹⁸F-FDG de cuerpo entero. **A-G.** En la proyección de intensidad máxima (MIP, *maximum intensity projection*) anterior (A) de la PET coronal emparejada (B, D y F) y de la PET/TC con ¹⁸F-FDG (C, E y G) se constatan lesiones óseas hipermetabólicas en la clavícula medial derecha (*flecha en B*) y en el fémur proximal izquierdo (*flecha en F*). Además, hay un ganglio linfático ilíaco externo izquierdo hipermetabólico (*flecha en D*) y captación radiofarmacéutica heterogénea en el timo (*asterisco en B*) que sugieren afectación tímica. La distribución fisiológica del radiofármaco se observa en el anillo de Waldeyer. La figura 1a se ha obtenido de Khalatbari y cols. (194). Copyright © 2018 Elsevier.

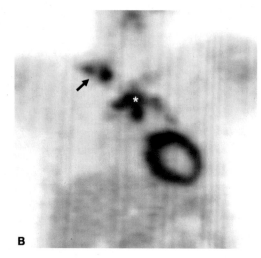

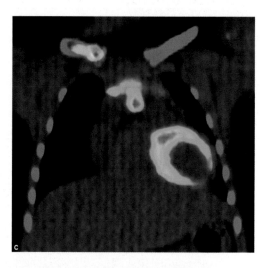

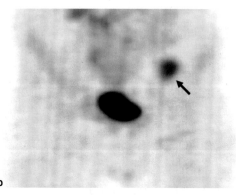

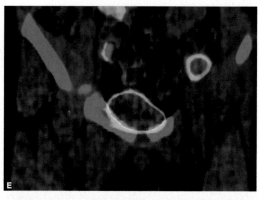

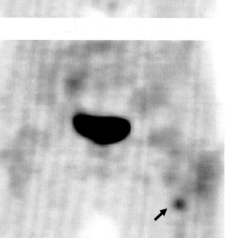

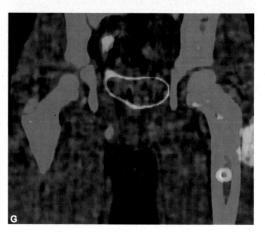

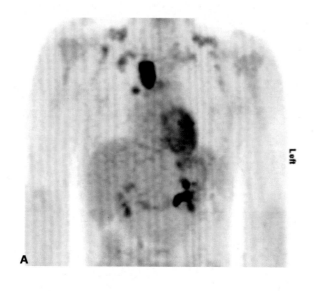

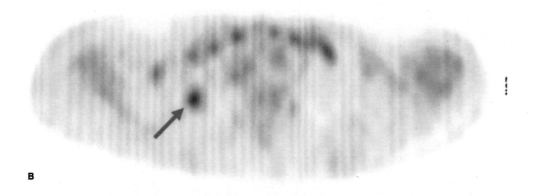

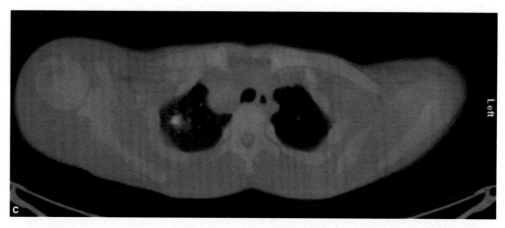

FIG. 17-35 ● **Histoplasmosis.** Varón de 14 años de edad con tumoración mediastínica y sospecha de linfoma de Hodgkin. Se realizó PET/TC con ^{18}F-FDG de cuerpo entero. **A-G.** En la proyección de intensidad máxima (MIP, *maximum intensity projection*) anterior (A), la PET axial pareada (B, D y F) y la PET/TC fusionada (C, E y G) se observó una linfadenopatía paratraqueal derecha hipermetabólica (*flecha en D*) e hiliar derecha (*flecha en F*), así como una opacidad en vidrio esmerilado hipermetabólica en el lóbulo superior derecho (*flecha en B*). Con la biopsia por punción, de la linfadenopatía mediastínica, se confirmó la presencia de granulomas caseosos y los anticuerpos contra la histoplasmosis fueron positivos, hallazgos compatibles con el diagnóstico de histoplasmosis.

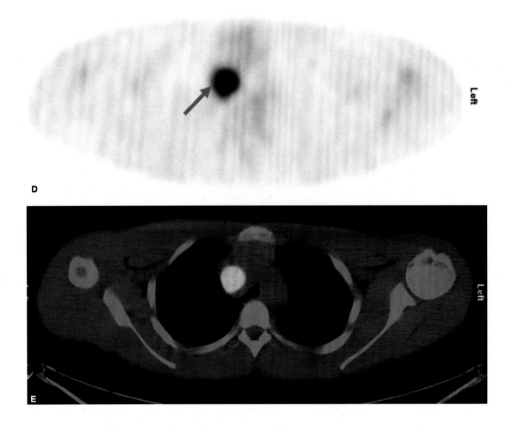

D

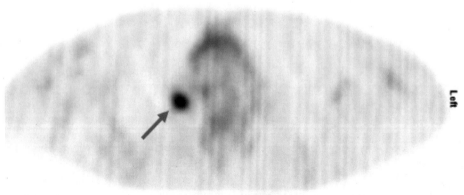

E

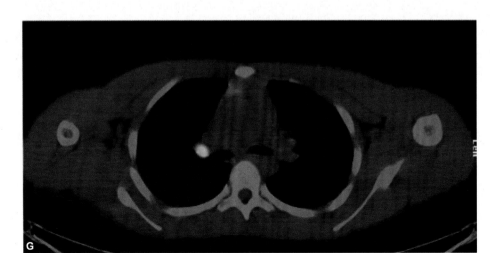

F

G

FIG. 17-35 ● (*Continuación*)

SISTEMA NERVIOSO CENTRAL

Epilepsia

La epilepsia es un trastorno neurológico muy frecuente en la infancia. Aproximadamente el 30% de los casos de epilepsia pediátrica son resistentes al tratamiento médico y algunos de estos pacientes son candidatos a la resección o a la cirugía funcional, que puede reducir o eliminar la actividad epiléptica (38,199,200). En pediatría, un amplio abanico de anomalías cerebrales puede causar epilepsia. Las dos más frecuentes son las malformaciones del desarrollo cortical, como la displasia cortical focal (fig. 17-36), la hemimegalencefalia y la esclerosis tuberosa, así como los tumores benignos o de bajo grado (199,201-204). Otras posibles causas son la esclerosis del hipocampo, el hamartoma hipotalámico, la encefalitis de Rasmussen y las lesiones vasculares (p. ej., los cavernomas) (199). Las lesiones simultáneas (la enfermedad dual) pueden estar presentes en aproximadamente el 15% de los pacientes (200).

La PET/TC con ^{18}F-FDG o PET/RM interictal, así como la SPECT ictal/interictal, complementan la RM en la detección de lesiones epileptógenas (38,205). La realización de PET/TC con ^{18}F-FDG o PET/RM requiere menos trabajo que la SPECT ictal/interictal y se está utilizando cada vez más con esta indicación. La supervisión del electroencefalograma durante el procedimiento es necesaria para confirmar la ausencia de actividad epiléptica. En la PET interictal con ^{18}F-FDG, el sustrato epileptógeno se ve como una lesión hipometabólica (38,200,206).

Derivaciones de líquido cefalorraquídeo en medicina nuclear

El manejo de la hidrocefalia es el problema más frecuente en la neurocirugía pediátrica. Las opciones terapéuticas para la hidrocefalia incluyen el tratamiento de la causa subyacente (como la resección de una tumoración intracraneal o la evacuación de un hematoma intracraneal)

o la realización de una desviación temporal o permanente del líquido cefalorraquídeo (LCR). Las derivaciones de LCR son la opción más usual para la desviación permanente del LCR a otro compartimento, normalmente la cavidad peritoneal, capaz de reabsorber el líquido (207).

Las derivaciones de LCR tienen una alta tasa de fracaso. La TC (preferiblemente de dosis baja) de la cabeza o la RM rápida del cerebro se utilizan para evaluar el tamaño de los ventrículos y buscar otras complicaciones intracraneales de las derivaciones de LCR (208). Con las series radiográficas de derivación se evalúa la integridad de los componentes de la derivación del LCR. En MN, los estudios de derivación del LCR son los más utilizados para evaluar el flujo del líquido desde los ventrículos hacia la cavidad peritoneal. El estudio de derivación de LCR normal tiene varios componentes, a saber: i) el flujo adecuado de LCR hacia el pivote de la aguja y la presión de apertura de LCR normal, ii) la ausencia de fractura o discontinuidad en los componentes de la derivación de LCR, iii) la CTA descendente con T1/2 de vaciado de menos de 5-7.5 min y iv) la dispersión del radiofármaco en la cavidad peritoneal en 15-20 min (fig. 17-37) (209-219).

CONCLUSIÓN

Existen cambios en el desarrollo relacionados con la edad, así como variantes fisiológicas que pueden confundirse con enfermedades. Muchos de los procesos patológicos que se presentan en la población pediátrica son diferentes a los de los adultos. Incluso cuando se encuentran padecimientos similares, las causas y los sitios de afectación varían entre los adultos y los niños. El conocimiento de estas diferencias permite mejorar la precisión de la evaluación de las enfermedades al interpretar los estudios de MN en niños. En este capítulo nos hemos centrado en los aspectos técnicos de la gammagrafía pediátrica y en las enfermedades congénitas y adquiridas únicas que se ven con menos frecuencia entre los adultos.

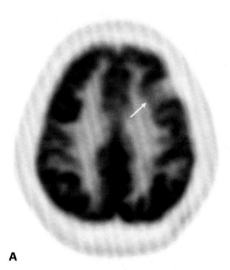
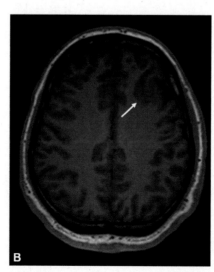
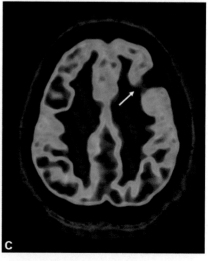

FIG. 17-36 ● Displasia cortical focal. Varón de 16 años de edad con epilepsia médicamente resistente al tratamiento. Se realizó la PET/TC con ^{18}F-FDG y se fusionó con las imágenes de RM mediante un programa informático específico. **A-C.** En las imágenes axiales de la PET con ^{18}F-FDG (A), la RM axial ponderada en T1 (B) y la PET/RM axial (C) se observó hipometabolismo focal en el lóbulo frontal izquierdo (*flechas en A y C*) que se correspondía con un área focal de corteza engrosada en la RM (*flecha en B*). La fusión de las imágenes de PET y RM ayuda para la detección y localización de las lesiones epileptógenas. El paciente se sometió a la resección quirúrgica del sustrato epileptógeno y el servicio de patología confirmó la displasia cortical focal.

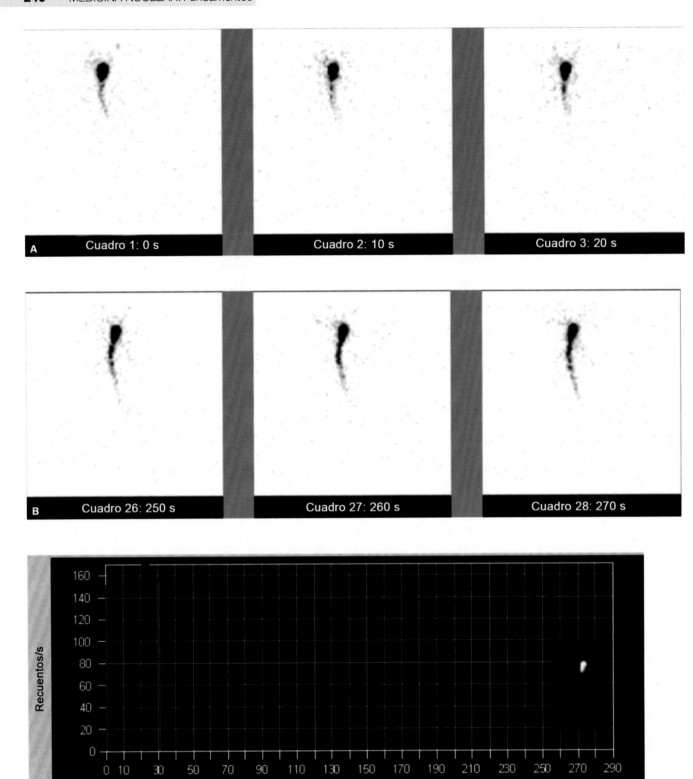

FIG. 17-37 ● Estudio de MN: derivación del LCR con obstrucción parcial del catéter ventricular. Niña de 10 años de edad con una derivación ventriculoperitoneal colocada poco después del nacimiento y revisada por última vez 7 años antes. La paciente fue presentada para
un seguimiento rutinario después de un período de 3 años. En la RM del cerebro (no mostrada) se observó un aumento en el tamaño de los
ventrículos en comparación con la TC de la cabeza realizada 3 años antes. Se solicitó un estudio de derivación de LCR por MN para evaluar
la función de la derivación de LCR. **A-B.** Se accedió al depósito de la válvula. La presión de apertura del LCR estaba aumentada: midió 20 cm
de H$_2$0. Utilizando una técnica aséptica, se instiló el radiofármaco en el depósito y se obtuvieron imágenes dinámicas a 10 s/cuadro durante
un total de 5 min. Se muestran los fotogramas anteriores 1-3 (A) y 26-28 (B). El radiofármaco está en la válvula y el catéter peritoneal proximal.
C. Se trazó una región de interés alrededor de la válvula (*recuadro* en la esquina inferior derecha) para generar una curva de tiempo-actividad
(CTA). La CTA se estabiliza y no se alcanza la mitad del tiempo de vaciado.

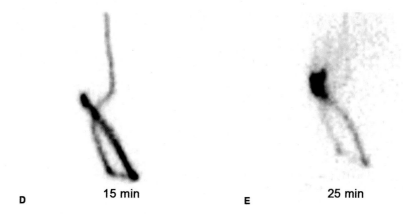

D 15 min 　　　**E** 25 min

FIG. 17-37 ● (*Continuación*) **Estudio de MN: derivación de LCR con obstrucción parcial del catéter ventricular. D y E.** Se obtuvieron imágenes estáticas anteriores del tórax y el abdomen a los 5 min (no se muestra) y se repitieron a los 15 (D) y 25 (E) min; la paciente se sentó en posición vertical entre estos dos períodos. Hubo flujo lento del radiofármaco hacia el catéter peritoneal con algún derrame observado en la cavidad peritoneal a los 25 min. El conjunto de hallazgos de aumento de la presión de apertura, meseta de la curva de tiempo-actividad (CTA) y retraso en el derrame del radiofármaco en la cavidad peritoneal sugieren una obstrucción parcial del catéter ventricular. Esto se confirmó en la cirugía y se colocó un nuevo catéter ventricular.

Referencias

1. Lew DP, Waldvogel FA. Osteomyelitis. *N Engl J Med*. 1997;336(14):999–1007. doi:10.1056/NEJM199704033361406
2. Jaramillo D, Dormans JP, Delgado J, et al. Hematogenous osteomyelitis in infants and children: imaging of a changing disease. *Radiology*. 2017;283(3):629–643. doi:10.1148/radiol.2017151929
3. Schmitt SK. Osteomyelitis. *Infect Dis Clin North Am*. 2017;31(2):325–338. doi:10.1016/j.idc.2017.01.010
4. Majd M, Bar-Sever Z, Santos AI, et al. The SNMMI and EANM procedural guidelines for diuresis renography in infants and children. *J Nucl Med*. 2018;59(10):1636–1640. doi:10.2967/jnumed.118.215921
5. Blaufox MD, De Palma D, Taylor A, et al. The SNMMI and EANM practice guideline for renal scintigraphy in adults. *Eur J Nucl Med Mol Imaging*. 2018;45(12):2218–2228. doi:10.1007/s00259-018-4129-6
6. Mandell GA, Eggli DF, Gilday DL, et al. Procedure guideline for renal cortical scintigraphy in children. Society of Nuclear Medicine. *J Nucl Med*. 1997;38(10):1644–1646.
7. Brenner M, Bonta D, Eslamy H, et al. Comparison of 99mTc-DMSA dual-head SPECT versus high-resolution parallel-hole planar imaging for the detection of renal cortical defects. *AJR Am J Roentgenol*. 2009;193(2):333–337. doi:10.2214/AJR.08.1788
8. Cao X, Xu X, Grant FD, et al. Estimation of split renal function with (99m)Tc-DMSA SPECT: comparison between 3D volumetric assessment and 2D coronal projection imaging. *AJR Am J Roentgenol*. 2016;207(6):1324–1328. doi:10.2214/AJR.16.16307
9. Beslic N, Milardovic R, Sadija A, et al. Interobserver variability in interpretation of planar and SPECT Tc-99m-DMSA renal scintigraphy in children. *Acta Inform Med*. 2017;25(1):28–33.
10. Sarikaya I, Sarikaya A current status of radionuclide renal cortical imaging in pyelonephritis. *J Nucl Med Technol*. 2019;47(4):309–312. doi:10.2967/jnmt.119.227942
11. Fettich J, Colarinha P, Fischer S, et al. Guidelines for direct radionuclide cystography in children. *Eur J Nucl Med Mol Imaging*. 2003;30(5):B39–B44. doi:10.1007/s00259-003-1137-x
12. Treves ST, Gelfand MJ, Fahey FH, et al. 2016 Update of the North American consensus guidelines for pediatric administered radiopharmaceutical activities. *J Nucl Med*. 2016;57(12):15N–18N.
13. Lassmann M, Eberlein U, Lopci E, et al. Standardization of administered activities in paediatric nuclear medicine: the EANM perspective. *Eur J Nucl Med Mol Imaging*. 2016;43(13):2275–2278. doi:10.1007/s00259-016-3474-6
14. Leger J, Olivieri A, Donaldson M, et al. European society for paediatric endocrinology consensus guidelines on screening, diagnosis, and management of congenital hypothyroidism. *J Clin Endocrinol Metab*. 2014;99(2):363–384. doi:10.1210/jc.2013-1891
15. Keller-Petrot I, Leger J, Sergent-Alaoui A, et al. Congenital hypothyroidism: role of nuclear medicine. *Semin Nucl Med*. 2017;47(2):135–142. doi:10.1053/j.semnuclmed.2016.10.005
16. Ross DS, Burch HB, Cooper DS, et al. 2016 American thyroid association guidelines for diagnosis and management of hyperthyroidism and other causes of thyrotoxicosis. *Thyroid*. 2016;26(10):1343–1421. doi:10.1089/thy.2016.0229
17. Giovanella L, Avram AM, Iakovou I, et al. EANM practice guideline/SNMMI procedure standard for RAIU and thyroid scintigraphy. *Eur J Nucl Med Mol Imaging*. 2019;46(12):2514–2525. doi:10.1007/s00259-019-04472-8
18. Majd M, Reba RC, Altman RP. Effect of phenobarbital on 99mTc-IDA scintigraphy in the evaluation of neonatal jaundice. *Semin Nucl Med*. 1981;11(3):194–204. doi:10.1016/s0001-2998(81)80004-9
19. Kwatra N, Shalaby-Rana E, Narayanan S, et al. Phenobarbital-enhanced hepatobiliary scintigraphy in the diagnosis of biliary atresia: two decades of experience at a tertiary center. *Pediatr Radiol*. 2013;43(10):1365–1375. doi:10.1007/s00247-013-2704-3
20. Oates E, Austin JM, Becker JL. Technetium-99m-sulfur colloid SPECT imaging in infants with suspected heterotaxy syndrome. *J Nucl Med*. 1995;36(8):1368–1371.
21. Spottswood SE, Pfluger T, Bartold SP, et al. SNMMI and EANM practice guideline for meckel diverticulum scintigraphy 2.0. *J Nucl Med Technol*. 2014;42(3):163–169. doi:10.2967/jnmt.113.136242
22. Qutbi M, Neshandar Asli I. Pelvic Meckel's diverticulum mimicking bladder on meckel scan; the impact of quality control and technical issues. *J Nucl Med Technol*. 2017. doi:10.2967/jnmt.117.198531
23. Gelfand MJ, Wagner GG. Gastric emptying in infants and children: limited utility of 1-hour measurement. *Radiology*. 1991;178(2):379–381. doi:10.1148/radiology.178.2.1987596
24. Kwatra NS, Shalaby-Rana E, Andrich MP, et al. Gastric emptying of milk in infants and children up to 5 years of age: normative data and influencing factors. *Pediatr Radiol*. 2020;50(5):689–697. doi:10.1007/s00247-020-04614-3
25. Abell TL, Camilleri M, Donohoe K, et al. Consensus recommendations for gastric emptying scintigraphy: a joint report of the American neurogastroenterology and motility society and the society of nuclear medicine. *J Nucl Med Technol*. 2008;36(1):44–54. doi:10.2967/jnmt.107.048116
26. Farrell MB. Gastric emptying scintigraphy. *J Nucl Med Technol*. 2019;47(2):111–119. doi:10.2967/jnmt.117.227892

27. Heyman S, Respondek M. Detection of pulmonary aspiration in children by radionuclide "salivagram". *J Nucl Med.* 1989;30(5):697–699.

28. Van den Wyngaert T, Strobel K, Kampen WU, et al. The EANM practice guidelines for bone scintigraphy. *Eur J Nucl Med Mol Imaging.* 2016;43(9):1723–1738. doi:10.1007/s00259-016-3415-4

29. Bartel TB, Kuruva M, Gnanasegaran G, et al. SNMMI procedure standard for bone scintigraphy 4.0. *J Nucl Med Technol.* 2018;46(4):398–404.

30. Israel O, Pellet O, Biassoni L, et al. Two decades of SPECT/CT - the coming of age of a technology: an updated review of literature evidence. *Eur J Nucl Med Mol Imaging.* 2019;46(10):1990–2012. doi:10.1007/s00259-019-04404-6

31. Parisi MT, Iyer RS, Stanescu AL. Nuclear medicine applications in pediatric musculoskeletal diseases: the added value of hybrid imaging. *Semin Musculoskelet Radiol.* 2018;22(1):25–45. doi:10.1055/s-0037-1615782

32. Boellaard R, Delgado-Bolton R, Oyen WJG, et al. FDG PET/CT: EANM procedure guidelines for tumour imaging: version 2.0. *Eur J Nucl Med Mol Imaging.* 2015;42(2):328–354. doi:10.1007/s00259-014-2961-x

33. Bar-Sever Z, Biassoni L, Shulkin B, et al. Guidelines on nuclear medicine imaging in neuroblastoma. *Eur J Nucl Med Mol Imaging.* 2018;45(11):2009–2024. doi:10.1007/s00259-018-4070-8

34. Bombardieri E, Giammarile F, Aktolun C, et al. 131I/123I-metaiodobenzylguanidine (mIBG) scintigraphy: procedure guidelines for tumour imaging. *Eur J Nucl Med Mol Imaging.* 2010;37(12):2436–2446. doi:10.1007/s00259-010-1545-7

35. Fahey FH, Goodkind A, MacDougall RD, et al. Operational and dosimetric aspects of pediatric PET/CT. *J Nucl Med.* 2017;58(9):1360–1366. doi:10.2967/jnumed.116.182899

36. Parisi MT, Bermo MS, Alessio AM, et al. Optimization of pediatric PET/CT. *Semin Nucl Med.* 2017;47(3):258–274. doi:10.1053/j.semnuclmed.2017.01.002

37. Parisi MT, Otjen JP, Stanescu AL, et al. Radionuclide imaging of infection and inflammation in children: a review. *Semin Nucl Med.* 2018;48(2):148–165. doi:10.1053/j.semnuclmed.2017.11.002

38. Stanescu L, Ishak GE, Khanna PC, et al. FDG PET of the brain in pediatric patients: imaging spectrum with MR imaging correlation. *Radiographics.* 2013;33(5):1279–1303. doi:10.1148/rg.335125152

39. Fahey FH, Goodkind AB, Plyku D, et al. Dose estimation in pediatric nuclear medicine. *Semin Nucl Med.* 2017;47(2):118–125. doi:10.1053/j.semnuclmed.2016.10.006

40. Stabin MG, Gelfand MJ. Dosimetry of pediatric nuclear medicine procedures. *Q J Nucl Med.* 1998;42(2):93–112.

41. Little MP, Wakeford R, Tawn EJ, et al. Risks associated with low doses and low dose rates of ionizing radiation: why linearity may be (almost) the best we can do. *Radiology.* 2009;251(1):6–12. doi:10.1148/radiol.2511081686

42. Callahan MJ, MacDougall RD, Bixby SD, et al. Ionizing radiation from computed tomography versus anesthesia for magnetic resonance imaging in infants and children: patient safety considerations. *Pediatr Radiol.* 2018;48(1):21–30. doi:10.1007/s00247-017-4023-6

43. Queiroz MA, Delso G, Wollenweber S, et al. Dose optimization in TOF-PET/MR compared to TOF-PET/CT. *PLoS One.* 2015;10(7):e0128842. doi:10.1371/journal.pone.0128842

44. Kubo T. Vendor free basics of radiation dose reduction techniques for CT. *Eur J Radiol.* 2019;110:14–21. doi:10.1016/j.ejrad.2018.11.002

45. Jafari ME, Daus AM. Applying image gently SM and image wisely SM in nuclear medicine. *Health Phys.* 2013;104(2 Suppl 1):S31–S36. doi:10.1097/HP.0b013e3182764cd8

46. Zempsky WT. Pharmacologic approaches for reducing venous access pain in children. *Pediatrics.* 2008;122 Suppl 3(Supplement 3):S140–S153. doi:10.1542/peds.2008-1055g

47. Trottier ED, Dore-Bergeron M-J, Chauvin-Kimoff L, et al. Managing pain and distress in children undergoing brief diagnostic and therapeutic procedures. *Paediatr Child Health.* 2019;24(8):509–535.

48. Peters C, van Trotsenburg ASP, Schoenmakers N. Diagnosis of endocrine disease: congenital hypothyroidism: update and perspectives. *Eur J Endocrinol.* 2018;179(6):R297–R317. doi:10.1530/EJE-18-0383

49. Leung AKC, Leung AAC. Evaluation and management of the child with hypothyroidism. *Recent Pat Endocr Metab Immune Drug Discov.* 2018. doi:10.2174/1872214812666180508144513

50. Livett T, LaFranchi S. Imaging in congenital hypothyroidism. *Curr Opin Pediatr.* 2019;31(4):555–561. doi:10.1097/MOP.0000000000000782

51. Ruchala M, Szczepanek E, Szaflarski W, et al. Increased risk of thyroid pathology in patients with thyroid hemiagenesis: results of a large cohort case-control study. *Eur J Endocrinol.* 2010;162(1):153–160. doi:10.1530/EJE-09-0590

52. Szczepanek-Parulska E, Zybek-Kocik A, Wartofsky L, et al. thyroid hemiagenesis: incidence, clinical significance, and genetic background. *J Clin Endocrinol Metab.* 2017;102(9):3124–3137. doi:10.1210/jc.2017-00784

53. Smith TJ, Hegedus L. Graves' disease. *N Engl J Med.* 2017;376(2):185. doi:10.1056/NEJMc1614624#SA3

54. Goichot B, Leenhardt L, Massart C, et al. Diagnostic procedure in suspected Graves' disease. *Ann Endocrinol (Paris).* 2018;79(6):608–617. doi:10.1016/j.ando.2018.08.002

55. Sharma A, Stan MN. Thyrotoxicosis: diagnosis and management. *Mayo Clin Proc.* 2019;94(6):1048–1064. doi:10.1016/j.mayocp.2018.10.011

56. Gupta A, Ly S, Castroneves LA, et al. A standardized assessment of thyroid nodules in children confirms higher cancer prevalence than in adults. *J Clin Endocrinol Metab.* 2013;98(8):3238–3245. doi:10.1210/jc.2013-1796

57. Parisi MT, Eslamy H, Mankoff D. Management of differentiated thyroid cancer in children: focus on the american thyroid association pediatric guidelines. *Semin Nucl Med.* 2016;46(2):147–164. doi:10.1053/j.semnuclmed.2015.10.006

58. Bauer AJ. Thyroid nodules in children and adolescents. *Curr Opin Endocrinol Diabetes Obes.* 2019;26(5):266–274. doi:10.1097/MED.0000000000000495

59. Francis GL, Waguespack SG, Bauer AJ, et al. Management guidelines for children with thyroid nodules and differentiated thyroid cancer. *Thyroid.* 2015;25(7):716–759. doi:10.1089/thy.2014.0460

60. Avram AM. Radioiodine scintigraphy with SPECT/CT: an important diagnostic tool for thyroid cancer staging and risk stratification. *J Nucl Med Technol.* 2014;42(3):170–180. doi:10.2967/jnumed.111.104133

61. Prasad PK, Mahajan P, Hawkins DS, et al. Management of pediatric differentiated thyroid cancer: an overview for the pediatric oncologist. *Pediatr Blood Cancer.* 2020;67(6):e28141. doi:10.1002/pbc.28141

62. Queisser-Luft A, Stolz G, Wiesel A, et al. Malformations in newborn: results based on 30,940 infants and fetuses from the Mainz congenital birth defect monitoring system (1990-1998). *Arch Gynecol Obstet.* 2002;266(3):163–167. doi:10.1007/s00404-001-0265-4

63. Sanna-Cherchi S, Ravani P, Corbani V, et al. Renal outcome in patients with congenital anomalies of the kidney and urinary tract. *Kidney Int.* 2009;76(5):528–533. doi:10.1038/ki.2009.220

64. Capone VP, Morello W, Taroni F, et al. Genetics of congenital anomalies of the kidney and urinary tract: the current state of play. *Int J Mol Sci.* 2017;18(4). doi:10.3390/ijms18040796

65. Murugapoopathy V, Gupta IR. A primer on congenital anomalies of the kidneys and urinary tracts (CAKUT). *Clin J Am Soc Nephrol.* 2020. doi:10.2215/CJN.12581019

66. Sanavi C, Dacher J-N, Caudron J, et al. Supranormal differential renal function in unilateral hydronephrotic kidney: insights from functional MR urography. *J Magn Reson Imaging.* 2014;40(3):577–582. doi:10.1002/jmri.24440

67. Assmus MA, Kiddoo DA, Hung RW, et al. Initially asymmetrical function on MAG3 renography increases incidence of adverse outcomes. *J Urolo.* 2016;195(4 Pt 2):1196–1202. doi:10.1016/j.juro.2015.11.011

68. European Association of Urology Guidelines. Chapter 3.12 Dilatation of the upper urinary tract (UPJ and UVJ obstruction). EAU Guidelines Office, Arnhem, The Netherlands. http://uroweb.org/guidelines/compilations-of-all-guidelines/. Accessed May 21, 2020.

69. Sussman RD, Blum ES, Sprague BM, et al. Prediction of clinical outcomes in prenatal hydronephrosis: importance of gravity assisted drainage. *J Urolo.* 2017;197(3):838–844. doi:10.1016/j.juro.2016.09.111

70. Sivakumar VN, Indiran V, Sathyanathan BP. Dynamic MRI and isotope renogram in the functional evaluation of pelviureteric junction obstruction: a comparative study. *Turk J Urol.* 2018;44(1):45–50.

71. De Palma D. Radionuclide tools in clinical management of febrile UTI in children. *Semin Nucl Med.* 2020;50(1):50–55. doi:10.1053/j.semnuclmed.2019.10.003

72. Okarska-Napierala M, Wasilewska A, Kuchar E. Urinary tract infection in children: diagnosis, treatment, imaging - Comparison of current guidelines. *J Pediatr Urol.* 2017;13(6):567–73. doi:10.1016/j.jpurol.2017.07.018

73. Silay MS, Spinoit A-F, Bogaert G, et al. Imaging for vesicoureteral reflux and ureteropelvic junction obstruction. *Eur Urol Focus.* 2016;2(2):130–138. doi:10.1016/j.euf.2016.03.015.

74. Karmazyn BK, Alazraki AL, Anupindi SA, et al. ACR Appropriateness Criteria((R)) urinary tract infection-child. *J Am Coll Radiology.* 2017;14(5S):S362–S371. doi:10.1016/j.jacr.2017.02.028

75. Arteaga MV, Caballero VM, Rengifo KM. Dosimetry of (99m)Tc (DTPA, DMSA and MAG3) used in renal function studies of newborns and children. *Appl Radiat Isot.* 2018;138:25–28. doi:10.1016/j.apradiso.2017.07.054

76. Duran C, Beltran VP, Gonzalez A, et al. Contrast-enhanced voiding urosonography for vesicoureteral reflux diagnosis in children. *Radiographics.* 2017;37(6):1854–1869. doi:10.1148/rg.2017170024

77. Ntoulia A, Back SJ, Shellikeri S, et al. Contrast-enhanced voiding urosonography (ceVUS) with the intravesical administration of the ultrasound contrast agent Optison for vesicoureteral reflux detection in children: a prospective clinical trial. *Pediatr Radiol.* 2018;48(2):216–226. doi:10.1007/s00247-017-4026-3

78. Mane N, Sharma A, Patil A, et al. Comparison of contrast-enhanced voiding urosonography with voiding cystourethrography in pediatric vesicoureteral reflux. *Turk J Urol.* 2018;44(3):261–267. doi:10.5152/tud.2018.76702

79. Torun N, Aktas A, Reyhan M, et al. Evaluation of cyclic direct radionuclide cystography findings with DMSA scintigraphy results in children with a prior diagnosis of vesicoureteral reflux. *Nucl Med Commun.* 2019;40(6):583–587. doi:10.1097/MNM.0000000000000994

80. Gelfand MJ, Koch BL, Elgazzar AH, et al. Cyclic cystography: diagnostic yield in selected pediatric populations. *Radiology.* 1999;213(1):118–120. doi:10.1148/radiology.213.1.r99oc14118

81. Joaquim AI, de Godoy MF, Burdmann EA. Cyclic direct radionuclide cystography in the diagnosis and characterization of vesicoureteral reflux in children and adults. *Clin Nucl Med.* 2015;40(8):627–631. doi:10.1097/RLU.0000000000000799

82. Haid B, Becker T, Koen M, et al. Lower radiation burden in state of the art fluoroscopic cystography compared to direct isotope cystography in children. *J Pediatr Urol.* 2015;11(1):35.e1–e6. doi:10.1016/j.jpurol.2014.08.015

83. Martin WG, Schneider K, Lauer O, et al. Investigations for vesicoureteric reflux in children: ultrasound vs. radionuclide voiding cystography. *Uremia Invest.* 1985;9(2):253–258. doi:10.3109/08860228509088217

84. Atala A, Ellsworth P, Share J, et al. Comparison of sonicated albumin enhanced sonography to fluoroscopic and radionuclide voiding cystography for detecting vesicoureteral reflux. *J Urolo.* 1998;160(5):1820–1822.

85. Pashankar D, Schreiber RA. Neonatal cholestasis: a red alert for the jaundiced newborn. *Can J Gastroenterol.* 2000;14 Suppl D:67D–72D. doi:10.1155/2000/657368

86. He J-P, Hao Y, Wang X-L, et al. Comparison of different noninvasive diagnostic methods for biliary atresia: a meta-analysis. *World J Pediatr.* 2016;12(1):35–43. doi:10.1007/s12519-015-0071-x

87. Wehrman A, Waisbourd-Zinman O, Wells RG. Recent advances in understanding biliary atresia. *F1000Res.* 2019;8(218):218. doi:10.12688/f1000research.16732.1

88. Sevilla A, Howman-Giles R, Saleh H, et al. Hepatobiliary scintigraphy with SPECT in infancy. *Clin Nucl Med.* 2007;32(1):16–23.

89. Yang J-G, Ma D-Q, Peng Y, et al. Comparison of different diagnostic methods for differentiating biliary atresia from idiopathic neonatal hepatitis. *Clin Imaging.* 2009;33(6):439–446. doi:10.1016/j.clinimag.2009.01.003

90. Camponovo E, Buck JL, Drane WE. Scintigraphic features of choledochal cyst. *J Nucl Med.* 1989;30(5):622–628.

91. Kao PF, Huang MJ, Tzen KY, et al. The clinical significance of gall-bladder non-visualization in cholescintigraphy of patients with choledochal cysts. *Eur J Nucl Med.* 1996;23(11):1468–1472. doi:10.1007/BF01254470

92. Soares KC, Goldstein SD, Ghaseb MA, et al. Pediatric choledochal cysts: diagnosis and current management. *Pediatr Surg Int.* 2017;33(6):637–650. doi:10.1007/s00383-017-4083-6

93. William BM, Corazza GR. Hyposplenism: a comprehensive review. Part I: basic concepts and causes. *Hematology.* 2007;12(1):1–13. doi:10.1080/10245330600938422

94. Ashorobi D, Fernandez R. Asplenia. In: StatPearls [Internet]. *Treasure Island (FL):* StatPearls Publishing; 2020. Accessed at https://www.ncbi.nlm.nih.gov/books/NBK538171/ on June 1, 2020.

95. El-Gohary Y, Khan S, Hodgman E, et al. Splenic function is not maintained long-term after partial splenectomy in children with sickle cell disease. *J Pediatr Surg.* 2020. doi:10.1016/j.jpedsurg.2019.12.006

96. Bakir M, Bilgic A, Ozmen M, et al. The value of radionuclide splenic scanning in the evaluation of asplenia in patients with heterotaxy. *Pediatr Radiol.* 1994;24(1):25–28. doi:10.1007/BF02017654

97. Cohen MS, Soper NJ, Underwood RA, et al. Laparoscopic splenopexy for wandering (pelvic) spleen. *Surg Laparosc Endosc.* 1998;8(4):286–290.

98. Chen JS, Lin CL, Tsai CC, et al. Giant ectopic pelvic spleen: report of a case and review of the literature. *Gaoxiong Yi Xue Ke Xue Za Zhi.* 1993;9(1):54–60.

99. Hardin VM, Morgan ME Thoracic splenosis. *Clin Nucl Med.* 1994;19(5):438–440. doi:10.1097/00003072-199405000-00014

100. Preece J, Phillips S, Sorokin V, et al. Splenogonadal fusion in an 18-month-old. *J Pediatr Urol.* 2017;13(2):214–215. doi:10.1016/j.jpurol.2016.06.005

101. Davies I, Burman-Roy S, Murphy MS. Gastro-oesophageal reflux disease in children: NICE guidance. *Bmj.* 2015;350:g7703. doi:10.1136/bmj.g7703

102. Vandenplas Y, Rudolph CD, Di Lorenzo C, et al. Pediatric gastroesophageal reflux clinical practice guidelines: joint recommendations of the North American Society for Pediatric Gastroenterology, Hepatology, and Nutrition (NASPGHAN) and the European Society for Pediatric Gastroenterology, Hepatology, and Nutrition (ESPGHAN). *J Pediatr Gastroenterol Nutr.* 2009;49(4):498–547. doi:10.1097/MPG.0b013e3181b7f563

103. Levin K, Colon A, DiPalma J, et al. Using the radionuclide salivagram to detect pulmonary aspiration and esophageal dysmotility. *Clin Nucl Med.* 1993;18(2):110–114. doi:10.1097/00003072-199302000-00003

104. Bar-Sever Z, Connolly LP, Treves ST. The radionuclide salivagram in children with pulmonary disease and a high risk of aspiration. *Pediatr Radiol.* 1995;25 Suppl 1:S180–S183.

105. Yang J, Codreanu I, Servaes S, et al. Radionuclide salivagram and gastroesophageal reflux scintigraphy in pediatric patients: targeting different types of pulmonary aspiration. *Clin Nucl Med.* 2015;40(7):559–563. doi:10.1097/RLU.0000000000000815

106. Irvine I, Doherty A, Hayes R. Bleeding meckel's diverticulum: a study of the accuracy of pertechnetate scintigraphy as a diagnostic tool. *Eur J Radiol.* 2017;96:27–30. doi:10.1016/j.ejrad.2017.09.008

107. Hong SN, Jang HJ, Ye BD, et al. Diagnosis of bleeding Meckel's diverticulum in adults. *PLoS One.* 2016;11(9):e0162615.

108. Vali R, Daneman A, McQuattie S, et al. The value of repeat scintigraphy in patients with a high clinical suspicion for Meckel diverticulum after a negative or equivocal first Meckel scan. *Pediatr Radiol.* 2015;45(10):1506–1514. doi:10.1007/s00247-015-3340-x

109. Wen Z, Salerno L, Zhuang H. Similar appearance on dynamic images of meckel scintigraphy caused by different etiologies: the value of lateral views. *Clin Nucl Med.* 2019;44(5):417–419. doi:10.1097/RLU.0000000000002479

110. Su T-P, Cheng N-M, Chuang H-C, et al. Potential false-positive meckel scan due to displaced kidney caused by recurrent retroperitoneal teratoma. *Clin Nucl Med.* 2014;39(10):e433–e435. doi:10.1097/RLU.0000000000000264

111. Kwatra N, Shalaby-Rana E, Majd M. Two-phase whole-body skeletal scintigraphy in children--revisiting the usefulness of the early blood pool phase. *Pediatr Radiol.* 2013;43(10):1376–1384. doi:10.1007/s00247-013-2650-0

112. Howard BA, Roy L, Kaye AD, et al. Utility of radionuclide bone scintigraphy in complex regional pain syndrome. *Curr Pain Headache Rep.* 2018;22(1):7. doi:10.1007/s11916-018-0659-7

113. Shalaby-Rana E, Majd M. (99m)Tc-MDP scintigraphic findings in children with leukemia: value of early and delayed whole-body imaging. *J Nucl Med.* 2001;42(6):878–883.

114. Mandell GA, Contreras SJ, Conard K, et al. Bone scintigraphy in the detection of chronic recurrent multifocal osteomyelitis. *J Nucl Med.* 1998;39(10):1778–1783.

115. Sato TS, Watal P, Ferguson PJ. Imaging mimics of chronic recurrent multifocal osteomyelitis: avoiding pitfalls in a diagnosis of exclusion. *Pediatr Radiol.* 2020;50(1):124–136. doi:10.1007/s00247-019-04510-5

116. Lusins JO, Elting JJ, Cicoria AD, et al. SPECT evaluation of lumbar spondylolysis and spondylolisthesis. *Spine (Phila Pa 1976).* 1994;19(5):608–612. doi:10.1097/00007632-199403000-00018

117. Anderson K, Sarwark JF, Conway JJ, et al. Quantitative assessment with SPECT imaging of stress injuries of the pars interarticularis and response to bracing. *J Pediatr Orthop.* 2000;20(1):28–33.

118. Dunn AJ, Campbell RSD, Mayor PE, et al. Radiological findings and healing patterns of incomplete stress fractures of the pars interarticularis. *Skeletal Radiol.* 2008;37(5):443–450. doi:10.1007/s00256-008-0449-0

119. Trout AT, Sharp SE, Anton CG, et al. Spondylolysis and beyond: value of SPECT/CT in evaluation of low back pain in children and young adults. *Radiographics.* 2015;35(3):819–834. doi:10.1148/rg.2015140092

120. Kaeding CC, Miller T. The comprehensive description of stress fractures: a new classification system. *J Bone Joint Surg Am.* 2013;95(13):1214–1220. doi:10.2106/JBJS.L.00890

121. Franklyn M, Oakes B. Aetiology and mechanisms of injury in medial tibial stress syndrome: current and future developments. *World J Orthop.* 2015;6(8):577–589. doi:10.5312/wjo.v6.i8.577

122. Galbraith RM, Lavallee ME. Medial tibial stress syndrome: conservative treatment options. *Curr Rev Musculoskelet Med.* 2009;2(3):127–133. doi:10.1007/s12178-009-9055-6

123. Holder LE, Michael RH. The specific scintigraphic pattern of "shin splints in the lower leg": concise communication. *J Nucl Med.* 1984;25(8):865–869

124. Swischuk LE, Jadhav SP. Tibial stress phenomena and fractures: imaging evaluation. *Emerg Radiol.* 2014;21(2):173–177. doi:10.1007/s10140-013-1181-1

125. Fredericson M, Bergman AG, Hoffman KL, et al. Tibial stress reaction in runners. Correlation of clinical symptoms and scintigraphy with a new magnetic resonance imaging grading system. *Am J Sports Med.* 1995;23(4):472–481. doi:10.1177/036354659502300418

126. Nattiv A, Kennedy G, Barrack MT, et al. Correlation of MRI grading of bone stress injuries with clinical risk factors and return to play: a 5-year prospective study in collegiate track and field athletes. *Am J Sports Med.* 2013;41(8):1930–1941. doi:10.1177/0363546513490645

127. Zwas ST, Elkanovitch R, Frank G. Interpretation and classification of bone scintigraphic findings in stress fractures. *J Nucl Med.* 1987;28(4):452–457.

128. Ginsburg GM, Bassett GS. Back pain in children and adolescents: evaluation and differential diagnosis. *J Am Acad Orthop Surg.* 1997;5(2):67–78. doi:10.5435/00124635-199703000-00002

129. Bhatia NN, Chow G, Timon SJ, et al. Diagnostic modalities for the evaluation of pediatric back pain: a prospective study. *J Pediatr Orthop.* 2008;28(2):230–233. doi:10.1097/BPO.0b013e3181651bc8

130. Gennari JM, Themar-Noel C, Panuel M, et al. Adolescent spinal pain: the pediatric orthopedist's point of view. *Orthop Traumatol Surg Res.* 2015;101(6 Suppl):S247–S250. doi:10.1016/j.otsr.2015.06.012

131. Berger RG, Doyle SM. Spondylolysis 2019 update. *Curr Opin Pediatr.* 2019;31(1):61–68. doi:10.1097/MOP.0000000000000706

132. Cheung KK, Dhawan RT, Wilson LF, et al. Pars interarticularis injury in elite athletes - The role of imaging in diagnosis and management. *Eur J Radiol.* 2018;108:28–42. doi:10.1016/j.ejrad.2018.08.029

133. Campbell RSD, Grainger AJ, Hide IG, et al. Juvenile spondylolysis: a comparative analysis of CT, SPECT and MRI. *Skeletal Radiol.* 2005;34(2):63–73. doi:10.1007/s00256-004-0878-3

134. Child Abuse Prevention and Treatment Act. Available at: https://www.acf.hhs.gov/sites/default/files/cb/capta.pdf. Accessed May 22, 2020.

135. Christian CW. The evaluation of suspected child physical abuse. *Pediatrics.* 2015;135(5):e1337–e1354. doi:10.1542/peds.2015-0356

136. Wootton-Gorges SL, Soares BP, Alazraki AL, et al. ACR appropriateness criteria® suspected physical abuse-child. *J Am Coll Radiolo.* 2017;14(5S):S338–S349. doi:10.1016/j.jacr.2017.01.036

137. Harden RN, Bruehl S, Perez RSGM, et al. Validation of proposed diagnostic criteria (the "Budapest Criteria") for complex regional pain syndrome. *Pain.* 2010;150(2):268–274. doi:10.1016/j.pain.2010.04.030

138. Mackinnon SE, Holder LE. The use of three-phase radionuclide bone scanning in the diagnosis of reflex sympathetic dystrophy. *J Hand Surg Am.* 1984;9(4):556–563. doi:10.1016/s0363-5023(84)80110-0

139. Goldsmith DP, Vivino FB, Eichenfield AH, et al. Nuclear imaging and clinical features of childhood reflex neurovascular dystrophy: comparison with adults. *Arthritis Rheum.* 1989;32(4):480–485. doi:10.1002/anr.1780320419

140. Pachowicz M, Nocuń A, Postępski J, et al. Complex regional pain syndrome type I with atypical scintigraphic pattern--diagnosis and evaluation of the entity with three phase bone scintigraphy. A case report. *Nucl Med Rev Cent East Eur.* 2014;17(2):115–119. doi:10.5603/NMR.2014.0029

141. Laxer RM, Allen RC, Malleson PN, et al. Technetium 99m-methylene diphosphonate bone scans in children with reflex neurovascular dystrophy. *J Pediatr.* 1985;106(3):437–440. doi:10.1016/s0022-3476(85)80671-5

142. Johnsen JI, Dyberg C, Wickstrom M. Neuroblastoma-A neural crest derived embryonal malignancy. *Front Mol Neurosci.* 2019;12:9. doi:10.3389/fnmol.2019.00009

143. Park JR, Eggert A, Caron H. Neuroblastoma: biology, prognosis, and treatment. *Hematol Oncol Clin North Am.* 2010;24(1):65–86. doi:10.1016/j.hoc.2009.11.011

144. Vo KT, Matthay KK, Neuhaus J, et al. Clinical, biologic, and prognostic differences on the basis of primary tumor site in neuroblastoma: a report from the international neuroblastoma risk group project. *J Clin Oncol.* 2014;32(28):3169–3176. doi:10.1200/JCO.2014.56.1621

145. Angstman KB, Miser JS, Franz WB. 3 Neuroblastoma. *Am Fam Physician.* 1990;41(1):238–244.

146. Rudnick E, Khakoo Y, Antunes NL, et al. Opsoclonus-myoclonus-ataxia syndrome in neuroblastoma: clinical outcome and antineuronal antibodies-a report from the Children's Cancer Group Study. *Med Pediatr Oncol.* 2001;36(6):612–622. doi:10.1002/mpo.1138

147. Golden CB, Feusner JH. Malignant abdominal masses in children: quick guide to evaluation and diagnosis. *Pediatr Clin North Am.* 2002;49(6):1369–1392, viii. doi:10.1016/s0031-3955(02)00098-6

148. Swift CC, Eklund MJ, Kraveka JM, et al. Updates in diagnosis, management, and treatment of neuroblastoma. *Radiographics.* 2018;38(2):566–580. doi:10.1148/rg.2018170132

149. Park JR, Bagatell R, Cohn SL, et al. Revisions to the international neuroblastoma response criteria: a consensus statement from the national cancer institute clinical trials planning meeting. *J Clin Oncol.* 2017;35(22):2580–2587. doi:10.1200/JCO.2016.72.0177

150. Monclair T, Brodeur GM, Ambros PF, et al. The International Neuroblastoma Risk Group (INRG) staging system: an INRG Task Force report. *J Clin Oncol.* 2009;27(2):298–303. doi: 10.1200/JCO.2008.16.6876

151. Brodeur GM. Spontaneous regression of neuroblastoma. *Cell Tissue Res.* 2018;372(2):277–286. doi:10.1007/s00441-017-2761-2

152. Tolbert VP, Matthay KK. Neuroblastoma: clinical and biological approach to risk stratification and treatment. *Cell Tissue Res.* 2018;372(2):195–209. doi:10.1007/s00441-018-2821-2

153. Parisi MT, Eslamy H, Park JR, et al. (1)(3)(1)I-metaiodobenzylguanidine theranostics in neuroblastoma: historical perspectives; practical applications. *Semin Nucl Med.* 2016;46(3):184–202. doi:10.1053/j.semnuclmed.2016.02.002

154. Jacobson AF, Deng H, Lombard J, et al. 123I-meta-iodobenzylguanidine scintigraphy for the detection of neuroblastoma and pheochromocytoma: results of a meta-analysis. *J Clin Endocrinol Metab.* 2010;95(6):2596–2606. doi:10.1210/jc.2009-2604

155. Pandit-Taskar N, Modak S. Norepinephrine transporter as a target for imaging and therapy. *J Nucl Med.* 2017;58(Suppl 2):39S–53S. doi:10.2967/jnumed.116.186833

156. Leung A, Shapiro B, Hattner R, et al. Specificity of radioiodinated MIBG for neural crest tumors in childhood. *J Nucl Med.* 1997;38(9):1352–1357.

157. Marachelian A, Shimada H, Sano H, et al. The significance of serial histopathology in a residual mass for outcome of intermediate risk stage 3 neuroblastoma. *Pediatr Blood Cancer.* 2012;58(5):675–681. doi:10.1002/pbc.23250

158. Nakajo M, Shapiro B, Copp J, et al. The normal and abnormal distribution of the adrenomedullary imaging agent m-[I-131]iodobenzylguanidine (I-131 MIBG) in man: evaluation by scintigraphy. *J Nucl Med.* 1983;24(8):672–682.

159. Sharp SE, Gelfand MJ, Shulkin BL. Pediatrics: diagnosis of neuroblastoma. *Semin Nucl Med.* 2011;41(5):345–353. doi:10.1053/j.semnuclmed.2011.05.001

160. Ady N, Zucker JM, Asselain B, et al. A new 123I-MIBG whole body scan scoring method--application to the prediction of the response of metastases to induction chemotherapy in stage IV neuroblastoma. *Eur J Cancer.* 1995;31A(2):256–261. doi:10.1016/0959-8049(94)00509-4

161. Messina JA, Cheng S-C, Franc BL, et al. Evaluation of semi-quantitative scoring system for metaiodobenzylguanidine (mIBG) scans in patients with relapsed neuroblastoma. *Pediatr Blood Cancer.* 2006;47(7):865–874. doi:10.1002/pbc.20777

162. Lewington V, Lambert B, Poetschger U, et al. (123)I-mIBG scintigraphy in neuroblastoma: development of a SIOPEN semi-quantitative reporting ,method by an international panel. *Eur J Nucl Med Mol Imaging.* 2017;44(2):234–241. doi:10.1007/s00259-016-3516-0

163. Matthay KK, Edeline V, Lumbroso J, et al. Correlation of early metastatic response by 123I-metaiodobenzylguanidine scintigraphy with overall response and event-free survival in stage IV neuroblastoma. *J Clin Oncol.* 2003;21(13):2486–2491. doi:10.1200/JCO.2003.09.122

164. Radovic B, Artiko V, Sobic-Saranovic D, et al. Evaluation of the SIOPEN semi-quantitative scoring system in planar simpatico-adrenal MIBG scintigraphy in children with neuroblastoma. *Neoplasma.* 2015;62(3):449–455. doi:10.4149/neo_2015_053

165. Suc A, Lumbroso J, Rubie H, et al. Metastatic neuroblastoma in children older than one year: prognostic significance of the initial metaiodobenzylguanidine scan and proposal for a scoring system. *Cancer.* 1996;77(4):805–811. doi:10.1002/(sici)1097-0142(19960215)77:4<805::aid-cncr29>3.0.co;2-3

166. Perel Y, Conway J, Kletzel M, et al. Clinical impact and prognostic value of metaiodobenzylguanidine imaging in children with metastatic neuroblastoma. *J Pediatr Hematol Oncol.* 1999;21(1):13–18. doi:10.1097/00043426-199901000-00004

167. Decarolis B, Schneider C, Hero B, et al. Iodine-123 metaiodobenzylguanidine scintigraphy scoring allows prediction of outcome in patients with stage 4 neuroblastoma: results of the Cologne interscore comparison study. *J Clin Oncol.* 2013;31(7):944–951. doi:10.1200/JCO.2012.45.8794

168. Ladenstein R, Lambert B, Potschger U, et al. Validation of the mIBG skeletal SIOPEN scoring method in two independent high-risk neuroblastoma populations: the SIOPEN/HR-NBL1 and COG-A3973 trials. *Eur J Nucl Med Mol Imaging.* 2018;45(2):292–305. doi:10.1007/s00259-017-3829-7

169. Frappaz D, Bonneu A, Chauvot P, et al. Metaiodobenzylguanidine assessment of metastatic neuroblastoma: observer dependency and chemosensitivity evaluation. The SFOP Group. *Med Pediatr Oncol.* 2000;34(4):237–241. doi:10.1002/(sici)1096-911x(200004)34:4<237::aid-mpo1>3.0.co;2-j

170. Yanik GA, Parisi MT, Shulkin BL, et al. Semiquantitative mIBG scoring as a prognostic indicator in patients with stage 4 neuroblastoma: a report from the Children's oncology group. *J Nucl Med.* 2013;54(4):541–548. doi:10.2967/jnumed.112.112334

171. Yanik GA, Parisi MT, Naranjo A, et al. Validation of postinduction curie scores in high-risk neuroblastoma: a children's oncology group and SIOPEN group report on SIOPEN/HR-NBL1. *J Nucl Med.* 2018;59(3):502–508. doi:10.2967/jnumed.117.195883

172. Katzenstein HM, Cohn SL, Shore RM, et al. Scintigraphic response by 123I-metaiodobenzylguanidine scan correlates with event-free survival in high-risk neuroblastoma. *J Clin Oncol.* 2004;22(19):3909–3915. doi:10.1200/JCO.2004.07.144

173. Schmidt M, Simon T, Hero B, et al. The prognostic impact of functional imaging with (123)I-mIBG in patients with stage 4 neuroblastoma >1 year of age on a high-risk treatment protocol: results of the German Neuroblastoma Trial NB97. *Eur J Cancer.* 2008;44(11):1552–1558. doi:10.1016/j.ejca.2008.03.013

174. Brodeur GM, Pritchard J, Berthold F, et al. Revisions of the international criteria for neuroblastoma diagnosis, staging, and response to treatment. *J Clin Oncol.* 1993;11(8):1466–1477. doi:10.1200/JCO.1993.11.8.1466

175. Cecchetto G, Mosseri V, De Bernardi B, et al. Surgical risk factors in primary surgery for localized neuroblastoma: the LNESG1 study of the European International Society of Pediatric Oncology Neuroblastoma Group. *J Clin Oncol.* 2005;23(33):8483–8489. doi:10.1200/JCO.2005.02.4661

176. McElroy KM, Binkovitz LA, Trout AT, et al. Pediatric applications of Dotatate: early diagnostic and therapeutic experience. *Pediatr Radiol.* 2020. doi:10.1007/s00247-020-04688-z

177. Shimada H, Ambros IM, Dehner LP, et al. The international neuroblastoma pathology classification (the Shimada system). *Cancer.* 1999;86(2):364–372.

178. Eisenhauer EA, Therasse P, Bogaerts J, et al. New response evaluation criteria in solid tumours: revised RECIST guideline (version 1.1). *Eur J Cancer.* 2009;45(2):228–247. doi:10.1016/j.ejca.2008.10.026

179. Cohn SL, Pearson ADJ, London WB, et al. The International Neuroblastoma Risk Group (INRG) classification system: an INRG Task Force report. *J Clin Oncol.* 2009;27(2):289–297. doi:10.1200/JCO.2008.16.6785

180. Colleran GC, Kwatra N, Oberg L, et al. How we read pediatric PET/CT: indications and strategies for image acquisition, interpretation and reporting. *Cancer Imaging.* 2017;17(1):28. doi:10.1186/s40644-017-0130-8

181. Voss SD. Functional and anatomical imaging in pediatric oncology: which is best for which tumors. *Pediatr Radiol.* 2019;49(11):1534–1544. doi:10.1007/s00247-019-04489-z

182. Chambers G, Frood R, Patel C, et al. (18)F-FDG PET-CT in paediatric oncology: established and emerging applications. *Br J Radiol.* 2019;92(1094):20180584. doi:10.1259/bjr.20180584

183. Ouellet V, Routhier-Labadie A, Bellemare W, et al. Outdoor temperature, age, sex, body mass index, and diabetic status determine the prevalence, mass, and glucose-uptake activity of 18F-FDG-detected BAT in humans. *J Clin Endocrinol Metab.* 2011;96(1):192–199. doi:10.1210/jc.2010-0989

184. Ogawa Y, Abe K, Sakoda A, et al. FDG-PET and CT findings of activated brown adipose tissue in a patient with paraganglioma. *Eur J Radiol Open.* 2018;5:126–130.

185. Park J, Byun BH, Jung CW, et al. Perirenal (18)F-FDG uptake in a patient with a pheochromocytoma. *Nucl Med Mol Imaging.* 2014;48(3):233–236.

186. Hadi M, Chen CC, Whatley M, et al. Brown fat imaging with (18) F-6-fluorodopamine PET/CT, (18)F-FDG PET/CT, and (123) I-MIBG SPECT: a study of patients being evaluated for pheochromocytoma. *J Nucl Med.* 2007;48(7):1077–1083. doi:10.2967/jnumed.106.035915

187. Frontini A, Vitali A, Perugini J, et al. White-to-brown transdifferentiation of omental adipocytes in patients affected by pheochromocytoma. *Biochim Biophys Acta.* 2013;1831(5):950–959. doi:10.1016/j.bbalip.2013.02.005

188. Iyer RB, Guo CC, Perrier N. Adrenal pheochromocytoma with surrounding brown fat stimulation. *AJR Am J Roentgenol.* 2009;192(1):300–301. doi:10.2214/AJR.08.1166

189. Wong KK, Sedig LK, Bloom DA, et al. 18F-2-fluoro-2-deoxyglucose uptake in white adipose tissue on pediatric oncologic positron emission tomography (PET)/computed tomography (CT). *Pediatr Radiol.* 2020;50(4):524–533. doi:10.1007/s00247-019-04574-3

190. Rosolen A, Perkins SL, Pinkerton CR, et al. Revised international pediatric non-hodgkin lymphoma staging system. *J Clin Oncol.* 2015;33(18):2112–2118. doi:10.1200/JCO.2014.59.7203

191. McCarten KM, Nadel HR, Shulkin BL, et al. Imaging for diagnosis, staging and response assessment of Hodgkin lymphoma and non-Hodgkin lymphoma. *Pediatr Radiol.* 2019;49(11):1545–1564. doi:10.1007/s00247-019-04529-8

192. Voss SD, Cairo MS. Surveillance imaging in pediatric lymphoma. *Pediatr Radiol.* 2019;49(11):1565–1573. doi:10.1007/s00247-019-04511-4

193. Harrison DJ, Parisi MT, Shulkin BL. The role of (18)F-FDG-PET/CT in pediatric sarcoma. *Semin Nucl Med.* 2017;47(3):229–241. doi:10.1053/j.semnuclmed.2016.12.004

194. Khalatbari H, Parisi MT, Kwatra N, et al. Pediatric musculoskeletal imaging: the indications for and applications of PET/computed tomography. *PET Clin.* 2019;14(1):145–174. doi:10.1016/j.cpet.2018.08.008

195. Schafer JF, Gatidis S, Schmidt H, et al. Simultaneous whole-body PET/MR imaging in comparison to PET/CT in pediatric oncology: initial results. *Radiology.* 2014;273(1):220–231. doi:10.1148/radiol.14131732

196. Muehe AM, Theruvath AJ, Lai L, et al. How to provide gadolinium-free PET/MR cancer staging of children and young adults in less than 1 h: the stanford approach. *Mol Imaging Biol.* 2018;20(2):324–335. doi:10.1007/s11307-017-1105-7

197. Daldrup-Link H. How PET/MR can add value for children with cancer. *Curr Radiol Rep.* 2017;5(3):1920. doi:10.1007/s40134-017-0207-y

198. Vaidyanathan S, Patel CN, Scarsbrook AF, et al. FDG PET/CT in infection and inflammation--current and emerging clinical applications. *Clin Radiol.* 2015;70(7):787–800. doi:10.1016/j.crad.2015.03.010

199. Jobst BC, Cascino GD. Resective epilepsy surgery for drug-resistant focal epilepsy: a review. *Jama.* 2015;313(3):285–293. doi:10.1001/jama.2014.17426

200. Engel JJ. The current place of epilepsy surgery. *Curr Opin Neurol.* 2018;31(2):192–197. doi:10.1097/WCO.0000000000000528

201. Shaker T, Bernier A, Carmant L. Focal cortical dysplasia in childhood epilepsy. *Semin Pediatr Neurol.* 2016;23(2):108–119. doi:10.1016/j.spen.2016.06.007

202. Guerrini R, Rosati A, Giordano F, et al. The medical and surgical treatment of tumoral seizures: current and future perspectives. *Epilepsia.* 2013;54 Suppl 9:84–90. doi:10.1111/epi.12450

203. Wong-Kisiel LC, Blauwblomme T, Ho M-L, et al. Challenges in managing epilepsy associated with focal cortical dysplasia in children. *Epilepsy Res.* 2018;145:1–17. doi:10.1016/j.eplepsyres.2018.05.006

204. Curatolo P, Nabbout R, Lagae L, et al. Management of epilepsy associated with tuberous sclerosis complex: updated clinical recommendations. *Eur J Paediatr Neurol.* 2018;22(5):738–748. doi:10.1016/j.ejpn.2018.05.006

205. Miller-Thomas MM, Benzinger TLS. Neurologic applications of PET/MR imaging. *Magn Reson Imaging Clin N Am.* 2017;25(2):297–313. doi:10.1016/j.mric.2016.12.003

206. Bernasconi A, Cendes F, Theodore WH, et al. Recommendations for the use of structural magnetic resonance imaging in the care of patients with epilepsy: a consensus report from the international league against epilepsy neuroimaging task force. *Epilepsia.* 2019;60(6):1054–1068. doi:10.1111/epi.15612

207. Kahle KT, Kulkarni AV, Limbrick DDJ, et al. Hydrocephalus in children. *Lancet.* 2016;387(10020):788–799. doi:10.1016/S0140-6736(15)60694-8

208. Hanak BW, Bonow RH, Harris CA, et al. Cerebrospinal fluid shunting complications in children. *Pediatr Neurosurg.* 2017;52(6):381–400. doi:10.1159/000452840

209. Bermo MS, Khalatbari H, Parisi MT. Two signs indicative of successful access in nuclear medicine cerebrospinal fluid diversionary shunt studies. *Pediatr Radiol.* 2018;48(8):1130–1138. doi:10.1007/s00247-018-4150-8

210. Thompson EM, Wagner K, Kronfeld K, et al. Using a 2-variable method in radionuclide shuntography to predict shunt patency. *J Neurosurg.* 2014;121(6):1504–1507. doi:10.3171/2014.8.JNS132898

211. Gok B, Batra S, Eslamy H, et al. Radionuclide shunt patency study for suspected ventriculoatrial shunt malfunction. *Clin Nucl Med.* 2013;38(7):527–533. doi:10.1097/RLU.0b013e31828da385

212. Feng F, Fu HL, Li JN, et al. Evaluation of radionuclide cerebrospinal fluid scintigraphy as a guide in the management of patients with hydrocephalus. *Clin Imaging.* 2009;33(2):85–89. doi:10.1016/j.clinimag.2008.06.033

213. Vassilyadi M, Tataryn ZL, Matzinger MA, et al. Radioisotope shuntograms at the Children's Hospital of Eastern Ontario. *Childs Nerv Syst.* 2006;22(1):43–49. doi:10.1007/s00381-005-1153-1

214. O'Brien DF, Taylor M, Park TS, et al. A critical analysis of "normal" radionucleotide shuntograms in patients subsequently requiring surgery. *Childs Nerv Syst.* 2003;19(5–6):337–341. doi:10.1007/s00381-003-0752-y

215. May CH, Aurisch R, Kornrumpf D, et al. Evaluation of shunt function in hydrocephalic patients with the radionuclide 99mTc-pertechnetate. *Childs Nerv Syst.* 1999;15(5):239–244, discussion 245. doi:10.1007/s003810050381

216. Vernet O, Farmer JP, Lambert R, et al. Radionuclide shuntogram: adjunct to manage hydrocephalic patients. *J Nucl Med.* 1996;37(3):406–410.

217. Uvebrant P, Sixt R, Bjure J, et al. Evaluation of cerebrospinal fluid shunt function in hydrocephalic children using 99mTc-DTPA. *Childs Nerv Syst.* 1992;8(2):76–80. doi:10.1007/bf00298444

218. Khalatbari H, Parisi MT. Management of hydrocephalus in children: anatomic imaging appearances of CSF shunts and their complication. *AJR Am J Roentgenol.* 2021 Jan;216(1):187–199.

219. Khalatbari H, Parisi MT. Complications of cerebrospinal fluid shunts. functional assessment with cerebrospinal fluid shunt scintigraphy: performance and interpretation. *AJR Am J Roentgenol.* 2020 Dec; 215(6):1474–1489 manuscript in press.

PREGUNTAS DE AUTOEVALUACIÓN DEL CAPÍTULO

1. ¿Cuál es el tumor sólido extracraneal más frecuente en pediatría?

   A. Osteosarcoma

   B. Neuroblastoma

   C. Sarcoma de Ewing

   D. Rabdomiosarcoma

2. A una niña de 5 semanas, con diagnóstico prenatal de dilatación del sistema colector renal izquierdo, se le realizó una gammagrafía con ^{99m}Tc-MAG3 y furosemida. ¿Cuál de los siguientes hallazgos gammagráficos es una indicación de que la paciente se beneficiará de la pieloplastia?

   A. Vaciado completo del sistema colector renal izquierdo tras la administración de furosemida

   B. Función diferencial del 45% en el riñón izquierdo y del 55% en el derecho

   C. Vaciado del 60% del sistema colector renal izquierdo en las imágenes de drenaje gravitacional asistido

   D. Función diferencial del 35% en el riñón izquierdo y del 65% en el derecho

Respuestas a las preguntas de autoevaluación del capítulo

1. B El neuroblastoma es el tumor sólido extracraneal más frecuente en pediatría. Aunque representa entre el 8 y el 10% de todos los tumores infantiles, es responsable de aproximadamente el 15% de todas las muertes por cáncer pediátrico.

2. D El objetivo principal del renograma de MN en los niños con dilatación congénita de las vías urinarias es identificar el subconjunto de pacientes que se beneficiarán de la intervención quirúrgica. Dichos pacientes incluyen a aquellos con: i) función renal dividida deteriorada (< 40%), ii) disminución de la función renal dividida > 10% en estudios posteriores o iii) drenaje deficiente después de la administración de furosemida.

Garantía de calidad del equipo en medicina nuclear

18

Kai Lee

OBJETIVOS DE APRENDIZAJE

1. Comprender la razón de ser de cada procedimiento de garantía de calidad.
2. Aprender los procedimientos de prueba para controlar el rendimiento del equipo.
3. Conocer los resultados y las alteraciones encontradas en las pruebas de control de calidad.

INTRODUCCIÓN

La precisión y la coherencia son objetivos importantes para la medicina nuclear diagnóstica. La consecución de estos objetivos requiere un equipo libre de artefactos y adecuado para el estado del paciente. Las agencias reguladoras y de acreditación también exigen que se garantice el buen funcionamiento de los equipos antes de la administración del radiofármaco para evitar que el paciente reciba radiaciones innecesarias. El programa de aseguramiento de la calidad (QA, *quality assurance*) incluye un conjunto de procedimientos de prueba y evaluación para verificar el rendimiento o recuento del equipo de imagen de manera que cumpla o supere las normas de referencia establecidas. Para que el programa de QA sea eficaz, las pruebas deben realizarse con regularidad y con la frecuencia adecuada, requiriendo solo aparatos sencillos y poco tiempo para su realización, con un análisis crítico de los resultados de las pruebas. En este capítulo se presenta una visión general de las pruebas de QA para los equipos de imagen, incluyendo las gammacámaras, la tomografía computarizada por emisión de fotón único (SPECT, *single photon emission computed tomography*)/ tomografía computarizada (TC) y la tomografía por emisión de positrones (PET, *positron computed tomography*)/TC (1,2). En la tabla 18-2, al final del capítulo, se ofrece un resumen de la frecuencia de las pruebas de QA recomendadas para facilitar su consulta. Se anima a los lectores a que revisen las referencias sobre el programa de QA de los equipos de estudio de seguridad radiológica y de ensayo de radioactividad (3-5).

PRUEBA DE UNIFORMIDAD DE LA GAMMACÁMARA

La prueba de uniformidad intrínseca es la más sensible para asegurar que la gammacámara funciona correctamente. Cuando se expone a una fuente uniforme de radioactividad, la cámara debe producir una imagen con una densidad de recuento uniforme en todo el campo de visión útil. Debido a la inestabilidad de los tubos fotomultiplicadores, a la variación en la producción de luz y a la transmisión en diferentes regiones del cristal, puede haber ausencia de uniformidad en la imagen de la cámara. Los puntos calientes o fríos en el campo de visión no solo crean una falsa impresión de captaciones anómalas en las imágenes clínicas, sino que la ausencia de uniformidad también provoca distorsiones de linealidad, pérdida de resolución y artefactos de anillo en las imágenes de la SPECT (6). Se puede simular una fuente uniforme de radioactividad o fuente de «inundación» colocando una pequeña cantidad de radioactividad en una jeringa y situándola a una distancia al menos cinco veces mayor que el campo de visión útil de la cámara. Para una gammacámara típica con un campo de visión de 50 × 40 cm, la fuente puntual debe estar a 250 cm o más de la superficie del detector (7). A continuación, se adquiere una imagen en una matriz de 256 × 256 o 512 × 512 con el colimador retirado. Las pruebas de uniformidad de campo realizadas sin el colimador se conocen como *pruebas de uniformidad de inundación intrínseca*.

La gammacámara suele tener incorporado un programa informático para medir las uniformidades integral y diferencial como índices de la uniformidad del campo. Una cámara de buen rendimiento debe tener valores de uniformidad integral y diferencial que midan menos del 2.5%. Sin embargo, las cámaras con uniformidades integral y diferencial menores del 2.5% no garantizan imágenes libres de artefactos. Siempre se debe hacer una inspección visual cuidadosa para detectar cualquier punto sutil caliente o frío. Las distorsiones de linealidad en las direcciones vertical y horizontal se muestran en la figura 18-1, aunque sus uniformidades integral y diferencial son menores del 2.5%. En la figura 18-2 se muestra un artefacto de anillo grave en la imagen de la SPECT producida por una cámara cuyos valores de uniformidades integral y diferencial cumplían las especificaciones del fabricante; el artefacto de anillo fue causado por una pequeña mancha sin uniformidad en el lugar correspondiente a la diana del anillo.

Otra prueba de uniformidad de la gammacámara se llama *prueba de uniformidad extrínseca*. Se hace colocando una lámina sellada de ^{57}Co directamente sobre el colimador. Las fuentes de lámina de ^{57}Co ($t_{1/2}$ = 271.8 días) están disponibles comercialmente con 10, 15 o 20 mCi de actividad de ^{57}Co con una uniformidad distribuida mejor que el 1% (8). La prueba de uniformidad extrínseca no es tan sensible como la prueba de uniformidad intrínseca para evaluar la respuesta uniforme en todo el campo de visión de la cámara, pero es conveniente hacerla diariamente y detecta defectos en el colimador. La mayoría de las licencias para materiales radioactivos permiten la prueba de uniformidad extrínseca diaria por su conveniencia, pero hay que hacer una prueba de uniformidad intrínseca semanal para cumplir con el requisito de la prueba de control de calidad. Anualmente se adquiere una imagen de uniformidad extrínseca utilizando una matriz de 128 × 128 para 120 millones de recuentos y se almacena en la computadora para la corrección de puntos calientes o fríos sutiles en las imágenes de proyección de un estudio SPECT. Dicha imagen de uniformidad extrínseca de recuento alto se denomina *matriz de corrección de uniformidad* para corregir los defectos del colimador y la respuesta sin uniformidad del conjunto de yoduro de sodio y tubo fotomultiplicador.

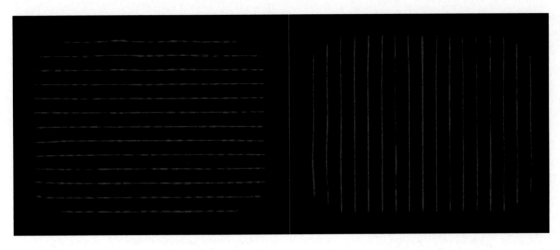

FIG. 18-1 ● **Distorsiones de linealidad en la periferia causadas por la ausencia de uniformidad.**

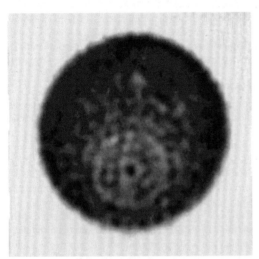

FIG. 18-2 ● **Un punto sin uniformidad produjo un artefacto de anillo en la imagen de SPECT en un modelo de agua.** El artefacto de anillo no fue causado por el error del centro de rotación porque no coincide con este.

RESOLUCIÓN Y LINEALIDAD

La licencia para uso de material radioactivo, en algunos estados de los Estados Unidos, requiere que se realice una prueba de resolución y linealidad al menos una vez a la semana. La prueba se realiza colocando un modelo de barra de cuatro cuadrantes (también conocido como *modelo cuádruple*) en contacto directo con la superficie del cristal después de la prueba de inundación intrínseca. El modelo cuádruple es una placa rectangular con filas de barras de plomo en cada cuadrante. La separación de las barras de plomo paralelas varía de 2-3.5 mm con un incremento de 0.5 mm. A continuación, se adquiere una imagen estática en una matriz de 512 × 512 para 5 millones de recuentos. La imagen debe mostrar claramente las barras de plomo espaciadas a 2.5 mm de distancia y rectas visualmente. Debido a la dificultad para montar el pesado modelo cuádruple en la superficie desnuda de la gammacámara, muchos usuarios simplemente colocan el modelo cuádruple en el colimador y después una fuente de inundación de ^{57}Co sobre el modelo cuádruple para adquirir la imagen. En opinión del autor, la prueba del modelo cuádruple no es una prueba sensible de la resolución y la linealidad del sistema. El sistema tiene que estar muy deteriorado para que aparezca un patrón anómalo en la imagen del modelo cuádruple. La resolución y la linealidad de una gammacámara se ven muy afectadas por su uniformidad. Se debe prestar mayor atención a la prueba de uniformidad intrínseca y a la prueba de rendimiento del sistema SPECT que se va a describir.

Centro de rotación

El *centro de rotación* (CdR) es el píxel central en la matriz de la imagen de la computadora correspondiente al eje mecánico de rotación del detector. Los cabezales de las gammacámaras con el colimador puesto son pesados y pueden desplazarse ligeramente sobre el soporte mecánico durante la rotación. Incluso un desplazamiento de 1 píxel puede producir un desagradable artefacto en el centro de la imagen reconstruida. Con la prueba del CdR se mide el desplazamiento del píxel central con respecto a la matriz de la imagen para cada ángulo de proyección y se realiza la corrección durante la reconstrucción de la imagen. La corrección del desplazamiento es necesaria para evitar los artefactos diana en el centro de una imagen de SPECT. Las cámaras de última generación se fabrican con gran cuidado para garantizar la estabilidad mecánica, por lo que los usuarios pueden realizar la prueba del CdR una vez al mes utilizando el aparato y el programa informático proporcionados por el fabricante.

Evaluación del rendimiento del sistema SPECT

El algoritmo de retroproyección filtrada que se utiliza habitualmente para la reconstrucción de imágenes es un procedimiento de amplificación del ruido. Un ligero cambio en cualquier número de variables puede producir artefactos notables en un estudio con SPECT. Se recomienda realizar una prueba modelo de la SPECT al momento de la aceptación y al menos anualmente (9).

En la figura 18-3 se muestra un modelo típico de SPECT de tres secciones. Incluye una sección de actividades uniformes, una sección con grupos de varillas de plástico y una sección con esferas de diferentes tamaños y actividades. La sección de varillas de plástico contiene varillas de unos 5-13 mm de diámetro. El diámetro de las esferas varía de 10-32 mm. El análisis visual de la resolución de la SPECT viene determinado por las barras de tamaño mínimo detectables en la imagen reconstruida. La relación entre los recuentos por píxel en las esferas y los recuentos por píxel en el agua circundante determina el contraste SPECT. La evaluación visual de la uniformidad de la SPECT se realiza en la sección de actividad uniforme del modelo, donde el observador evalúa la uniformidad de la densidad de recuento y la ausencia de artefactos de anillo.

Garantía de calidad de los tomógrafos de la TC

La garantía de calidad del tomógrafo de la TC en la SPECT/TC o una PET/TC implica muchos procedimientos complejos dependiendo de si se trata de una TC de haz cónico o de una TC de corte fino (10-12). Sin embargo, el fabricante proporciona modelos y programas informáticos específicos para su sistema que son relativamente fáciles de realizar por los usuarios para el control de calidad diario. Un procedimiento obligatorio es el calentamiento del tubo. La consola de control del tomógrafo emite un mensaje de advertencia para que el usuario realice el calentamiento del tubo si el tomógrafo ha estado inactivo durante 2 h o más. El kilovoltaje (kV) y la

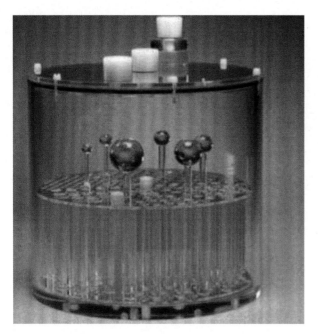

FIG. 18-3 ● **Modelo de SPECT comercialmente disponible (reimpreso con la autorización de Lee. Ref. [3]).**

corriente del haz (mA) en un tubo de rayos X frío son inestables, lo que afecta el tamaño y la ubicación del punto focal y las características de los rayos X emitidos. El objetivo de un tubo de rayos X frío podría dañarse si se aplica una técnica de alta exposición para explorar a un paciente grande.

Existen modelos y programas informáticos específicos del fabricante de tomógrafos para que el tecnólogo realice mediciones diarias de los números de TC para el agua, la uniformidad de la imagen, el ruido de la imagen, la resolución y la linealidad de los números de TC. El número de TC para el agua es cero unidades Hounsfield (HU). En un sistema bien calibrado, la media del número de TC para el agua no debería variar de cero en más de 5 HU para el rango de kV y espesores de corte. La sección del modelo llena de agua debe ser uniforme y estar libre de artefactos de anillo o rayas por inspección visual. La uniformidad de la TC se mide cuantitativamente con regiones de interés en el centro y a las 12, 3, 6 y 9 h en la periferia. La media del número de TC de las regiones de interés individuales debe coincidir con el margen de 5 HU. El ruido de la imagen está representado por la desviación estándar de los números de TC dentro de una región de interés en el 70% central de la imagen uniforme y se ve afectado por los kV, los mA, el tiempo de rotación, el grosor del corte y el filtro de reconstrucción. No existen guías de procedimiento estandarizadas para la adquisición de datos y la tolerancia al ruido aceptable para las imágenes de la TC. La desviación estándar del número de TC para el agua medido en el momento de la instalación o después de una reparación importante es un valor de referencia razonable para el control de calidad diario. Los modelos proporcionados por el fabricante suelen tener grupos de barras a diferente distancia o algunos cilindros de diferentes tamaños. La resolución de la TC se comprueba mediante la inspección visual del menor espacio entre barras o cilindros que puede verse en la imagen reconstruida.

La linealidad del número de TC puede evaluarse escaneando la sección del modelo de acreditación del American College of Radiology (ACR) (10) que tiene una serie de inserciones de diferentes densidades. Una de las piezas es un tubo hueco lleno de aire, mientras que otro está lleno de agua. Las otras piezas incluyen varillas de polietileno, acrílicas y de teflón. La comprobación de la linealidad de los números de TC evalúa si los números medidos de las piezas de agua, aire y plástico están dentro de los rangos aceptables. Los números de TC que se muestran en la tabla 18-1 son publicados por el ACR. Los tomógrafos de TC actuales suelen cumplir dichos valores.

Tabla 18-1 **NÚMEROS ACEPTABLES DE LA TC**	
	Número de TC, HU
Polietileno	−170 y −87
Agua	−7 y 7
Acrílico	110 y 135
Teflón	850 y 970
Aire	−1 005 y −970

HU: unidades Hounsfield; TC: tomografía computarizada.

Garantía de calidad de los tomógrafos de PET

El control de calidad de los tomógrafos de PET es específico de cada fabricante y en él intervienen diferentes emisores de positrones y diferentes plantillas para colocar la fuente dentro del escáner. A pesar de la variación de los procedimientos de prueba, las pruebas de control de calidad para la PET pueden clasificarse en cuatro categorías generales (9,13-15). Los cuatro procedimientos generales de control de calidad para los tomógrafos PET son similares a los procedimientos de control de calidad para la SPECT.

Exploraciones en blanco

Las exploraciones en blanco equivalen a las pruebas diarias de inundación de una gammacámara para asegurar la constancia de las decenas de miles de detectores del tomógrafo de la PET y proporcionar una alerta temprana de los fallos de los detectores. Las exploraciones en blanco se realizan haciendo girar una fuente sellada de ^{68}Ge o ^{22}Na alrededor o colocada en el centro del orificio del tomógrafo de PET. No se coloca ningún otro objeto en el orificio para que cada detector sea expuesto uniformemente por la fuente. Los resultados de la exploración en blanco se presentan como una o varias sinografías. La sinografía normal debe tener un patrón de imagen como una espiral sin discontinuidades drásticas o una banda con un tono gris uniforme. Algunos tomógrafos pueden tener un programa informático para alertar al usuario si la exploración en blanco está fuera de tolerancia.

Estudios de normalización

Los estudios de normalización para un tomógrafo de PET son equivalentes a la adquisición de la matriz de corrección de uniformidad para una gammacámara. Cuando las decenas de miles de detectores se exponen a la misma actividad, es de esperar que haya diferencias en las tasas de recuento, independientemente de lo bien ajustado que esté cada detector. El propósito de la exploración de normalización es aplicar un factor de corrección a cada detector para que cada par de detectores proporcione la misma tasa de recuento cuando se exponga a la misma actividad. El factor de corrección aplicado a cada par de detectores se denomina *factor de normalización*. Los factores de normalización por lo general se obtienen adquiriendo recuentos de una fuente de ^{8}Ge de la misma manera que en las pruebas de exploración en blanco, excepto que los recuentos se adquieren normalmente de 5-10 h para reducir al mínimo el ruido estadístico. La exploración de normalización produce una tabla de factores de corrección para todos los posibles pares de detectores en el tomógrafo de PET. Durante la reconstrucción de la imagen, los factores de corrección se aplican para normalizar (corregir) los recuentos en los pares de detectores correspondientes. Para un tomógrafo de PET normalizado, la exploración de una fuente uniforme, como un cilindro con una solución de ^{18}F bien mezclada, debería producir una imagen tomográfica uniforme.

Calibración de la concentración de radioactividad

La calibración de la concentración de radioactividad está estrechamente relacionada con el cálculo de los valores de captación estandarizados (SUV, *standard uptake values*). El SUV se calcula como la relación entre la concentración de ^{18}F en una región de interés, como un punto en el hígado con actividad hipermetabólica, y la actividad de ^{18}F inyectada dividida entre el peso corporal del paciente. Por lo tanto, se necesita un factor de calibración para relacionar el número de recuentos en un vóxel con la concentración de actividad de ^{18}F en μCi/mL. El procedimiento para obtener el factor de calibración es específico del fabricante y tiene nombres comerciales como *calibración del contador de pozos* o *calibración del SUV*.

Independientemente de los procedimientos específicos del fabricante, el factor de calibración de la concentración de radioactividad implica poner una cantidad de ^{18}F, medida con precisión, en un modelo con un volumen conocido de agua. Típicamente, una actividad de ^{18}F medida con precisión de alrededor de 1 mCi se mezcla con un volumen de agua conocido con precisión en un modelo cilíndrico de alrededor de 5 000 mL. Dado que existe una actividad conocida de ^{18}F en un volumen conocido de agua, la concentración de actividad en el modelo es conocida. A partir de la imagen reconstruida del modelo, se mide el número de recuentos y el número de vóxeles dentro de un volumen de interés. La densidad media de recuento de vóxeles se obtiene dividiendo el número total de recuentos entre el número de vóxeles dentro del volumen elegido. El factor de calibración SUV se obtiene dividiendo la densidad de recuento de vóxeles entre la concentración de actividad. La calibración de la concentración de radioactividad es sencilla de realizar, pero las mediciones cuantitativas en cada paso deben ser precisas. Los valores inusuales de SUV con frecuencia se deben a un factor de calibración de la concentración de radioactividad incorrecto o anticuado. El factor de calibración debe realizarse al menos una vez por trimestre.

Evaluación del rendimiento de la PET/TC

El ACR ha desarrollado un protocolo para evaluar el rendimiento general de un sistema PET/TC (9). El protocolo ACR utiliza un modelo, también conocido como *modelo de acreditación PET ACR*, que es una modificación del modelo SPECT mostrado en la figura 18-3. El modelo de acreditación PET sustituyó las esferas del modelo SPECT por siete cilindros fijados a la placa de cubierta. Uno de los cilindros es un cilindro sólido de teflón para simular el hueso. Un cilindro está hueco y solo tiene aire, el otro cilindro está lleno de agua sin ninguna radioactividad. Los otros cuatro cilindros son huecos con diámetros internos que varían de 8-25 mm. Dependiendo de la dosis de fluorodesoxiglucosa (FDG) administrada al paciente para la exploración PET, se mezclan entre 0.5 y 1.5 mCi de FDG en la cámara principal del modelo para simular la actividad de fondo en un paciente de 70 kg. En un recipiente separado se

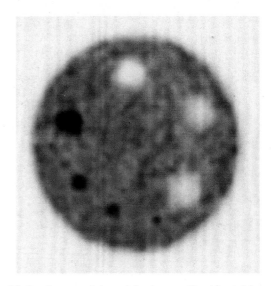

FIG. 18-4 ● Imagen del modelo de acreditación del American College of Radiology producida con una tomografía por emisión de positrones/tomografía computarizada bien calibrada.

mezcla otra solución para hacer una concentración de actividad de ^{18}F aproximadamente 2.5 veces superior a la de la cámara principal. A continuación, los cuatro cilindros huecos de la placa superior se llenan con la solución de FDG concentrada. En la figura 18-4 se muestra una imagen producida a partir de la exploración del modelo. La imagen puede evaluarse visualmente en cuanto a la uniformidad, los artefactos, el ruido, la resolución de la lesión caliente y la adecuación de la corrección de la atenuación en el sistema PET/TC.

RESUMEN DE LA GARANTÍA DE CALIDAD DEL EQUIPO EN MEDICINA NUCLEAR

El control de calidad del rendimiento del sistema comienza después de las pruebas de aceptación del equipo y continúa regularmente. En la tabla 18-2 se resumen los procedimientos de control de calidad que se recomiendan para cada tipo de instrumento y la frecuencia de las pruebas.

Tabla 18-2 PROCEDIMIENTOS RUTINARIOS DE ASEGURAMIENTO DE CALIDAD

Prueba	Diaria	Semanal	Mensual	Anual
Gammacámara/SPECT				
Inundación extrínseca	√			
Inundación intrínseca		√		
Linealidad y resolución		√		
Centro de rotación			√	
Matriz de corrección de la uniformidad				√
Rendimiento general del sistema				√
TC				
Calentamiento del tubo de rayos X	√			
Número de agua	√			
Uniformidad de la imagen	√			
Ruido	√			
Linealidad del número	√			
Resolución de la imagen	√			
PET				
Exploración en blanco	√			
Normalización			6 meses	
Concentración de radioactividad				√
Rendimiento general, ACR				√

Referencias

1. Sokole EB, Plachcinska A, Britten A. Routine quality control recommendations for nuclear medicine instrumentation. *Eur J Nucl Med Mol Imaging*. 2010;37:662–671.
2. Zanzonico P. Routine quality control of clinical nuclear medicine instrumentation: a brief review. *J Nucl Med*. 2008;49:1114–1131.
3. Lee, KH. *Basic science of Nuclear Medicine: The Bare Bones Essentials.* Society of Nuclear Medicine and Molecular Imaging; 2015.
4. IAEA, Quality assurance for Radioactivity Measurement in Nuclear Medicine, Safety reports series: ISSN 1020-6450; no. 16. International Atomic Energy Agency: Vienna; 2006.
5. IAEA. Calibration of Radiation Protection Monitoring Instruments, IAEA human health series: ISSN 2075-3772; no 6. International Atomic Energy Agency: Vienna; 2000.
6. IAEA. Quality assurance for SPECT systems, IAEA human health series: ISSN 2075-3772; no 6. International Atomic Energy Agency: Vienna; 2009.
7. National Electrical Manufacturers Association (NEMA). Standards Publication NU 1-2001. Performance Measurements of Scintillation Cameras.NEMA: Rosslyn, VA; 2001
8. Oswald B, Nardinger S. A review of common drawbacks inherent to Co-57 sheet sources. *J Nucl Med*. 2016;vol 57(Suppl 2):2613.
9. ACR. Site Scanning Instructions for the ACR Nuclear Medicine Phantom, American College of Radiology, Nuclear Medicine Accreditation Program, ACR. 2019.
10. ACR. Computed Tomography Quality Control Manual, American College of Radiology, Computed Tomography Accreditation Program, ACR. 2017.
11. IAEA. Quality Assurance Program for Computed Tomography: Diagnostic and Therapy Applications, IAEA human health series, ISSN 2075-3772; no.19. 2017.
12. EFOMP-ESTRO-IAEA. "Quality Control in Cone-beam Computed Tomography (CBCT)." http://dx.medra.org/10.19285/CBCTEFOMP. V1.0.2017.06
13. IAEA. Quality assurance for PET and PET/CT systems, IAEA human health series, ISSN 2075-3772; no 1. International Atomic Energy Agency: Vienna; 2009.
14. National Electrical Manufacturers Association (NEMA). Standards Publication NU 2-2007. Performance Measurements of Positron Emission Tomographs. NEMA: Rosslyn, VA; 2007.
15. National Electrical Manufacturers Association (NEMA). Standards Publication NU 4-2008. Performance Measurements of Small Animal Positron Emission Tomographs. NEMA: Rosslyn, VA; 2008.

PREGUNTAS DE AUTOEVALUACIÓN DEL CAPÍTULO

1. La prueba de uniformidad intrínseca es útil para detectar posibles problemas con:

   A. Error del centro de rotación

   B. Defectos del colimador

   C. No linealidad y artefactos de anillo

2. La prueba de QA para garantizar la coherencia en el cálculo del SUV es:

   A. Exploración de normalización

   B. Concentración de radioactividad

   C. Alineación de las imágenes PET y TC

3. La prueba diaria de QA del tomógrafo de la TC incluye los siguientes parámetros:

   A. Uniformidad del número de TC, linealidad del número de TC y ruido

   B. Kilovoltaje, corriente del haz y temperatura del tubo de rayos X

   C. Dosis de radiación para el paciente

Respuestas a las preguntas de autoevaluación del capítulo

1. C   No linealidad y artefactos de anillo.

2. B   Concentración de radioactividad.

3. A   Medir la uniformidad del número de TC, la linealidad del número de TC y el ruido utilizando el modelo y el procedimiento de prueba proporcionados por el fabricante.

Procedimientos de medicina nuclear en la paciente embarazada o lactante

19

Patrick M. Colletti

OBJETIVOS DE APRENDIZAJE

1. Describir las consideraciones para el uso de radiofármacos en las pacientes embarazadas.
2. Deliberar, con las pacientes embarazadas y sus médicos, acerca de los procedimientos de medicina nuclear.
3. Conocer los procedimientos de medicina nuclear que nunca se deben realizar durante el embarazo.
4. Reducir al mínimo la exposición a la radiación de la paciente lactante y su hijo.

INTRODUCCIÓN

Por supuesto, es razonable limitar el uso de radiofármacos en pacientes embarazadas a situaciones en las que los beneficios potenciales sean mayores que los riesgos fetales previstos. En las pacientes embarazadas estas situaciones se presentan en varios escenarios. Una paciente puede recibir radioisótopos diagnósticos o terapéuticos antes de saber que está embarazada, o se puede realizar una exploración radioisotópica para diagnosticar afecciones importantes que se producen durante el embarazo. Por ejemplo, el uso original de la exploración de la placenta con albúmina sérica humana marcada con ^{99m}Tc pudo ayudar a localizar la posición de la placenta con la pequeña dosis fetal estimada menor de 5 μGy (1). Se puede pedir a los expertos en medicina nuclear que estimen los riesgos de lesión fetal asociados con el procedimiento radioisotópico en cuestión, incluida la posibilidad de consultar con la paciente posibles recomendaciones de interrupción del embarazo.

RIESGOS DE LA RADIACIÓN DURANTE EL EMBARAZO

Los riesgos potenciales de la radiación para el feto son difíciles de diferenciar de los eventos fetales espontáneos que ocurren frecuentemente. En la tabla 19-1 se resumen los riesgos naturales de los resultados adversos fetales más frecuentes.

Además de la pérdida fetal, la alteración en la organogénesis y el retraso del crecimiento intrauterino, la radiación fetal puede estar asociada con malignidad posnatal. El riesgo de mortalidad por

cáncer infantil es del 0.14%. Se cree que el riesgo de muerte por cáncer infantil es del 0.06% por cada 10 mGy de exposición en el útero (o 1/1 700 cánceres adicionales por cada 10 mGy). Se cree que el riesgo de cáncer a lo largo de la vida es del 0.4% por cada 10 mGy de exposición en el útero (3).

Recomendaciones acerca de la exposición del feto a la radiación

No hay datos convincentes que relacionen la toma de imágenes durante el embarazo con resultados fetales adversos. Brent (4) destacó que las exposiciones diagnósticas a la radiación tienen un riesgo bajo, con base en el riesgo de aproximadamente el 28.6% de aborto espontáneo, malformación significativa, retraso mental y malignidad infantil entre la población general, mismo que una exposición de 50 mSv (50 mGy) que aumenta en aproximadamente el 0.17%.

En la tabla 19-2 (5) se mencionan recomendaciones para consultar y asesorar a las pacientes embarazadas sobre los riesgos fetales asociados con la exposición a la radiación. En general, no se recomienda la interrupción del embarazo a menos que exista una documentación razonable de que la dosis fetal estimada fue superior a 150 mGy.

Distribución y dosimetría del radiofármaco en la paciente embarazada

La dosis absorbida por el feto es la suma de la irradiación externa de los tejidos maternos, así como la captación placentaria y la transferencia transplacentaria del radiofármaco.

Tabla 19-1 **RESULTADOS ADVERSOS ESPONTÁNEOS DEL EMBARAZO (WILCOX, 1988 [2])**

Período	Riesgo	Tasa de aparición espontánea	Dosis umbral estimada
Día 1-10	Reabsorción	30%	50-100 mGy
Día 10-50	Organogénesis anómala	4-6%	200 mGy
>día 50	Retraso del crecimiento intrauterino	4%	200-250 mGy

Tabla 19-2 RECOMENDACIONES RELACIONADAS CON LA IRRADIACIÓN FETAL

Exposición fetal estimada (mGy)	Recomendación
<1 (gestación completa)	Límite para el público en general
<5 (0.50 al mes)	Límite de exposición del feto de la Nuclear Regulatory Commission
Dosis fetal <50	Riesgo fetal menor
Dosis fetal <100	La terminación no está justificada
Dosis fetal 100-150	Considerar las circunstancias individuales
Dosis fetal >150	Posible daño fetal Se debe considerar seriamente la terminación
Dosis fetal >200	Generalmente se recomienda la terminación

Fuente: Colletti y cols. Ref. 5. Copyright © 2013 American Roentgen Ray Society.

Para los radiofármacos excretados en la orina, la irradiación de la vejiga materna puede ser la fuente más importante. La hidratación y el vaciado frecuente pueden reducir significativamente la dosis absorbida por el feto. Las dosis más pequeñas administradas pueden reducir significativamente la dosis absorbida por el feto a expensas de tiempos de imagen más prolongados.

Las sustancias lipofílicas sin unión significativa a la albúmina, con peso molecular (PM) menor de 500-1 000 daltons (valor de corte 600 daltons), tienen más probabilidades de atravesar la barrera placentaria. Las grandes diferencias en la estructura amniótica y en la expresión de los transportadores de glucosa entre los modelos animales y la placenta humana confunden las extrapolaciones de la acumulación y el transporte placentarios. Como referencia, la ^{18}F-fluorodesoxiglucosa (FDG) tiene 181 daltons (0.7 nm). Dado que la mayoría de los radiofármacos disponibles para la tomografía por emisión de positrones (PET, *positron emission tomography*) suelen ser moléculas pequeñas, cabe esperar que la ^{18}F-FDG, el ^{18}F-Na, el [82]Rb y el florbetapir marcado con ^{18}F atraviesen la barrera placentaria e irradien directamente al feto.

En la tabla 19-3 se mencionan las exposiciones fetales estimadas, asociadas con las dosis habituales de las exploraciones en medicina nuclear (6-8). En la tabla 19-4 se correlacionan algunos datos limitados de los desenlaces clínicos neonatales asociados con los exámenes de medicina nuclear realizados durante el embarazo (9-13). En la tabla 19-5 se presenta parte de la información de casos disponibles con respecto a la PET/tomografía computarizada (TC) con ^{18}F-FDG en pacientes embarazadas (14-17).

Tabla 19-3 DOSIS EN TODO EL CUERPO DEL FETO EN EXÁMENES FRECUENTES DE MEDICINA NUCLEAR AL PRINCIPIO DEL EMBARAZO Y AL TÉRMINO (6-8)

Isótopo	Procedimiento o radiofármaco	Dosis (mCi/MBq)	Gestación temprana (mGy)	Término (mGy)
[99m]Tc	Gammagrafía ósea (MDP)	20/750	4.6-4.7	1.8
[99m]Tc	Perfusión pulmonar (MAA)	5.4/200	0.4-0.6	0.8
[99m]Tc	Ventilación pulmonar (DTPA en aerosol)	1.1/40	0.1-0.3	0.1
[99m]Tc	Gammagrafía tiroidea (pertecnetato)	11/400	3.2-4.4	3.7
[99m]Tc	Eritrocitos	25/930	3.6-6	2.5
[99m]Tc	Hepático con coloide	8/300	0.5-0.6	1.1
[99m]Tc	DTPA renal	20/750	5.9-9.0	3.5
[67]Ga	Absceso o tumor	5.1/190	14-18	25

Tabla 19-4 DESENLACE CLÍNICO DEL EMBARAZO DESPUÉS DE LA REALIZACIÓN DE IMÁGENES NUCLEARES DURANTE EL EMBARAZO

Autores	Semanas de gestación	Radiofármaco	Tipo de imagen	Dosimetría estimada	Desenlace del embarazo
Zanotti-Fregonara y cols., 2008 (9)	8 semanas	^{18}F-FDG	PET/TC	18.9 mGy	Bebé de término y sano
Zanotti-Fregonara y cols., 2009 (10)				19.35 mGy incluyendo SUV 2.5 placenta	
Marcus y cols., 1985 (11)	10 semanas	[99m]Tc	Gammagrafía V/Q	0.50 mGy	Bebé de término y sano
Schaefer y cols., 2009 (12)	Primer trimestre	^{99m}Tc-MDP ^{99m}Tc-pertecnetato	Hueso (n = 20) Tiroides (n = 102) Controles (n = 366)	→4.6 mGy →0.8 mGy	Defectos importantes en 4/122 (3.7%) *vs.* los controles 12/366 (3.7%)
Baker y cols. 1987 (13)	15, 16 y 22 semanas	^{99m}Tc-MDP	Gammagrafía ósea	0.76 mGy	N/A

Tabla 19-5 **IRRADIACIÓN FETAL ESTIMADA A PARTIR DE INFORMES DE CASOS DE PET/TC CON** ^{18}**F-FDG (18)**

	Materna	Cruce a placenta	TC	Total
Zanotti-Fregonara y cols., 2010 (14)	3.0 mGy	8.9 mGy	10 mGy	21.9 mGy
Takalkar y cols., 2011 (15)	1.1-9.4 mGy (se ha informado del cruce combinado de la madre y la placenta)		Sin importancia (barra de ^{68}Ge)	1.1-9.4 mGy
Hsieh y cols., 2012 (16)	6.3 mGy (se ha informado del cruce combinado de la madre y la placenta)		3.6 mGy	9.9 mGy
Drouet y cols., 2020 (17)	6.7 mGy (se ha informado del cruce combinado de la madre y la placenta)		3.9 mGy	10.6 mGy

Los radiofármacos que atraviesan la placenta pueden quedar retenidos en la circulación amniótica. Desde aquí, el fármaco puede ser ingerido por el feto e ingresar de nuevo en el líquido amniótico, desde donde puede volver a ser tragado y adsorbido o pasar de nuevo al líquido amniótico. Por ejemplo, Stabin y cols. predijeron que la exposición fetal a la ^{18}F-FDG se incrementa a 0.81 mGy/mCi hasta los 3 meses y a 0.61 mGy/mCi de los 6 meses hasta el término, cuando se considera que cruza la placenta (18). En la figura 19-1 se muestran los mecanismos por los que el feto puede recibir una exposición a la radiación. En las figuras 19-2 y 19-3 se presenta un ejemplo de cómo la PET/TC expone al feto a la radiación (17).

Estudio por sospecha de embolia pulmonar durante el embarazo

Las mujeres embarazadas tienen riesgo de embolia pulmonar (EP) dos a cuatro veces mayor que las mujeres no embarazadas de la misma edad. Aproximadamente 1 de cada 1 000 embarazos (19,20) puede complicarse con EP, y esta es la causa del 20% de todas las muertes maternas (21). El diagnóstico clínico de la EP en una paciente embarazada es especialmente difícil, ya que en la última etapa del embarazo se espera disnea leve, taquicardia y edema en las extremidades inferiores; los criterios de Wells y las concentraciones de dímero D pueden ser poco confiables durante el embarazo (5). Ante el problema clínico de la sospecha de EP en una paciente embarazada, en las guías de consenso de 2011 de la American Thoracic Society y la Society of Thoracic Radiology junto con la Society of Nuclear Medicine and Molecular Imaging y el American College of Obstetricians and Gynecologists se recomienda realizar un Doppler de las extremidades inferiores y una radiografía de tórax, seguida de la angiotomografía computarizada (ATC) si los hallazgos de la radiografía de tórax son anómalos y la gammagrafía de ventilación-perfusión de los hallazgos radiográficos son normales (y en ausencia de enfermedad reactiva de las vías respiratorias). El seguimiento se realiza con ATC pulmonar si los hallazgos de ventilación-perfusión no son claros (22,23). Proceder directamente con la ATC pulmonar es una estrategia alternativa creíble (24-28).

El aumento fisiológico del tejido glandular mamario durante el embarazo puede ocasionar un aumento de la radiosensibilidad mamaria (28). Deben considerarse estrategias tomográficas para reducir la exposición de las mamas (29).

En la tabla 19-6 se comparan las ventajas y desventajas de la ATC pulmonar y de la gammagrafía de ventilación y perfusión (gammagrafía V/Q) en las pacientes embarazadas (5). En la figura 19-4 se muestra

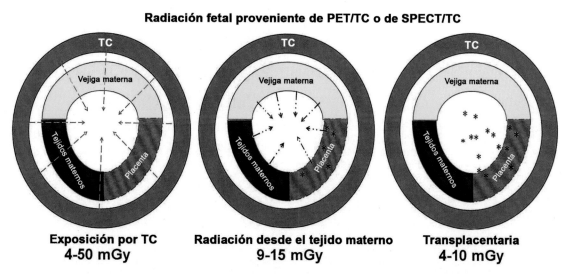

Radiación fetal proveniente de PET/TC o de SPECT/TC

Exposición por TC
4-50 mGy

Radiación desde el tejido materno
9-15 mGy

Transplacentaria
4-10 mGy

FIG. 19-1 ● Mecanismos de radiación fetal de la PET/TC o la SPECT/TC. La radiación total del feto depende de la radiación del isótopo en la placenta y los tejidos circundantes, de la orina radioactiva en la vejiga materna, de la transferencia transplacentaria de radiofármacos y de la absorción de energía de los rayos X asociada con la TC. Las exposiciones relativas mostradas aquí pueden ocurrir en una PET/TC con FDG típica.

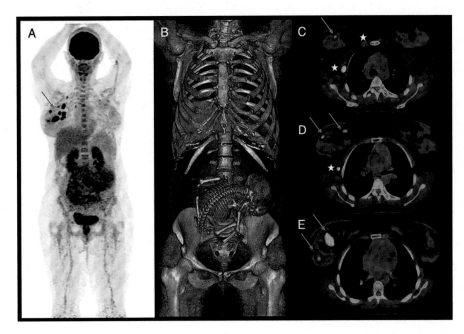

FIG. 19-2 ● A esta paciente de 37 años de edad con 31 semanas de gestación se le realizó una PET/TC con FDG para la estadificación de cáncer de mama en el lado derecho. La dosis de FDG se redujo a 2 MBq/kg y el tiempo de exploración por posición se aumentó a 2 min. Se pidió a la paciente que bebiera agua y vaciara la vejiga cada vez que lo necesitara entre la inyección y la obtención de imágenes. Se administraron unos 20 mg de furosemida 30 min después de la infusión de FDG. Se obtuvo la TC utilizando un factor de paso de 1375, 120 kV y la modulación automática de la corriente del tubo disponible con un índice de ruido de 40 y un valor máximo restringido de 150 mA. El índice de dosis en TC (CTDIvol) administrado por el tomógrafo fue de 3.1 mGy. La estimación de la dosis específica por tamaño se calculó en 3.9 mGy. Se detectaron lesiones hipermetabólicas multifocales en la mama derecha (**A**, **C**, **D**, **E**, *flechas*) con ganglios linfáticos axilares y mamarios internos derechos hipermetabólicos (**C**, **D**, *estrellas*) sin metástasis a distancia. El feto tenía la cabeza hacia arriba (**B**, representación del volumen de la TC) (reproducida con la autorización de Drouet y cols. [17]).

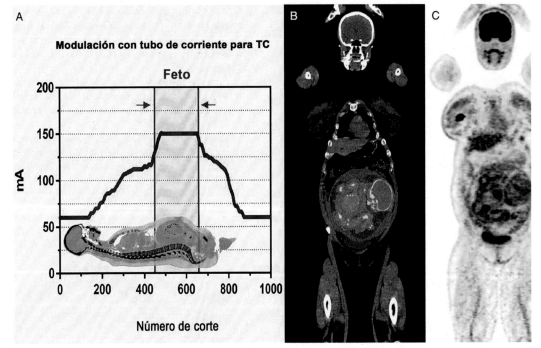

FIG. 19-3 ● El valor real de la corriente eléctrica del tubo sobre el área fetal fue de 150 mA (**A**). La dosis de radiación fetal procedente de la TC se estimó con el programa informático VirtualDose CT, que utiliza modelos antropomórficos realistas para calcular las dosis de los órganos. Se utilizó el modelo de una mujer embarazada de 9 meses, con un valor conservador de la corriente eléctrica del tubo de 150 mA en todo el cuerpo (sin tener en cuenta la modulación automática de la corriente eléctrica del tubo), para estimar un límite superior de 9.4 mGy para la dosis fetal. La contribución de la FDG se estimó utilizando el programa informático OLINDA/EXM 2.0.3 para un determinado radionúclido; con OLINDA/EXM se calcularon las dosis de los órganos basándose en los datos farmacocinéticos y en los factores de dosis tabulados obtenidos de los modelos. La actividad fetal se obtuvo según la metodología aplicada en Zanotti-Fregonara y cols. (9), utilizando el modelo de una mujer embarazada de 9 meses. La delimitación del volumen fetal en las imágenes de TC y PET (**B** y **C**, *área amarilla*) arrojó una fracción de actividad inyectada de 0.052 en el feto 75 min después de la inyección. La actividad integrada en el tiempo estimada para el feto fue de 0.137 Bq × h/Bq. La dosis fetal estimada de FDG fue de 1.15×10^{-2} mGy/MBq, lo que lleva a una estimación de la dosis fetal total de 1.7 mGy. Sin embargo, los datos farmacocinéticos no simulan los efectos de la inyección de furosemida, lo que tendería a reducir este valor. Obsérvese que el coeficiente de dosis obtenido aquí (1.15×10^{-2} mGy/MBq) es mayor que el recomendado por otros a los 9 meses de gestación (6.9×10^{-3} mGy/MBq) debido a la mayor fracción de actividad inyectada medida en el feto. En este caso, así como en otros, la dosis de radiación fetal estimada es de aproximadamente 10 mGy, mientras que el umbral actualmente aceptado para los efectos deterministas es de 100 mGy. Esto aboga por un uso razonable de la PET/TC con FDG en las mujeres embarazadas que padecen cáncer, especialmente con los tomógrafos digitales de PET/TC de nueva generación que pueden proporcionar imágenes de TC y PET de alta calidad al tiempo que reducen la exposición de la paciente (reproducida con la autorización de Drouet y cols. [17]).

Tabla 19-6 **COMPARACIÓN DE LAS ESTRATEGIAS DE IMAGEN PARA LA EMBOLIA PULMONAR EN UNA PACIENTE EMBARAZADA**

Característica	Angiografía por tomografía computarizada pulmonar	Gammagrafía V/Q
Precisión	Alta	Alta (con respaldo de angiografía por tomografía computarizada pulmonar)
Disponibilidad	Alta	Baja
Gastos	Altos	Altos
Eficiencia	<1 h	Varias horas
Confiabilidad	Alta (puede reducirse durante el embarazo)	Moderada (3-25% no diagnóstica)*
Riesgos	Contraste yodado	
Dosis fetal (mGy)	0.01-0.66	0.1-0.8
Dosis materna (mGy)	20-70	0.22-0.28

*La angiografía por tomografía computarizada pulmonar puede ser necesaria si la exploración de ventilación-perfusión no es diagnóstica.

Reproducida con la autorización de Colletti y cols. (5). Copyright © 2013 American Roentgen Ray Society.

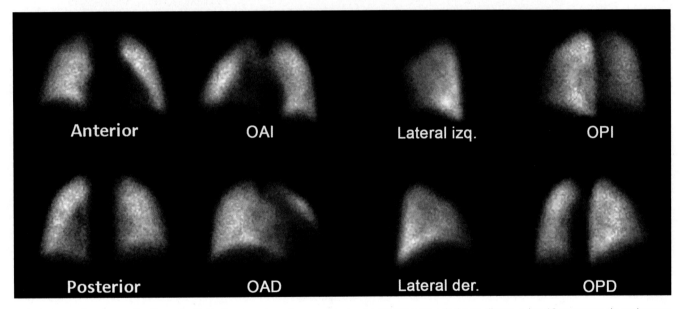

FIG. 19-4 ● Gammagrafía de perfusión pulmonar normal en una mujer de 28 años de edad con disnea a las 16 semanas de embarazo. OAD: oblicua anterior derecha; OAI: oblicua anterior izquierda; OPD: oblicua posterior derecha; OPI: oblicua posterior izquierda.

un examen de perfusión normal en una mujer de 28 años de edad con disnea a las 16 semanas de gestación. Este es el resultado más frecuente de la exploración exclusiva de perfusión en una paciente embarazada.

Distribución y dosimetría del yodo radioactivo en la paciente embarazada

Mientras que la barrera placentaria impide el paso de la T_3, la T_4 y la hormona estimulante de la tiroides (TSH, *thyroid-stimulating hormone*), el yodo radioactivo atraviesa fácilmente hacia el feto, donde puede quedar retenido en la circulación amniótica. En general, no es adecuado examinar o tratar a una paciente embarazada con yodo radioactivo. En la tabla 19-7 se presentan las estimaciones de la exposición completa del feto asociadas con la exploración con yodo radioactivo durante el embarazo.

Mientras que estas exposiciones fetales estimadas asociadas con el diagnóstico por imágenes con yodo radioactivo en el embarazo probablemente no tengan consecuencias, no se puede decir lo mismo de los probables efectos deterministas de la terapia con yodo radioactivo en la paciente embarazada. En la tabla 19-8 se presentan algunos ejemplos de lesiones fetales asociadas con la administración de yodo radioactivo terapéutico durante el embarazo (30,31).

El momento de la exposición del feto al ^{131}I es importante a la hora de predecir el riesgo de lesión de la tiroides fetal. Antes de la semana 10, la lesión tiroidea fetal es poco probable, mientras que después de la semana 17 la lesión tiroidea grave es posible.

La maduración de la función tiroidea fetal se presenta en la tabla 19-9 (32). La exposición del feto a la radiación del ^{131}I depende de la dosis materna, de la fisiología tiroidea materna y de la edad gestacional (fig. 19-5). A los 5 meses, la tiroides fetal está significativamente desarrollada y la relación tiroides/tamaño del cuerpo es máxima.

En caso de hipertiroidismo, la captación y retención tiroidea materna reduce el ^{131}I disponible para atravesar la placenta. En la figura 19-6 se muestra un ejemplo de cáncer de tiroides residual materno y de captación

Tabla 19-7 **DOSIS DIAGNÓSTICA DE YODO EN TODO EL CUERPO DEL FETO AL PRINCIPIO DEL EMBARAZO Y AL TÉRMINO**

Isótopo	Procedimiento	Dosis (mCi/MBq)	Gestación temprana (mGy)	Término (mGy)
[123]I	Captación en la tiroides	0.8/30	0.4-0.6	0.3
[131]I	Captación en la tiroides	0.015/0.55	0.03-0.04	0.15
[131]I	Imágenes de metástasis	1.1/40	2.0-2.9	11.0

Datos de Russell y cols. (6).

Tabla 19-8 **RESULTADO DEL EMBARAZO DESPUÉS DE LA TERAPIA CON ^{131}I DURANTE LA GESTACIÓN (29,30)**

Autores	Semanas de gestación	Tipo de tratamiento	Dosimetría estimada	Desenlace del embarazo
Stoffer y cols., 1976 (30)	Primer trimestre	Radiografía de tiroides con ^{131}I para el hipertiroidismo o el CDT	100-700 mGy	$N = 237-55$ (IdE) = 182 casos: 2 abortos espontáneos, 2 nacidos muertos, 1 atresia biliar, 1 dificultad respiratoria, 6 hipotiroidismo y 4 «alteración mental»
Berg y cols., *Acta Oncol.*, 2008 (31)	2 casos: 1.20 semanas 2.20 semanas	[131]I en tiroides 15 mCi en Graves 100 mCi en la CDT	100 mGy 700 mGy	1. Hipotiroidismo al nacer, a los 8 años déficit de atención, 1.3 DE < media y memoria figurativa alterada 2. No sobrevivió

CDT: cáncer diferenciado de tiroides; IdE: interrupción del embarazo.

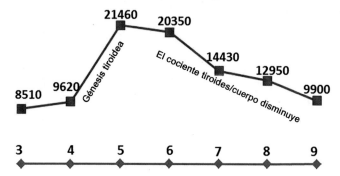

Dosis fetal de [131]I (mGy/mCi) comparada con la edad gestacional

8510   9620   21460   20350   14430   12950   9900

Génesis tiroidea

El cociente tiroides/cuerpo disminuye

3   4   5   6   7   8   9

FIG. 19-5 ● Dosis de ^{131}I fetal, en mGy/mCi, en comparación con la edad gestacional en meses. La captación relativa de yodo radioactivo en la tiroides aumenta a medida que la tiroides se desarrolla durante los primeros 5 meses de gestación. Después del quinto mes, el cuerpo del feto crece más rápidamente que la cabeza y el cuello y, por lo tanto, la captación tiroidea relativa del feto aumenta menos que la del resto del cuerpo hasta el nacimiento.

fetal de ^{131}I en una paciente tratada inadvertidamente con 100 mCi de [131]I a las 20 semanas de gestación (31). En cuanto al tratamiento del cáncer diferenciado de tiroides (CDT) en el embarazo, las dosis más altas y la baja captación materna aumentan significativamente la cantidad de ^{131}I disponible para la vejiga materna, el feto y la tiroides fetal.

Tabla 19-9 **MADURACIÓN DE LA TIROIDES FETAL**

Semanas 7-9	Comienza la formación de la tiroides
Semana 10	Folículos tiroideos, TSH y T_4 detectables
Semana 17	Madurez estructural de la tiroides
Semana 20	Presencia de desyodinasas tipos II y III
Semanas 18-40	Maduración de la función hipofisaria fetal y producción de hormona liberadora de tirotropina Respuesta tiroidea fetal a la TSH

EJEMPLOS DE TRATAMIENTOS CON ^{131}I EN MUJERES EMBARAZADAS DE LA OFFICE OF NUCLEAR MATERIAL SAFETY AND SAFEGUARDS (NMSS)

Caso 1:

A una paciente se le programó la administración de yodo radioactivo después de una cirugía para CDT. Fue entrevistada por un tecnólogo certificado en medicina nuclear (CNMT, *certified nuclear medicine technologist*) y por un médico usuario autorizado (UA), donde se incluyó un análisis sobre el estado del embarazo y la lactancia. La paciente negó rotundamente cualquiera de las dos cosas. La paciente fue tratada en el hospital con 5.75 GBq (155.2 mCi) de [131]I.

Sin que el titular de la licencia lo supiera, el médico remitente de la paciente había ordenado una prueba de embarazo, en la creencia de que dicha prueba era una práctica habitual. Unas 4 h después de la administración del yodo radioactivo, los resultados de la prueba de embarazo se enviaron a la estación de enfermería.

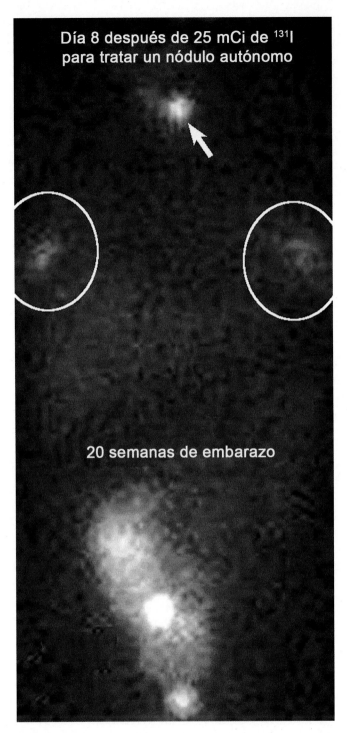

Día 8 después de 25 mCi de ^{131}I para tratar un nódulo autónomo

20 semanas de embarazo

FIG. 19-6 ● Esta mujer de 28 años de edad recibió 25 mCi de ^{131}I como tratamiento para un nódulo tiroideo autónomo hiperfuncionante. En la exploración del tronco a los 8 días, se observó el nódulo hiperfuncionante (*flecha*) junto con la actividad mamaria (*círculos*). También se observa su embarazo de 20 semanas con una actividad prominente en la tiroides fetal (Berg y cols. [31], reimpresa con la autorización de Taylor & Francis Ltd., https://www.tandfonline.com).

La prueba fue positiva y en la ecografía posterior se mostró que, en el momento de la administración, la paciente estaba embarazada de aproximadamente 13.5 semanas con gemelos. La dosis efectiva total equivalente a cada feto se estimó en 0.38 Gy (38 rads) y la dosis comprometida equivalente para cada una de las tiroides fetales se estimó en 2 000 Gy (200 000 rads). Antes de la ablación, la paciente también se realizó una gammagrafía para ver las metástasis, utilizando 100 MBq (2.7 mCi) de ^{131}I, y a dos cirugías de tiroidectomía, cada una de ellas dentro del período en que estaba embarazada.

Al igual que en el procedimiento de ablación, el personal de la licencia recopiló la anamnesis de la paciente, incluida la fecha de última menstruación. La paciente negó rotundamente la posibilidad de un embarazo.

La Nuclear Regulatory Commission (NRC) determinó que este caso no constituía una administración errónea (*evento médico*), ya que la paciente recibió la dosis prevista y el titular de la licencia había tomado medidas razonables para averiguar el estado médico de la paciente antes de la administración de yodo radioactivo.

http://www.nrc.gov/reading-rm/doc-collections/gen-comm/info-notices/1999/in99011.html (consulta: 7/6/20).

Caso 2:

Una paciente fue programada para recibir yodo radioactivo para el tratamiento de tiroiditis, de acuerdo con una directiva escrita del UA. El personal con licencia entrevistó a la paciente en relación con su estado de embarazo y la paciente certificó que no estaba embarazada y firmó un formulario de consentimiento informado. La paciente recibió 341 MBq (9.2 mCi) de ^{131}I. Un mes después del tratamiento, la paciente descubrió que estaba embarazada de aproximadamente 4 meses al momento de la administración del yodo radioactivo y lo notificó al titular de la licencia. El titular de la licencia estimó que la dosis en la tiroides del feto fue de 88 Gy (8 800 rads).

Al igual que en el caso 1, la NRC determinó que este incidente no constituía una administración errónea (*evento médico*), ya que la paciente recibió la dosis prevista y el titular de la licencia había tomado medidas razonables para comprobar el estado médico de la paciente, antes de la administración del yodo radioactivo.

http://www.nrc.gov/reading-rm/doc-collections/gen-comm/info-notices/1999/in99011.html (consulta: julio 6, 2010).

Caso 3:

El suceso 070339 se refería al tratamiento de cáncer de tiroides administrado a una paciente que dio lugar a la exposición y radiación de un embrión o un feto.

El 22 de mayo de 2007, el UA realizó una prueba de embarazo a la paciente, con resultado negativo. Se aconsejó a la paciente que no se embarazara antes del tratamiento.

El 29 de mayo de 2007, la paciente recibió una dosis de 4.64 GBq (125.5 mCi) de ^{131}I.

El 30 de mayo de 2007, la paciente se realizó una prueba de embarazo casera con resultado positivo y lo notificó al titular de la licencia, quien decidió realizar otra prueba el 30 de mayo de 2007, con resultado positivo. Se determinó que la paciente estaba embarazada de 4-5 semanas al momento en el que se administró el yodo radioactivo. Este suceso fue causado por un resultado falso negativo de la prueba de embarazo (debido a la fase temprana del embarazo) y la creencia de la paciente de que no estaba embarazada. El titular de la licencia estimó que la dosis para el embrión/feto era de 25-34 cSv (rem).

La NRC contrató a un consultor médico para que revisara la importancia médica de este suceso.

El consultor concluyó que el resultado más probable sería el nacimiento de un bebé sano con respecto a la función tiroidea; sin embargo, podía haber un riesgo ligeramente mayor de cáncer infantil. El concesionario no tomó ninguna medida correctiva porque la causa del suceso estaba fuera de su control.

NRC Nuclear Material Events Database Annual Report Fiscal Year 2007

Caso 4:

Artículo número 100245: una paciente embarazada recibió 1.11 GBq (30 mCi) de ^{131}I el 16 de marzo de 2010.

Se realizó una prueba de embarazo de suero sanguíneo antes de la administración y el resultado fue negativo. El 26 de abril de 2010 la paciente se realizó una prueba de embarazo en orina en su domicilio, la cual dio un resultado positivo. Se confirmó el embarazo mediante una prueba de embarazo en suero sanguíneo el 27 de abril de 2010.

El médico de la paciente estimó que la concepción se produjo en torno al 13 de marzo de 2010. La dosis fetal se estimó en aproximadamente 8 cSv (rem). La paciente fue notificada. El Colorado Department of Health investigó el incidente. Un segundo médico estimó que la dosis en todo el cuerpo del feto era de entre 5.3 y 9.2 cSv (rem). El hospital declaró que se siguieron todos los procedimientos para evitar este incidente.

La prueba de suero sanguíneo no detecta un embarazo sino hasta 7 o 12 días después de la concepción.

NRC Nuclear Material Events Database Annual Report Fiscal Year 2010

Caso 5:

Artículo número 100400: a una paciente embarazada se le administraron 5.73 GBq (154.9 mCi) de ^{131}I para la ablación de la tiroides el 7 de junio de 2010. Antes de la administración, la paciente se realizó una prueba de embarazo en suero sanguíneo para comprobar si estaba embarazada y el resultado fue negativo. El 8 de julio de 2010 la paciente volvió para una consulta de seguimiento e informó al médico que estaba embarazada. Con una ecografía se estimó que la fecha de la concepción fue el 6/1/2010. En una evaluación de la dosis, se estimó de forma conservadora que la dosis fetal era de 41.27 cGy (rad).

Debido a la edad gestacional, no había tiroides presente y no se espera ningún efecto agudo para el feto. La paciente fue informada de estos resultados el 8/11/2010. Las acciones correctivas incluyeron la actualización del formulario de consentimiento de la paciente para explicar que la prueba de embarazo puede no mostrar un resultado positivo sino hasta 7 o 10 días después de la concepción y reforzar con el personal la necesidad de informar a las pacientes la posibilidad de obtener resultados falsos negativos de la prueba de embarazo y aconsejar a la paciente que se abstenga de realizar acciones que puedan conducir al embarazo.

NRC Nuclear Material Events Database Annual Report Fiscal Year 2010

Caso 6:

Número de artículo 100319: a una paciente embarazada se le administraron 3.81 GBq (102.9 mCi) de ^{131}I como tratamiento de un cáncer recidivante asociado con una tiroidectomía previa realizada en 2006. El tratamiento se administró el 1 de mayo de 2007 y la paciente estaba embarazada de 25-27 semanas. La paciente había recibido ^{131}I tras la tiroidectomía en 2006 y fue tratada por segunda vez con ^{131}I el 1 de mayo de 2007. El médico declaró que cuando preguntó a la paciente si estaba embarazada, ella respondió que no lo estaba. No se realizó ninguna prueba independiente.

El 11 de junio de 2007 el médico se puso en contacto con la obstetra de la paciente, quien le informó que esta estaba embarazada de 32 semanas. Los cálculos realizados por la Emergency Management Agency dieron como resultado una dosis estimada para el feto de 86 cGy (rad). Después, el niño nació de término y está recibiendo terapia de hormonas tiroideas.

NRC Nuclear Material Events Database Annual Report Fiscal Year 2010

En resumen, es aconsejable adquirir una prueba de embarazo antes de tratar a una mujer en edad fértil con radioisótopos no sellados. Las pruebas de embarazo pueden ser poco confiables en las primeras 2 semanas después de la ovulación (33).

TOMA DE DECISIONES EN RELACIÓN CON LA ADQUISICIÓN DE ESTUDIOS CON RADIOFÁRMACOS EN UNA PACIENTE EMBARAZADA

Hay una serie de cuestiones que hay que tener en cuenta a la hora de considerar la realización de imágenes de medicina nuclear en una mujer en edad fértil:

Decisión 1: ¿Es necesario tomar imágenes?
Decisión 2: ¿La paciente está embarazada?
Decisión 3: ¿Es necesaria la toma de imágenes con radiación ionizante?
Decisión 4: ¿Es necesaria la gammagrafía?
Decisión 5: ¿Se puede retrasar la gammagrafía?
Decisión 6: ¿Puede realizarse la gammagrafía con una dosis reducida y mayor hidratación materna?

En la figura 19-7 se presenta un diagrama de flujo de decisiones que proporciona las opciones lógicas necesarias para tomar decisiones óptimas al considerar procedimientos de medicina nuclear en una paciente embarazada o potencialmente embarazada.

Los radioisótopos y la paciente lactante

Hay tres consideraciones sobre la paciente que está lactando. Estas incluyen la radiación directa debida a la biodistribución en la mama lactante, la radiación γ que el niño recibe procedente de esta misma mama y otros tejidos, y la radiación que el niño recibe debida a la ingestión del radioisótopo secretado a través de la leche materna (fig. 19-8).

El tejido mamario en fase de lactancia puede acumular yodo radioactivo y secretarlo en la leche materna. La lactancia está controlada por la prolactina y puede ser inhibida por el cese de la lactancia o por la introducción de agonistas de la dopamina como la bromocriptina o agonistas de la dopamina de acción más prolongada como la cabergolina (34,35). Por lo tanto, si una mujer que está lactando es considerada para el tratamiento con ^{131}I para el hipertiroidismo o el CDT, ella debe, por supuesto, interrumpir la lactancia. De acuerdo con el Advisory Committee on Medical Uses of Isotopes Sub-Committee on Nursing Mother Guidelines for the Medical Administration of Radioactive Materials, esto debería hacerse «...al menos seis semanas antes del procedimiento previsto con yodo radioactivo...» (36).

La cantidad relativa de distribución de yodo radioactivo en la mama recientemente lactante puede predecirse con imágenes de ^{123}I (37-39). Aunque la captación típica de yodo radioactivo en las mamas puede ser relativamente modesta muchas semanas después de la lactancia (fig. 19-9), puede continuar un aumento de la acumulación (fig. 19-10). En la figura 19-11 se sugiere que el plazo de 6 semanas tras el cese de la lactancia antes de la terapia con ^{131}I, sugerido como plazo mínimo (36), puede ser inadecuado sin una intervención farmacéutica.

En la tabla 19-10 se presentan recomendaciones simplificadas sobre la lactancia materna después de recibir radiofármacos (36,37).

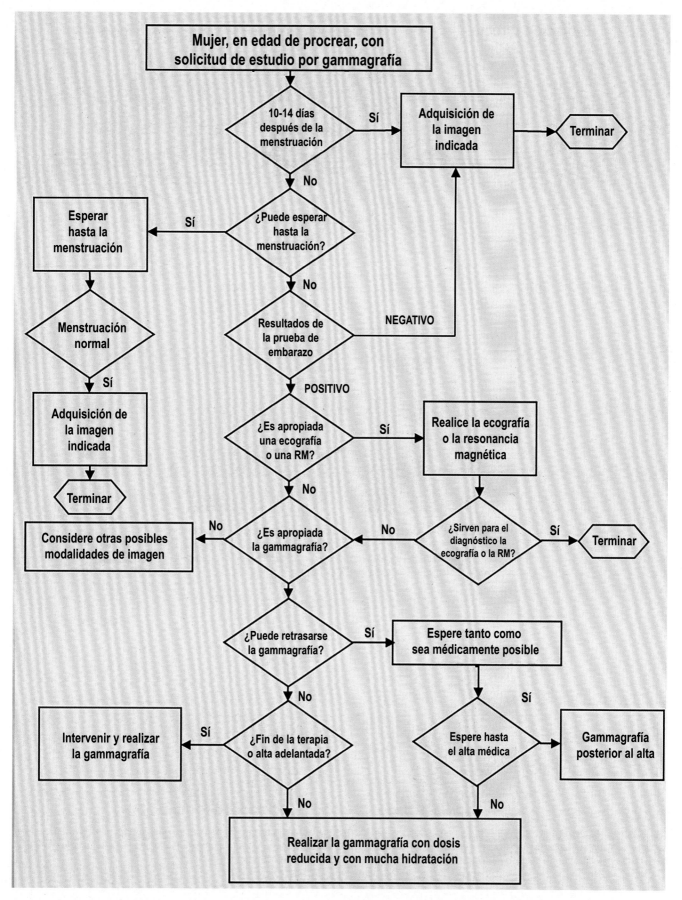

FIG. 19-7 ● Diagrama de flujo de las decisiones para el uso de la medicina nuclear y la PET en una paciente embarazada.

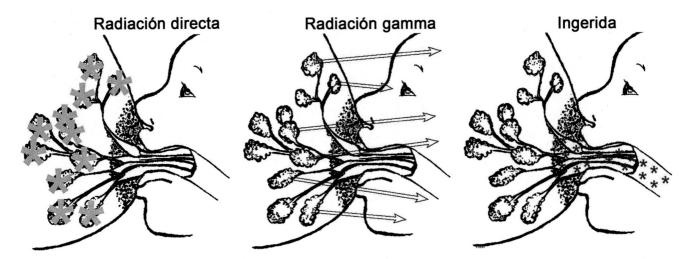

FIG. 19-8 ● Mecanismos de radiación asociados con la lactancia y la mama lactante. La mama lactante es un tejido de secreción vascular que acumula la mayoría de los radiofármacos con probabilidad de radiación directa en el tejido mamario (*izquierda*), radiación γ en el bebé lactante (*centro*), e inclusión de radioactividad en la leche con potencial radiación interna en el bebé lactante.

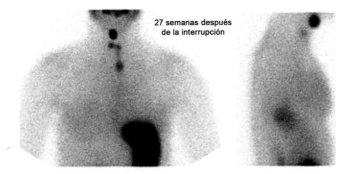

FIG. 19-9 ● Proyecciones anterior y lateral de la gammagrafía con ^{123}I, a las 27 semanas del cese de la lactancia, en las que se muestra la típica captación leve del tejido mamario (reproducida con la autorización de Brzozowska y Roach [37]).

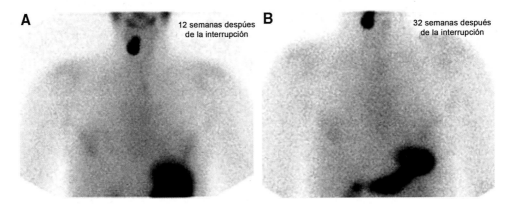

FIG. 19-10 ● **A.** Gammagrafía con [123]I 12 semanas después del cese de la lactancia en la que se muestra una captación moderada del marcador en el tejido mamario. **B.** Gammagrafía con [123]I 32 semanas después del cese de la lactancia en la que también se observa una captación moderada del marcador en el tejido mamario (reproducida con la autorización de Brzozowska y Roach [37]).

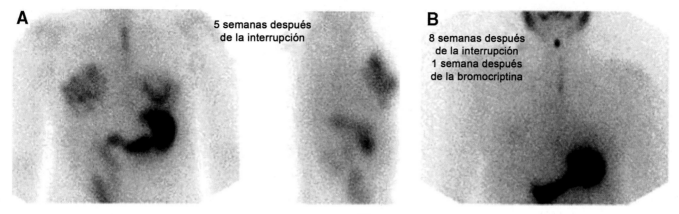

FIG. 19-11 ● A. Proyecciones anterior y lateral de una gammagrafía con [123]I 5 semanas después del cese de la lactancia en la que se muestra una captación notable del marcador en el tejido mamario. **B.** Proyección anterior de la gammagrafía con [123]I 8 semanas después del cese de la lactancia en la que se muestra una captación sin importancia del marcador en el tejido mamario (reproducida con la autorización de Brzozowska y Roach [37]).

Tabla 19-10 **RECOMENDACIONES DEL NRC SUBCOMMITTEE PARA LA MADRE LACTANTE (26 DE JUNIO DE 2018 [36, 37])**	
Radiofármaco	**Interrupción de la lactancia materna para alcanzar 0.1 rad hasta el tejido limítrofe**
[15]O y [82]Rb	Sin interrupción
[11]C y [13]N	1 h
[18]F y [68]Ga	4 h
[99m]Tc	24 h (especialmente MAA, eritrocitos y pertecnetato)
[123]I-NaI	3 días*
[201]Tl-cloruro	4 días*
[111]In-leucocitos e ^{111}In-octreotato	6 días*
[67]Ga y [89]Zr	28 días#
[124]I-NaI, ^{131}I-NaI	Suspender la lactancia
[177]Lu-octreotato diagnóstico o terapéutico	
[223]Ra y todos los emisores α	

*Puede bombear y almacenar, posiblemente obtener la medición de la radioactividad de la muestra de leche materna.

#Para fines prácticos, deja de lactar.

Referencias

1. Secker Walker RH, Kohorn EI, Morris J. Placental localization by isotope and ultrasound scanning. *Proc R Soc Med.* 1969 May;62(5): 446–448.
2. Wilcox A, Weinberg C, O'Connor J, et al. Incidence of early loss of pregnancy. *New Engl J Med.* 1988;319:189–194.
3. Wieseler KM, et al. Imaging in pregnant patients: examination appropriateness. *Radio-Graphics.* 30:1215–1229.
4. Brent RL. Utilization of developmental basic science principles in the evaluation of reproductive risks from pre- and post-conception environmental radiation exposure. *Teratology.* 1999;59:182–204.
5. Colletti PM, Lee KH, Elkayam U. Cardiovascular imaging of the pregnant patient. *AJR Am J Roentgenol.* 2013;200:515–521.
6. Russell JR, Stabin MG, Sparks RB. Radiation absorbed dose to the embryo/fetus from radiopharmaceuticals. *Health Phys.* 1997;73: 756–769.
7. Bural GG, Laymon CM, Mountz JM. Nuclear imaging of a pregnant patient: should we perform nuclear medicine procedures during pregnancy? *Mol Imaging Radionucl Ther.* 2012;21(1):1–5. doi:10.4274/Mirt.123

8. Wagner LK, Lester RG, Saldana LR. Exposure of the pregnant patient to diagnostic radiations: a guide to medical management, 2nd Ed. Medical Physics Publishing: Madison WI; 1997.
9. Zanotti-Fregonara P, Champion C, Trebossen R, Maroy R, Devaux JY, Hindie E. Estimation of the b1 dose to the embryo resulting from 18F-FDG administration during early pregnancy. *J Nucl Med.* 2008;49:679–682.
10. Zanotti-Fregonara P, Jan S, Champion C, et al. In vivo quantification of 18F-FDG uptake in human placenta during early pregnancy. *Health Phys.* 2009;97:82–85.
11. Marcus CS, Mason GR, Kuperus JH, Mena I. Pulmonary imaging in pregnancy. Maternal risk and fetal dosimetry. *Clin Nucl Med.* 1985;10(1):1–4.
12. Schaefer, C, Meister, R, Wentzeck, R, et al. Fetal outcome after technetium scintigraphy in early pregnancy. *Reprod Toxicol.* 2009;28:161–166.
13. Baker J, Ali A, Groch MW, Fordham E, Economou SG. Bone scanning in pregnant patients with breast carcinoma. *Clin Nucl Med.* 1987;12:519–524.
14. Zanotti-Fregonara P, Jan S, Taieb D, et al. Absorbed 18F-FDG dose to the fetus during early pregnancy. *J Nucl Med.* 2010;51:803–805.

15. Takalkar AM, Khandelwal A, Lokitz S, Lilien DL, Stabin MG. 18F-FDG PET in pregnancy and fetal radiation dose estimates. *J Nucl Med.* 2011;52:1035–1040.

16. Hsieh T-C, Wu Y-C, Sun S-S, et al. FDG PET/CT of a late-term pregnant woman with breast cancer. *Clin Nucl Med.* 2012;37:489–491.

17. Drouet C, Vrigneaud J-M, Desmoulins I, Cochet A. FDG PET/CT in a pregnant woman with breast cancer. *Clin Nucl Med.* 2020;45:e339–e341.

18. Stabin MG. Proposed addendum to previously published fetal dose estimate tables for ^{18}F-FDG. *J Nucl Med.* 2004 Apr;45(4):634–635.

19. Elliott CG. Evaluation of suspected pulmonary embolism in pregnancy. *J Thoracic Imaging.* 2012; 27:3–4.

20. Schaefer-Prokop C, Prokop M. CTPA for the diagnosis of acute pulmonary embolism during pregnancy. *Eur Radiol.* 2008;18:2705–2708.

21. Abele JT, Sunner P. The clinical utility of a diagnostic imaging algorithm incorporating low-dose perfusion scans in the evaluation of pregnant patients with clinically suspected pulmonary embolism. *Clin Nucl Med.* 2013;38:29–32.

22. Leung AN, Bull TM, Jaeschke R, et al. An official American Thoracic Society/Society of Thoracic Radiology clinical practice guideline: evaluation of suspected pulmonary embolism in pregnancy. *Am J Respir Crit Care Med.* 2011;184:1200–1208.

23. Pahade JK, Litmanovich D, Pedrosa I, et al. Imaging pregnant patients with suspected pulmonary embolism: what the radiologist needs to know. *RadioGraphics.* 2009;29:639–654.

24. Remy-Jardin M, Pistolesi M, Goodman LR, et al. Management of suspected acute pulmonary embolism in the era of CT angiography: a statement from the Fleischner Society. *Radiology.* 2007;245:315–329.

25. Kallen JA, Coughlin BF, O'Loughlin MT, Stein B. Reduced Z-axis coverage multidetector CT angiography for suspected acute pulmonary em bolism could decrease dose and maintain diagnostic accuracy. *Emerg Radiol.* 2010;17:31–35.

26. Atalay MK, Walle NL, Egglin TK. Prevalence and nature of excluded findings at reduced scan length CT angiography for pulmonary embolism. *J Cardiovasc Comput Tomogr.* 2011;5:325–332.

27. Wang PI, Chong ST, Kielar AZ, et al. Imaging of pregnant and lactating patients. Part 2. Evidence based review and recommendations. *AJR.* 2012;198:785–792.

28. Chen J, Lee RJ, Tsodikov A, Smith L, Gaffney DK. Does radiotherapy around the time of pregnancy for Hodgkin's disease modify the risk of breast cancer? *Int J Radiat Oncol Biol Phys.* 2004;58:1474–1479.

29. Litmanovich D, Boiselle PM, Bankier AA, Kataoka ML, Pianykh O, Raptopoulos V. Dose reduction in computed tomographic angiography of pregnant patients with suspected acute pulmonary embolism. *J Comput Assist Tomogr.* 2009;33:961–966.

30. Stoffer SS, Hamburger JI. Inadvertent 131I therapy for hyperthyroidism in the first trimester of pregnancy. *J Nucl Med.* 1976;17(02):146–149.

31. Berg G, Jacobsson L, Nyström E, Gleisner KS, Tennvall J. Consequences of inadvertent radioiodine treatment of Graves' disease and thyroid cancer in undiagnosed pregnancy. Can we rely on routine pregnancy testing? *Acta Oncol.* 2008;47(1):145–149.

32. Leung AM. Thyroid function in pregnancy. *J Trace Elem Med Biol.* 2012;26(2–3):137–140.

33. Johnson S, Godbert S, Perry P, et al. Accuracy of a home-based device for giving an early estimate of pregnancy duration compared with reference methods. *Fertility Sterility.* 100(6),:1635–1641.

34. Verhelst J, Abs R, Maiter D, et al. Cabergoline in the treatment of hyperprolactinemia: a study in 455 patients. *J Clin Endocrinol Metab.* 1999;84:2518–2522.

35. Webster J, Piscitelli G, Polli A, et al. A comparison of cabergoline and bromocriptine in the treatment of hyperprolactinemic amenorrhea. Cabergoline Comparative Study Group. *N Engl J Med.* 1994;331:904–909.

36. Advisory Committee on Medical Uses of Isotopes (ACMUI) Sub-Committee on Nursing Mother Guidelines for the Medical Administration of Radioactive Materials. https://www.nrc.gov/docs/ML1817/ML18177A451.pdf#:~:text=Breast%2Dfeeding%20is%20not%20regulated,5%20mSv%20(0.5%20rem). Viewed July 7, 2020.

37. Brzozowska M, Roach PJ. Timing and Potential Role of Diagnostic I-123 Scintigraphy in assessing radioiodine breast uptake before ablation in postpartum women with thyroid cancer A case series. *Clin Nucl Med.* 2006;31:683–687.

38. Hsiao E, Huynh T, Mansberg R, et al. Diagnostic I-123 scintigraphy to assess potential breast uptake of I-131 prior to radioiodine therapy in a post-partum woman with thyroid cancer. *Clin Nucl Med.* 2004;29:498–501.

39. Stabin MG, Breitz HB. Breast milk excretion of radiopharmaceuticals: mechanisms, findings, and radiation dosimetry. *J Nucl Med.* 2000;41(5):863–873.

PREGUNTAS DE AUTOEVALUACIÓN DEL CAPÍTULO

1. ¿Cuál es el mayor riesgo de radiación en los primeros 10 días de gestación?

   A. Reabsorción de embriones

   B. Hipotiroidismo

   C. Malformación

   D. Neoplasia

2. ¿Por qué es difícil demostrar las lesiones fetales relacionadas con la radiación de las imágenes diagnósticas?

   A. Las anomalías son, naturalmente, habituales

   B. Las alteraciones a menudo son mal diagnosticadas

   C. Las dosis son difíciles de estimar

   D. El embarazo puede no sospecharse

3. ¿Cuál es el mayor tamaño de la fracción del radiofármaco que puede lograr la transferencia placentaria-fetal?

   A. 5-10 nm

   B. 50-100 nm

   C. 500-1 000 daltons

   D. 5 000-10 000 daltons

4. ¿Después de qué edad gestacional es probable la acumulación del ^{131}I en la tiroides fetal?

   A. 8 semanas

   B. 12 semanas

   C. 16 semanas

   D. 20 semanas

5. Una mujer de 25 años de edad con disnea se realiza una gammagrafía pulmonar con 2 mCi de macroagregado de albúmina (MAA) marcado con ^{99m}Tc. Más tarde se determinó que tenía un embarazo de 6 semanas. La dosis fetal estimada es de 0.5 mGy. ¿Cuál sería su consejo para la paciente?

   A. El riesgo no tiene importancia

   B. El riesgo de lesión fetal es muy bajo y la discusión sobre la interrupción no está justificada

   C. El riesgo de lesión fetal es posible pero poco probable y la discusión de la interrupción es opcional

   D. La lesión fetal es una posibilidad importante y se recomienda la interrupción

6. ¿Qué radiofármacos tienen menos probabilidades de ser reciclados en la circulación amniótica?

   A. ^{123}I e ^{131}I

   B. ^{18}F-FDG y ^{18}F-fluoruro

   C. Ácido dietilentriaminopentaacético (DTPA), mercaptoacetiltriglicina (MAG3) y bisfosfonato de metileno (MDP)

   D. Coloide de azufre, MAA, ^{111}In-leucocitos y ^{99m}Tc-eritrocitos

7. ¿A qué edad gestacional (en meses) es mayor la dosis de ^{131}I fetal en mGy/mCi?

   A. 3

   B. 5

   C. 7

   D. 9

8. ¿Qué patrón de captación de yodo radioactivo materno hipertiroideo proporcionaría la mayor dosis de ^{131}I al feto?

   A. 4 h, 80%; 24 h, 50%

   B. 4 h, 80%; 24 h, 85%

   C. 4 h, 40%; 24 h, 25%

   D. 4 h, 40%; 24 h, 50%

9. ¿En qué fase de la gestación es mayor la radiación fetal asociada con la angiotomografía pulmonar?

   A. Implantación

   B. Primer trimestre

   C. Segundo trimestre

   D. Tercer trimestre

10. Una mujer de 32 años de edad acaba de recibir 15 mCi de ^{131}I debido a hipertiroidismo. El personal de laboratorio llama para informar un error de transcripción y que la paciente está embarazada. Lleva 3 meses sin menstruar. ¿Qué debe hacer usted?

    A. Prescribir 0.1 mg de levotiroxina en tabletas durante 3 días

    B. Dar 130 mg de yoduro de potasio tan pronto como sea posible

    C. Inducir el vómito con ipecacuana

    D. Realizar un lavado gástrico

11. ¿Qué uso terapéutico de los radioisótopos no afecta la lactancia?

    A. ^{90}Y-microesferas de vidrio para el carcinoma hepatocelular

    B. ^{131}I para el cáncer de tiroides

    C. ^{177}Lu-DOTATATE para el tumor neuroendocrino

    D. ^{223}Ra-Cl para las metástasis óseas

12. Según las recomendaciones de la NRC de 2018 para la madre lactante, ¿cuál es la preparación mínima para la terapia con ^{131}I en una madre lactante?

    A. Interrumpir la lactancia materna durante 24 h y administrar yodo radioactivo

    B. Suspender la lactancia materna y aplicar un parche de estradiol durante 1 semana antes del yodo radioactivo

    C. Interrumpir la lactancia materna durante 8 días antes de la administración de yodo radioactivo

    D. Detener la lactancia materna durante al menos 6 semanas antes de la administración de yodo radioactivo

Respuestas a las preguntas de autoevaluación del capítulo

1. A Es poco probable que la paciente sea consciente de la pérdida del embarazo y del embrión.

2. A Las anomalías son naturalmente frecuentes. Hasta el 6% de los fetos presentan alguna alteración y el 0.6% de los nacidos vivos tienen anomalías.

3. C Las moléculas de entre 500 y 1 000 son las más grandes con capacidad de atravesar la barrera placentaria. Presumiblemente, los anticuerpos, el coloide de azufre, los eritrocitos, los leucocitos y el MAA no pasarán. La ^{18}F-FDAG a ~181 daltons de unos 0.7 nm pasa fácilmente. Las partículas grandes (> 4 nm), incluidos los anticuerpos, los coloides de azufre, los eritrocitos, los leucocitos y los ácidos grasos esenciales, no atraviesan la barrera placentaria.

4. B A las 10 semanas, los folículos tiroideos, la TSH y la T$_4$ son detectables. La acumulación tiroidea fetal de ^{131}I es probable a las 12 semanas.

5. A Un 0.5 mGy es menos que la dosis gestacional total máxima recomendada por la NRC de 1.0 mGy.

6. D Las partículas y las células no atravesarían la placenta intacta; otras sustancias de la lista atravesarían la placenta y se excretarían en el espacio del líquido amniótico, se tragarían y absorberían (p. ej., el yodo) o pasarían de nuevo al líquido amniótico.

7. B A los 5 meses, la tiroides fetal está significativamente desarrollada y la relación tiroides/tamaño del cuerpo es máxima.

8. C Una menor captación materna y una mayor atenuación incrementan la cantidad de ^{131}I disponible para la captación fetal y la actividad de la vejiga materna.

9. D La exposición a la radiación fetal relacionada con la TC de tórax debe ser causada en su totalidad por la dispersión Compton. El feto más grande del tercer trimestre está significativamente más cerca de los tejidos maternos que dispersan la radiación.

10. B La eliminación gástrica del ^{131}I es deficiente y no es probable que ayude, ya que el yodo se absorbe rápidamente. T$_4$ (PM 800) no atraviesa fácilmente la placenta y, de hecho, podría liberar más ^{131}I al feto. El yoduro de potasio atraviesa la placenta y bloquea la captación de ^{131}I.

11. A El ^{90}Y queda totalmente retenido dentro de las esferas de vidrio, por lo que no migra a la mama lactante. La mayor parte de la radiación ^{90}Y es la radiación de frenado (*Bremsstrahlung*), aunque se produce suficiente ^{90}Zr para realizar imágenes PET con ^{90}Y satisfactorias. Las otras sustancias producen radiación γ mucho mayor, y el ^{131}I y el ^{223}Ra atravesarían la barrera placentaria.

12. D En ausencia de bromocriptina o cabergolina, las otras opciones son demasiado cortas. El uso de parches de estradiol no ha demostrado ser útil para reducir la lactancia de forma confiable.

Note: los números de página seguidos por *f* y *t* indican figuras y tablas, respectivamente.